NURSINGRAPHICUS
ナーシング・グラフィカ

地域・在宅看護論②

在宅療養を支える技術

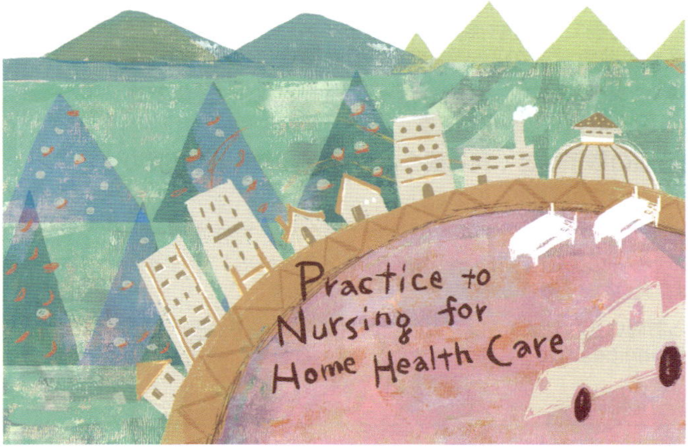

MC メディカ出版

動画でチェック

の使い方

紙面に掲載の QRコード®を
スマートフォンやタブレット端末で
読み込むと，動画が視聴できます．

1 スマートフォンやタブレット端末のカメラアプリまたはQRコード読み取り専用アプリなどで，QRコードを読み込みます．

※読み込みにくい場合は，ピントが合う位置でカメラを固定し，QRコードをズームで拡大して読み取ってください．

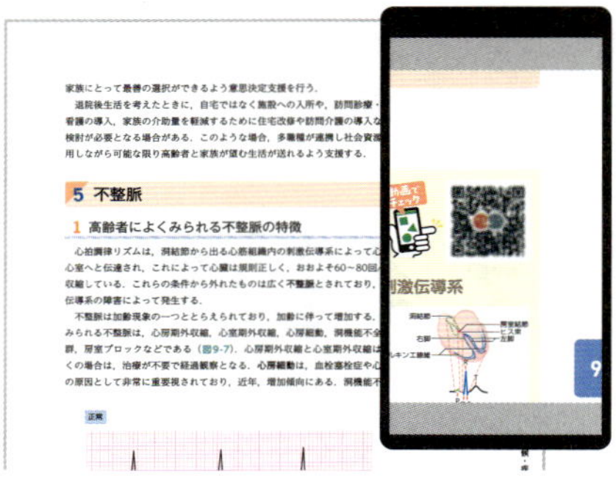

2 動画が再生されます．

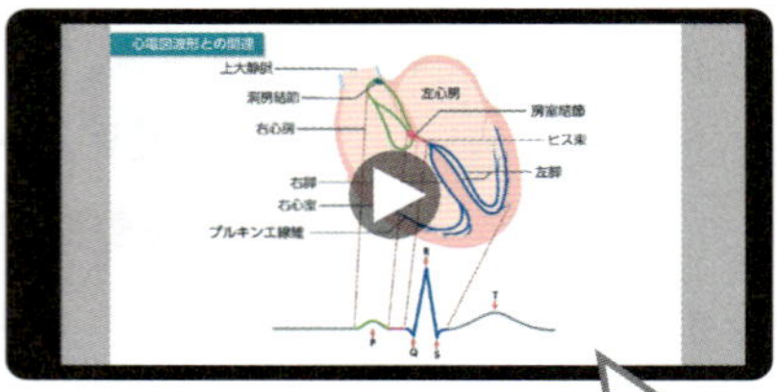

視聴覚面から学びをサポート！
本文と関連付けて学習できます．

理解を深める活用方法

- 事前学習として、動画で予習や実際の様子をイメージしておくことで，講義・演習・臨地実習前の不安軽減，知識の整理に役立ちます．
- 看護の技術が見て学べるので，手順やポイントが具体的に理解でき，講義・演習の予習・復習にピッタリです．
- 手術室や訪問看護の様子など，見る機会が少ない臨床現場の実際が学べます．

より詳しく
＼ 動画で紹介！ ／

※QR コード® は株式会社デンソーの登録商標です．　※iOS17 ／ iPad OS17 ／ Android 14 で動作確認済み．
※コンテンツの提供期間は，奥付にある最新の発行年月日から 4 年間です．

動画やQRコードに関するお問い合わせは下記メールまたは右記QRコードからアクセスください．
Mail：ar_committee@medica.co.jp

はじめに

日本では，少子高齢化や疾病構造の変化，療養の場の多様化が顕著になり，今まで以上に地域での医療・看護のニーズが高まり，療養の場に応じたさまざまな技術が必要とされてきています．

このような背景を受けて，2022（令和4）年度の看護基礎教育カリキュラム改正では，対象となる人の多様性・複雑性に対応した看護を創造する能力を高める方策の一つとして，ICTを活用するための基礎的能力やコミュニケーション能力の強化，総単位数を97単位から102単位とし各養成所の裁量で領域ごとの実習単位数を一定程度自由に設定できるなど，地域・在宅看護論に係るカリキュラムの変更がなされました．

また，2024（令和６）年の診療報酬，介護報酬，障害福祉サービス等報酬等のトリプル改定でも，「医療・介護・福祉の連携強化」や「医療・介護におけるDX化の推進」等が改定のポイントとされ，今後ますます「在宅療養を支える技術」を充実させるニーズが高まっていくといえます．

そこで，第3版では，採用校の先生方のご意見を取り入れながら，これまで以上に次の点を充実させました．

1. 地域・在宅領域の最先端の活動を知る専門性の高い執筆者の解説
2. ICTやDX等も含めた地域・在宅で用いられている技術の具体例
3. 実践が「見てわかる」写真・イラストのさらなる充実
4. 最先端の技術を何度も自学自習の中で見直せる動画
5. 段階的に積み上げ可能であるとともに部分的に利活用も可能な演習方法
6. 演習に利活用可能な多様な事例と各事例の応じた演習問題

本書とともに，姉妹巻である『地域・在宅看護論①：地域療養を支えるケア』，ナーシング・グラフィカシリーズ他巻の関連領域へのリンクもご活用ください．

地域・在宅看護を取り巻く環境や必要とされる技術は，社会と連動しながら年々変化していくことと思います．地域・在宅看護論を学ぶ皆さんが，変化に柔軟に対応し，多様な看護の場で実践能力を発揮できる看護職となられるよう，本書がその学習の一助となれば幸いです．

編者一同

本書の特徴

読者の自己学習を促す構成とし，必要最低限の知識を簡潔明瞭に記述しました．
全ページカラーで図表を多く配置し，視覚的に理解しやすいよう工夫しました．

学習目標

各章もしくは各節のはじめに学習目標を記載．ここで何を学ぶのか，何を理解すればよいのかを明示し，主体的な学習のきっかけをつくります．

リンク G

関連の深いナーシング・グラフィカシリーズの他巻を挙げています．一緒に学ぶと理解が深まり，より高い学習効果が得られます．

用語解説 ＊

本文に出てくる＊のついた用語について解説し，本文の理解を助けます．

plus α

知っておくとよい関連事項についてまとめています．

動画でチェック

QRコード®をスマートフォンやタブレット端末で読み取ると，関連する動画や画像を視聴・閲覧できます． のアイコンは実写映像， のアイコンはアニメーションです．（詳しくはp.2をご覧ください）

重要用語

これだけは覚えておいてほしい用語を記載しました．学内でのテストの前や国家試験にむけて，ポイント学習のキーワードとして役立ててください．

学習達成チェック

理解したことをどのように活用できればよいのかを明示しています．学んだことを看護実践に結びつけていく上で役立ててください．

◆ 学習参考文献

本書の内容をさらに詳しく調べたい読者のために，読んでほしい文献や関連ウェブサイトを紹介しました．

看護師国家試験出題基準対照表

看護師国家試験出題基準（令和５年版）と本書の内容の対照表を掲載しました．国家試験に即した学習に活用してください．

Contents

在宅療養を支える技術

動画でチェック

は実写映像，はアニメーションを視聴できます．
詳しい使い方はp.2をご覧ください．

＊複数ページで同一のコンテンツが表示されます．

3 在宅療養生活を支える基本的な技術

4 日常生活を支える看護技術

5 症状等に応じた看護技術・療養を支える看護技術（医療ケア）

6 在宅看護における安全と健康危機管理

7 事例で学ぶ在宅看護の技術

■本書で使用する単位について
本書では，国際単位系（SI単位系）を表記の基本としています．
本書に出てくる単位記号と単位の名称は次の通りです．

cm	：センチメートル	L	：リットル
m	：メートル	m^2	：平方メートル
g	：グラム	kcal	：キロカロリー
kg	：キログラム	mmHg	：水銀柱ミリメートル
℃	：セルシウス度	cmH_2O	：水柱センチメートル
mL	：ミリリットル	Torr	：トル
dL	：デシリットル	MPa	：メガパスカル

地域・在宅看護論① 地域療養を支えるケア Contents

編集・執筆

編　集

石田　千絵《いしだ ちえ》　日本赤十字看護大学看護学部看護学科教授

臺　　有桂《だい ゆか》　神奈川県立保健福祉大学保健福祉学部看護学科教授

山下留理子《やました るりこ》　徳島大学大学院医歯薬学研究部看護リカレント教育センター特任教授

執　筆（掲載順）

岡田　理沙《おかだ りさ》　ケアプロ在宅医療株式会社バックオフィス部門長 …… 巻頭，1章4節

石田　千絵《いしだ ちえ》　日本赤十字看護大学看護学部看護学科教授 …… 1章1・2節1・3・4項，2章1節7項，3章1・5節，5章1・7～10・19節，6章2節，7章6節，8章

多江　和晃《たえ かずあき》　LE.O.VE（リオーブ）株式会社代表取締役／ LE 在宅・施設 訪問看護リハビリステーション運営 …… 1章1節

石村　珠美《いしむら たまみ》　国際医療福祉大学小田原保健医療学部看護学科講師 …… 1章2節2項，3章2節1～3項1

臺　　有桂《だい ゆか》　神奈川県立保健福祉大学保健福祉学部看護学科教授 …… 1章3節，3章2節3項2，コラム：ICTを活用したヘルスモニタリング，3章3・5節，6章1節，7章1・2・10～13節，8章

山下留理子《やました るりこ》　徳島大学大学院医歯薬学研究部看護リカレント教育センター特任教授 …… 1章3節，コラム：ロボット技術開発がもたらす在宅療養支援の未来，3章4節，コラム：認知行動療法を応用したリハビリテーション，4章4節，5章2・4・6節，7章3・8節

高野　典子《たかの のりこ》　ケアプロ在宅医療株式会社訪問看護ステーションHUG管理者 …… 2章1節1項

寺嶋　香里《てらじま かおり》　NPO法人グレースケア機構ひとまちここ訪問看護ステーション管理者 …… 2章1節2項

石田　陽基《いしだ はるもと》　訪問看護ステーションみのり／株式会社サークルオブケア代表取締役 …… 2章1節3項

伊藤　磨理《いとう まり》　株式会社ラピオンラピオンナースステーション在宅看護専門看護師 …… 2章1節4項

右田　宏美《みぎた ひろみ》　地方独立行政法人埼玉県立病院機構埼玉県立がんセンター患者サポートセンター在宅看護専門看護師 …… 2章1節5項，5章5節

大森　史佳《おおもり ふみか》　那須赤十字病院地域医療福祉連携課患者サポートセンター …… 2章1節6項

西田　志穂《にしだ しほ》　日本赤十字看護大学看護学部看護学科地域看護学講師 …… 2章1節8項

細野　知子《ほその ともこ》　日本赤十字看護大学看護学部看護学科基礎看護学准教授 …… 2章1節9項

中村　　茜《なかむら あかね》　株式会社ぐるんとびー看護小規模多機能型居宅介護ぐるんとびー在宅看護専門看護師 …… 2章2節1項

今井　真喜《いまい まき》　かわさき訪問看護ステーション在宅看護専門看護師 …… 2章2節2項

服部　絵美《はっとり えみ》　株式会社ケアーズ白十字訪問看護ステーション所長 …… 2章2節3項，7章4節

仁科恵美子《にしな えみこ》　特定非営利活動法人ICT救助隊理事 …… 3章1節

盛　真知子　もり まちこ　看護師・IGM認定ユマニチュードインストラクター …… コラム：ユマニチュード®

小山　珠美　こやま たまみ　特定非営利活動法人口から食べる幸せを守る会®理事長，JA神奈川県厚生連伊勢原協同病院摂食機能療法室，新見公立大学健康科学部臨床特命教授 …… 4章1節

清水　信輔　しみず しんすけ　共立女子大学看護学部専任講師 …… 4章2節

黒沢　勝彦　くろさわ かつひこ　株式会社シンクハピネス取締役／LIC訪問看護リハビリステーション管理者 …… コラム：ポケットエコーの在宅看護における役割

坂井　理恵　さかい りえ　JA長野厚生連佐久総合病院在宅ケア認定看護師 …… 4章3節

柳澤　幸夫　やなぎさわ ゆきお　徳島文理大学保健福祉学部理学療法学科 …… 4章4節

松下　恭子　まつした やすこ　徳島大学大学院医歯薬学研究部地域看護学分野准教授 …… 4章5節

佐藤　潤　さとう じゅん　東京医科歯科大学大学院保健衛生学研究科看護先進科学専攻看護管理・高齢社会看護学分野 …… 4章6節

保田　淳子　やすだ じゅんこ　一般社団法人日本ノーリフト協会代表理事 …… コラム：ノーリフト

尾立　篤子　おりゅう あつこ　東邦大学健康科学部看護学科トランスレーショナル看護領域 …… 5章2節

國府　幹子　こくふ みきこ　地方独立行政法人東京都立病院機構東京都立荏原病院患者・地域サポートセンター在宅看護専門看護師 …… 5章3・12・14節

宮川　哲夫　みやがわ てつお　高知リハビリテーション専門職大学学長・理学療法学専攻教授 …… 5章6節

中村　友美　なかむら ともみ　セントケア・ホールディング株式会社医療支援部課長，皮膚・排泄ケア認定看護師 …… 5章11節

飯島　美佳　いいじま みか　ブライト看護株式会社／えがおナースケアステーション代表取締役，訪問看護認定看護師 …… 5章13節

篠﨑　真弓　しのざき まゆみ　医療法人はなまる はなまるクリニック診療看護師（NP）…… 5章15節

西田　壽代　にしだ ひさよ　足のナースクリニック代表，日本トータルフットマネジメント協会会長，皮膚・排泄ケア認定看護師 …… 5章16節

保母　恵　ほぼ めぐみ　駒沢女子大学看護学部看護学科講師 …… 5章17節

三村　洋美　みむら なだみ　昭和大学保健医療学部看護学科老年看護学教授 …… 5章18節1～3項

村田加奈子　むらた かなこ　昭和大学保健医療学部看護学科在宅看護学准教授 …… 5章18節4～6項

中島　朋子　なかじま ともこ　株式会社ケアーズ東久留米白十字訪問看護ステーション管理者，一般社団法人全国訪問看護事業協会常務理事，在宅看護専門看護師・緩和ケア認定看護師 …… 5章19節

吉野　牧子　よしの まきこ　あおぞら内科訪問看護ステーション管理者／在宅ケア認定看護師，特定行為看護師 …… 7章5節

島田　珠美　しまだ たまみ　川崎大師訪問看護ステーション統括所長／療養通所介護まこと管理者 …… 7章7・9節

図解　訪問看護師の一日

Aさん　Bさん

- 各QRコード® からコンテンツが視聴できます（p.2参照）.
- 関連ページもご参照ください.

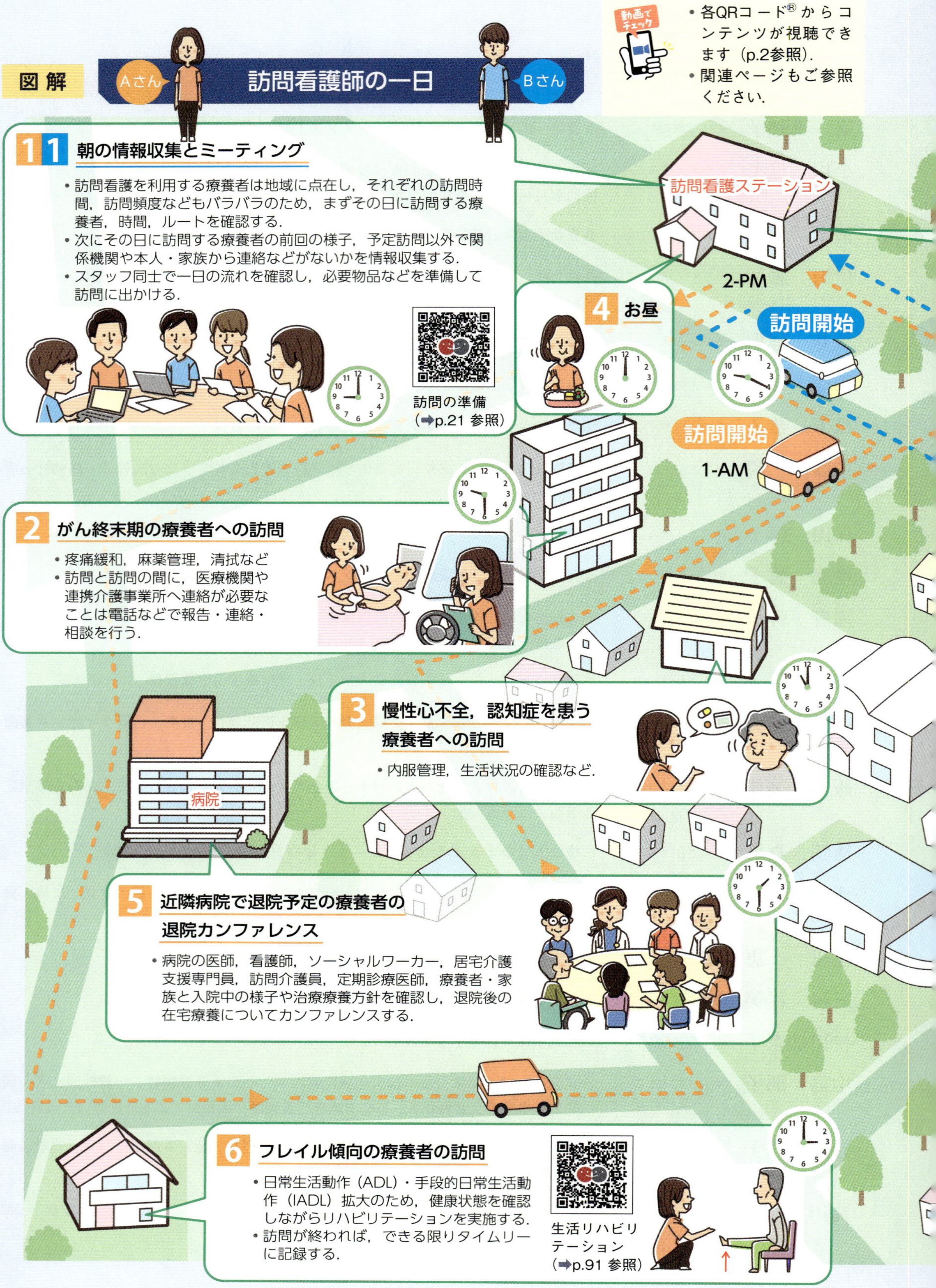

1 1 朝の情報収集とミーティング

- 訪問看護を利用する療養者は地域に点在し，それぞれの訪問時間，訪問頻度などもバラバラのため，まずその日に訪問する療養者，時間，ルートを確認する.
- 次にその日に訪問する療養者の前回の様子，予定訪問以外で関係機関や本人・家族から連絡などがないかを情報収集する.
- スタッフ同士で一日の流れを確認し，必要物品などを準備して訪問に出かける.

訪問の準備
（➡p.21 参照）

2 がん終末期の療養者への訪問

- 疼痛緩和，麻薬管理，清拭など
- 訪問と訪問の間に，医療機関や連携介護事業所へ連絡が必要なことは電話などで報告・連絡・相談を行う.

3 慢性心不全，認知症を患う療養者への訪問

- 内服管理，生活状況の確認など.

4 お昼

5 近隣病院で退院予定の療養者の退院カンファレンス

- 病院の医師，看護師，ソーシャルワーカー，居宅介護支援専門員，訪問介護員，定期診療医師，療養者・家族と入院中の様子や治療療養方針を確認し，退院後の在宅療養についてカンファレンスする.

6 フレイル傾向の療養者の訪問

- 日常生活動作（ADL）・手段的日常生活動作（IADL）拡大のため，健康状態を確認しながらリハビリテーションを実施する.
- 訪問が終われば，できる限りタイムリーに記録する.

生活リハビリテーション
（➡p.91 参照）

7 訪問看護ステーションに戻る

- 訪問看護計画書や報告書を記載する．
- 営業時間以外に，緊急の連絡等があったときに情報がわかりやすいように整理する．
- 夜間の対応担当の看護師に報告，共有する．

7 訪問看護ステーションに戻る

- 医療保険，介護保険の請求管理
- 訪問実績，訪問看護指示書の確認
- 月末にはその月の訪問の実績を確認し，介護支援専門員などに報告する．

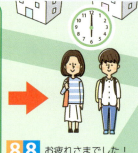

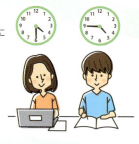

8 お疲れさまでした！

クリニック

2 担当する療養者のサービス担当者会議に参加

- 在宅療養を支援する介護支援専門員（ケアマネジャー），訪問介護員（ホームヘルパー），デイサービスなどのスタッフ，在宅診療医師，訪問看護師などが集まり，在宅生活上の課題の検討，方針の確認，ケアプランの共有を行う．

普段は直接顔を合わせる機会が少ないため，貴重な機会！

3 筋萎縮性側索硬化症（ALS）療養者への訪問

- 健康状態の確認，在宅人工呼吸器の管理状況の確認，医療的ケア

ALS 療養者からのメッセージ
（➡p.268 参照）

4 お昼

5 新規利用の療養者への訪問，契約

- 訪問看護は，訪問看護事業所と療養者が利用契約を結ぶ必要がある．そのため，療養者の健康状態，生活状況などを確認した上で，サービス提供に関する重要事項を説明し，契約する．
- 保険制度などを理解し，療養者とその家族にわかりやすくかつ正しい情報提供をする．

6 真皮を越える褥瘡で特別訪問看護指示書が発行されている療養者の訪問

- 毎日訪問が必要な療養者に対して，褥瘡部の処置，栄養状態，体位などを確認しつつ，再発予防に努める．

褥瘡処置の手順（➡p.209 参照）

1 訪問看護技術

学習目標

- 家庭訪問の意義を理解できる.
- 訪問看護の特徴と対象者について理解できる.
- 初回訪問の目的と技術，配慮すべき点を理解できる.
- 療養者・家族の顕在的・潜在的ニーズを理解できる.
- 家庭訪問の手順，倫理と心構え，リスクマネジメントを理解できる.
- 学生実習における注意点を理解し，実践につなげることができる.
- 在宅療養を支える看護過程と特徴を理解できる.
- 在宅療養において，療養者と家族介護者をアセスメントすることの意義と特徴を理解する.
- 情報収集の項目とアセスメントのポイントを理解できる.
- 在宅療養における看護過程の展開のポイントを理解できる.

1 家庭訪問・初回訪問

1 家庭訪問の意義・目的

家庭訪問によって，在宅環境を把握し，療養者・家族の生活習慣や価値観をとらえることができ，療養者・家族に適した支援が可能となる．医療と生活の双方をみる看護師だからこそ，療養者・家族の心身の状況に加え，病気に対する理解度，経済状況，自宅周辺の環境や家屋の状況などを総合的にアセスメントし，療養者・家族に応じた看護支援によって，生活の場に医療ケアを根付かせることができる．その結果，療養者は病気や障害があっても，地域の中で今まで築き上げてきた自宅，すなわち自分らしさに満ちあふれた空間で，最期まで自分らしい生活を営み続けることが可能となる．

2 訪問看護導入時の療養者と家族

訪問看護の対象は，年齢，性別，家族構成や健康レベルに関わりなく，すべての在宅療養者および家族である．

訪問看護導入時の療養者・家族は，必ずしも訪問看護の継続を希望しているわけではなく，訪問看護師に対するイメージも多種多様である．退院時に，医師，介護支援専門員（ケアマネジャー），退院支援看護師*およびメディカルソーシャルワーカー（MSW）に訪問看護による支援を勧められた場合には，初回訪問時に看護師への良いイメージや期待を抱き，「ぜひ看護師に任せたい」と言われることがある．一方で，医療のニーズが高くても看護支援がもたらす成果・効果がわからない場合は，「訪問介護員（ホームヘルパー）がいれば十分ではないか」「看護師と訪問介護員の違いはあるのか」など，療養者・家族が訪問看護の導入に対して懐疑的な態度を示したり，導入を拒否したりすることもある．特に小児の場合は，両親からみて，わが子と合う・合わないの要素も大きく関係してくる．

3 初回訪問の目的と配慮

初回訪問の目的は，療養者・家族の望む生活の継続や獲得を目指し，適切な看護を提供できるよう**信頼関係**を構築することであり，訪問看護の導入において最も大切な機会である．

そのため，初回訪問時は，療養者・家族の話し方や家の状況から生活習慣や価値観をとらえる．そして，声の大きさや話すスピード，言葉遣いを同調させるなどの技術を用いて，安心できる空間をつくり上げる．療養者・家族の語りが途切れない場合は，２時間以上かけて傾聴することもある．初回訪問に費やす十分な時間によって，療養者・家族の信頼が獲得できると，心身，社会的なニーズだけでなく，スピリチュアルなニーズを早期に得ることも可能になる．

plus α
退院支援

患者や家族が疾患や障害を理解・受容し，退院後も継続が必要な医療や看護を受けながら，どこでどのような療養生活を送るかを自己決定するなど，療養者の自立・自律に向けて行う支援のことである．

用語解説*
退院支援看護師

2016（平成28）年の診療報酬改定で，病棟への退院支援職員の配置を行うなど，積極的な退院支援を促進するため，それまでの退院調整加算を基調としつつ実態を踏まえた評価として，退院支援加算が新設された（平成30年診療報酬改定で入退院支援加算）．これを受けて，多くの病院で「退院調整看護師」は「退院支援看護師」へと名称が変更された．本書では，医療の場で用いられる語や実態に合わせ，「退院支援看護師」と記載している．

plus α
退院調整

患者や家族が自立・自律して，その人らしい生活を送ることができるよう，患者や家族の意向に沿った社会保障制度や社会資源など，地域の保健・医療・福祉サービスにつなぐマネジメントの過程のこと．多職種が協働して患者を包括的にアセスメントし，退院調整を行うことが重要である．

plus α
入退院支援加算

住み慣れた地域で継続して生活できるよう，患者の状態に応じた支援体制や地域との連携，外来部門と入院部門（病棟）との連携などを推進する観点から，入院早期から退院後までの切れ目のない支援を評価するためのものである．

さらに，療養者・家族の**顕在的・潜在的ニーズ**とその優先順位を短時間で的確に把握し，訪問看護の継続的導入の意義を理解してもらえるように説明する．また，訪問看護でできることとできないことを明確に伝えることで，信頼関係を構築していく．

➡ 在宅療養者とのコミュニケーションについては，3章1節 p.74も参照．

4 療養方針の明確化

初回訪問において大切なことは，療養者・家族の「人生そのものをみる」ことである．「生まれてから現在までどのような人生を歩んできたのか」「どのようなことに喜び，悲しんできたのか」「大切にしていることは何か」「これからどのように生きていきたいのか」などを確認することで，**療養方針**を明確にすることが可能になる．

療養者・家族の心身の状況により看護ニーズは異なるが，退院直後であれば，吸引や胃瘻《いろう》などの医療機器の管理や手技の確認，異常の早期発見といった健康管理に関わるニーズなど，医療の継続に関する看護ニーズが高い．そして，医療ニーズの高い療養者の入浴介助や入浴可否の判断など，日常生活に関わるニーズもある．また，「二度と入院したくない」と漠然と療養者・家族が語る場合もあり，その場合は積極的に「再入院をしない」ことを目指して，トラブルや合併症を予防できるよう支援する．

さらに，療養者・家族の心身の状況と家族の関係性，経済状況とサービス利用状況，自宅内外の環境と福祉用具の導入状況，医療従事者との関係などを総合的にアセスメントして，問題が顕在化する前に予防的に対応する．

plus α 小児の訪問看護

小児の訪問看護では，医療保険が適用となる．小児慢性特定疾病児童に対しては，レスパイト（医療機関等における，該当児童の一時預かり）などの事業があり，家族の負担軽減の手助けとなる．

5 訪問の手順と倫理・心構え

1 訪問の手順

基本的な訪問の手順は表1-1の通りである．必要な物品や移動の様子は図1-1，図1-2に示した．

表1-1 訪問の手順

①療養者が住む地域の特性をアセスメントしながら家に向かい，約束の時間ちょうどに挨拶する
②洗面所などを借りて手洗いをする．石けんとタオルは持参した物を用いる．必要に応じて手指消毒薬を使用する
③家の構造を確認しつつ居室に入り，療養者・家族に自己紹介する
④訪問目的や，看護の必要性と役割を伝える
⑤療養者のバイタルサインの測定，フィジカルアセスメントを行う
⑥主介護者の心身の健康状態や家族の関係性を観察し，アセスメントする
⑦療養者・家族の話をじっくりと聴き，思いを引き出し，言語化して確認する．話を聞く際は，療養者と家族が同席のこともあれば，別々の場で聞くこともある
⑧顕在的・潜在的ニーズと看護問題を抽出し，訪問看護計画を提示・確認する
⑨療養者に生じやすい医療トラブルや合併症，困りごとを予測し，その予防策を伝える
⑩訪問の場で解決できない具体的な困りごとに対して，対応策を伝える
⑪訪問看護ステーションで訪問看護計画書や訪問看護報告書その他の記録物を作成・修正する
⑫必要であれば，チームミーティングやサービス担当者会議等の会議を行う

コンテンツが視聴できます（p.2参照）

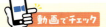

動画でチェック　訪問の準備

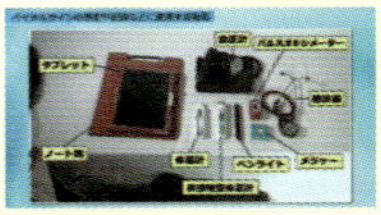

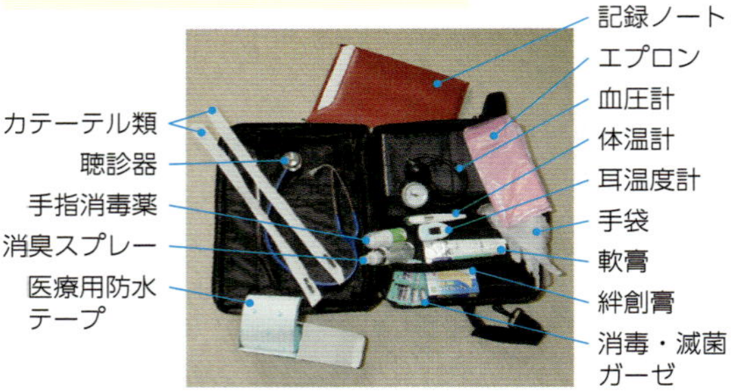

訪問かばんとその内容．写真の内容以外に，パルスオキシメーターも持参する．訪問先によって内容は異なる．液体石けん，使い捨て紙タオル，ゴミ袋なども持参することが多い．

図1-1　訪問時の必要物品

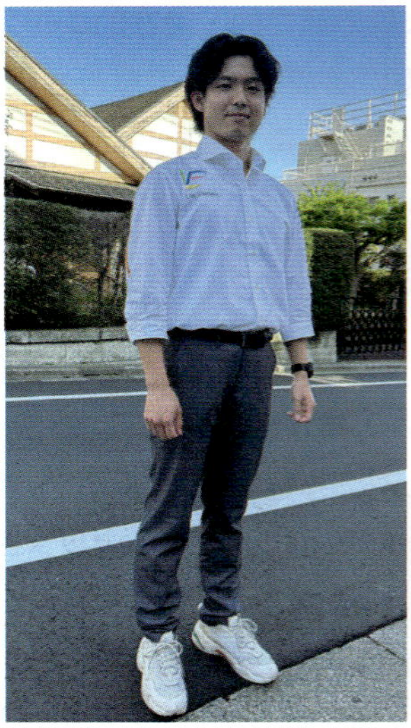

訪問時の服装

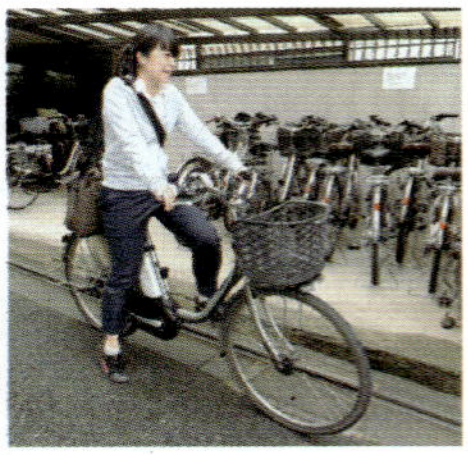

訪問は自転車や自動車で行うことが多い．公共交通機関を利用する場合もある．

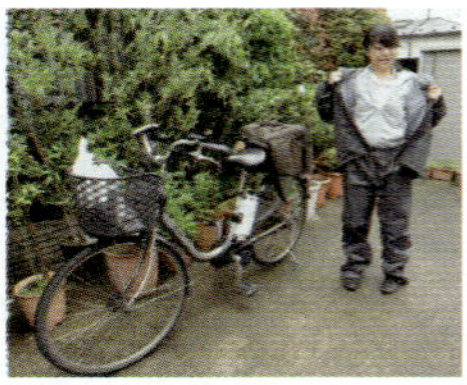

コート類は玄関前で脱ぐ（写真は雨合羽）．

図1-2　訪問時の移動の様子

現場からのメッセージ ～訪問看護師の視点～

訪問看護師は，療養者への看護だけでなく，病気の予防にも努めなければならない．そのためには看護師の言動の意味を療養者やその家族に理解してもらえるよう，責任をもって丁寧に説明することが大切になる．

訪問看護の現場では，療養者が「今できていること」をなくさない，奪わないようなケアを行い，療養者が最期まで身体的・心理的・社会的に自立・自律した存在であることを目指すための看護が求められる．そして，家族ができることを代わりにただ行うのではなく，看護師ならではの専門性を発揮し，医療職としての責任ある言動を伴ったケアを行う．加えて，訪問をしていない時間の療養者・家族の生活も常に考え，もしものときの対処方法を伝えるなど，潜在的なニーズに対応したケアも必要だ．

また，訪問看護師は，地域をフィールドとした「専門職」でもある．地域のさまざまな関係機関・職種，住民に対して，看護の有効性を言語化してアピールし，地域住民に看護を知ってもらう．そうすることで，看護の目や手が届きやすい環境が生まれ，多くの人々の幸せと健康に貢献できるのである．

plus α

訪問時の服装

訪問時の服装は，清潔で動きやすい等も大切な要素であるが，「病気であることを近所に知られたくない」など，療養者・家族が「近隣住民の目」を気にすることがあるため，一目で看護師等であることがわからないように，療養者の居住地域に応じた服装を選択するなどの気遣いも大切である．

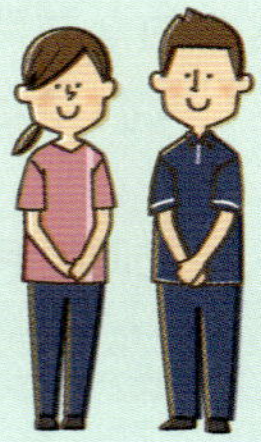

2 倫理と心構え

訪問看護を行う看護師は，基本的に１人で療養者の家庭を訪問し，療養者や家族のさまざまな情報を知ることになる．

信頼関係を構築し，適切なケアを提供していくためには，療養者・家族を尊重する「自律の原則」，福利を与える「善行の原則」，リスクを予防し危害を与えない「無害の原則」（「無危害の原則」），平等に公平に行う「正義の原則」，真実を告げる「誠実の原則」，秘密や約束を守る「忠誠の原則」，の六つの倫理原則が大切になる．しかし，認知症などで療養者に真実を告げることが適さない場合や，がんの告知を家族が望まない場合など，すべての倫理原則を遂行できない場合もある．その場合は，「効用の原則*」を用いて，最大の幸福を得られるように努める必要がある．

また，看護師の態度やマナーは，看護導入や継続に大きな影響を与える．倫理原則に照らした態度や行動をとることが重要である．そして，行動の一つひとつを丁寧に伝えて，療養者に納得してもらいながら，看護ケアを提供する．

3 リスクマネジメント

家庭訪問においても，感染症予防対策として，スタンダードプリコーションの厳守が基本となる．さらに，看護師が他の療養者に媒介するリスクを極力減らすために，感染状態にある療養者をその日の最終訪問先とするなど，訪問の順序を配慮する．

また，訪問看護において注意しなければならないトラブルとして，情報漏洩《ろうえい》がある．病院と異なり，療養者の情報を共有するためにカルテ情報を電子機器に保存して自宅に持ち帰ることがあるので，盗難・紛失には厳重な注意が必要である．

破損事故や針刺し事故，交通事故を予防し，看護師自身を守ることも大切である．さらに，虐待や不審死を発見した場合は1人で解決しようとせず，看護チームや警察，行政と連携をとり適切に対処する．

用語解説*

効用の原則

人が行動するための意思決定をする場合に，その決定に基づいた行動がどのような結果をもたらすかということを考慮しなければならない[2]．このように，行動の結果を予測する原則が「効用の原則」であり，より良い結果を予測して行動することが求められる[3]．

➡ スタンダードプリコーションについては，3章5節2項 p.95参照．

6 学生実習における同行訪問

看護学生が実習で行う同行訪問は，医療を必要としている生活者の実際に触れる貴重な機会である．医療と生活の両面から療養者・家族を支援する看護師ならではの活動を間近で見て学ぶことができる機会でもある．

訪問看護師と療養者・家族は，未来の地域志向型の看護師の育成のために，ボランティア精神で実習を受け入れていることが多い．学生と触れ合うことや学生に指導することを楽しみにしている療養者・家族もいる．

訪問看護は，療養者・家族との契約によって成り立っている．訪問看護ステーションには学生実習を受け入れる義務はなく，学生が療養者・家族に不愉快な思いをさせた場合，最悪の事態として信頼関係が崩壊し訪問看護サービスの契約解除につながってしまうこともあるため，療養者・家族の生活の場に入れてもらうことを自覚し，基本的姿勢・態度には十分注意しなければならない．

1 学生の基本的姿勢・態度

学生が療養者・家族を「見物」することは最も失礼なことであり，感謝の気持ちで積極的に学習させていただくという態度が望ましい．ただし，この場合の積極的とは，勝手に看護技術を駆使するのではなく，基本的なマナーを守りながら療養者・家族の状況を理解しようとする態度である．積極的に「学ぼう」としなければ，何も学ぶことはできない．事前に「何をみて学ぶのか」目的を明らかにして実習に臨み，訪問後に看護師に質問をすることで，看護師の発言や行動の意味を深めてほしい．

2 情報収集のポイント

同行訪問の前に，療養者に関わる記録から，**情報収集**を行う．

「主治医による指示の文書（訪問看護指示書）」「訪問看護計画書」「訪問看護報告書」に目を通すことで，現在の訪問目的を確認することが可能になる．

また，療養者の心身の状態について情報収集をしつつ，「療養者・家族の望み・思い」「家族との関係性・介護力」「居住地域・居住環境」「経済状況・サービス提供状況（福祉用具を含む）」の情報も見落とすことがないように注意する．

plus α

実習時の同行訪問におけるその他の注意点

自身にイヌやネコの動物アレルギーがあったり，車酔い，自転車に乗れないなどの事情があったりする場合は，指導教員や指導看護師に事前に相談しておく．ハウスダストアレルギーや花粉症では，服薬やマスクの装着について指導者に相談し，できるだけ自己管理をして臨むとよい．

2 在宅療養における看護過程の展開技術

1 在宅療養における看護過程の特徴

看護過程（nursing process）とは，看護の目標を成し遂げるための一連の行為である．**在宅療養における看護過程**では，看護ケアを必要としている療養者や家族を対象に，可能な限り最良で最善のケアを提供するために，どのような計画，介入援助が望ましいかを検討し，看護ケアを計画，実施，評価していく．

訪問看護の対象者は療養者とその家族であり，訪問先は療養者や家族の生活の場である．さらに，療養者の看護ニーズは健康の維持・増進から看取りの援助まで多岐にわたり，家族のありかたや考え方も療養者によって異なる．看護過程の展開方法は，病院と同様にPDCAサイクルを用いるが，情報収集し，アセスメント計画を立案，実施，評価するすべての過程において，次の五つの特徴に配慮する必要がある．

➡ PDCAサイクルについては，ナーシング・グラフィカ『地域療養を支えるケア』6章1節参照．

1 療養者・家族の生き方や思いに応じてゴールを設定し適宜見直す

病院における看護過程では，治癒・改善による退院を目指すことが多いが，在宅療養における看護過程では回復だけでなく，ライフサイクルにおける成長・発達，生活の質（QOL）の向上，在宅療養の継続，安らかな看取りなど，療養者・家族が希望する自宅でのありかたを**ゴール**とする．そのため「**療養者・家族の生き方や思い・期待**」が最も大切な視点となる．さらに，療養者の身体症状の変化や認知機能の低下などによって，「思い・期待」も変化するため，状況に応じて，療養者・家族とともにゴールを見直す必要がある．

2 療養者の生活の場に合わせて医療的ケアを展開する

住まいや暮らし方に適した医療機器や資材の選択・導入と，必要時，継続可能な代用品の提案により，療養者の生活の場に合わせて医療的ケアを展開する支援を行う．また，在宅かかりつけ医や訪問看護師の訪問は週に数時間で，その他の時間は療養者や家族が医療的ケアを担うが，療養者と家族の過去の経験や生活リズム，一日の過ごし方に沿って，無理なく安全に継続できるようにする．

3 療養生活の要となる家族成員をケアする

療養者を最も長く支えるのは家族であることが多い．家族の年齢，発達段階，心身の状態，過去の経験，現在の対応状況や適応状況，家族間の関係性，家族の支援者，レスパイトケア導入の状況，家族を支援する体制の有無などを情報収集する必要がある．そして，家族のもつセルフケア能力が最大限に発揮できているか，家族による介護の継続の可否についてアセスメントし，必要なときには看護介入をすることで，間接的に療養者のケアを行う．また，直接的な介護をする家族成員と経済的支援を担当する家族成員，心のつながりが強い家族成員など，それぞれの家族成員に期待してよい役割などを把握し，家族のセルフケア機能を向上させる支援も適宜行う．

4 療養環境や周囲の人々との関係性を把握し調整する

民生委員等による見守り体制や近隣住民・友人との交流状況等によって，独居高齢者や認知症等であっても自宅で安全に暮らしていけるかどうかが異なる．専門職以外のボランティアなども含め，本人や家族との関係性を把握し，療養者本人に害が生じるような状況がないかなど，十分にアセスメントをし，必要な対策を講じる．また，ボランティアなど専門職以外の人々による支援の有無，日常生活における実際の支援状況や災害時を想定した準備状況もアセスメントし，必要に応じて調整する．

5 介護力・経済力や価値観に応じてサービスや社会資源の活用を提案する

部屋の間取り，室内外の移動手段などによって安全性が異なるほか，療養者の自立と家族の負担の度合いも異なってくる．一方で，主な介護者の介護経験ややる気，療養者本人の経済力や，家族が療養者に提供できる経済的支援の状況と考え方等によっても看護・介護サービスや福祉用具の導入の良しあしは異なってくるため，これらを看護の視点でも検討し，必要時介護支援専門員に提案する．

2 在宅におけるヘルスアセスメント

1 在宅におけるヘルスアセスメントとは

1 在宅におけるアセスメントの目的

アセスメントは「客観的な評価・分析」という意味で，看護過程における一つのプロセスである．看護におけるアセスメントは，身体状態のほか，心理状態や周辺環境も含めて診る「**ヘルス（＝健康状態）アセスメント**」，身体状態のみを診る「**フィジカル（＝身体的な）アセスメント**」の段階に分けられる．フィジカルアセスメントは，療養者の主観的情報である問診と身体の客観的情報である「**フィジカルイグザミネーション**」が含まれる．

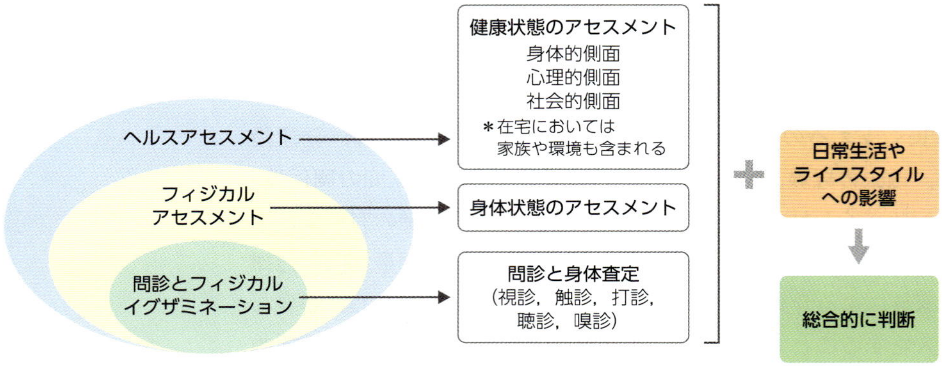

図1-3　在宅におけるアセスメント

在宅におけるアセスメントは，療養者の心身の状態や生活している環境，家族についても情報収集を行う．日常生活やライフスタイルへの影響などの視点から分析し，療養者が目指すQOLを支えるケアの内容を明確化する目的をもつ（図1-3）．

2　在宅におけるヘルスアセスメントの特徴

在宅におけるアセスメントで大切なのは，療養者や家族が「在宅での生活をどのように送りたいか」という希望に寄り添うことである．病院での治療や機能回復を目指す看護ではなく，生活を中心とした看護を行うためには，療養者の身体状態も含め広い視点でとらえるヘルスアセスメントが重要となる．さらに，看護師だけではなく，理学療法士や作業療法士，訪問介護員，介護支援専門員といった多職種との情報共有でアセスメントの精度をより高めて，チーム全体で在宅ケアの質を高めることも大切である．

2　在宅におけるヘルスアセスメントの基本

1　在宅におけるヘルスアセスメントの視点

在宅におけるアセスメントでは，国際生活機能分類（ICF）の概念を参考にしながら，表1-2のように四つの視点から総合的にアセスメントを行う．

2　在宅におけるヘルスアセスメントで心掛けること

在宅におけるヘルスアセスメントでは，療養者の心身の状況，生活環境，家族の介護力などを診るため，療養者自身と生活すべてをアセスメントすることが求められる．そのため，訪問先に向かう周辺の環境からアセスメントは始まることを意識する必要がある．

療養者の居宅に訪問した際には，決められた時間内での観察とケアを行うことだけに集中せず，療養者との自然なコミュニケーションの中でアセスメントに必要な情報をうまく引き出せるように留意する．コミュニケーションの際には，表情や視線で「あなたの話を聞いている」ことを伝える．不安などを十分に表出できる雰囲気をつくることで，思いがけない情報収集や，課題の解決につながる場合もある．

表1-2　在宅におけるヘルスアセスメントの視点

ヘルスアセスメントの項目	ヘルスアセスメントの視点
療養者の身体状況（フィジカルアセスメント/ヘルスアセスメント）	●療養者の疾患や障害とその経過を確認する ・要介護度やADLの程度が生活にどのような影響を与えているか ・IADLの程度や状況はどうか ・活動は「しているADL」か「できるADL」か ・療養者の強みを生かしたセルフケアが行えているか　など
療養者の心理状況（ヘルスアセスメント）	●生活や活動にも大きく影響する療養者の心理状況を確認する ・生活を送る上でどのような望みや思いがあるか ・ストレスや不安はないか ・病気や障害をどうとらえているか ・介護者である家族への接し方はどうか ・孤独感を感じていないか ・活動への意欲はどうか　など
療養者の生活環境（ヘルスアセスメント）	●療養生活を継続する上で必要な生活環境や医療的ケアに関する物品などを確認する ・生活している居宅環境はリスクがなく，療養者が安心して快適に暮らせる状況になっているか ・生活している居宅環境は活動の妨げになっていないか ・介護用品，医療的ケアの機器や物品が適切に利用・管理されているか　など
家族の介護力（ヘルスアセスメント）	●介護者である家族の介護状況，心身の健康状態を確認する ・介護の継続が可能な身体，心理状況か ・服薬管理や医療処置，介護を適切に行う能力はどうか ・療養者と家族の関係性はどうか　など

3 情報収集の項目とアセスメントのポイント

在宅療養者のための看護過程における，情報収集の項目とアセスメントのポイントについて，療養の方針，療養者と家族の視点を表1-3に，生活環境と社会資源の視点を表1-4に示した．

在宅療養における看護過程の展開では，「療養者・家族の生き方や思い」を阻害している因子にどのように対応していくかがアセスメントのポイントとなる．また，療養者・家族のレジリエンス*やボランティアなどの強みになる因子を看護アセスメントに生かしたり，ICFの枠組みを用いたりしてもよい．さらに図で表すと，在宅療養に必要な総合的な情報を用いた看護アセスメントを示すことが可能となる．

1 ICFを用いた情報の統合（p.30 図1-4）

ICFでは，障害の有無にかかわらず，すべての人の健康状況とそれに関連した状況を，生活機能という視点で分類し，心身機能・身体構造，活動，参加の三つで示している．活動，参加は，「実行状況（している活動）」と「能力（できる活動）」の二つを評価する．例えば調理をしていない場合でも，調理ができないとは限らない．

また，背景因子である環境因子，個人因子の要素と，相互に影響を与え合うことを示している．環境因子は，さらに，人的環境（家族，友人，近隣住民など），物的環境（バリアフリー*，交通機関など），社会環境（介護保険・医療保険制度等）などに分類できる．

用語解説*
レジリエンス
resilience．復元力または回復力と訳される．近年は，変化する状況や予期せぬ出来事に対して十分な適応を示し，利用可能な問題解決策のオプションを選択できる力という意味で使用される．

用語解説*
バリアフリー
barrier free．障害のある人が社会生活をしていく上で障壁（バリア）となるものを除去するという意味．もとは住宅建築用語で，段差等の物理的障壁の除去をいうことが多い．より広く障害者の社会参加を困難にしている社会的，制度的，心理的なすべての障壁の除去という意味でも用いられる（障害者基本計画，1999）．

表1-3　情報収集の項目とアセスメントのポイント１（治療・療養方針，療養者と家族の心身の状況など）

情報収集の項目			アセスメントのポイント
本人・家族の思い・期待	本人の思い	療養に対する思い・意欲，生きがい，楽しみ，生き方，死に方，不安など	●療養者本人と家族の療養方針は一致しているか ●本人・家族の思いや期待と医師の指示書や看護計画の内容は一致しているか ・医療者との関係で問題はないか ・本人・家族の思いの阻害因子は何か ・自分らしさを最も表している事象は何か ・思い出すことで笑顔になる事柄は何か ・安心してできる作業や出来事は何か ・得意な事柄は何か ・現在でも行いたいことや担いたい役割は何か ・年間行事で大切なものは何か，再獲得したいことは何か，本人・家族の思いとどのようにつながっているのか
	家族の思い	療養者に対する思い，予後に対する思い，不安など	
	医療者への期待	医療者への信頼や関係性，疾患に関する認識や期待している内容	
治療・療養方針	医師による指示書	訪問看護指示書，在宅患者訪問点滴注射指示書，治療方針・療養方針，訪問看護のサービス内容	
	訪問看護計画	過去の看護計画書，日々の看護記録など	
現在に至る生活状況	過去の重要なイベント・記憶	教育，表彰，試験の合格，資格，結婚，出産，子どもの結婚，孫の誕生など	
	仕事，経済状況	職種・役職，社会的役割，家庭内の役割，経済状況（給与，年金など）	
	生活習慣・生活リズム	１日の過ごし方，１年の過ごし方（過去と現在）	
医療ニーズと医療提供状況	病気の経緯	既往歴・現病歴・予後	
	治療：医療提供状況	治療と提供されている医療機器，業者など	
	治療：内服薬	内服薬の種類と服薬状況，副作用のリスクなど	
心身の状況 ※家族の心身の状況もこの項目を参照	成長・発達状況	発達段階，成長の状況	・疾患からどのような精神・身体状況につながっているのか ・認知状況が医療の継続に影響を与えている場合，それはどのようなものか ・コミュニケーションを可能にする方法は何か ・本人が最もつらい身体状況は何か ●本人の楽しみの阻害因子は何か ●身体状況における強みは何か ●精神状況における強みは何か ●本人の強みを問題解決や将来展望にどのように生かせるか ・疾患や身体状況の予後はどのようなものか ・疾患や身体状況から考えられる潜在的リスクは何か ●潜在的リスクが本人の楽しみや生き方にどのように影響を与えるのか ●予後が家族に与える影響は何か
	精神・認知状況	理解力，認知機能，不安など	
	身体機能および状況：コミュニケーションの状況	視力・聴力・言語障害の有無と程度，使用している装具，コミュニケーションツールなど	
	身体機能および状況：身体機能	呼吸・循環・意識・代謝・消化・筋骨格・感覚器・口腔内の機能，皮膚損傷	
	身体機能および状況：ADL	食事・排泄・清潔・移動・睡眠時の寝返りなどの日常生活動作の機能と実施状況	
	身体機能および状況：IADL	買い物・調理・洗濯・掃除など家事全般，電話，金銭管理，服薬管理，外出して電車に乗るなどの手段的日常生活動作の機能と実施状況	
	身体機能および状況：身体状況	食事の状況（形態・制限・用具など），排尿・排便の状況（頻度，方法，失禁など），保清の状況（整容や洗面の方法や頻度など），更衣の状況（ボタンやベルトの扱い），麻痺の有無と部位，拘縮の有無と部位，褥瘡の有無と部位・程度	
	身体機能および状況：日常生活自立度判定基準	障害高齢者（自立・J1・J2・A1・A2・B1・B2・C1・C2）／認知症高齢者（自立・Ⅰ・Ⅱa・Ⅱb・Ⅲa・Ⅲb・Ⅳ・M） ➡詳細は，ナーシング・グラフィカ『地域療養を支えるケア』４章１節参照．	＊「●」は重要な項目を示す

表1-4 情報収集の項目とアセスメントのポイント２（介護状況，多職種連携，社会資源の活用など）

<table>
<tr><th colspan="3">情報収集の項目</th><th>アセスメントのポイント</th></tr>
<tr><td rowspan="6">家族と介護状況</td><td>家族の精神・認知状況</td><td>成長・発達，精神・認知機能，ストレスなど</td><td rowspan="17">• 心身の状況に応じて，療養環境が見直されているか
● 大切にしたいことや楽しみがかなう療養環境となっているか
● 移動や外出のしやすさ，安全性は確保されているか
• 転倒予防などの予防策が取られているか
• 日中・夜間の介護は可能か
• 主介護者の知的能力は介護が可能な状態か
• 主介護者は介護が可能な身体状態か
• 主介護者による介護の継続は可能か
• 家族関の関係性は介護に影響があるか
• 家族は家族自身の人生を歩めているか
• 主介護者・家族は，専門職から支援を受けられているか
• 専門職との関係性，専門職同士の関係性は良いか
• 専門職以外からの支援や見守りの状況はどうか
• 本人・家族は行政に支援を求めているか
• 訪問看護は適切な頻度か
• 経済状況とサービス利用状況とのバランスはとれているか
• サービス内容は本人・家族に適切な内容か
• 災害など有事の際に気に掛けてくれる人はいるか
• 緊急時の対策を本人・家族は理解しているか
• 本人，主介護者・家族が困ったときに相談相手はいるか

＊「●」は重要な項目を示す</td></tr>
<tr><td>家族の身体的状況</td><td>疾患，既往歴，ADLなど</td></tr>
<tr><td>家族間の信頼性</td><td>家系図，本人・家族成員，家族成員間の関係性（エコマップ）</td></tr>
<tr><td>仕事状況</td><td>職種・役割，仕事の時間帯，経済力，日中の介護力など</td></tr>
<tr><td>介護者の介護力</td><td>意欲，理解度，過去の経験，技術，経済状況</td></tr>
<tr><td>介護状況</td><td>現在に至る介護状況と今後の予測</td></tr>
<tr><td colspan="2">多職種との連携</td><td>医師・看護師・保健師・PT/OT/ST，介護職員，薬剤師，教員，養護教諭，精神保健福祉士などの専門職と支援状況（痰の吸引，学習，レスパイトケア導入など）</td></tr>
<tr><td colspan="2">住民との連携</td><td>近隣住民，ボランティア，家族会，民生委員，弁当配達など</td></tr>
<tr><td rowspan="2">生活環境</td><td>居住地域の環境</td><td>気温，地形，交通の便・交通量，道幅など</td></tr>
<tr><td>療養環境</td><td>一戸建て・マンションなどの形態，段差，廊下の幅，間取り，トイレへの道のり，日当たりの良さなど</td></tr>
<tr><td rowspan="3">社会資源の活用状況</td><td>活用できる社会資源</td><td>医療保険の種類，介護保険認定の有無と認定された等級，身体障害者手帳・療育手帳・生活保護などの認定および等級</td></tr>
<tr><td>活用に対する考え方・利用状況</td><td>訪問看護，訪問介護，訪問リハビリテーション，デイケア，デイサービス，入浴サービス，ショートステイなどの導入頻度，依頼目的，具体的なケア内容</td></tr>
<tr><td>住宅改修・福祉用具の活用状況</td><td>住宅改修の実施の有無や内容，福祉用具の使用の有無や内容</td></tr>
<tr><td rowspan="2">危機管理状況</td><td>療養者・家族への緊急連絡</td><td>本人・家族の日中・夜間の連絡先と連絡方法</td></tr>
<tr><td>関係職種の連絡状況</td><td>関係機関・職種（在宅医，専門医，訪問看護・介護ステーション，医療機器業者，薬局など）の連絡先，状況に応じた連絡先の選択と方法</td></tr>
</table>

在宅療養を支える看護では，環境因子における強みに注目しながら，ICFの各項目における強みにも注目する．例えば，心身機能・身体構造では残存機能・構造が挙げられる．活動，参加ではADL・IADLや役割を果たそうとする意欲，個人因子では職歴や経験などは強みになり得る視点である．

療養者の「していること／していないこと」と「できること」を丁寧に分析し，本人の希望を確認し，強みを生かすことが求められる．例えば，料理をしたいと希望した場合，環境因子である「友人の手伝い」や「福祉用具」が強みとして整えられれば，現在料理ができていないのは，本人が「していない」だけとなる．「できる」ようになることで，療養者は自分らしさを再獲得できる．

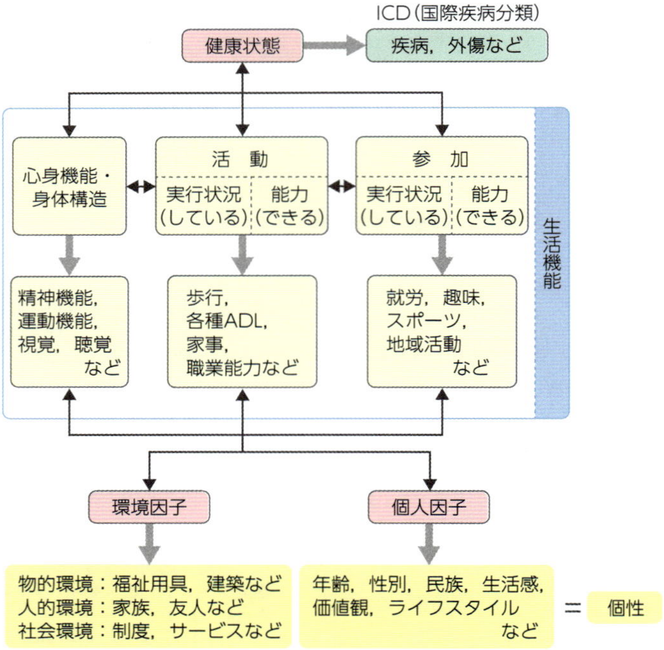

WHO，2001年をもとに作成.

図1-4　ICFを用いた情報の統合

2 図を用いた情報の統合

図1-5は，脳卒中療養者（Aさん，80歳，女性）の事例を示した図である．図に療養者・家族と在宅療養に必要な情報を示すことで，強み・弱みと看護課題を抽出することが可能になる．

在宅療養における看護過程の展開においては，病院での看護に必要な情報に加え，「療養者・家族の思い・期待」や「生きがい，大切にしたいこと」を中心に，家族の介護力，家族の心身の健康状況，生活環境，専門職・専門職以外の支援状況，経済状況と**社会資源の活用**状況に関する情報を記載する必要がある．

そして，「療養者・家族の生き方や思い」が阻害される因子や療養者・家族の強みとなる因子も図に記載し，主介護者の心身の状況で顕在化している問題に加え，今後起こるであろう潜在的な問題も予測して記す．

4 在宅療養における看護過程の展開のポイント

1 ゴール設定における優先順位のポイント

看護過程の展開における基本的な優先順位は，病院と同様に生命に関わる問題に注目するが，在宅療養を支える看護では「安らかな看取り」を目指すこともある．「家で死にたい」「家で孫の成長をできるだけ見届けたい」といった思いがある場合は，「療養生活や介護の継続を困難にする要素」が解決すべき重要な問題となる．

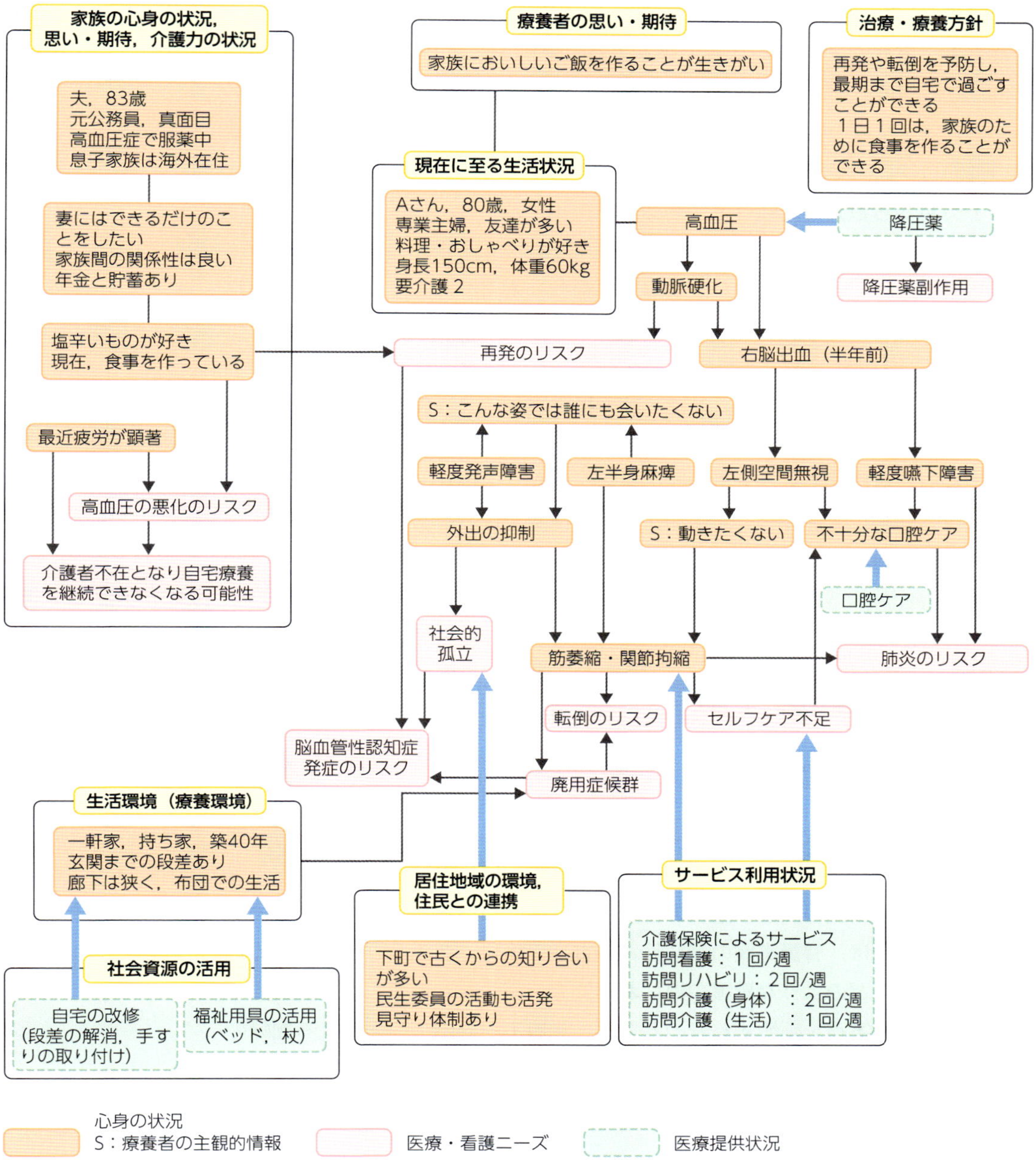

統合することで，すべての情報のつながりを見ながら，現在起きている問題（顕在的問題）と今後起きることが予測される問題（潜在的問題）のすべてを「見える化」しつつ，原因の大本を探ることができる．

図1-5　図を用いた情報の統合（脳卒中療養者の事例）

一方，「家族に負担をかけたくない」という療養者本人の思いがあり，家族も施設への入所を希望している場合などは，柔軟にゴールを見直す姿勢が必要となる．

2 計画立案におけるポイント

療養者・家族が納得し，共有できるような計画を，１日，１週間，１カ月単位で立案する．そして，多職種と連携し，計画を共有し，役割分担をしながら，療養者・家族の強みや特徴を生かした計画とする．介護保険による訪問看護の長期目標は，半年から数年先の療養者・家族が目指す状況を示し，短期目標は１カ月から数カ月先に達成できる事柄を示す．

在宅療養者は完治しない病気や障害をもっていることが多いため，ICFの考え方も取り入れ，いかに強みを生かして療養者・家族が大切にしている暮らしに近づけることができるかという視点で計画立案するとよい．

3 評価の項目とポイント

評価の項目には，表1-5のように多数の視点がある．評価する時期は，長期目標・短期目標で定めた期日に評価するだけでなく，適宜，評価を行い軌道修正することも大切である．また，多職種との連携や家族の実施によって達成される事柄については，家族の手技を実際に確認したり，連絡ノートを使用してその記述から確認したりすることで評価を行う．

表1-5　評価の項目

①設定した目標の達成度
②実施したケアの効果
③実施したケアの質や適切さ
④療養者・家族の満足度
⑤契約内容との一致度
⑥臨機応変な見直しの実施

3 訪問看護の記録

1 訪問看護記録の意義

日本看護協会が作成した「看護業務基準」（2021年改訂版）では，看護実践の基準として，「看護実践の一連の過程を記録する」と明示している．その説明として「看護実践の一連の過程の記録は，看護職の思考と行為を示すものである．その記録は，看護実践の継続性と一貫性の担保，評価及び質の向上のため，客観的で，どのような看護の場においても情報共有しやすい形とする．それは行った看護実践を証明するものとなる．看護実践の内容等に関する記録の取り扱いは，個人情報の保護，守秘義務を遵守し，他者との共有に際しては適切な判断のもとに行う」とされており，訪問看護においても同様に看護実践を書き残さなければならない．

訪問看護は，療養者と事業所との契約に基づき看護サービスが提供されるものであることから，提供されたサービスが契約通りか，療養者の満足度はどうかなど，質の保証の点からも記録は重要な役割を果たす．

さらに，最近では療養者の自己決定の権利を保障する必要性から情報開示が推進されている．また，訴訟の際の法的な資料として，看護記録が用いられる機会も増えると予想され，看護記録が看護の対象である療養者・家族をはじめとした第三者の目に触れる可能性が増大することになる．特に，訪問看護は看護職が単独で居宅を訪問し，医師不在の状況下に家族の前で看護を行うことから，訪問時の状況などを示す客観的な情報として，**訪問看護記録**（図1-6）は大きな意味をもつ．療養者やその家族の人権を尊重しながら，事故の発生や法的責任を問われた場合に，看護者自身の身を守るという観点からも，訪問看護記録に書かれる内容は十分に検討されなければならない．

1 訪問看護記録の役割

①いつ，どのようにして看護行為を行ったのか，そのときに観察したこと，療養者や家族の反応などの事実を書き記す．

②訪問看護が関わる経過の中で，なぜそのケアが必要だったのか，看護行為を行うための判断の根拠を示す．

③在宅医療の方針の決定や変更を検討するときの参考となる．

④ケアの継続性・一貫性のための，療養者本人・家族・多職種間での情報の共有を図ることができる．

⑤法的な資料となる．

⑥実施した看護の評価をする．

訪問看護　日々の記録

訪問日時
月　日（　）　：　～　：

身体状態
・バイタルサイン
血圧　／　mmHg　体温　℃
脈　回／min　呼吸　回／min
・全身状態

実施した看護（実施した項目に○をつける）
保清（清拭　入浴　洗髪　口腔ケア　陰部洗浄　その他　）
食事（食事介助　水分補給　その他　）
排泄（おむつ交換　排泄介助　摘便　浣腸）
体位変換
リハビリテーション
服薬の管理・指導
医療処置
褥瘡の処置　吸引　吸入
気管切開部の処置　膀胱洗浄
その他（　）
医療機器などの管理
経管栄養　中心静脈栄養　在宅酸素療法
膀胱留置カテーテル（　Fr）
人工呼吸器　疼痛管理
その他（　）

経過記録

訪問看護師名

図1-6　訪問看護記録

2 訪問看護記録に書かれる内容

①基礎情報：療養者の属性や個別の情報．

②看護計画：基礎情報に基づいて計画された，療養者に提供する看護の方針を記載する（➡p.35 図1-9）．

③経過記録：訪問時の状況，バイタルサインなどの観察事項，実施した医療処置や看護ケア，療養者および家族の行動や発言などを記載する（図1-6，➡p.35 図1-10）．

2 訪問看護で使用する記録

訪問看護では次に挙げるような記録類を使用する．独自の書式を作成・使用している施設も多く，ここではそれぞれ記載内容に応じた書式を例示したので参考にしてほしい．多くの訪問看護ステーションで電子カルテなどが使用されるようになっている．

1 訪問看護指示書／特別訪問看護指示書

保険制度（介護保険，医療保険）を適用して訪問看護を利用する場合は，かかりつけ医が訪問看護の必要性を認め，指示書を交付することが必要である．指示書には，最大６カ月間有効である「訪問看護指示書」と，急性増悪期の２週間に限り有効な「特別訪問看護指示書」（介護保険適用者は，この指示書が出されると医療保険に切り替わる）がある（図1-7，図1-8）．

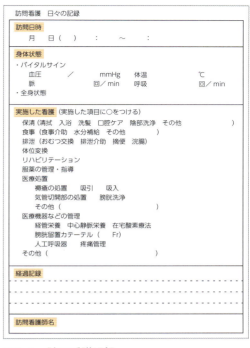

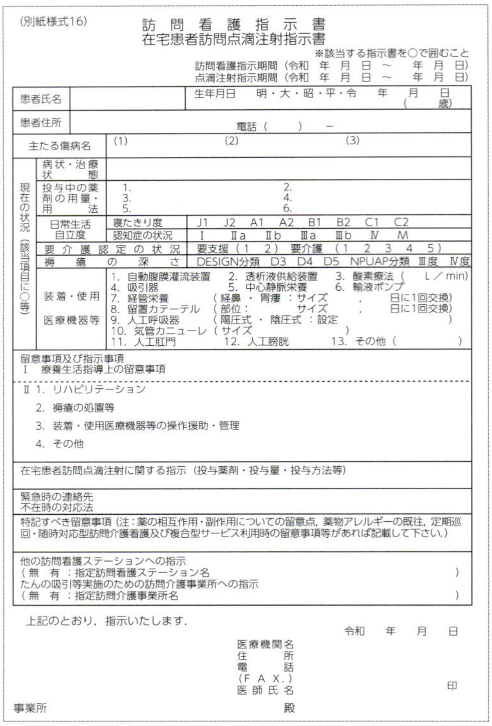
(別紙様式16)

訪 問 看 護 指 示 書
在宅患者訪問点滴注射指示書

※該当する指示書を○で囲むこと

訪問看護指示期間（令和　年　月　日 ～　年　月　日）
点滴注射指示期間（令和　年　月　日 ～　年　月　日）

患者氏名		生年月日　明・大・昭・平・令　年　月　日（　歳）
患者住所	電話（　）－	
主たる傷病名	(1)　(2)　(3)	

現在の状況（該当項目に○等）	病状・治療状態		
	投与中の薬剤の用量・用法	1.　2.　3.　4.　5.　6.	
	日常生活自立度	寝たきり度	J1　J2　A1　A2　B1　B2　C1　C2
		認知症の状況	Ⅰ　Ⅱa　Ⅱb　Ⅲa　Ⅲb　Ⅳ　M
	要介護認定の状況		要支援（1　2）　要介護（1　2　3　4　5）
	褥瘡の深さ		DESIGN分類　D3　D4　D5　NPUAP分類　Ⅲ度　Ⅳ度
	装着・使用医療機器等	1. 自動腹膜灌流装置　2. 透析液供給装置　3. 酸素療法（　L／min） 4. 吸引器　5. 中心静脈栄養　6. 輸液ポンプ 7. 経管栄養（経鼻・胃瘻：サイズ　，　日に1回交換） 8. 留置カテーテル（部位：　サイズ　，　日に1回交換） 9. 人工呼吸器（陽圧式・陰圧式：設定　） 10. 気管カニューレ（サイズ　） 11. 人工肛門　12. 人工膀胱　13. その他（　）	

留意事項及び指示事項
Ⅰ　療養生活指導上の留意事項

Ⅱ 1. リハビリテーション
2. 褥瘡の処置等
3. 装着・使用医療機器等の操作援助・管理
4. その他

在宅患者訪問点滴注射に関する指示（投与薬剤・投与量・投与方法等）

緊急時の連絡先
不在時の対応法

特記すべき留意事項（注：薬の相互作用・副作用についての留意点，薬物アレルギーの既往，定期巡回・随時対応型訪問介護看護及び複合型サービス利用時の留意事項等があれば記載して下さい.）

他の訪問看護ステーションへの指示
（無　有　：指定訪問看護ステーション名　）
たんの吸引等実施のための訪問介護事業所への指示
（無　有　：指定訪問介護事業所名　）

上記のとおり，指示いたします.

令和　年　月　日

医療機関名
住　所
電　話
（F A X.）
医師氏名　印

事業所　殿

厚生労働省

図1-7　訪問看護指示書／在宅患者訪問点滴注射指示書

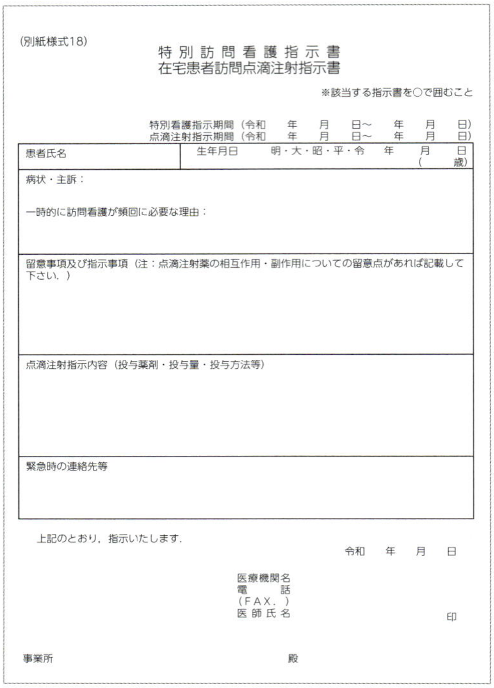
(別紙様式18)

特 別 訪 問 看 護 指 示 書
在宅患者訪問点滴注射指示書

※該当する指示書を○で囲むこと

特別看護指示期間（令和　年　月　日～　年　月　日）
点滴注射指示期間（令和　年　月　日～　年　月　日）

患者氏名	生年月日　明・大・昭・平・令　年　月　日（　歳）

病状・主訴：

一時的に訪問看護が頻回に必要な理由：

留意事項及び指示事項（注：点滴注射薬の相互作用・副作用についての留意点があれば記載して下さい.）

点滴注射指示内容（投与薬剤・投与量・投与方法等）

緊急時の連絡先等

上記のとおり，指示いたします.

令和　年　月　日

医療機関名
電　話
（FAX.）
医師氏名　印

事業所　殿

厚生労働省

図1-8　特別訪問看護指示書／在宅患者訪問点滴注射指示書

2 訪問看護申込（契約）書

療養者が事業所に申し込み，訪問看護が開始される際に，療養者と事業所の間で交わされる申し込み（契約）書である.

3 訪問看護計画書

訪問看護は医師の指示の下に行われることから，かかりつけ医との連携を図るために毎月，**訪問看護計画書**（図1-9）を作成する．医療保険では，看護師が療養者の状況に応じて看護計画を立案する．介護保険では，介護支援専門員によりケアプランが策定されている場合，その方向性にのっとった看護計画を看護師が立案する.

4 訪問看護報告書

訪問看護計画書と同様，かかりつけ医との連携を図るために毎月作成される書類である．その月の訪問看護の実施状況，病状や健康状態の経過，療養生活の状況などを記載する書式である（図1-10）.

5 フェイスシート

療養者のプロフィールや疾病の経過，生活背景，家族構成，介護状況，利用している制度など，療養者の基礎情報を記入する書式である.

訪 問 看 護 計 画 書

患者氏名		生年月日	明・大・昭・平・令　年　月　日 （　歳）
要介護認定の状況	自立　要支援（1　2）　要介護（1　2　3　4　5）		
住　所	○○市△△町		

看護・リハビリテーションの目標
1. 感染症や合併症を予防し，異常の早期発見・対処に努める．

年月日	問題点・解決策		評価
20××/4/1	1. 胃瘻が造設されており，合併症を起こす可能性がある． 2. 排便困難あり，コントロール援助が必要である． 3. ベッド上生活が長いので，ADL低下を起こしやすく，尿路感染や脱水を起こしやすい．	1. ○状態の観察 ○皮膚状態の観察と処置 ○バイタルのチェック ○チューブの管理 2. ○排便の有無や量，性状，随伴症状の観察 ○下剤服用，浣腸，腹部マッサージによる援助 3. ○座位時間を増やす ○リハビリテーションの励行 ○車椅子散歩などで気分転換を図る ○バイタル，病状観察 ○食事摂取量，水分摂取量の観察 ○異常時は医師に報告，必要時は補液管理	

衛生材料等が必要な処置の有無　　有　　無

処置の内容	衛生材料（種類・サイズ）等	必要量

備考

上記の訪問看護計画書に基づき指定訪問看護又は看護サービスの提供を実施いたします．

令和　年4月1日

事業所名
管理者氏名　　印

殿

図1-9　訪問看護計画書

訪 問 看 護 報 告 書

患者氏名		生年月日	明・大・昭・平・令　年　月　日 （　歳）
要介護認定の状況	自立　要支援（1　2）　要介護（1　2　3　4　5）		
住　所	○○市△△町		

令和　年　月

1	2	3	4	5	6	7
8	9	10	11	12	13	14
15	16	17	18	19	20	21
22	23	24	25	26	27	28
29	30	31				

令和　年　月

1	2	3	4	5	6	7
8	9	10	11	12	13	14
15	16	17	18	19	20	21
22	23	24	25	26	27	28
29	30	31				

保健師，助産師，看護師又は准看護師による訪問日を○，理学療法士，作業療法士又は言語聴覚士による訪問日を◇で囲むこと．特別訪問看護指示書に基づく訪問看護を実施した日を△で囲むこと．1日に2回以上訪問した日を◎で，長時間訪問看護加算を算定した日を□で囲むこと．
なお，右表は訪問日が2月にわたる場合使用すること．

病状の経過	週2回訪問． 毎回，浣腸による排便援助と，座位保持・関節可動域訓練を中心としたリハビリを実施している．胃瘻挿入部の皮膚に肉芽があり，洗浄，軟膏で対処し，経過観察中．
看護・リハビリテーションの内容	○一般状態，病状観察　○清潔援助 ○機能訓練（可動域訓練）　○褥瘡の予防指導と観察 ○精神的援助 ○排泄の援助（浣腸，腹部マッサージ，摘便，おむつ交換） ○関係機関との連絡・連携　○社会資源の紹介
家庭での介護状況	○主たる介護者は長男の嫁で，専業主婦で介護力あり ○妻は高血圧や，肝臓病，腰痛，膝痛で当院通院中で介護力なし ○同じ敷地内に次男夫婦が住み，協力的
衛生材料等の使用量および使用状況	衛生材料等の名称：（　） 使用及び交換頻度：（　） 使用量：（　）
衛生材料等の種類・量の変更	衛生材料等（種類・サイズ・必要量等）の変更の必要性：有・無 変更内容
情報提供	訪問看護情報提供療養費に係る情報提供先：（　） 情報提供日：（　）

特記すべき事項（頻回に訪問看護が必要な理由を含む）
○ヘルパー利用中（毎週金曜日）　○1月よりデイサービスを週1回利用し，入浴している

上記のとおり，指定訪問看護の実施について報告いたします．

令和　年4月30日

事業所名
管理者氏名　　印

殿

図1-10　訪問看護報告書

6 訪問看護記録

訪問看護実施ごとに記載される記録である．訪問日時，観察したこと，行われたケアとその反応，療養者や介護者の発言などの事実を簡潔明瞭に，客観的に記載する．また，訪問者および記載者のサインを記入する（➡p.33 図1-6参照）．

7 連絡票・連絡ノート

在宅療養生活を支えるには，多機関・多職種の連携が必要であることから，関係者間で情報を共有し合い，療養者本人や家族が継続性・一貫性のあるケアを受けるために活用される書式である．また，在宅療養では療養者本人やその家族のもっている能力に応じた最大限のセルフケアを目指すことから，療養者本人や家族も情報を共有し，共に安心感や納得のいくケアを受けるために有効である．

連絡票・連絡ノートは誰が記入するかによって，書式や内容を自由に工夫することが可能である．

|8| 看護サマリー

訪問看護利用者の入院・施設入所や転居などにより事業所を変更する場合，あるいは訪問看護の終了時に，療養者の病状・療養生活の経過などを要約するための書式である．長期にわたる療養者の場合，それまでの経過を要約することで療養者の概要が容易に把握でき，その後の看護方針を再検討するときなどに活用できる．また，看護サマリーを活用することで継続看護の実現が可能となる．

|9| 事故報告書

訪問時に生じた事故について，起きた状況の把握と適切な対応を行うこと，経過を分析し原因を究明することで，再発を防止するために用いる書式である．

3 訪問看護記録を記入するときの留意点

|1| 記入時の留意点（図1-11）

①簡潔明瞭に記載する．

②訪問した当日もしくはできるだけ早めに記録を済ませる．

③訪問日時，訪問場所，記載者のサインを明記する．

④観察したこと，実施したことを事実に基づいて正確に記載する．療養者や家族の言葉や行動についても，ありのままを記載する．必要に応じて，図や写真などを活用する．

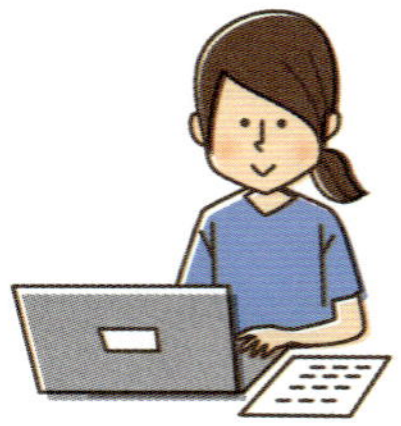

図1-11　訪問看護記録記入時の留意点

⑤情報の出所（根拠）が特定できるよう明確に記述する．「在宅」では看護者が実施せず，家族や他職種が実施したことについても記述することが必要な場合がある．

例：その情報は，長男○○氏（特定できるように）が「見た」（客観的事実）のか，あるいは「考えた」（主観的な思い）のか．

|2| ICT機器の活用

近年，訪問看護ステーションなど在宅療養支援関連の施設では，情報通信技術（information and communication technology：ICT）機器の活用が進んでいる．電子カルテの導入やパソコンによる日々の記録はもちろんのこと，モバイル端末を活用することで訪問先でも看護に必要な情報が迅速に手に入れられるようになっている．

タブレットやスマートフォンなどのモバイル端末から，病名や住所，主治医，療養者の状態といった情報が閲覧できることで，個々の看護師が紙媒体のカルテや資料を持ち出さなくても済む．また，システム化された記録用紙があることで，訪問先で簡単に記録することや地図情報や薬剤情報のアプリケーションを入れておくことで，すぐに調べてケアに生かすこともできる．

加えて，ICT機器は訪問看護記録や報告書，療養者の状態に関する写真や動画を関連する連携先に送信することもできるので円滑な多職種連携にもつなが

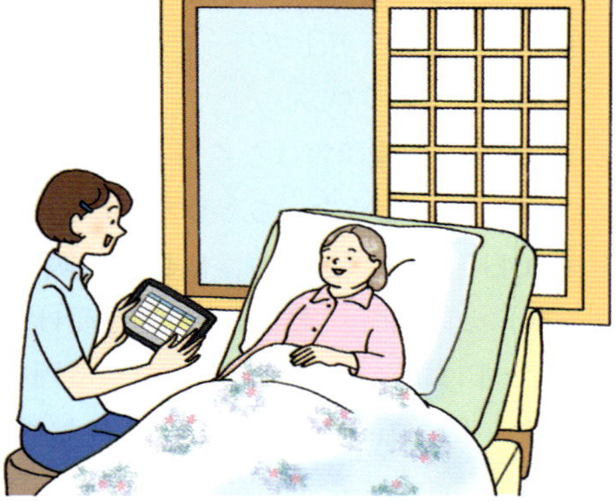

る．例えば，創部やドレーンの排液の状態について，チャットツールを使い写真や動画を主治医に送付し相談することでタイムリーに状況を報告し，迅速に指示を受けられるという利点がある．その都度訪問看護ステーションに戻って確認していた時間を削減でき，スタッフ1人当たりの残業が減少して事業の効率化にもつながる．

中でも緊急訪問看護加算や24時間対応体制加算に対応した体制をとる訪問看護事業所は，当番の看護師がタブレットやスマートフォンなどモバイル端末1台を所持することで，多くの療養者の最新の情報を管理することができ，対応に欠かせないものになっている．加えて，訪問看護事業所においては，レセプト請求ソフトを用いて電子カルテで入力した訪問看護の実施記録をもとに，毎月の請求業務を効率良く行うことができる．また，スタッフの勤怠管理システムも業務の効率化につながる．ICTの活用は情報漏えいのリスク対策を重層的に実施しておきさえすれば，事業の効率化を図るだけでなく，利用者・家族にとっても良い効果をもたらすことが期待できる．

4 事例：療養場所の移行や病状の変化に応じた訪問看護

事 例

プロフィール

Cさん，83歳男性，80代の妻と2人暮らし（図1-12）．子どもはいない．

定年まで新聞社に勤め，多忙な日々を過ごしていた．定年後は，旅行やゴルフに妻や友人と出掛けていた．

現病歴・既往歴

50代ごろから脂質異常症と高血圧症を指摘され，経過観察していた．

20XX年1月，急激な頭痛が出現して意識が消失し，救急車で病院に搬送．被殻出血と診断された．急性期には，点滴加療を実施．入院10日目で内服治療を行っている．

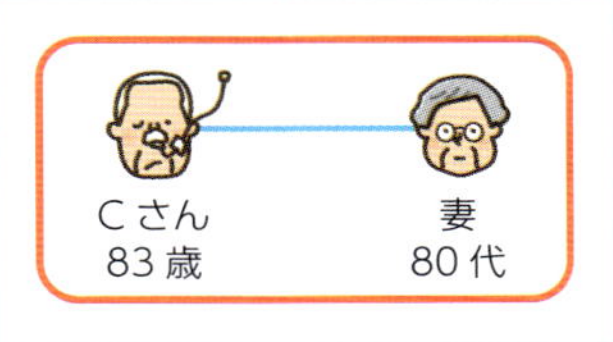

図1-12　Cさんの家族構成

1 Cさんの基本状況（20XX年1月）

1 身体状況

Cさんは，身長172cm，体重78kg．右片麻痺，重度嚥下障害がある．

経口摂取は難しく，経鼻経管から経腸栄養剤を投与中で，胃瘻を造設予定．

構音障害もあるが，クローズドクエスチョンで返答可能である．ADLは全介助状態．排泄はベッド上で行っている．

2 家族／介護の状況

妻は，大きな健康障害はなく，Cさんの介護をしたい思いはあるが，「私にできるかしら，もうどうなっちゃうんでしょう」と不安を吐露する様子がみられた．

入院20日目からは，妻が，口鼻腔の吸引，胃瘻からの投与，排泄介助（おむつ交換）の方法を，見学して指導を受けた．妻に不安を感じている様子がみられたが，口鼻腔の吸引は，唾液を取る程度はできるようになった．胃瘻からの投与は，手順を間違えることはあったがなんとか行えた．排泄介助は，Cさんの体が大きく，妻一人では体位変換が難しかった．

2 退院・療養場所の移行に向けた課題と対応

Cさんは，入院前は介護保険を利用していなかった．そのため，入院中に医療連携室・地域包括支援センターに相談し，介護支援専門員を紹介され，連絡をとり，介護保険の申請，認定調査を受けた．要介護度が決まるまでに数週間かかるため，退院後は「暫定ケアプラン*」で介護保険サービスの利用を開始することになった．

妻は介護が初めてで高齢でもあるため，退院後は，一人で完璧な介護を目指すのではなく，訪問介護・看護サービスを手厚く導入することとした．社会資源を活用し，Cさんと妻の生活を一緒に構築していく必要もあった．退院日から医師は，訪問看護指示書に加え，退院直後であるため特別訪問看護指示書を発行し，連日，医療保険で訪問看護師が訪問した．

訪問看護師は妻と介護方法を確認し，不安なことを一つひとつ解決していくように介入し，信頼関係を構築した．介護保険で訪問介護を１日１回，訪問入浴を１週間に１回行い，福祉用具（電動ベッド，褥瘡防止マット）を導入した．

> **用語解説***
> **暫定ケアプラン**
> 介護保険は役所に申請した時点から使用可能だが，要介護認定に時間がかかるので，要介護度や要支援度がどの程度であるかの予想を立てて，ケアプランを作成し，介護保険サービスを開始する．

3 状況の変化と訪問看護師の対応

1 身体状況・家族／介護の状況（20XX年２月）

退院後，Cさんは要介護度５と認定され，訪問看護は介護保険により行うこととなった．全身状態に大きな変化はなかった．妻は，退院直後は吸引，胃瘻からの投与，おむつ交換に不慣れだったが，１カ月後には妻一人でできるようになった．

ケアプランは以下の内容であった．

- 訪問看護：週に２回．全身状態の観察，胃瘻周囲の処置，排痰ケア，リハビリテーション
- 訪問介護：週に３回．陰部洗浄，おむつ交換，更衣
- 訪問入浴：週に２回

• 訪問診療：２週間に１回　など

妻は，訪問介護・看護時には，買い物に出掛けることができていた．

2 身体状況の変化とその対応（20XX年４月）

４月15日，看護師訪問時，Ｃさんの状態は，血圧160/88，脈拍98，体温38.２℃，血中酸素飽和度90％，聴診で副雑音が聴取可能だった．体位ドレナージを15分間行った上で，鼻腔から吸引を行うと，黄色の痰が多量に吸引された．意識は，声掛けに対しては目を開けるが，反応が乏しかった．体熱感があり，発汗していた．

妻に様子を尋ねると，「昨夜から，痰が増えた感じがしている」と話した．妻は，「自身の吸引の方法が悪かったのではないか」と心配そうな様子であった．

MMT（徒手筋力テスト）をしたが，右片麻痺に変化はなかった．排尿については，尿量や尿臭など大きな変化はない．訪問診療医に状況を報告し，診察を依頼した．夕方に診察が行われ，誤嚥性肺炎との診断で，連日抗菌薬と補液を投与することになった．

➡ MMTについては，４章４節p.129参照.

急性増悪により，頻回な訪問看護が必要になったため，特別訪問看護指示書が発行され，介護保険から医療保険での訪問看護に変更となった．点滴注射指示書が発行され，抗菌薬と補液を連日投与した．翌日から毎日，午前と午後の１日２回（複数回），訪問看護師が訪問した．介護支援専門員に状況を報告し，訪問介護と訪問入浴事業所に状況の共有を依頼した．

２日後には，平熱となり，５日後には，淡黄色の痰が中等量となった．幾分かＣさんの病状が改善したので，そのタイミングで訪問看護師の前で，妻に，吸引をしてもらうように促した．妻が行った吸引の方法を確認すると，ゆっくりと丁寧に吸引できていた．訪問看護師は，「吸引の手技はとても丁寧であり問題ないこと」「脳血管疾患が既往にあり，構音障害，嚥下障害があることから，唾液等でも誤嚥は起こり得ること」などを説明した．

特別訪問看護指示書の期間の14日間は終了し，元の介護保険サービスに戻した．不顕性誤嚥の予防のため，体位を工夫する支援の方法を，訪問介護・看護スタッフと妻とで共有した．

4 事例のまとめ：療養場所の移行や病状の変化に応じた看護

Ｃさんの療養場所の移行や病状の変化に応じ，Ｃさんと妻の生活も変化し，その都度，ニーズは異なる．そのため，訪問看護師も，どのような保険制度によって訪問看護やその他のサービスが提供されるのかを把握し，Ｃさんと妻の生活のペースを尊重しつつ，支援する必要がある．Ｃさんの全身状態が悪化した場合は，主介護者である妻が自責の念をもつことがあるため，常に寄り添い，Ｃさんだけでなく妻の様子もよく観察して，ねぎらいながら支援することも，訪問看護師の重要な役割である．

引用・参考文献

1) 臺有桂ほか．"在宅療養を支える訪問看護"．地域療養を支えるケア．第７版．臺有桂ほか編．メディカ出版，2022，（ナーシング・グラフィカ，在宅看護論１）．
2) 小島操子．終末期医療における倫理的課題．ターミナルケア．1997，7（3），p.192-199.
3) FRY, S.T. et al. Ethics in Nursing Practice A Guide To Ethical Decision Making. 2nd ed., International Council of Nurses, Switzerland, 1994. 片田範子ほか訳，看護実践の倫理：倫理的意思決定のためのガイド．第２版，日本看護協会出版会，2005，p.28-34.
4) 宮崎和加子編．在宅ケア リスクマネジメントマニュアル．日本看護協会出版会，2012，p.26.
5) 道又元裕編著．訪問看護のフィジカルアセスメントと急変対応．日本訪問看護財団監修．中央法規出版，2016.
6) 椎名美恵子ほか監修．ナースのためのやさしくわかる訪問看護．ナツメ社，2018.
7) 山内豊明ほか．訪問看護アセスメント・ハンドブック．中央法規出版，2020.
8) 厚生労働省．「国際生活機能分類－国際障害分類改訂版－」（日本語版）の厚生労働省ホームページ掲載について．2002. https://www.mhlw.go.jp/houdou/2002/08/h0805-1.html，（参照2024-07-04）.
9) 厚生労働省資料．https://www.mhlw.go.jp/file/06-Seisakujouhou-10600000-Daijinkanboukouseikagakuka/0000122331.pdf，（参照2024-09-10）.
10) 日本看護協会編．看護記録および診療情報の取り扱いに関する指針．日本看護協会出版会，2005.
11) 日本看護協会．看護記録に関する指針．https://www.nurse.or.jp/nursing/home/publication/pdf/guideline/nursing_record.pdf，（参照2024-07-04）.
12) 岡本茂雄編．生命・生活の両面から捉える訪問看護アセスメント・プロトコル．改訂版，山内豊明監修．中央法規出版，2015.
13) 日本在宅看護学会．在宅ケアの未来を拓く：訪問看護の羅針盤．コミュニティケア．2013，6月臨時増刊号．

重要用語

家庭訪問	ゴール	訪問看護記録
初回訪問	療養者・家族の生き方や思い	訪問看護計画書
信頼関係	ヘルスアセスメント	訪問看護報告書
顕在的・潜在的ニーズ	フィジカルアセスメント	特別訪問看護指示書
療養方針	フィジカルイグザミネーション	点滴注射指示書
情報収集	国際生活機能分類（ICF）	介護支援専門員
在宅療養における看護過程	社会資源の活用	

学習達成チェック

- □ 家庭訪問の意義を理解し，手順，倫理と心構え，リスクマネジメントについて説明できる．
- □ 訪問看護の特徴と対象者について説明できる．
- □ 初回訪問の目的と技術，配慮すべき点について説明できる．
- □ 学生実習の注意点を理解し，実践できる．
- □ 在宅療養における，療養者と家族をアセスメントすることの意義と特徴を説明できる．
- □ 情報収集の項目とアセスメントのポイントを説明できる．
- □ 在宅療養における看護過程と特徴を理解し，その展開におけるポイントを説明できる．

◆ 学習参考文献

❶ **秋山正子．在宅ケアの不思議な力．医学書院，2010．**

在宅ケアの本質から訪問看護師による地域づくりまで，看護の実践と可能性がわかりやすく記されている．

❷ **中村順子．ケアの心 看護の力．秋田魁新報社，2010，（さきがけ選書）．**

秋田県の日刊新聞・秋田魁新報に連載された記事を大幅加筆．療養者や家族の「生きる」に寄り添う看護の役割と看護の本質が，新聞読者にもわかるように描かれている．

2 疾患・病期に応じた看護

学習目標

- 各疾患の概要を理解し，訪問看護におけるアセスメントと援助の視点を習得する.
- 各病期にある療養者の症状マネジメントについて理解できる.
- 各病期における療養者・家族のケアについて理解できる.
- 各病期における多職種チームケアの大切さを理解できる.

1 疾患等に応じた看護

1 医療的ケア児

1 医療的ケア児の概要

医療的ケア児とは，医学の進歩を背景として，NICU（新生児特定集中治療室）などに長期入院した後，引き続き人工呼吸器や胃瘻などを使用し，痰の吸引や経管栄養などの**医療的ケア***が日常的に必要な児童のことと定義され，全国の医療的ケア児（在宅）は，約２万人（推計）であると報告されている[1]．

小児医療の進歩により子どもの死亡率が減少するとともに，生命を守るために医療的ケアを継続し，在宅生活へ移行する子どもが増加している．一概に医療的ケア児といっても，気管切開・24時間人工呼吸器離脱困難な超重症児，医療的ケアがあっても独歩可能な児など，個別性が大きい．医療的ケア児が，社会の最小単位といわれる家族を中心に，地域で安心・安全に暮らしていくためには，医療・福祉の多職種が連携した専門職のサポートが必要不可欠である．

用語解説*

医療的ケア

自宅で家族などが日常的に行う医療的生活援助行為のこと．同じ内容でも医師や看護師などが行う「医療行為」とは区別される．

plus α

重症度の判定基準

運動機能，呼吸管理，食事機能などの項目のスコアの合計で判定される．
超重症児（者）：25点以上
準超重症児（者）：10点以上25点未満

2 在宅療養における医療的ケア児のアセスメント

1．療育者

療育者から聞き取った情報も重要な判断材料となる．

療育者のアセスメントと看護師のアセスメントが異なる場合は，療育者からそう判断した理由を聞き取り，看護師が得た情報と一つひとつすり合わせていくことで，療育者が判断力を身に付けていく支援になる．それが在宅生活を安心して送る自信となり，その医療的ケア児の療育者として育っていく過程となる．

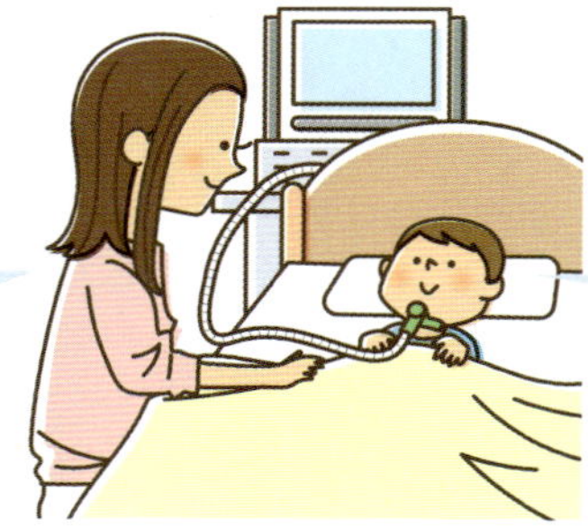

2．子ども

子どもは痛みや不快を言葉で説明することが難しい．

バイタルサインなどを丁寧に観察し，「いつもとの違い」に気付くことが重要である．
その子にとっての「普通」「体調の良い状態」を把握しておく．乳幼児は，機嫌が良いか悪いかも大きな判断材料となる．

3 在宅療養における医療的ケア児の援助の実際

医療的ケア児に対する援助は，入院中から**在宅移行支援**として始まる（図2-1）．病院・地域のサポートチームが連携して情報を共有し，スムーズな在宅移行を目指す．医療的ケアを24時間365日で実施しなければならない療育者の負担は大きい．また，「**医療的ケア児及びその家族に対する支援に関する法律***」（**医療的ケア児支援法**）の施行により，就労を継続する家庭も増えている．きょうだい児*がいる家庭，育児協力が得られにくい家庭などもあり，必要なサポートの種類や量の個別性も大きい．退院前に退院調整会議を開催することで，退院前から顔の見える関係をつくり，必要な社会資源の情報提供，退院後のサポート体制を整える．

用語解説*

医療的ケア児及びその家族に対する支援に関する法律

「医療的ケア児の健やかな成長を図るとともに，その家族の離職の防止に資し，もって安心して子どもを生み，育てることができる社会の実現に寄与すること」を目的として2021（令和3）年9月施行．

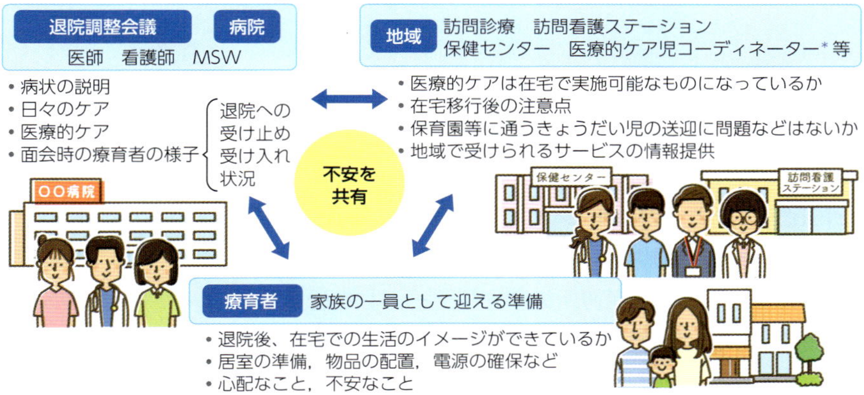

図2-1　在宅移行支援のイメージ

見てわかる医療的ケア児への援助

訪問看護の視点		観察・アセスメント項目
生命の安全を守り，安心・安全な在宅生活を送るための支援	体調管理・健康維持	子どもの体調が安定し，在宅での生活が送れる状況でも，療育者の体調が不安定であれば，在宅生活の継続が難しくなるため，子どものみならず家族の体調管理も大切である
	医療機器の取り扱いの確認	安全に使用できているか，機器トラブルがあった場合にどう対応するかを確認する
	医療的ケアの手技確認	病院からの退院指導内容を確認し，安全に実施できているかを確認する．その家庭に合ったケア方法を検討し，継続しやすいシンプルな方法を提案する
	在宅環境の整備・物品の配置や動線の確認	家庭は生活の場であるため，物品の配置などは病室をそのまま再現するのではなく，それぞれの家庭に合った環境を整える
心配事・不安なことの相談窓口	療育者の相談対応・情報提示	在宅生活が始まって生じたさまざまな不安や疑問に対し，療育者が主体的に解消していけるよう，解決方法を一緒に考える．その際は，療育者の話を傾聴し，「何が不安か」「子どもが退院したことで何が変わったか，何が大変になったか」などを丁寧に聞き取り，必要な情報を提供し，選択肢を提示する
	地域の関連機関との連携	訪問看護師だけでなく，担当保健師や**相談支援専門員***など，地域の関係機関と連携を図る必要もある
発達の促進・療育支援	対象となる子どもは乳児期，幼児期，学童期，青年期前半と身体的にも精神的にも発達段階にある．どんな病気や障害があっても子どもは成長過程にあることを忘れず，その子らしい成長発達過程がたどれるよう，支援を行う 子どもにとっても療育者にとっても楽しいと思える経験の機会をつくり，小さな成功体験を積み重ねることが今後の社会参加につながる	
療育者への支援	医療的ケア児の在宅ケアを担っていくことは，療育者の身体的にも精神的にも負担が大きいと思われる．心身ともに健やかに子育てが継続できるよう，必要時は親子分離の機会を設けたり，日常の会話などを通じて信頼関係を築くことが重要である．伴走型の訪問看護を通し，その子どもの療育者になっていく過程を支援する	

用語解説 *

きょうだい児

きょうだい児とは，障害や特別な支援を必要とする兄弟姉妹をもつ子どもを指す．特定の性別を示さないため，ひらがなで「きょうだい」と表記している．

plus α

医療的ケア児等医療情報共有システム（MEIS）

医療的ケアが必要な児童等が，救急時や予想外の災害・事故に遭遇した際に，その対応に当たる医師・医療機関（救急医）などが迅速に必要な患者情報を共有できるようにするためのシステム．

用語解説 *

医療的ケア児コーディネーター

医療的ケア児とその家族に対しサービスを紹介するとともに，関係機関と医療的ケア児とその家族をつなぐ役割を担う．

用語解説 *

相談支援専門員

障害のある人が地域社会で暮らしていく中での困りごと，悩みの相談に応じ，必要な福祉・支援につなぐ役割を担う．

2 認知症

1 認知症の概要

高齢化の進展とともに**認知症**は増え続けている．2024（令和６）年には**「共生社会の実現を推進するための認知症基本法」**（**認知症基本法**）が施行され，認知症の人を含めた国民一人ひとりが尊重しつつ支え合いながら共生する社会の実現を推進している[2]．また，認知症施策推進総合戦略（新オレンジプラン）において，すべての市町村に「認知症初期集中支援チーム」を配置し，認知症が疑われる人や認知症初期の人に支援を行い，できる限り住み慣れた地域で暮らし続けられるためのサポートを行っている[3]．

認知症は緩徐進行性で，重度になると歩行や排泄，嚥下など日常生活動作（ADL）が低下し，やがて死に至る[4]．主な認知症にはアルツハイマー型認知症，血管性認知症，レビー小体型認知症，前頭側頭型認知症がある[5]．症状には，**認知機能障害**と**行動・心理症状（BPSD）**があり，介護する上で問題となることがある[7]（**表2-1**）．

認知症の人が自宅で生活を継続していくには家族の支援が必要である．療養者の病識の乏しさ，認知機能障害，BPSDによる生活上のトラブルなどにより，家族に不安や負担が生じる[4]．認知症の看護は，療養者の状態や認知機能障害の程度を評価し，生活上の困りごとを明らかにしながら，残存機能を活かした支援を行う必要がある．

plus α

認知症の診断と治療

認知症の診断は，血液検査や頭部画像検査（CTやMRI）などによって行う[4]．診断基準には，WHOによるICD-10と米国精神医学会のDSM-5などがある[6]．認知機能障害の評価にはさまざまな認知機能検査があり，MMSE（Mini Mental State Examination），改訂長谷川式簡易知能評価スケール（HDS-R）などが一般的に使用されている．認知症の治療には，薬物療法と非薬物療法（リハビリテーションなど）がある．特にBPSDには非薬物療法が優先的に行われる[7]．

表2-1　認知症の症状

種　類		特　徴
認知機能障害		複雑なことへの理解や記憶，反応が困難となる全般性注意障害，記憶障害，見当識障害，失語，視空間認知障害，失行，遂行機能障害など[4, 6]
BPSD	行動症状	徘徊，暴言・暴力，性的逸脱行為，不穏・興奮，焦燥，拒絶無為など
	心理症状	幻覚，妄想，不安，抑うつなど

2 在宅療養における認知症のアセスメント

訪問看護師は限られた時間の中で多くの情報を収集しなければならない．認知症ならびに身体症状の観察が重要となる．次の観察や情報収集のポイントを活用する[8]．

健康：バイタルサイン，既往歴，内服薬と副作用，検査データ，一日の生活活動や食事・水分摂取量，訪問時の表情・顔色・訴え

安全：認知症の重症度，認知症状，BPSD，転倒の既往や環境の安全性

自分の力の発揮：今ある力（残存能力），ADL，IADLやセルフケアの状態，家庭などでの役割

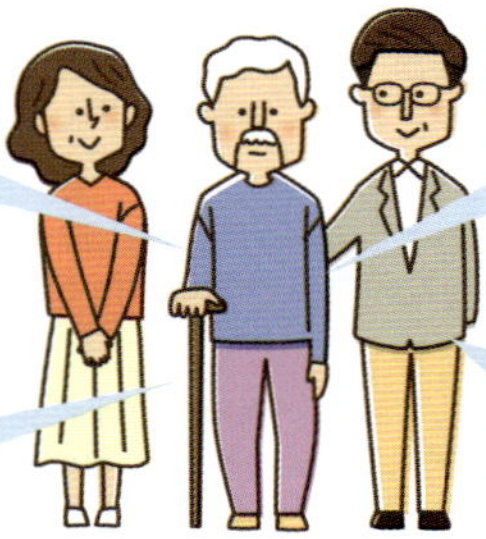

安心：他者と関わる際の表情や言動，環境の変化など適応状況，痛みなど苦痛の有無

その人らしさ：表情，しぐさ，立ち居振る舞い，生活習慣，好み，生活歴，家族歴などその人の価値観

支援体制：家族構成，家族関係，家族の健康状態，介護への悩み，本人が利用している介護サービス，介護サービス以外の支援（近所付き合い，親戚との付き合い，理美容や歯科などの受診状況），本人の生活の希望，家族の介護に対する考えや意向

3 在宅療養における認知症の援助の実際

訪問看護では，医療保険対象者の9.9%，介護保険対象者の33.4%程度が認知症であると報告されている[9]．訪問看護につながるルートとしては介護支援専門員（ケアマネジャー）や医療機関からが多く，訪問看護には，便秘や脱水，肺炎な

どの身体疾患の発見や服薬管理，家族支援，多職種連携，生活環境の整備，ほかのサービスにつなげるなどの支援が求められる[9]．また，認知症機能障害の軽度，中等度，重度と進行に応じて変化するケアニーズに応じた援助が重要となってくる[10]．

見てわかる認知症への援助

状　態	訪問看護の視点	看護のポイント
軽　度	• 見当識障害や記憶障害は軽度あるが，言語能力理解や判断力は保たれている • 喪失や将来への悲嘆の時期であり，不安や抑うつなど発症する可能性が高い	• 一人でできることは継続して行えるよう工夫する • 家族や介護者の認知症への理解を支援する • 自尊心を傷つけない関わりを行う • 状態に合わせた環境調整を行う • 孤立させない．必要時，認知症の当事者の会や家族会への参加などを促す
中等度	• 認知機能障害が進行し，日常生活にさまざまな支障が出てくる（即時記憶の低下，時間・日や曜日の感覚の混乱，迷子になる，家族がわからなくなる，調理など複雑な行為ができなくなる） • BPSD が出現する	• 認知機能障害の状況に合わせて安全な環境を再度整える • 介護保険のサービスなど活用し，サポート体制を構築する • これまでできた行為がなぜできなくなったのかよく観察し，ケアのニーズを見極めて支援する • 生活リズムを整える • 介護者の介護負担が強い時期であるため，認知症の理解とともに，介護負担軽減の支援を行う
重　度	• 生活行為に全面的に介助が必要な時期 • 意味のある会話も難しくなる • 歩行障害が出現し，最期は寝たきりになることがほとんどである • 肺炎などの感染症，転倒による骨折，嚥下機能障害，低栄養，褥瘡など身体合併症が増加する	• 言葉による意思疎通が困難でも，接触や外部からの刺激に反応する．人との積極的な関わりを働き掛ける • 身体症状に合わせたケア（誤嚥性肺炎の予防，口腔ケア，転倒予防，排便コントロール，褥瘡予防，既往症の症状コントロール）を行う • 緩和ケアを実施する

認知症療養者の訪問看護計画書

身体疾患の早期発見，予防

認知症療養者は，自分では身体症状の異常を訴えられないことが多く，健康障害が起こりやすい[7]．いつもと違うサインなどに注意を払い，異常の早期発見に努める．

服薬管理

認知症療養者は，薬の自己管理が難しくなる．生活に合わせた服薬方法や回数の調整を主治医に相談することも必要である．また，訪問薬剤師や訪問介護など，日々支援している多職種との内服状況の共有も重要である．

療養者自身の力の発揮，セルフケア能力の維持

料理ができなくても家族のために食事を買って準備したいなど，認知症療養者が自分でやりたい気持ちや家族の中での役割のニーズをくみ取り，ケア方法や見守り体制を確保することが必要である．

安心した環境調整

認知症療養者は，新しいことや知らない場所で過ごすことは大きなストレスとなる[4]．そのため，住み慣れた家でも環境の変化に適応できない場合もある．訪問看護師も環境の一つであり，最初はなじみの看護師が信頼を得て，療養者が安らぎや居心地の良さを感じたら他の看護師の訪問を開始するよう考慮することも必要である[7]．

家族や介護者への支援

認知症を理解し受け入れるまでの介護者のたどる「四つの心理的ステップ*」[11]がある．介護者が認知症を理解し，適切なサービスや支援を受け入れてもらえるよう家族の変化を時間軸でとらえていくことが重要である．

用語解説 *

四つの心理的ステップ

第1ステップ「とまどい・否定」，第2ステップ「混乱・怒り・拒絶」，第3ステップ「割り切りまたはあきらめ」，第4ステップ「受容」の過程がある．

チームケア・多職種連携

認知症療養者にはチームとして支援する．主治医や介護支援専門員，介護職などの多職種が連携し，情報を共有する．看護師は，療養者と家族・介護者の意向を支援の中でアセスメントし，主治医や介護支援専門員，介護職などへ橋渡しをすることが重要な役割となる[9]．

3 精神疾患

1 精神疾患の概要

精神疾患を有する総患者数は年々増加傾向である．過去15年間で入院患者数は減少傾向であるが，外来患者数は増加傾向にある．主な精神疾患には，**統合失調症**，**うつ病**，**不安障害**などさまざまあり，症状は幻覚，妄想，抑うつ気分，不安など多様である．また**発達障害**も精神障害に含まれており，自閉症スペクトラム障害，学習障害，注意欠如多動性障害などに分類されている．

1995（平成７）年，「精神保健法」から「**精神保健及び精神障害者福祉に関する法律**」（**精神保健福祉法**）へ名称を変更する際に，第45条にて**精神障害者保健福祉手帳*制度**が創設された．この制度は，精神障害者の社会復帰の促進と，自立と社会参加の促進を図ることを目的に「一定の精神障害の状態にあるために，日常生活もしくは社会生活に一定の制約がある」ことを認定して手帳を交付しており，各方面の協力により各種の支援策が講じられている．

用語解説*

精神障害者保健福祉手帳

税制上のさまざまな優遇措置があるほか，税金の控除・減免として，所得税・住民税の控除，相続税の控除，自動車税などの軽減が受けられる．有効期限は市町村受理日から2年間で，手帳には療養者本人の顔写真を添付する必要がある．

2 在宅療養における精神疾患のアセスメント

療養者が在宅での生活に対するイメージや訪問看護に求めるニーズの背景にある思いをとらえ，総合的にアセスメントする必要がある．療養者の状況に応じてセルフケアモデル*，リカバリーモデル*，ストレングスモデル*，レジリエンス*を含めて考えることが重要である．

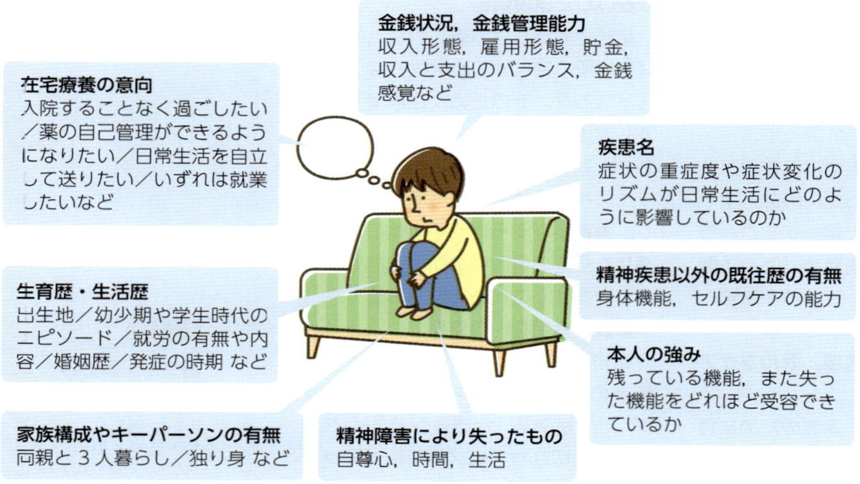

用語解説*

セルフケアモデル

状況に沿って療養者が自らの健康維持と改善（ケア）を図るように援助する．

リカバリーモデル

精神障害をもっていても自分らしく望む生き方を実現していくプロセスを支援する．

ストレングスモデル

できないことではなくできることに着目し，支援する．

レジリエンス

外からのストレスから守り，精神的な回復力を身に付けることを支える．

3 在宅療養における精神疾患の援助の実際

訪問看護においては，療養者・家族それぞれへの支援ならびにケア計画の立案，関連機関や多職種との連携が求められる．生活状況と療養者本人がどのような生活を送りたいと考えているのかをとらえて，適切なケア計画を作成する．同時に，療養者の家庭環境が安定するよう，家族に対しても病状や治療の説明，また適切なサポート方法について教育やアドバイスを行う．総合的なケア計画の立案や調整ができるように，療養者の機能レベルを**GAF尺度***で評価し，市町村や相談支援機関，主治医と共有し連携する．

用語解説*
GAF尺度
日本語では「機能の全体的評定尺度」と訳され，精神科における重症度を評価するスケールである．成人の心理的，社会的，職業的機能を1～100点に沿った10段階で評価し，スコアが高いほど精神面が良好と考える．

見てわかる精神疾患への援助

視　点	看護のポイント
バイタルサイン	•療養者の身体的な健康状態を評価する
幻覚・妄想	•療養者の表情や言動を確認して，精神的な状態を把握する．療養者の心理的不安を軽減するため，疑問，不安，悩みを傾聴し，必要であれば対策を提案する •幻覚・妄想が生じたり，悪化したために日常生活に支障がある場合は，それ以上の悪化を防ぎ，改善するよう援助する必要がある •適切な医療を提供するため，緊急時や症状の悪化がみられれば，早期の受診や受診同行も行う
食事，排泄状況	•療養者の生活習慣や栄養状態を把握する
睡眠状況，活動休息状況	•療養者の活動と休息のバランスが崩れないように睡眠状況や生活状況を把握する
セルフケア	•清潔動作や衛生状態を確認し，療養者の生活スキルやセルフケアの実施状況を把握する •セルフケアのスキル向上のため，声掛けや提案などの支援を行う
服薬状況，金銭管理	•療養者の薬物の遵守状況や服薬による副作用の有無を確認し，療養者が効果的な治療を継続できるよう，疾患や服薬内容についての指導や服薬のサポート，アドヒアランスの確認を行う．同時に，金銭管理能力を確認し，安定した治療や生活に影響を与える要因を把握する

4 難病：パーキンソン病

1 パーキンソン病の概要

パーキンソン病は高齢者に多く，高齢化が進んでいる日本では有病率，患者数ともに増加している．介護保険における特定疾病および「難病の患者に対する医療等に関する法律」に基づく指定難病で，特定医療費（指定難病）受給者証所持者数をみても，65歳以上で最も多い疾患となっており[12)]，在宅療養をしている患者も多い．

症状は運動緩慢，筋強剛，振戦，姿勢保持障害といった運動症状のほか，うつ・不安・幻覚・妄想などの精神障害，認知機能障害，便秘・頻尿・起立性低血圧などの自立神経症状や睡眠障害といった非運動症状も合併することが多く，多岐にわたる．また，慢性に進行していく難病であり，進行するにつれなんらかの介護が必要となるため，社会資源を利用し，多職種で支援していくことが必要である．

パーキンソン病の治療には主に薬物療法，外科的療法，リハビリテーション

plus α
難病医療費助成制度
パーキンソン病ではHoehn &Yahr（ホーン・ヤール）重症度分類のⅢ度以上かつ生活機能障害度Ⅱ以上が対象となる．

plus α
パーキンソン病のメカニズム
パーキンソン病は，中脳黒質のドパミン神経細胞が病的な変性によって減少し，線条体への神経物質であるドパミンが不足することで運動の抑制に異常を来す病態である[13)]．

がある．適切な治療で療養者の生命予後，QOLは改善するとされる[14]．看護師は病状を理解し，治療の知識をもち，療養者・家族が希望する生活を送れるよう支援していくことが大切である．

2 在宅療養におけるパーキンソン病のアセスメント

パーキンソン病のある療養者では，症状の観察，症状により生活に影響がないかのアセスメントが重要である．

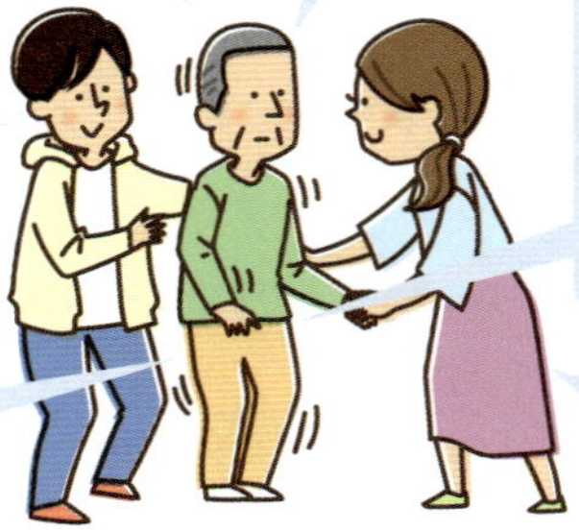

症状は多種多彩で，進行期には症状の日内変動や**ウェアリング・オフ現象**，**オン・オフ現象**，**ジスキネジア**などがみられる．**病状日誌**は，この症状の日内変動を可視化し，療養者が活動しやすい時間帯や内服時間と症状の関係性が把握できる．療養者と医療者間で病状を共有するツールになる．
ADL・IADLを評価し，必要な支援を検討，提供していく．
重症度により医療費の補助や医療保険で訪問看護サービスを受けることができるため，社会資源活用の幅が広がる．重症度の把握は，適したサービスを提供していく上で重要である．
療養者の生活環境・背景のほか，家族構成・関係性・介護力なども把握し，アセスメントしていく．
重症度は**Hoehn&Yahr重症度分類**，厚生労働省の定めた3段階の**生活機能障害度**が用いられている[15]．
療養者の全体像を把握するために，療養者の訴えだけではなく家族や支援者からの情報も重要となる．

- **ウェアリング・オフ現象**
  レボドパによる症状改善の効果が長続きせず，次の内服までに無動や振戦などの運動症状がみられる．症状の日内変動がみられる．
- **オン・オフ現象**
  レボドパの内服時間に関係なく症状が悪くなったり，良くなったりする．
- **ジスキネジア**
  自分の意思と無関係に身体が勝手に動いてしまう（四肢をくねくね動かしたり，体幹を前後にゆらすなど）不随意運動．
- **病状日誌**
  食事・内服・睡眠の項目のほか，動きやすい・動きづらい・ジスキネジアなどの項目がある．記録することで，症状の日内変動を把握できる．製薬会社などのホームページからダウンロードできる．

Hoehn & Yahr 重症度分類と生活機能障害度

stage	Ⅰ	Ⅱ	Ⅲ	Ⅳ	Ⅴ
症状	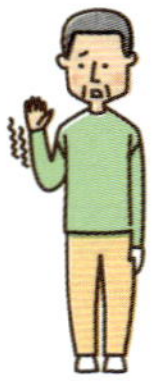 症状は一側性のみ	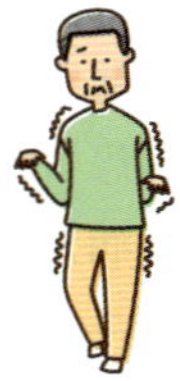 症状が両側性に現れる	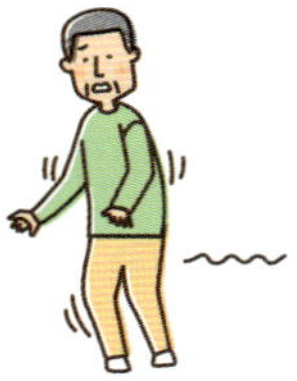 姿勢保持障害がみられ活動がある程度制限される	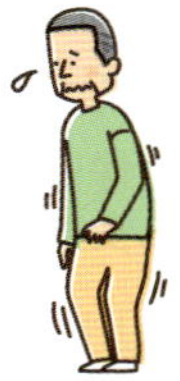 重篤な機能障害がみられるが立位・歩行はどうにか可能	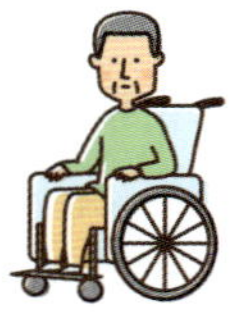 自力で立つことが不可能
生活への影響	日常生活にはほとんど影響がない	日常生活は多少の障害はあるが可能	機能障害はあるが自力での生活がなんとか可能	生活する上で一部介助が必要になる	ベッドまたは車椅子での生活になる
生活機能障害度	Ⅰ度 日常生活，通院などにほとんど介助を要さない		Ⅱ度 日常生活，通院などに介助を要する		Ⅲ度 日常生活に全面的な介助を要し，歩行・起立不能

plus α

デバイス補助療法

パーキンソン病の治療には抗パーキンソン病薬の内服，レボドパ持続皮下注射，レボドパ／カルビドパ配合経腸用液（LCIG）療法，脳深部刺激療法（DBS）などがあるが，レボドパ持続皮下注射，LCIG療法，DBSなどは，機器を用いて症状をコントロールするデバイス補助療法に分類される．訪問看護においても療養者，家族へ機器の管理指導を行う．

3 在宅療養におけるパーキンソン病の援助の実際

パーキンソン病の療養者は症状の変動に伴い揺れ動いているといわれる[16]．療養者・家族が何に困り，何を必要としているのかをとらえ，今後起こりうることも予測しながら援助を実施していく．

療養者・家族を支えていく上で，主治医をはじめ介護支援専門員，理学療法士，作業療法士，言語聴覚士，薬剤師，訪問介護員（ホームヘルパー），管理栄養士など多職種で連携し支援していくことが重要となる．

plus α

全国パーキンソン病友の会

患者会の一つで，全国に45の都道府県支部がある．ほかにも患者，家族などが自ら「自分の地域にも会をつくりたい」という思いから立ち上げた会もある．患者同士，家族同士の情報交換の場になっており，同じ思いを共有することで，前向きな思いをもち生活するための糧となっている．

見てわかる難病（パーキンソン病）への援助

<table>
<tr><th colspan="2">援　助</th><th>看護のポイント</th></tr>
<tr><td rowspan="3">日常生活の援助</td><td>食　事</td><td>• 進行に伴い姿勢保持障害や嚥下障害，また加齢による嚥下機能低下により誤嚥のリスクが高くなる
• 嚥下機能を評価し，食事形態，食事時の姿勢，食事する時間などを指導し，誤嚥を予防する</td></tr>
<tr><td>排　泄</td><td>• 便秘，頻尿がよくみられる
• 便秘に対しては，食事指導，生活指導を行い適切な排便習慣を整えていく．また，必要であれば下剤や浣腸にてコントロールしていく
• 頻尿は睡眠の妨げや疲労感につながるため，原因をアセスメントし，排尿方法について療養者と相談しながら検討していくこともある</td></tr>
<tr><td>移動・活動</td><td>• 小刻み歩行やすくみ足といった歩行障害がみられる
• すくみ足は等間隔線をまたいで歩くなどの視覚的刺激や，メトロノーム音や「1，2，1，2」といった声掛けなど，聴覚刺激が有効である．また，狭い場所ではより足がすくんでしまう特性がある．歩行方法の指導やリハビリテーションの実施，環境調整，福祉用具利用などの検討を行う
• 起立性低血圧などの自律神経症状も起こしやすい．臥位と起立時での血圧を把握し，ゆっくり起き上がることや，低血圧時の対処方法を指導する
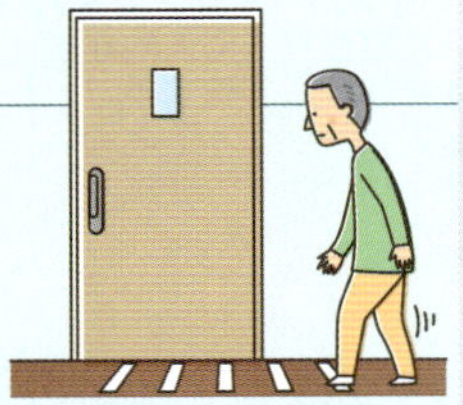
すくみ足予防のため廊下にテープを貼る．</td></tr>
<tr><td rowspan="2">治療への援助</td><td>薬物療法</td><td>• 適切な薬の内服が重要となる．「飲み忘れ，飲み間違い，過剰内服などないか」「療養者の症状と内服の効果が合っているか」「飲みにくさ」などを確認していく
• 療養者の症状を観察し，薬の形状や内服方法，管理方法などを検討していく
• 薬の飲み合わせや飲むタイミングなどで薬の効果が低下することもあるため，薬剤師と連携し療養者・家族に指導していく</td></tr>
<tr><td>リハビリテーション</td><td>• リハビリテーションを実施することで，運動症状の改善が得られるとされる[14]
• 療養者の疲労感などに注意しながら，理学療法士，作業療法士，言語聴覚士とも連携し継続できるように支援していく
• 病状が進行していくと自己喀痰などが困難になることもあり，呼吸リハビリテーションも実施していく</td></tr>
<tr><td colspan="2">社会資源の活用</td><td>• 病状が進行するにつれ，介護負担が増大し，介護保険制度や難病医療費助成制度，身体障害者福祉法など公的支援制度が利用できる
• 療養者の病状や家族の介護力などをみながら必要な支援が受けられるよう，情報提供を行う</td></tr>
<tr><td colspan="2">療養者・家族への支援</td><td>• 病状が進行するにつれ，経口摂取が困難となり栄養注入のため胃瘻造設や，自己喀痰が困難となり気管切開をするかなどの選択をしなければならない
• 療養者がどのような治療を選択し，どう生きていきたいかといったアドバンス・ケア・プランニング（advance care planning：ACP）を実施していく
• 療養者・家族は病状や今後起こりうることに対して不安を抱えている．不安な思いを傾聴し寄り添い支援していくことが重要である
• 療養者・家族が思いを語れる場として患者会などにつなげていくことも支援の一つとなる</td></tr>
</table>

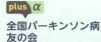

5 がん

1 がんの概要

日本において，一生のうちに2人に1人は**がん**と診断される時代であり，高齢化によってがん罹患者数は増加している．不治の病というイメージが強いため，多くの人はがんと診断されると大きな衝撃を受けるとともに，死を意識しさまざまな苦痛を伴う．よって，がんと診断されたときから，がん病変に対する診療と並行して，療養者やその家族が抱えるさまざまな苦痛に対するサポーティブケア・緩和ケアが行われる．

がん治療は診断結果に基づき，手術療法・薬物療法・放射線療法などを組み合わせた集学的治療が行われ，近年は薬物療法の進歩により治療は複雑・長期化している．

2 在宅療養におけるがんのアセスメント

がん療養者は，身体的，精神的，社会的，スピリチュアルな苦痛（**トータルペイン／全人的苦痛**）を抱えており，全人的な視点で療養者を理解し支援することが必要となる．

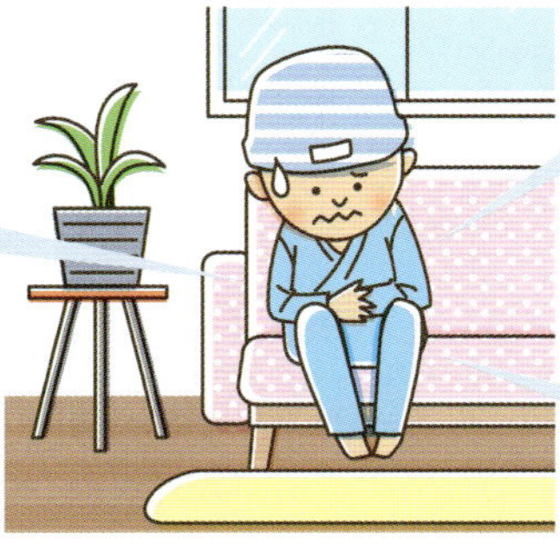

療養者が，どの臨床経過（診断期・治療・回復期・再発転移の治療期・終末期）か，これまでの治療経過や今後の治療方針についての説明状況，理解度を把握した上で，症状（原疾患，治療，がんの進行）をアセスメントしていく．

がん治療では，治療の適否判断や治療効果の判定の指標として，ADL などを含めた全身状態を**パフォーマンスステータス（performance status：PS）**で評価する．

ECOG の PS グレードの日本語訳

グレード	定　義
0	• 全く問題なく活動できる • 発病前と同じ日常生活が制限なく行える
1	• 肉体的に激しい活動は制限されるが，歩行は可能で，軽作業や座っての作業は行うことができる（例：軽い家事，事務作業）
2	• 歩行可能で，自分の身のまわりのことはすべて可能だが，作業はできない • 日中の 50%以上はベッド以外で過ごす
3	• 限られた自分の身のまわりのことしかできない • 日中の 50%以上をベッドか椅子で過ごす
4	• 全く動けない • 自分の身の回りのことは全くできない • 完全にベッドか椅子で過ごす

日本臨床腫瘍グループ．JCOG ホームページ（http://www.jcog.jp/）ECOG の Performance Status（PS）の日本語訳 Common Toxicity Criteria，Version2.0 Publish Date April 30，1999. http://ctep.cancer.gov/protocolDevelopment/electronic_applications/docs/ctcv20_4-30-992.pdf，（参照 2024-04-16）．

3 在宅療養におけるがんの援助の実際

多くのがん療養者は，日常生活を送りながら治療に取り組むことになる．ライフステージや臨床経過（病期）によって課題は多様であるため，療養者と家族の全人的苦痛を理解し，療養者と家族ががんとともに生きることに寄り添い伴走する姿勢が求められる．

見てわかるがんへの援助

視　点	看護のポイント
症状マネジメント	• 症状は療養者の主観であり，症状のとらえ方も多様であるため，療養者のこれまでの経験や習慣，気質を把握した上で支援していく • 多くの療養者は，痛み，悪心・嘔吐，不眠，便秘・下痢，倦怠感，呼吸困難感などを経験し，悩みながら対処している • 食事・排泄・清潔・休息などの習慣が症状に影響していることから，生活習慣が適切なセルフケアにつながっているのか，症状を悪化させる要因になっていないかを見極め，QOL が維持・向上できるようサポートしていく
情緒的支援	• がん療養者は診断・治療・治療後・再発・サバイバーとして常に不安を抱きながら暮らしている．療養者の思いに共感し関心をもって傾聴し，良き理解者として寄り添うことが重要である • 各種がん患者会やピアサポート，がんサロンなど，療養者のニーズに応じた支援体制を構築できるよう支援していく • 近年はインターネットでさまざまな情報を得ることができるものの，信頼性を欠く情報も多く存在するため，信頼できる情報を得るための相談窓口を情報提供できるとよい **国立がん研究センターがん情報サービス (ganjoho.jp)** 国立がん研究センターが運営する，インターネット・冊子・書籍などを通して，がんに関する信頼のおける情報をわかりやすく提供するサービス **がん相談支援センター** 全国のがん診療連携拠点病院等に設置されているがんの相談窓口 **認定 NPO 法人マギーズ東京** がんになった人とその家族や友人などが，気軽に訪れて，がんに詳しい友人のような看護師・心理士などに，安心して話せる場を提供 **認定 NPO 法人キャンサーネットジャパン** がん患者が本人の意思に基づき，治療に臨むことができるよう，患者擁護の立場から科学的根拠に基づくあらゆる情報発信を行う • がん治療は長期にわたることも多いため，治療にかかる費用負担や，就学，就労，家事や育児・介護など，社会的役割と家庭における役割に大きな影響を与え，治療継続のためにこれまでのライフスタイルや生き方を変容せざるを得ないこともある．社会的役割の喪失は，孤立感や自尊感情の低下などにつながるため，適切な社会資源につないでいくことが必要である • 療養者を取り巻く家族や友人など多くの人の存在を把握できる利点を活かし，療養者と家族のもつ力を最大限に発揮できるようアプローチしていく
セルフケア支援	• がん治療はこれまでの日常生活を大きく変更せざるをえない機能障害を伴うものや，副作用・合併症を伴うものも多いため，治療に積極的に向き合うことができなければ QOL が低下するばかりでなく，生命の危機にもなりうる • がん治療の理解促進のための教育的支援や療養者と家族が普段習慣化している行動の中に，治療に関わるケアを無理なく組み込むことができるよう，もっている力を活かしたセルフケア支援を行う
意思決定支援	• がん療養者が意思決定を求められる場面は多く，診断時，治療法の選択場面，再発・転移による治療選択・治療変更場面，治療中止による療養方針選択場面などがある • 療養者に寄り添い治療に伴走する中で，その都度療養者・家族の思いを傾聴し，時に意図的な問いかけを行いながら意思決定できるよう支援していくことが重要な役割となる • 療養者の価値観や信念を医療機関と共有することで，治療効果による予後の延長だけでなく QOL を尊重した意思決定支援につなげることができる
医療機関との連携	• 生活者としての療養者に関する医療機関への情報提供は，治療の意思決定支援を行う上で有用である • 療養者は時に医師に思いを伝えられないこともあるため，医師との懸け橋になることも必要となる • 患者支援室などの退院支援看護師と顔の見える関係を構築し，タイムリーに情報共有しながら，療養者の望む暮らしと治療を支えていく
多職種連携	• 在宅療養を支える介護職は，医療ニーズを有する療養者の対応に困難感や負担感を抱いていることがある．そのため，医療従事者として，病状の共有や今後予測される経過などについて共有し，療養者を支えるチームが連携・協働できるよう働き掛けることが重要な役割である

6 脳血管疾患

1 脳血管疾患の概要

|1| 脳血管疾患

脳血管疾患とは，なんらかの原因により脳血管に破綻を来し，神経学的異常が生じる脳疾患の総称を指す．脳血管損傷の場所や範囲によって意識障害，麻痺，言語障害，摂食・嚥下障害，高次脳機能障害，認知症など多様な症状が出現する．そのため，脳血管疾患は要介護認定の主な原因疾患としても大きな割合を占めている．また脳血管疾患の再発率は高く，再発や合併症から症状が重症化しやすいことから，再発の危険因子となる基礎疾患の把握と管理，生活習慣の改善が重要となる．

|2| 高次脳機能障害

高次脳機能障害とは，脳損傷に起因する認知障害全般を指し，この中にはいわゆる巣症状としての失語・失効・失認のほか，記憶障害（前向性および逆行性の健忘），注意障害（全般的注意障害，**半側空間無視**），遂行機能障害（行動計画・実行障害），社会的行動障害（意欲低下，情動コントロール障害，対人関係の障害，依存行動，固執）などが含まれる[17]．

2 在宅療養における脳血管疾患のアセスメント

脳血管疾患は，訪問看護の利用が最も多い傷病という特徴[18]から，療養者と家族への比較的長期的かつ手厚い支援が重要であるとわかる．在宅療養では脳血管疾患の発症からの経過を念頭に置き，時期に合わせた長期・短期目標を立てながら，医療的ケアから生活全般の支援へのアセスメントが求められる．

目標：再発予防
支援：血圧や疾患の管理支援
服薬管理の支援
生活習慣の改善

①症状が安定し，自宅での生活を送ることができるようにする時期

目標：生活機能の維持・向上
支援：心身機能の回復・維持
心理的回復の支援
活動と参加に関わる能力の維持改善
リスク管理

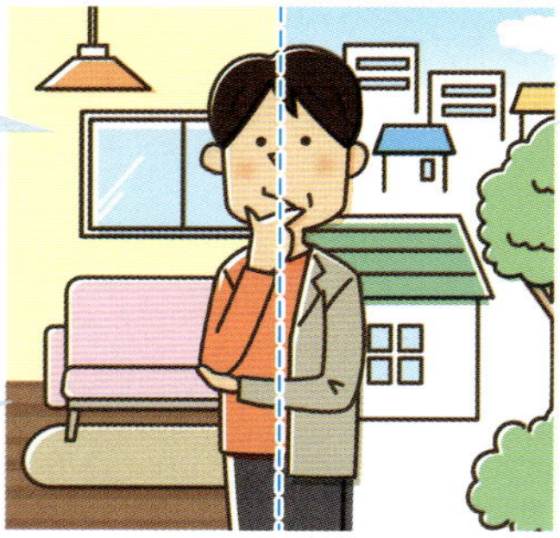

目標：継続的な再発予防
支援：血圧や疾患の自己管理の支援
服薬の自己管理
生活習慣の維持

②症状が安定して，個別性を踏まえた生活の充足に向けた設計をする時期

目標：セルフマネジメントへの移行
支援：心身機能の見直しとさらなる回復・維持
心理的回復の支援
活動と参加に関わる能力の維持・向上

3 在宅療養における脳血管疾患（高次脳機能障害）の援助の実際

見てわかる脳血管疾患（高次脳機能障害）への援助

視　点	看護のポイント
原因・部位	• 療養者の脳損傷や高次脳機能障害に至った病気の原因を把握し，障害がどの部位に影響しているのか確認する

種類・程度・症状	・療養者の高次脳機能障害の種類や程度を明確にし，日常生活における具体的な症状を確認する
療養者・家族	・療養者と家族の疾患に関する理解度や受け止め状況を確認しながら，治療方針や内容を把握する ・認知能力とともに意思決定能力の低下も想定されるため，法的妥当性に配慮しつつ療養者の意思および選好を推定しながら，療養者・家族だけではなく多職種との合意形成を図る
継続支援	・療養者の意欲やモチベーションを評価し，リハビリテーションが継続できるよう支援する ・治療経過の中で変更などがあれば看護計画を調整する
介護負担の調整	・在宅療養が比較的長期になる可能性や特有の症状があることから，家族の介護負担にも目を向け，介護サービスの見直しや，**レスパイト入院***などを調整する

用語解説*

レスパイト入院

respiteとは「小休止」「ひと休み」「息抜き」といった意味をもち，家族の介護の休息のほか，病気や入院，冠婚葬祭などで一時的に在宅介護が困難な場合の入院のこと．

半側空間無視の療養者への配慮

半側空間無視とは，脳損傷の反対側の空間において刺激を見落とすことをはじめとした半側無視行動であり，顔や視線が健側を向いている，患側にいる人に気付かない，患側の食事を食べ残すなどを主な症状とする．患側に目印を付けて注意を促したり，食事などに気が付きやすいよう健側に置くなどで対応する．運動機能障害である片麻痺や，失語症など明確な障害が見える疾患ではないことから，医療者の説明と実際の障害を一致させる家族への援助（家族が疾患を誤解しないよう，在宅療養での具体的な援助方法の指導など）も重要である．

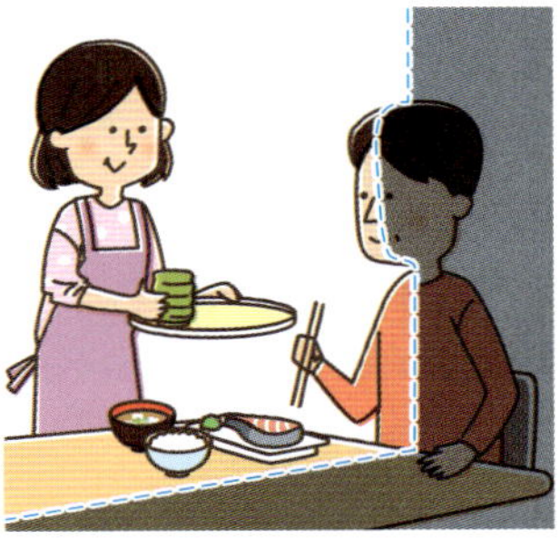

7 呼吸器疾患

1 呼吸器疾患の概要

1 呼吸器疾患

呼吸とは，必要な酸素を体内に取り込み，不要な二酸化炭素を体外へ放出する働きをいう．呼吸器疾患は，呼吸をつかさどる肺・気管・気管支・胸膜の疾患が対象で，呼吸機能を妨げることで体内に酸素を供給する能力を低下させ，二酸化炭素を効果的に排出する機能にも影響を及ぼすことがある．主に以下のような疾患がある．

①**気管・気管支**：慢性気管支炎・気管支拡張症・気管支喘息

②**肺**：肺炎・肺結核・肺気腫・間質性肺炎・肺癌

③**胸膜**：胸膜炎・気胸

2 検査

検査は病状を反映する重要な情報となる．呼吸器疾患は，原因や症状，治療法がそれぞれ異なるため，早期発見と適切な管理が重要である．

①**スパイロメトリー**：肺活量・一秒量という二つの重要な指標を測定する．肺活量は換気をどれだけ大きくできるかを知る指標となり，一秒量は換気をどれだけ速くできるかを知る指標となる．

②**動脈血液ガス分析**：PaO_2・$PaCO_2$に加え，pHの情報が得られ，ガス交換機能を総合的に判断する．また，低酸素血症の状態にあるかどうかは長期予後に関わるため，重要である．

③**パルスオキシメーター**：指先や耳朶にプローブを付け，酸素飽和度と脈拍数を非観血的に測定する．

④**胸部X線検査**：異常な陰影から肺炎や肺結核・気管支炎・気管支拡張症・肺気腫・気胸・胸膜炎などを判別することができる．

plus α
動脈血液ガス分析でわかること
①酸素化：PaO_2とSaO_2で評価
②換気：$PaCO_2$で評価
③代謝（腎機能）：HCO_3^-で評価
④酸塩基平衡：pHで評価

2 在宅療養における呼吸器疾患のアセスメント

呼吸器疾患の療養者は，呼吸困難感を訴えることが多いため，呼吸状態の観察が必要となる．

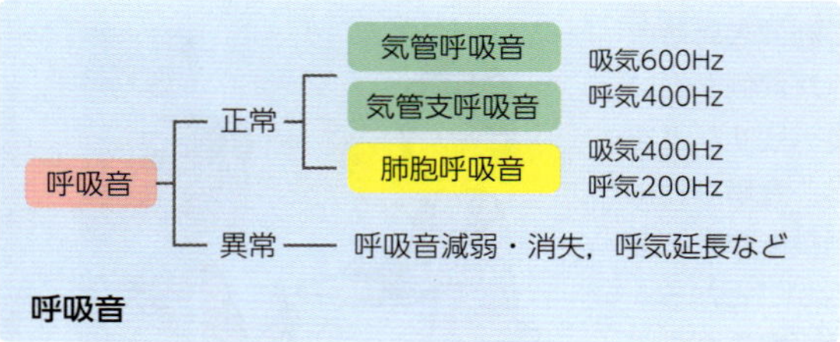

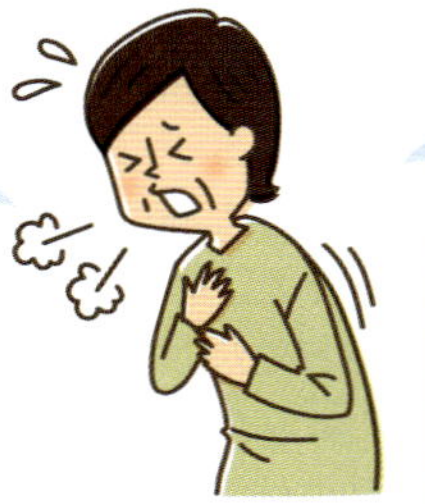

①呼吸音聴取
②呼吸回数
③呼吸の深さ（浅いか・深いか）
④呼吸のリズムの乱れ
⑤胸郭の動き
⑥肺音聴取
⑦チアノーゼの有無
⑧痰の量と性状
⑨パルスオキシメーターで酸素飽和度のチェック
などが挙げられる

3 在宅療養における呼吸器疾患の援助の実際

呼吸器疾患の療養者は，日常生活を送る上で呼吸困難感を伴うことが多いため呼吸状態に合わせて援助する必要がある．

見てわかる呼吸器疾患への援助

視　点	看護のポイント
薬物療法	•正しく服薬や吸入薬を使用できるよう援助する．服薬カレンダーの活用も有効である
栄養と食事	•食物を噛むことで呼吸困難感が増強することもあるため，食事内容の工夫をする •誤嚥を予防するため，ゆっくりとよく噛んで摂取することを指導する
排便コントロール	•便秘になると排便時に呼吸困難感が増強するため，適度な水分摂取と場合によっては整腸剤の服用も検討する
感染予防	•口腔ケアは感染予防につながることから，歯ブラシを用いた歯磨き，舌の汚れの除去，うがいを習慣付ける •普段より記録して異常の早期発見に備える
地域とのつながり	•療養者は，呼吸困難感に伴い自宅に閉じこもりがちとなる傾向があるため，デイサービスや通所リハビリテーションを活用しながらコミュニティーを広げられるよう配慮も必要である

8 心不全

1 心不全の概要

心不全とは，「なんらかの心臓機能障害，すなわち心臓に器質的および／あるいは機能的異常が生じて心ポンプ機能の代償機転が破綻した結果，呼吸困難・倦怠感や浮腫が出現し，それに伴い運動耐容能が低下する臨床症候群」[19] と定義されている．心不全には，左心不全（心拍出量低下と肺静脈のうっ血）と，右心不全（体静脈系のうっ血）がある．その病態によって症状が異なるが，右心不全が単独で発生するのはまれで，初期に左心不全，慢性期になると右心不全症状，最終的には両心不全の症状を呈する．

心不全の病期の進行については，**心不全ステージ分類**が用いられることが多く，心不全の急性増悪による入退院を繰り返しながら，徐々に慢性心不全となり，治療抵抗性の末期心不全に向かっていく（図2-2）．すべての心不全療養者が同様の経過をたどるわけではないが，今後の経過を大きくとらえて，療養者が今後どのような治療やケアを必要とするのかを予測し，意向を確認しながらシームレスな支援を行うことが重要である．

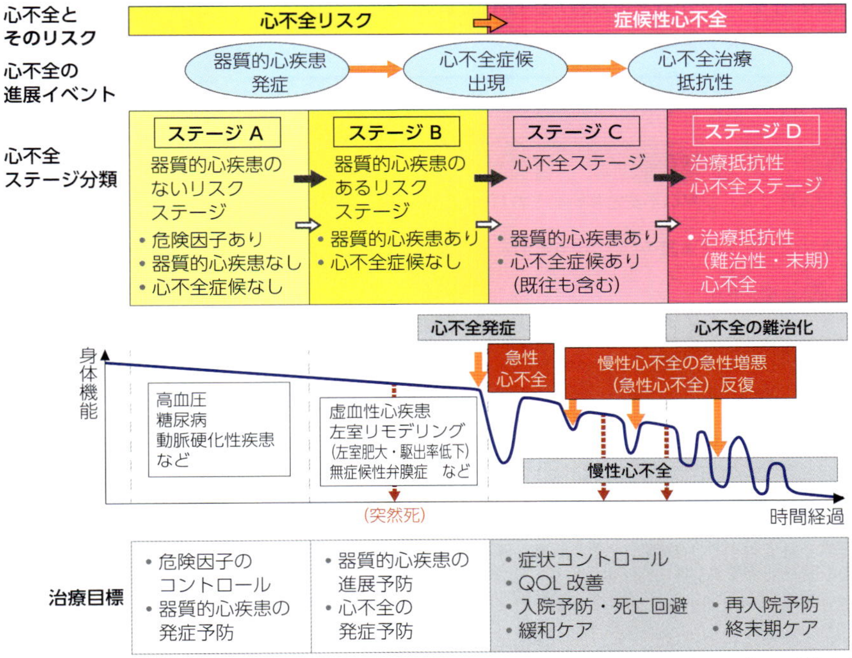

厚生労働省．脳卒中，心臓病その他の循環器病に係る診療提供体制の在り方に関する検討会．脳卒中，心臓病その他の循環器病に係る診療提供体制の在り方について（平成 29 年 7 月）．https://www.mhlw.go.jp/file/05-Shingikai-10901000-Kenkoukyoku-Soumuka/0000173149.pdf（参照 2024-06-13）．

図2-2　心不全とそのリスクの進展ステージ

ステージＣは心臓の器質的疾患を有し，息切れや運動耐容能の低下といった症候を有し，初回の急性左心不全発症から徐々に慢性心不全化し，心不全の急性増悪による再入院と緩解を繰り返しながら，徐々にステージＤの治療抵抗性の末期心不全に向かっていく．

2 在宅療養における心不全のアセスメント

在宅看護で重要なことは，医学的知識に基づいて自覚症状と身体所見を観察し，療養者が感じている症状とつなげて病態を理解できるように支援することである．

➡ 心不全の自覚症状と身体所見については，2節2項p.62 表2-3参照．

心不全の身体症状には個人差があるため，予測されることを頭に置きながらも基準値だけに注目するのではなく，その人にとって安定した状態が保たれる値を基準とし，多角的にその人独自の変化（増悪徴候）の特徴をとらえてアセスメントする．

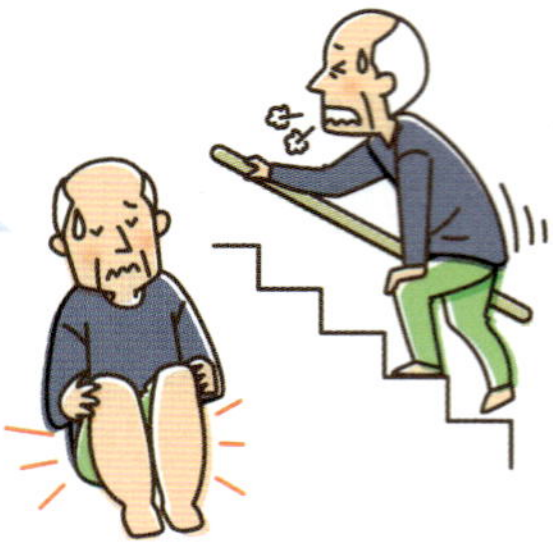

身体だけでなく，生活状況も踏まえた判断が求められる．活動や環境と心負荷との関係を見て，具体的な行動の指導や調整を行う．

3 在宅療養における心不全の援助の実際

在宅療養における看護の役割は，①退院早期（在宅移行期）の在宅管理，②再入院の予防・セルフケア行動の向上を目指した支援，③急性増悪時のケア，④在宅での緩和ケアと看取りであると考える．

訪問看護開始後から予後を見据えて，生活でのこだわりを十分に理解してセルフケアへの支援を行いながらも，療養者を生命危機から守るのみでなく，その人らしい最期まで幸せな生活を守ることが在宅における心不全看護の目標である．

用語解説＊ 心不全の増悪因子

服薬アドヒアランス低下，塩分・水分過多，過労（過負荷），感染症，血圧上昇，身体的・精神的ストレス，心筋虚血，不整脈などが挙げられる．

用語解説＊ 二重負荷（ダブル負荷）

食事や入浴，排泄などの生活動作や運動を二つ続けて行うことを二重負荷という．トイレに行った後にすぐ入浴するなどは大きな負荷がかかるため，次の動作の前に休憩を入れるなど，二重負荷を控えるような活動を習慣化してもらう．

用語解説＊ 心不全手帳

日本心不全学会が発行した心不全患者のための手帳．日々の体重・血圧・脈拍が記録できる．心不全のセルフモニタリングや情報共有，地域連携にも役立つ．

➡ 心不全手帳については，2節1項p.60も参照．

見てわかる心不全への援助

状　態	訪問看護の視点とポイント
在宅移行期	**退院早期の再入院リスクが高い不安定な時期をカバーし，安定期につなげていく** • 療養者・家族が疾患や**増悪因子**＊についてどのように理解して日常生活を過ごしているのかを把握する • 生活環境・活動調整を行う • 浴室やトイレなどの心負荷がかかりやすい場所では，福祉用具を用いて負担を軽減できる方法を提案する • **二重負荷**＊を避ける • 生活指導のみに着目せず，生活管理に伴う療養者・家族の精神的負担を理解する • 特別訪問看護指示書の発行により，連日の訪問看護を行うことで細やかな対応が可能となる
安定期	**セルフケア・セルフモニタリングへの支援を行い，増悪因子を減らして再入院を回避する** • 個々の日常生活を理解し，食事・水分，服薬，運動，生活リズムなどの自己管理の継続を支援する • 体重および症状のモニタリングの継続：短期間での体重増加は体液貯留の指標となる • 体重の上限・下限値や値が逸脱したときの連絡先や対応を療養者・家族と共有しておくことで，早めの利尿剤調整などといった適切な対応が可能となる • **心不全手帳**＊などに記録して観察することが増悪の早期発見につながる． • 医師・看護専門外来への定期的な受診を促す • 感染症は心不全増悪の因子の一つであるため，感染予防・ワクチンの接種を検討する

急性増悪時	**病態を的確にとらえて対応する** • 医師との情報共有により病態に応じて入院による心不全治療を再考する • 在宅療養の継続意思が強い場合や終末期の状態と考えられる場合：療養者・家族の意向に沿って対応する • 訪問診療・訪問看護の回数を増やすことで，細やかなケアが可能となる
終末期	**症状緩和を図り，療養者の全人的苦痛を理解した上で看取りに向けた支援を行う** • 症状悪化に伴う苦痛緩和を十分に行う：医師と連携をとりながらオピオイドや鎮静剤の投与を検討・実施する • 心不全治療の継続と治療中止の検討，意思決定支援 • 死を目前にした療養者・家族の精神的サポートに重点を置く • 療養者の尊厳を維持し，看取りに向けた多職種による支援体制を構築する：訪問回数の見直し，介護方法や福祉用具利用への助言，介護保険の区分変更，サービスの見直しなどをタイムリーに行い十分に対応する

9 糖尿病

1 糖尿病の概要

糖尿病は自覚症状が乏しく，気付かないうちに全身に合併症を引き起こしていることもある．一度発症すると治癒しないが，糖尿病を機に健康的な生活へ切り替えて血糖や体重などを適正に保ち，糖尿病のない人と変わらない寿命とQOLを維持する人もおり，「一病息災」ともいわれる．超高齢社会の日本では**高齢者糖尿病**が増加しており，併存疾患を抱える人も多い．

糖尿病合併症を表2-2に示した．合併症を発症するとQOLが低下するため，血糖コントロール目標をHbA1c 7.0%未満にして予防する．65歳以上では個人差が大きく，ADLや認知機能，併存疾患の有無に応じた安全な血糖コントロール目標を定めている．治療は食事療法と運動療法が基本であり，必要時薬物療法を行う．

plus α

高齢者糖尿病の血糖コントロール目標

厳格な血糖コントロールは65歳以上でも有用だが，重症低血糖を起こしやすく，骨折・転倒によるリスクが高まる．併存疾患により複雑な健康状態である場合では，厳格な血糖管理による低血糖のリスクを高めないように目標を設定する[20]．

表2-2　糖尿病合併症

急性合併症		慢性合併症		
高血糖昏睡	低血糖	細小血管症	大血管症	その他
• 糖尿病ケトアシドーシス • 高浸透圧高血糖症候群		• 糖尿病網膜症 • 糖尿病性腎症 • 糖尿病性神経障害	• 冠動脈疾患 • 脳血管障害 • 末梢動脈疾患	• 糖尿病性足病変 • 骨病変 • 手の病変 • 歯周病 • 認知症
シックデイ*				

用語解説 *

シックデイ

糖尿病である人が，発熱，下痢，嘔吐，食欲不振によって食事ができない状態をシックデイと呼ぶ．感染症によるシックデイでは著しい高血糖を起こすことがある．また，薬物療法中のシックデイでは，低血糖を起こすことがある．

➡ シックデイについては，5節17項p.223も参照．

2 在宅療養における糖尿病のアセスメント

食事や運動，薬物療法といった糖尿病のマネジメントは，生活の基本的な要素となる．看護師には食事療法でも，療養者には食事という生活の営みであり，在宅療養では生活の中でのアセスメントが求められる．

身体面
- 病型
- 治療と血糖コントロール状態
- 急性合併症（低血糖・高血糖昏睡）の有無と対処
- 慢性病合併症の程度
- 併存疾患とその治療との関係
- ADL
- 認知機能

心理面
- 糖尿病（と併存疾患）の受け止め
- 糖尿病（と併存疾患）への理解
- セルフマネジメントへの思いや考え

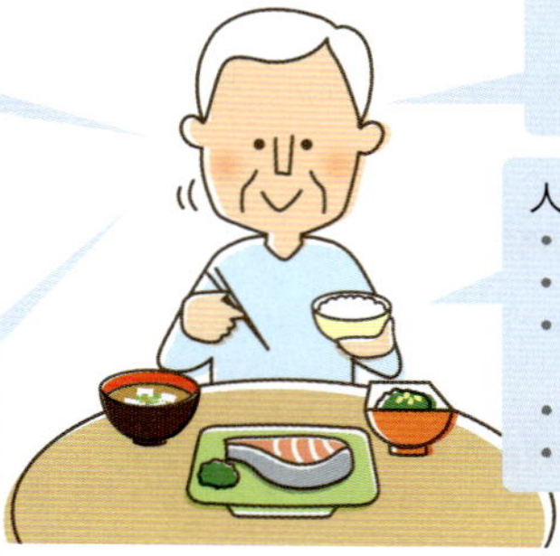

社会面
- 発達段階と発達課題
- 社会的役割
- 経済状況

人生・生活
- ライフイベント
- ライフスタイルや習慣
- 生活でのセルフマネジメント状況
- 関心やこだわり
- 家族との生活・人生

plus α
療養指導支援グッズ

日本糖尿病協会では，療養を助ける療養指導支援グッズを発行している．2024年3月現在，糖尿病患者用IDカード（緊急連絡用カード），糖尿病連携手帳，自己管理応援シール，自己管理ノートなどがあり，援助に活用することができる[21]．

➡ 療養指導支援グッズについては，5章17節p.221，223も参照．

3 在宅療養における糖尿病の援助の実際

糖尿病の療養は**セルフマネジメント**が中心だが，高齢者では困難になりやすい．各々の人生の中で，セルフから家族や多職種によるマネジメントへ移行させるタイミングをつかむ視点も重要である．

plus α
セルフモニタリング

セルフモニタリングは，血糖値と生活を関係付けるアセスメント力とセルフマネジメント力を高めるために有効である．血糖値，体重，血圧，歩数など，その人に合わせたデータを測定・記録する．血糖測定では，指先を穿刺する従来の血糖自己測定（SMBG）に加え，24時間測定可能な持続グルコース測定システム（CGM）が普及している．記録では，血糖測定器やインスリンペンと連携したアプリの開発も進んでいるが，従来の手帳が利用しやすい場合もあり，その人に合わせた器具・道具を選択するとよい．

見てわかる糖尿病への援助

項　目	訪問看護の視点とポイント
食事のマネジメント	• 調理困難時や咀嚼・嚥下機能低下時は食事が乱れやすく，流動食時やデイサービスで食事やおやつを食べるときは高血糖になることがある．他職種と連携して食事を整えていく
運動のマネジメント	• 糖尿病合併症，運動器疾患の有無を事前に確認し，転倒に注意しながら進める • 低血糖になりやすい空腹時，脱水を起こしやすい猛暑時には運動を避け，運動する場合は前後に水分補給できるよう援助する
薬物療法のマネジメント	• 残薬数を確認し，薬整理ケースを活用するなど適切に服用できるようにする • 服薬が多い場合，誤服用による高血糖・低血糖を避けるため，医師と服薬回数を検討する
日常生活のマネジメント	• シックデイへの対処，感染予防，ストレスマネジメント，口腔ケア，フットケアなどができるよう援助する

2 病期に応じた在宅療養者への看護

1 慢性期の在宅療養者と家族の看護

1 慢性期の基本

急速な少子高齢化や在院日数の短縮化により，在宅で生活する慢性期の療養者はますますの増加が予測される．高齢化に伴う財政難も相まって在宅医療・

介護の推進が図られており，慢性期療養者の療養場所は病院から在宅へとシフトしている．

慢性期は，比較的状態が安定しているが，病気は進行しており，常に急性増悪のリスクがある．療養者本人に病態や服薬の意義をしっかりと理解してもらい，予防と異常の早期発見・早期対応ができるような自立支援が看護の重要なポイントとなる．長い期間，療養者は病気（による症状・障害や治療）との共生を余儀なくされることも多い．自らの意思で病気とどう向き合うのか，生活とどのように折り合いをつけるのか，今後どのように生きていくのかといった**ACP支援**が基盤となる．

2 症状マネジメント

1．セルフマネジメント教育

① 療養者・家族への情報提供

慢性期の在宅療養者の症状マネジメントは，先々の予測と**セルフマネジメント**教育が肝要であり，そのためには，まず療養者と家族に必要な知識・技術の提供が支援の基盤となる．この先起こりうる症状や対処法を理解しておくことで，症状の緩和や増悪予防が可能となるため，医療者が先見の明で情報提供のタイミングを逃さないことが大切である．

② 療養者の望みと生活のバランスを整える

病気や治療中心の生活となるのではなく，療養者本人の望みも大切にし，生きる活力を失わずに病気と上手に共生できるような支援も大切である．症状の急性増悪への恐怖から，夢や大切なことを我慢し，生活を極端に制限している療養者も少なくない．本来の生きる意味を見失わないようバランスをとらえて導くことも看護の重要な役割といえる．

③ 療養者のモチベーションを維持する

慢性疾患は長期的な療養生活を強いられることから，無気力となりやすいとされている．生活の安定と習慣化により，病気とともに生きるモチベーションを保つといった精神面の支援も看護の重要な役割である．一方で，服薬により症状が落ち着いていると，服薬や受診がおろそかになることも少なくない．

治療アドヒアランスを向上させるために，療養者が積極的に治療に参加できるよう働きかけ，確実に服薬行動・受診行動がとれることを目指していく．

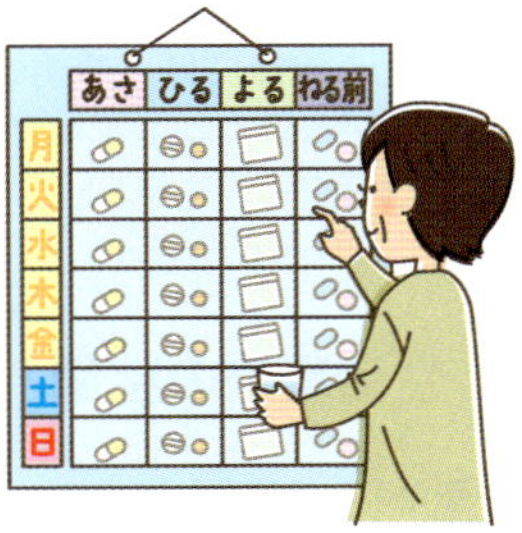

2．心不全における症状マネジメント

① セルフマネジメントが重要

心不全とは前述の通りで，進行に応じてステージA～Dの４段階に分類されている．初期の段階は，代償性の心不全で症状が現れにくいのが特徴である．しかし長く続かず，次第に症状となって現れ，発症した時点ではすでにステージCの段階となっている．心不全は徐々に悪化していく進行性の病態で，慢性心不全の急性増悪を繰り返すことで徐々に重症化していく（ステージC～D）．

➡心不全の定義，病期のステージ分類は，２章１節８項p.55参照．

急性増悪を来す療養者の半数以上において，服薬忘れや塩分過剰摂取などの療養者要因により増悪を招いていることが明らかになっており[22]，このことからもセルフマネジメントによる予防が非常に重要であることがわかる．

② 療養者自らが健康管理できるように支援

在宅生活を送る心不全療養者に対する看護の目標は，療養者が自らの健康管理を適切に実践し，病状増悪を招くことなく運動耐容能に応じた生活を送れるよう支援することである[23]．

心不全の病歴が長い療養者だと，自らの活動を制限し，自覚症状が出ないように生活していることがある．慢性心不全における運動療法は，QOLや生命予後改善の効果，医療経済的な効果をもたらすとされており，あらゆる入院と心不全入院を有意に減少させることが示されている[22]．療養者が自身の身体活動能力を評価し，適切な負荷の範囲で行動することを積極的に促していく働きかけも重要といえる．

③心不全手帳での情報共有

日本心不全学会では，心不全手帳を発行している（図2-3）[24]．心不全手帳は，自分で生活管理と状態を把握し記録することで，病気や治療に対する意識を高め，医療者と情報を共有し治療に役立てるものである．教育と連携強化を意識した情報の記載が可能となっている．

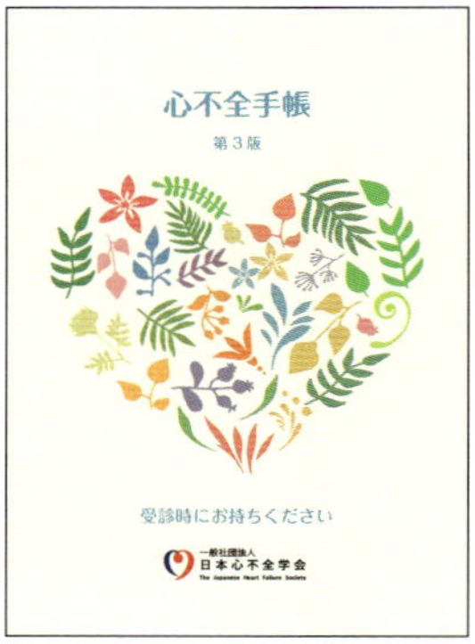

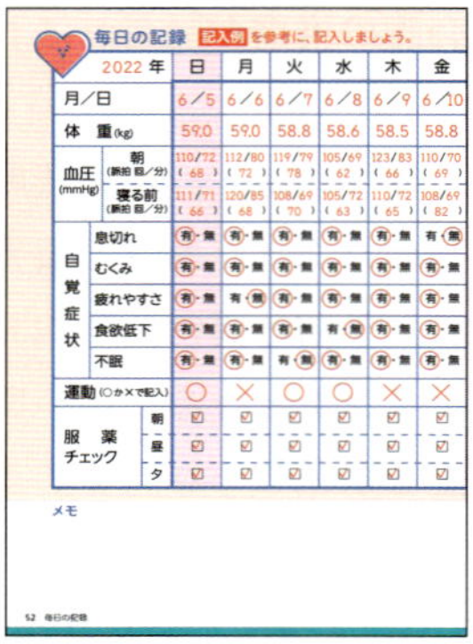

毎日の記録 記入例を参考に、記入しましょう。

2022年		日	月	火	水	木	金
月/日		6/5	6/6	6/7	6/8	6/9	6/10
体重(kg)		59.0	59.0	58.8	58.6	58.5	58.8
血圧(mmHg)	朝(脈拍 回/分)	110/72 (68)	112/80 (72)	119/79 (78)	105/69 (62)	123/83 (66)	110/70 (69)
	寝る前(脈拍 回/分)	111/71 (66)	120/85 (68)	108/69 (70)	105/72 (63)	110/72 (65)	108/69 (82)
自覚症状	息切れ	有・無	有・無	有・無	有・無	有・無	有・無
	むくみ	有・無	有・無	有・無	有・無	有・無	有・無
	疲れやすさ	有・無	有・無	有・無	有・無	有・無	有・無
	食欲低下	有・無	有・無	有・無	有・無	有・無	有・無
	不眠	有・無	有・無	有・無	有・無	有・無	有・無
運動(○か×で記入)		○	×	○	○	×	×
服薬チェック	朝	☑	☑	☑	☑	☑	☑
	昼	☑	☑	☑	☑	☑	☑
	夕	☑	☑	☑	☑	☑	☑

メモ

52 毎日の記録

日本心不全学会．心不全手帳．
https://www.asas.or.jp/jhfs/topics/shinhuzentecho.html．（参照 2024-06-17）．

図2-3　心不全手帳

3．慢性呼吸器疾患における症状マネジメント

①セルフマネジメントが重要

慢性閉塞性肺疾患（COPD）の療養者の場合，セルフマネジメントとして，①禁煙やワクチン接種，薬物療法，身体活動性の維持，呼吸リハビリテーション，在宅酸素療法などさまざまな治療や療養法を継続していく，②息切れとともに普段の生活や役割・習慣を保つよう調整する，③症状や身体の変化，治療に伴う感情の変化にうまく対処していくことが必要とされている[25]．

②アクションプランの作成・共有

COPDや間質性肺炎といった慢性呼吸器疾患では，予後予測が非常に難しく，不確かなことも多い．そのため，いつ状態変化が起こっても自立した行動がとれるよう，予防と同様，症状が悪くなった際の対処方法を知っておく「**アクションプラン***」の作成が重要である．

具体的な判断や行動を事前に療養者と共有することで，増悪時に適切な対応が可能となる．

用語解説*

アクションプラン

患者が増悪時に自分でアクションを起こすための「いつ」「どのようなときに」「どこへ」行くか，または「どのような対処をしたらよいか」を明記したもの[26]．

3 生活環境の整備

1 無理のない生活が送れるよう配慮する

療養環境では，療養者・家族のこれまでの生活リズムやスタイルで，大切にしたい部分は守り，無理なく生活できる仕組みづくりを目指す．慢性期における療養者は，労作により症状の増強がみられることも多い．身体活動能力をアセスメントし，ADLによる負荷が許容範囲内であるよう療養環境を調整していく．

例えば，在宅酸素療法（HOT）を行っている場合，身体状況のほかに酸素機器の設置場所からの酸素チューブの長さや転倒のリスクなどを踏まえた生活動線を考え，環境整備を行っていく必要がある．

2 移動を阻害する要素を減らす

階段昇降や入浴といった動作は，身体的な負荷に動線が加わる．屋外に関しても，酸素容器の運搬などの物理的な障害により外出時間や頻度の減少が報告されている[27]．これらはADLの低下だけでなく，社会参加の機会の減少にもつながっている．

療養者の移動を阻害する要素を減らすことは身体機能と社会生活の維持に必要で[27]，社会資源やサービス・福祉用具などを有効に活用した環境整備は，在宅看護における重要な役割であるといえる．身体障害者手帳の交付の適応であれば，有効利用を促すことも大切な支援である．

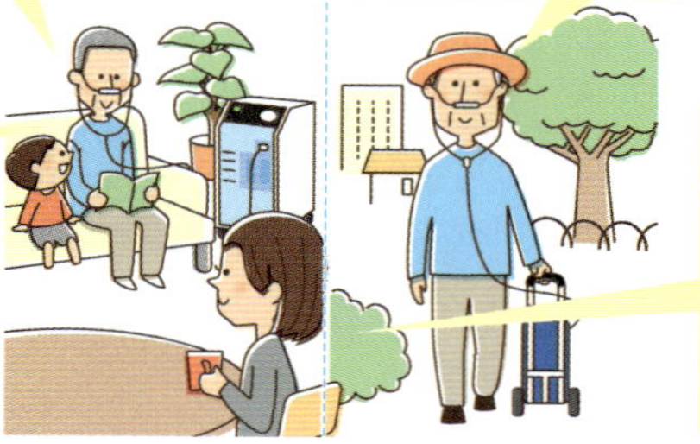

3 療養者本人を踏まえて整備する

再発や増悪への恐怖や，家族への申し訳なさにより，療養者自身の望みや人生を諦めてしまうことも少なくない．望みを表出でき，かなえられる環境を共に考え，つくっていくプロセスを大切にしていく．

4 家族の視点も踏まえて整備する

長期療養は，家族の人生にも影響を与えるため，家族が楽に介護できることも在宅療養継続において必要不可欠である．家族の視点での環境整備も大切な支援であることを心に留めておく．

4 医療・介護チームの連携

セルフマネジメントのためには，これまでの生活習慣を変えていく必要があるが，習慣化されている行動を変えていくのは知識・意欲・根気を要する長期的な作業となる．行動変容，生活改善のためにはチームのケアに対する方向性が一貫していることが重要で[26]，チームの目的を明確化した関わりが求められる．そのためには，療養者が今後の人生をどう歩みたいかという望みに寄り添い，チーム全体でACP支援を行っていくことが大切である．

ACP支援では，チームが得た一つひとつの情報のピースをいかに漏らさずに統合できるかが重要であり，日ごろから信頼関係を確立し，日々のケアだけでなく，ACP支援の視点で頻回な情報共有を心掛けていく．

5 家族へのケア

慢性期の在宅療養においては，長期的な介護が必要となることもあり，家族の生活や人生にも影響を及ぼす．そのため，家族の心身の健康状態や社会的な立場・役割を加味した上での家族アセスメントが必須である．

介護負担の増大が在宅療養の障壁となりうるため，症状緩和を図り，ADLの低下・症状の出現・認知症やせん妄による問題行動といった介護負担を減らすこと，そして予後予測が困難なことによる不安や抑うつが生じないよう医師と連携し，情報提供をしっかりと行い，家族に寄り添っていくことが重要となる[22]．デイサービスやショートステイなどの社会サービスを効果的に使いながら，家族が定期的に休める時間を確保することで，少しでも長く在宅での生活が継続できるよう支援していく．

療養者本人だけでなく，一緒に暮らしている家族の望みも大切にし支えていくことは在宅看護の基本であり，「療養者と家族の思いの橋渡し」[28]も在宅看護の果たすべき重要な役割である．

2 急性増悪した在宅療養者と家族の看護

1 急性期の基本

急性期とは，病気やけがなど発症初期や急性的に発症することの概念でとらえられていることが多い．

厚生労働省では，「**地域医療構想***」の中で「急性期機能とは，急性期の療養者に対し，状態の早期安定化に向けて医療を提供する機能」と定義されている[29]．このように急性期の看護とは，症状が急性的に出現して治療などが必要とされるような時期から，病状や症状が安定化していくまでの看護であるといえる．症状が急激に出現すると，身体的苦痛だけでなく，心理的・社会的苦痛も生じ，これまでの日常が崩れてしまうことも多い．いかに速やかに対応できるかによって苦痛がより軽減できるだけでなく，今後の生活への影響も少なくなると考えられるため，急性期における看護は重要である．

用語解説 *

地域医療構想

今後の人口減少・高齢化に伴う医療ニーズの質・量の変化や労働人口減少を見据え，質の高い医療を効率的に提供できる体制を構築するために，医療機関の機能分化・連携を進めていくもの．

2 症状マネジメント

1．悪化を想定したマネジメント

①予測や対応が重要

心不全や呼吸器疾患などでは，日ごろから症状を悪化させないためのセルフマネジメントが重要になってくる．それでも，さまざまな要因によって急激に症状が悪化する場合もあり，24時間365日医療従事者が不在の在宅においては，予測や対応が非常に重要となる．

②症状悪化が予測される場合

症状悪化が予測される場合は，事前にHOTの導入がスムーズにいくような準備や投薬の準備をしておき，緊急電話に連絡できるかを再確認しておく．さらに定期診療医が訪問できる場合はよいが，受診が必要な場合は病院の体制や受診方法などを把握しておき，どの状態で受診するかを主治医に確認しておく．

急性心不全やCOPDの急性増悪などは，呼吸や循環動態の悪化に伴う症状が出現し，疾患は異なるが症状マネジメントは共通していることが多い．

> **用語解説＊ 起座呼吸**
>
> 臥床すると苦しいものの，座位では楽になる状態で，左心不全を示唆する．座位では臥位よりも重力の補助で横隔膜が低下しやすくなるため，吸気努力を要する[31]．

2．急性心不全の原因と症状

急性心不全療養者のほとんどは，**うっ血**を主訴に入院するといわれている[30]．うっ血による症状，低心拍出・低灌流による症状があるが，うっ血の所見は左心系と右心系に分けると理解しやすい．重症化すると，夜間発作性呼吸困難や起座呼吸＊が出現し，安静時でも動悸や息苦しさを伴い，ショック状態となることもある（表2-3）．

表2-3　心不全の自覚症状，身体所見

うっ血による自覚症状と身体所見		
左心不全	自覚症状	呼吸困難，息切れ，頻呼吸，起座呼吸
	身体所見	水泡音，喘鳴，ピンク色泡沫状痰，Ⅲ音やⅣ音の聴取
右心不全	自覚症状	右季肋部痛，食思不振，腹満感，心窩部不快感
	身体所見	肝腫大，肝胆道系酵素の上昇，頸静脈怒張，右心不全が高度なときは肺うっ血所見が乏しい
低心拍出量による自覚症状と身体所見		
自覚症状		意識障害，不穏，記銘力低下
身体所見		冷汗，四肢冷感，チアノーゼ，低血圧，乏尿，身の置き場がない様相

日本循環器学会／日本心不全学会．急性・慢性心不全診療ガイドライン（2017年改訂版）．2018，p.17．https://www.j-circ.or.jp/cms/wp-content/uploads/2017/06/JCS2017_tsutsui_h.pdf，（参照 2024-08-19）．

3．COPD急性増悪の原因と症状

急性増悪の原因は呼吸器感染症と大気汚染が多いが，約30％の症例では原因が特定できないといわれている[32]．中等度から重症となると，労作時呼吸困難，チアノーゼ，呼気延長などがみられる[33]．

> **plus α 呼吸不全の定義**
>
> Ⅰ型呼吸不全：CO_2の排出は異常なし．O_2がうまく体内に取り込めない状態．
> 【定義】室内気で$PaO_2 \leqq 60$ mmHgかつ$PaCO_2 \leqq 45$ mmHg
> Ⅱ型呼吸不全：CO_2の排出とO_2の体内への取り込みがともにうまくできない状態．
> 【定義】室内気で$PaO_2 \leqq 60$ mmHgかつ$PaCO_2 > 45$ mmHg

4．呼吸状態の悪化時のマネジメント

①呼吸のアセスメント

急性期には**呼吸不全**に陥る場合もあり，注意が必要である．呼吸音や呼吸回数，呼吸の様子（肩呼吸，鼻翼呼吸，下顎呼吸など），体位（起座呼吸・側臥位呼吸＊など），咳嗽の有無，SpO_2，胸郭の動きなどを観察する．

②普段からの呼吸訓練・呼吸苦が最小限になる支援

在宅は病院とは異なり，すぐに酸素投与などの治療を行えない状況にある．呼吸効率を改善し，呼吸困難を軽減するために，普段から呼吸訓練を実施する．**口すぼめ呼吸**や**腹式呼吸**が可能であれば行う．重度のCOPDでは腹式呼吸を促すことで呼吸困難を増強させる恐れもあるため，口すぼめ呼吸のみ行う．電動ベッドの有無にかかわらず，できるだけ安楽な体位の工夫や，HOTやNPPVの導入などにより呼吸苦が最小限になるよう支援する．

5．循環動態の悪化時のマネジメント

● ①救急搬送の要請

循環動態の悪化では，重症化すると**心原性ショック**がみられることもある[34]．一刻も早い治療が求められ，すぐに救急搬送を要請する必要がある．緊急電話で症状を確認する場合は血圧や浮腫，意識レベルなどを確認し，訪問では間に合わないと判断すれば救急搬送を要請する．

● ②訪問が可能な場合

訪問が可能であれば，聴診にて断続性ラ音，Ⅲ音やⅣ音の確認や呼吸状態と合わせて医師へ報告する．

用語解説＊

側臥位呼吸

肺炎や胸水貯留，無気肺があった場合，側臥位をとることが多い．健側を下にすると肺血流が重力の影響で増し，血液ガス交換機能が上昇するため，患側の病変による換気／血流ミスマッチの改善に寄与する．しかし胸水自体が左胸部を圧排することによってかえって呼吸困難が強まることもある[31]．

3 生活環境の整備

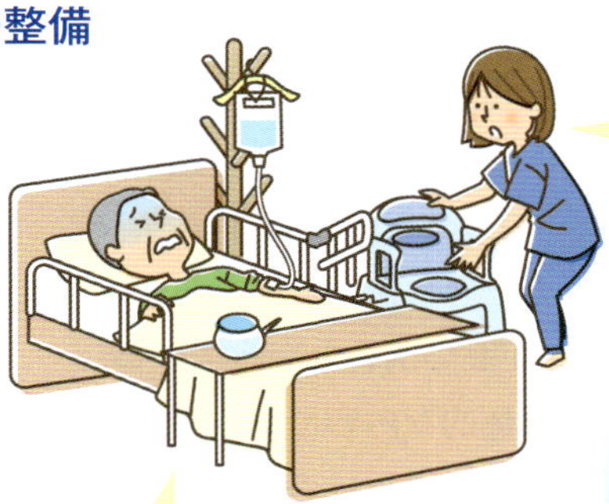

2 利用できるサービスを活用する

急性増悪時には特別訪問看護指示書＊が交付されることが多く，連日の訪問が可能となる．

重症度や希望する治療方針によっては，入院せず自宅で過ごす場合もある．その場合に連日訪問により，自宅の環境を整えながら症状マネジメントを行い，本人や家族の不安や苦痛を軽減していくことが可能である．

1 生活周囲の環境を整える

急性的に症状が出現すると動くことが困難となり，ベッドや布団での生活を強いられることが多い．ポータブルトイレや尿器などの排泄に関わる物品，オーバーテーブルや吸い飲みなど食事に関わる物品などが必要となる．

また，HOT などの導入となれば設置場所なども検討する．介護支援専門員などと連携をとりながらできるだけ速やかにベッド周囲の環境を整えていく．

＊特別訪問看護指示書

訪問看護においては，病状・疾患名などにより回数制限などが異なる．医師からの特別訪問看護指示書が発行された場合は，指示期間上限の 14 日間は，連日訪問や 1 日に複数回の訪問，2 カ所の事業所の利用が可能となる．代表的な適応は，①退院直後，②急性増悪時，③終末期（悪性腫瘍を除く）である．発行は月に 1 回が上限だが，真皮までの褥瘡・気管カニューラ使用の場合は，月 2 回の発行ならびに事業所も 3 カ所まで利用可能となる．

4 医療・介護チームの連携

➡ 特別訪問看護指示書については，1章3節p.33も参照．

急性期の医療・介護チームの連携で特に重要なことは，速やかかつ的確に多職種と連携をとることである．そのためには，急変が起きる前，つまり状態が安定しているときから急変時の対応方法を具体的に明らかにし，多職種で連携をとっておく必要がある．

急変の場面は多岐に渡り，電話で速やかに対応が求められる場合，電話で対応後に居宅を訪問した上で対応が求められる場合，定期訪問時に急変が起きる場合などさまざまである．また，家族に介護力があり，速やかかつ的確に看護師に連絡・報告できる場合もあれば，同居家族がいても認知力の低下がある場合や，介護士が定期訪問して急変を発見する場合もある．急変時は一刻も早く対応しなければならない一方で，慌てて救急車を要請し，療養者や家族の意に反した医療処置が行われてしまう可能性もある．どちらの場合でも療養者や家族の意向に沿った対応でなければ，身体的・精神的苦痛をもたらすだけではな

表2-4　情報共有のポイント

状態が安定している場合	・急変時の救急搬送の有無だけでなく，搬送時の移動手段や家族への連絡など対応を具体的に明らかにし，多職種と共有しておく ・一刻も早い救命が必要な場合には，在宅診療医がいても救急車を要請する場合がある．すぐに在宅診療医と連絡がとれない場合もあるため，事前に話し合っておく ・地域や施設によって搬送のルールや情報共有のツールが異なるため，事前に把握しておく
急変の可能性が高まる状態の変化がある場合	・訪問予定の介護士や家族等，急変に対応できるように事前に多職種と情報を共有しておく
実際に急変が起きた場合	・可能な限り電話も含め直接報告し，難しい場合はそのほかの手段で報告する（介護支援専門員などの緊急の連絡先を確認しておく）
入院の場合	・病院等の施設の地域連携担当者や病棟・外来看護師へのサマリーなどで報告を行う．可能な限り直接報告するほうがよい

く，医療者や介護者にも精神的苦痛をもたらしてしまう．

2022（令和４）年の調査では，「予期しない急変が起こった際の対応について家族等と共有できている」「看取りや予期しない急変時等，救急搬送を行うことになった場合の搬送先をあらかじめ決めている」という訪問看護ステーションは少なく，療養者の予期しない急変が起こったときに困難と感じることとして，「家族等への状況の説明および意思の確認」が高い割合となっている．それだけでなく，救急車要請の判断に困った事例の具体的な内容には，搬送時の交通手段や入院しなかった場合の帰宅時の交通手段，付き添いの不在などに困っていることなども含まれる[35]．キーパーソンである家族が遠方に住んでいる，仕事中で連絡がつかないなどの場合には，タイムリーに説明や確認ができるとは限らず，対応に遅れが生じることにより救命が困難な状況，もしくは本人や家族の意に反する処置が行われてしまうリスクが伴うため，事前の情報共有が必要である（表2-4）．

5 家族へのケア

前述のように急性期になる前からのACPが重要となる．急変時には療養者本人の意思決定が困難となり，家族に意思決定が求められることもあり，心理的な負担が大きい．また，呼吸困難などの症状は支援する家族にとっても苦痛となる．これまでの意思決定と変わらない場合でも心配な気持ちに寄り添い，意思決定が揺らぐ場合にも丁寧な説明や柔軟な対応で家族の不安やもやもやした気持ちが最小限となるように支援する必要がある．

3 終末期の在宅療養者と家族の看護

1 終末期の基本

療養者がさまざまな疾患や加齢のため，死が避けられない状態になったとき，残された時間を穏やかにその人らしく過ごせるように，症状マネジメント，日常生活の支援，心のケア，家族へのケアを行っていくことが終末期のケアの重要なポイントとなる．療養者・家族は，最期を迎える場所や症状コントロールに伴う医療ケアなどさまざまな選択を迫られるが，看護師は療養者・家族の希望を十分に聞き，多職種・多機関で連携してそれらをかなえられるようにサポートしていく．特に最期を迎える場所は，自宅，病院（ホスピス・緩和ケア病棟含む），施設（介護老人福祉施設，特別養護老人ホーム，グループホーム，有料老人ホームなど）など多様な選択が考えられるため，療養者・家族が望む場所に適切な時期に移行できるように調整するのも，看護師の重要な役割の一つである．

死期が近くなると，多くの療養者が食事や水分をとることが困難な状況となってくる．食事や水分がとりづらくなることは，終末期においては自然な状況でもある．なるべく最期まで自然な状態で過ごしたいと希望する療養者では，点滴などはせず口から無理なく摂取できるだけの食事や水分をとり，少しずつ枯れるように穏やかに亡くなる場合もある．このような場合は，命のもつ「自然さ」を邪魔しないことが大切な看護となる．

一方，可能な医療ケアすべてを望む療養者・家族もいる．「点滴をしてほしい」「心臓や呼吸が止まったときには蘇生をしてほしい」などであるが，療養者・家族の思いを十分にくみながら，医療ケアをすることのメリット・デメリットを伝え，医療ケアが療養者の苦痛を増強する場合があることも伝えていく．その上で療養者・家族がどのような選択をしたとしても，サポートしていくのが看護師の役割である．

最期をその人らしく迎えるためには，療養者の価値観や生き方に寄り添ったケアが必要である．療養者・家族との関係を構築する中で，どのような最期を迎えたいと考えているか意向を聞き，それをチームで共有してサポートすることが重要である．

2 症状マネジメント

●①身の置きどころのない痛みやだるさを軽減させる

終末期の身体的な苦痛は，痛みだけではなく，息苦しさやだるさなどさまざまな症状を伴うことが多い．がん終末期における療養者は，悪液質により「身の置きどころのないだるさ」に悩まされることがある．だるさは副腎皮質ステロイドで多少緩和されることもあるが，薬物療法で症状を消失させることは難しいため，身近にいる家族や介護者が身体をさする・手を握る・声を掛けるなど，療養者の不安を和らげ心地良いと感じるケアを促していくことも必要である．

終末期の疼痛は，療養者自身が，今生きてここに存在していることの意義を感じられるようなアプローチにより，軽減されることもある．

➡疼痛管理については，５章19節p.230参照．

●②急に変化するさまざまな症状を予測し対応する

在宅療養中に，呼吸困難感が増強するなど，さまざまな症状が急に変化する場合がある．そのようなときは慌てずに主治医や訪問看護師に連絡ができるように，緊急時の連絡先を一覧表にして電話のそばなど目につきやすい場所に貼っておく．疾患や全身状態の変化に応じ，今後生じてくる症状をアセスメントし，療養者・家族の理解度に合わせて伝えていくようにする．

●③いつもの生活を最期までできるようにする

食事や排泄，整容，移動，入浴などにおいて，これまでの療養者の日常生活を大切にし，できるだけ最期まで本人が望む場所でいつもと同じ生活ができるようにする．

生活する中で療養者本人が大切に思っていることや，心地良く感じることを大切にすることが，本人らしさを最期まで尊重する支援となる．例えば，お風呂が大好きな療養者であれば，血圧が下がっていても最期まで可能な限り入浴できるように，主治医や訪問入浴の事業者と連携して支援する．最期まで歩いてトイレに行きたいという人であれば，介助方法や用具の工夫で可能な限りトイレに行けるように，介護支援専門員や福祉用具専門相談員，介護職と連携しながら支援する．

3 生活環境の整備

1．社会資源の活用

1 終末期に適した制度を利用する
終末期のケアには，年齢や疾患によって，介護保険や医療保険の利用が可能である．介護保険では介護支援専門員が調整役となって，必要な介護体制や福祉用具などの環境整備を行う．訪問看護においては，末期がん（進行性かつ治療困難な状態で，おおむね 6カ月で死が訪れると判断されたもの），がん以外の疾患で急性増悪による終末期のケア，厚生労働大臣が定める疾患の患者などには医療保険が適用される．

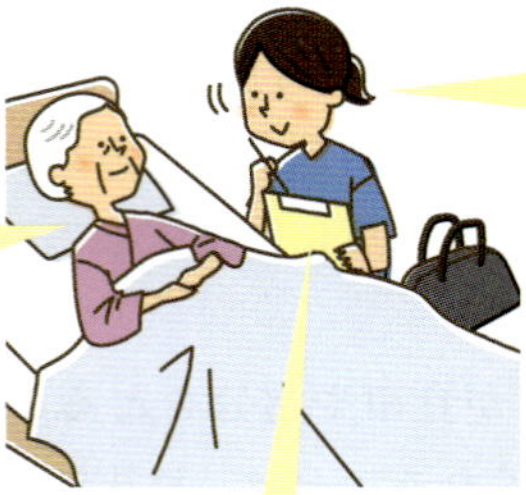

2．家族との関係，調整

1 本人の意思・意向を尊重し代弁する（権利擁護・アドボカシー）
療養者自身が自分の思いを伝えられない，また家族もその代弁者となり得ない場合は，看護師は本人の意思・意向を尊重した代弁者となることがある．財産・遺産の管理や遺言書の作成など，家族に負担をかけないような準備を療養者が希望する場合は，専門機関に連絡するなどの調整役になる．

2 臨機応変にケアプランを見直す
終末期は，療養者の症状や全身状態の変化や家族の介護状況に応じて，臨機応変なケアプランの見直しが必要となるため，看護師は介護支援専門員が状況を把握しやすいように伝えていくことが必要である．

4 医療・介護チームの連携

1 療養者・家族の意思決定を支援する

療養者・家族が最期まで自分らしく生活するために大切にすべきことは何かを言語化し，どのような療養生活を送りたいのかを選択・決定できるよう支援する．

2 看取りの援助と調整を行う

まず第一に，看取りまで支援してくれる主治医を確保することが大切である．そして療養者のケアに関わっている多職種で連携し，在宅療養の目標を共有して，それぞれの職種が専門性を発揮し，看取りまでをサポートできるようなチームをつくることが望まれる．

また，介護支援専門員と連絡をとり，全身状態の低下がある時期にどのような調整が必要かを看護の視点からアドバイスする．

3 介護職に身体状況の変化に応じた対応を伝える

必要時，介護職と一緒にケアを行いながら，療養者にとって望ましく心地良いケアを伝える．緊急時は，主治医や訪問看護師に連絡できるように連絡先を伝え，意識レベルや呼吸状態の変化について具体的に伝える．

4 主治医や訪問看護師に家族がいつでも連絡できるようにする

緊急時の主治医や訪問看護師の連絡先を伝え，在宅で死亡した場合に連絡できるようにしておく．医師が訪問し，①心拍の停止，②呼吸の停止，③対光反射の消失および瞳孔の散大など脳機能の停止の死の三徴候を確認することにより死亡確認され，死亡診断書が作成される．看護師に先に連絡が入ったときは，速やかに医師に連絡し，おおよその到着時間を伝えることで家族の安心感につながることもある．

5 エンゼルケアを家族のケアの場にする

在宅でのエンゼルケアは家族にも可能な限り参加してもらい，その人らしい

plus α 人生の最終段階における意思決定支援

病院における延命治療への対応を想定した内容だけでなく，在宅医療・介護で活用できるよう「人生の最終段階における医療・ケアの決定プロセスに関するガイドライン」[36-38]（厚生労働省，2018）が作成された．ACP の概念が盛り込まれている．

plus α 死亡診断書と死体検案書

医師法第 20 条の規定により，医師は，「自らの診療管理下にある患者が，生前に診療していた傷病に関連して死亡を認める場合」には「死亡診断書」を，それ以外の場合には「死体検案書」を交付する[39]．訪問診療のかかりつけ医は，療養者の死亡に立ち会えなくても，死亡後の診察で死亡診断書を交付することができるほか，診察後 24 時間以内の死亡であれば，死亡後に改めて診察を行わずに死亡診断書を交付できる．

旅立ちの服装を選んでもらったり，療養者の生前のエピソードを聞いたりしながらケアをしていく．最期まで，家族が思う，その人らしい容姿に近づけていくことが大切である．

5 家族へのケア

1．終末期のケア

1　療養者の家族が看取りまで介護できるよう支援する

家族は大きな不安や予期悲嘆を抱えていることが多い．家族の思いによく耳を傾け，できるだけ穏やかな気持ちで看取りまで介護ができるようにサポートしていく．家族が療養者にできるケアを促し，それが療養者にとって心地良いものであることを承認することが，家族の「何もしてあげられなかった」という後悔を少なくすることにつながる．

2　家族の状況に合わせ，身体的変化を説明し準備させる

療養者の死期が近づいてきたとき，死の準備教育が必要である．また，療養者や家族にとって親族や友人など大切な人に会う機会は，例えば意識があって少し会話ができる状態のときにするなど，時期を逃さないようにサポートする．

3　死後の手続きの支援をしながら死の受容を支援する

療養者の死後，葬儀やさまざまな手続きを行うのに周囲からの支援もなく，混乱してしまう遺族も存在する．情報を家族に提供し，準備を進めていくことが必要な場合もある．また，死が訪れた際に着せる服を準備しておいてもらう，葬儀などの手順を考えるといった死亡時の準備を進めることが，療養者の死を受容していく過程をたどることにつながることもある．

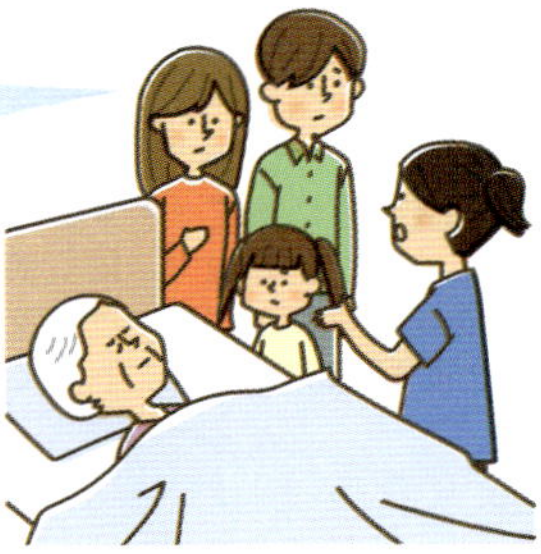

plus α

遠隔死亡診断

医療施設以外での看取りを円滑に進めるため，厚生労働省は，一定の条件下で看護師が死亡確認を行うよう規制を緩めた．法医学等に関する一定の教育を受けた看護師が死の三徴候などを確認した後，ICT（➡p.85参照）を活用した通信手段により，医師の判断に必要な情報を送信する．医師が死亡の事実の確認，異状がないと判断すると看護師に死亡診断書の代筆が指示され，医師はICT機器を通じて家族に口頭で説明するという手順をとる[40]．離島など，医師がすぐに駆けつけることができない場合に，在宅での穏やかな看取りの困難な状況に対応する．

2．グリーフケア

1　死別の悲嘆（grief：グリーフ）を和らげる

死別により疎外感や絶望感にさいなまれ，後悔や自責の念にかられる家族の悲嘆を和らげ，日常生活を支援することをグリーフケアという．療養者の生前から家族の思いに共感し，家族の意向に沿った介護ができるように支援する．

2　家族の悲嘆の程度に応じてケアを継続する

臨終時に家族とともに療養者を見送るケアを行うほか，看取り後は家族への訪問や電話などでサポートすることもある．家族が「何もやる気が起きない」と話したり，食事をきちんととっていない様子が見受けられる場合など，悲嘆反応の程度や期間が通常とは異なる際には，複雑性の悲嘆やうつ状態に陥っている可能性も念頭に置き，地域で利用できる支援先を紹介する．

6 自然死を迎える療養者へのケア

1．老衰の過程をたどる療養者の状況とケア

老衰死では，認知機能や嚥下機能が低下して誤嚥性肺炎を繰り返し，徐々に身体機能が低下し，自然な形で看取りを行うケースが多い．死亡経過は数カ月から年単位である．

● ①老衰による機能低下を把握する

老衰では，Ⓐ全身の筋力，Ⓑ水分や食べ物を飲み込む力，Ⓒ胃腸が動き消化をする能力などが低下してくる．

Ⓐ～Ⓒの能力が低下することにより，血中のタンパク質の濃度が低下するため，心臓や腎臓の機能はそれほど低くないのに，全身に浮腫が出てくる．

● ②老衰による機能低下を看護する

医師と連携しながら療養者・家族へ状態の変化を伝え，食事の形態の工夫や排泄への支援，皮膚のケアなど，本人の苦痛が増強しないようなケアを提供する．また，食事が進まないことが家族の焦りや不安を増強させることも多い．身体状況を家族に説明しながら，食事を無理にとることでかえって療養者の負担や苦痛を増強することがあると伝え，無理のない範囲で本人の好物や食べやすいものを少しずつ摂取できるようにサポートすることもある．

Ⓐ **全身の筋力**

- 居室内の移動や座位をとることが困難になり，ベッドや布団で寝ている時間が増える．
- 身体を動かす機会が減るため，同じ体勢で過ごして末梢の循環も悪くなるため，皮膚のトラブルが増える．

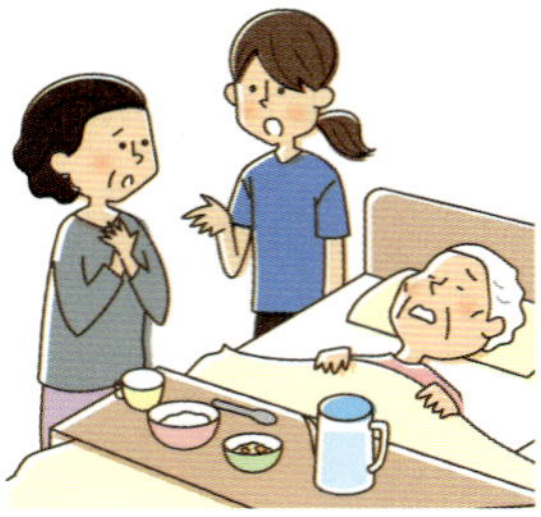

Ⓑ **水分や食べ物を飲み込む力（摂食嚥下能力）**

- 食事にかかる時間が長くなる．
- 食事中に食べ物の一部が気管に入ることでむせる．
- さらに低下するとむせる反射も弱くなり，肺炎を繰り返したり，食事や水分の摂取量が減ったりするなどの症状がみられるようになる．

Ⓒ **胃腸が動き消化をする能力**

- 嘔吐や下痢や便秘，お腹が張る，食欲の低下などの症状がみられるようになり，食事摂取量が減る．

2．老衰終末期の医療ケアと体制

①終末期の輸液のメリットとデメリットを伝える

輸液をすることで浮腫の悪化や痰の増加を招くことがある一方で，輸液という医療ケアが施されないことに家族が抵抗感を感じることもある．輸液のメリット・デメリットを説明しながら，療養者・家族の価値観や生き方に配慮し，十分に話し合った上で意思決定を支援する．

②かかりつけ医と看取りの連絡体制を確立しておく

療養者の看取りには，24時間体制の在宅療養支援診療所のかかりつけ医が必要である．緊急体制が整わず，自宅に訪問してもらえない病院の医師の場合には，亡くなった際に死亡診断書を書いてもらえず，死体の検案（通称，検死）の扱いとなり，遺体が一時的に警察署に安置されたり，事情を聴かれたりして，家族がつらい思いをすることもある．訪問診療や往診の体制を確立し，自宅で看取りまでサポートしてくれるかかりつけ医を決めておくことも大切である．

7 悪性新生物（がん）により死を迎える療養者へのケア

1．終末期緩和ケアの実際

がんの進行に伴って現れる終末期の身体症状は，疼痛，全身倦怠感，食欲不振，便秘，不眠，呼吸困難などさまざまである．特に死の４週間前ごろにさまざまな症状が出現し，身体のエネルギーも消耗する．症状に応じた緩和ケアやADL低下に基づく日常生活への支援が必要となってくる．

最期を迎えるに当たっては，がんに伴う症状のコントロールが重要である一方，療養者・家族の不安の程度，価値観や家族背景などさまざまな要素が症状に影響を与えることが多い．大切なことは，残された日々を療養者・家族が納得する形で過ごせるよう支援することである．その時々で揺れる気持ちは自然なことであると受け止め，在宅・入院（緩和ケア病棟・ホスピス）それぞれのメリット・デメリットをきちんと伝え，最終的に療養者・家族が決められるように支援する．

療養者が「最期まで自宅で過ごしたい」と希望する場合は，医師・看護師などの医療職だけでなく，介護支援専門員・介護職や，サポートしてくれるボランティアや近隣の住民も含めながら，チームで療養者の希望を共有し，かなえられるように，役割分担をする．専門性や特性を発揮できるようマネジメントするのも看護師の役割である．

> plus α
>
> **WHO（世界保健機関）による緩和ケアの定義（2002年）**
>
> 緩和ケアとは，生命を脅かす疾患による問題に直面している患者とその家族に対して，痛みやその他の身体的問題，心理社会的問題，スピリチュアルな問題を早期に発見し，的確なアセスメントと対処（治療・処置）やケアを行うことによって，苦しみを予防し，和らげることで改善するアプローチである．

2．社会資源との関わりと支援

経済的な問題を抱える療養者は，行政に支援を求めることもある．また年齢が若いがんの療養者は，通常は医療費の自己負担が３割となり，訪問診療や訪問看護の医療費が大きな負担となることもあるため，経済面での相談にも乗りながら，適切なサポートを継続していくことが必要である．

8 慢性疾患により死を迎える療養者へのケア

● ①今後の病状の変化を療養者・家族と共有する

非がん性の疾患においては，症状の進行が比較的緩徐であることや，肺炎をはじめとした感染症の発症などにより急激な悪化と回復を繰り返すため，いつから終末期ととらえるかはとても難しい．

適切な治療やケアがなされても元のような改善がみられないときは，今後も病状の悪化と改善を繰り返すことを前提に，今後予測される病状の変化を説明し，療養者や家族と共有しておくことが重要である．療養者や家族の病状の理解を確認するとともに，療養者の生き方や価値観なども把握した上で，療養者にとってより良い治療やケアが選択されるように支援する．

● ②ガイドラインを参考にし多職種でケアする

非がん性の疾患における終末期の緩和ケアにおいても，疾患によりさまざまなガイドラインが出ているため（例：循環器疾患，呼吸器疾患），参考にしながら，療養者を中心にして多職種のチームで支援していく．

循環器疾患における緩和ケア

2021 年改訂版 循環器疾患における緩和ケアについての提言
https://www.j-circ.or.jp/cms/wp-content/uploads/2021/03/JCS2021_Anzai.pdf

呼吸器疾患における緩和ケア

非がん性呼吸器疾患緩和ケア指針 2021
https://www.j-circ.or.jp/cms/wp-content/uploads/2021/03/JCS2021_Anzai.pdf

引用・参考文献

1) 厚生労働省．医療的ケア児支援センター等の状況について．令和4年度医療的ケア児の地域支援体制構築に係る担当者合同会議．https://www.mhlw.go.jp/content/12204500/000995726.pdf，（参照2024-04-15）．
2) 厚生労働省．共生社会の実現を推進するための認知症基本法について．2023．https://www.mhlw.go.jp/content/12300000/001119099.pdf，（参照2024-03-03）．
3) 厚生労働省．認知症施策推進総合戦略（新オレンジプラン）～認知症高齢者等にやさしい地域づくりに向けて～（概要）．https://www.mhlw.go.jp/file/06-Seisakujouhou-12300000-Roukenkyoku/nop1-2_3.pdf，（参照2024-03-03）．
4) 河野あゆみ編．強みと弱みからみた在宅看護過程+総合的機能関連図．第1版，医学書院，2019．
5) 堀内ふきほか編．高齢者看護の実践．第6版，メディカ出版，2023，（ナーシング・グラフィカ，老年看護学2）．
6) 日本神経学会．認知症疾患診療ガイドライン2017．https://www.neurology-jp.org/guidelinem/nintisyo_2017.html，（参照2024-03-03）．
7) 日本看護協会編．認知症ケアガイドブック．照林社，2016．
8) 六角僚子．認知症ケアの考え方と技術．第2版，医学書院，2015．
9) 全国訪問看護事業協会．訪問看護師による認知症高齢者と家族支援に関する調査研究事業報告書．2021．https://www.zenhokan.or.jp/wp-content/uploads/r2-2-1.pdf，（参照2024-04-16）．
10) 平原佐斗司編．医療と看護の質を向上させる認知症ステージアプローチ入門：早期診断，BPSDの対応から緩和ケアまで．中央法規出版，2013，p.272-284．
11) 認知症の人と家族の会．介護者のたどる4つの心理的ステップ，https://www.alzheimer.or.jp/?page_id=60080，（参照2024-04-16）．
12) 難病情報センター．令和4年度末現在特定医療費（指定難病）受給者証所持者数．年齢階級・対象疾患別．https://www.nanbyou.or.jp/wp-content/uploads/2024/01/koufu20231.pdf，（参照2024-04-16）．
13) 武田篤編．パーキンソン病療養指導士テキストブック．アルタ出版，2023．
14) 日本神経学会．パーキンソン病診療ガイドライン2018．医学書院，2018．
15) 前原健一ほか編．みんなで学ぶパーキンソン病：患者さんとともに歩む診療をめざして．改訂第2版，南江堂，2020．
16) 亀石千園ほか．パーキンソン病患者がもつ身体像．日本看護科学会誌．2013，33（2），p.51-56．
17) 厚生労働省．介護サービス施設・事業所調査の概況．2019．https://www.mhlw.go.jp/toukei/saikin/hw/kaigo/service19/index.html，（参照2024-04-17）．
18) 令和4年度版高次脳機能障害診断基準ガイドライン．https://mhlw-grants.niph.go.jp/system/files/report_pdf/%E9%AB%98%E6%AC%A1%E8%84%B3%E6%A9%9F%E8%83%BD%E9%9A%9C%E5%AE%B3%E3%82%AB%E3%82%99%E3%82%A4%E3%83%88%E3%82%99%E3%83%A9%E3%82%A4%E3%83%B32023final.pdf，（参照2024-04-17）．
19) 日本循環器学会ほか．急性・慢性心不全診療ガイドライン（2017年改訂版）．p.12．https://www.j-circ.or.jp/cms/wp-content/uploads/2017/06/JCS2017_tsutsui_h.pdf，（参照2024-04-17）．
20) 日本老年医学会・日本糖尿病学会．Ⅳ．高齢者糖尿病の血糖コントロール目標・治療方針．高齢者糖尿病診療ガイドライン2023．南江堂，2023，http://www.jds.or.jp/modules/publication/index.php?content_id=37（参照2024-04-18）．
21) 日本糖尿病協会．協会グッズ一覧．https://www.nittokyo.or.jp/modules/patient/index.php?content_id=4，（参照2024-04-18）．
22) 日本心不全学会．急性・慢性心不全診療ガイドライン：かかりつけ医向けガイダンス．ライフサイエンス出版，2019．
23) 服部容子ほか．心不全患者のセルフモニタリングの概念分析．日本看護科学学会誌．2010，30（2），p.74-82．
24) 日本心不全学会『心不全手帳（第3版）』作成委員．心不全手帳．第3版，2022，https://www.asas.or.jp/jhfs/topics/files/shinhuzentecho/techo3_book1.pdf?20221223，（参照2024-04-18）．
25) 今戸美奈子．セルフマネジメントの継続を支える看護．日本呼吸ケア・リハビリテーション学会誌．2020，29（1），p.24-27．
26) 若林律子．自己管理教育とアクションプラン．日本呼吸ケア・リハビリテーション学会誌．2015，25（3），p.331-336．
27) 武田謙治ほか．在宅療養法患者の生活活動範囲と居住環境の関連．日本公衛誌．2002，49（7），p.683-693．

28) 阪上由美ほか．慢性期在宅療養者が潜在的ニーズを自覚するまでの訪問看護実践のプロセス．日本地域看護学会誌．2017，20（2），p.20-28．
29) 地域医療構想策定ガイドライン．平成29年3月31日付け医政発0331第57号厚生労働省医政局長通知別添．https://www.mhlw.go.jp/content/10800000/000711355.pdf，（参照2024-04-18）．
30) 前掲書19）．p.77．
31) 呼吸のみかた・聴き方．エキスパートナース．2022，38（2），p.22-23．
32) 日本呼吸器学会COPDガイドライン第6版作成委員会編．COPDの増悪．COPD診断と治療のためのガイドライン2022．第6版，日本呼吸器学会，2022，p.5．
33) 医療情報科学研究所編．呼吸器．第2版，メディックメディア，2013，（病気がみえる，vol.4）．
34) 医療情報科学研究所編．循環器．第3版，メディックメディア，2010，（病気がみえる，vol.2）．
35) 令和4年度老人保健事業推進費等補助金老人保健健康増進等事業．自宅や介護保険施設等における要介護高齢者の急変時対応の負担軽減および円滑化するための調査研究事業報告書．2023年3月．三菱UFJリサーチ＆コンサルティング．https://www.mhlw.go.jp/content/001103268.pdf，（参照2024-04-18）．
36) 厚生労働省．「人生の最終段階における医療の決定プロセスに関するガイドライン」の改訂について．2018．https://www.mhlw.go.jp/stf/houdou/0000197665.html，（参照2024-06-19）．
37) 厚生労働省．人生の最終段階における医療・ケアの決定プロセスに関するガイドライン．2018．https://www.mhlw.go.jp/file/04-Houdouhappyou-10802000-Iseikyoku-Shidouka/0000197701.pdf，（参照2024-06-19）．
38) 厚生労働省．人生の最終段階における医療・ケアの決定プロセスに関するガイドライン解説編．2018．https://www.mhlw.go.jp/file/06-Seisakujouhou-10800000-Iseikyoku/0000197722.pdf，（参照2024-06-19）．
39) 厚生労働省医政局．令和6年度版死亡診断書（死体検案書）記入マニュアル．2024，p.5-7．https://www.mhlw.go.jp/toukei/manual/dl/manual_r06.pdf，（参照2024-08-19）．
40) 厚生労働省．情報通信機器（ICT）を利用した死亡診断等ガイドライン．平成29年9月（令和6年6月一部改訂）．https://www.mhlw.go.jp/hourei/doc/tsuchi/T240613G0020.pdf，（参照2024-08-19）．

重要用語

医療的ケア児
在宅移行支援
認知症
認知機能障害
行動・心理症状（BPSD）
精神疾患
精神障害者保健福祉手帳
パーキンソン病
日内変動
がん
全人的苦痛
パフォーマンスステータス（PS）
脳血管疾患
高次脳機能障害
半側空間無視
呼吸器疾患
呼吸困難感
心不全
心不全ステージ分類
セルフモニタリング
心不全手帳
糖尿病
糖尿病合併症
高齢者糖尿病
ACP支援
セルフマネジメント
多職種連携
特別訪問看護指示書
グリーフケア
老衰

学習達成チェック

- [ ] 医療的ケア児の基本的な知識を理解した上で，アセスメントと援助について説明できる．
- [ ] 認知症の基本的な知識を理解した上で，アセスメントと援助について説明できる．
- [ ] 精神疾患の基本的な知識を理解した上で，アセスメントと援助について説明できる．
- [ ] 難病（パーキンソン病）の基本的な知識を理解した上で，アセスメントと援助について説明できる．
- [ ] がんの基本的な知識を理解した上で，アセスメントと援助について説明できる．
- [ ] 脳血管疾患の基本的な知識を理解した上で，アセスメントと援助について説明できる．
- [ ] 呼吸器疾患の基本的な知識を理解した上で，アセスメントと援助について説明できる．
- [ ] 心不全の基本的な知識を理解した上で，アセスメントと援助について説明できる．
- [ ] 糖尿病の基本的な知識を理解した上で，アセスメントと援助について説明できる．
- [ ] 慢性期の療養者のセルフマネジメント教育，ACP 支援に向けた療養者・家族へのケアについて説明できる．
- [ ] 急性増悪した療養者の呼吸・循環の症状マネジメント，療養者・家族へのケアについて説明できる．
- [ ] 終末期の療養者における緩和ケア，不安や悲嘆を抱える家族へのケアについて説明できる．
- [ ] 終末期における 24 時間体制でのサポートの必要性，多職種のチームケアの必要性を説明できる．

◆ 学習参考文献

❶ **特定非営利活動法人みかんぐみほか編著．改訂２版　病気をもつ子どもと家族のための「おうちで暮らす」ガイドブックQ＆A．前田浩利監修．メディカ出版，2022.**
医療的ケア児と「おうちで暮らす」ためのヒント，行政や制度の情報が網羅されている.

❷ **日本看護協会編．認知症ケアガイドブック．照林社，2016.**
認知症の症状や日常生活のアセスメントとケアについて詳しく書かれている．事例も多く参考になる.

❸ **小瀬古伸幸．精神疾患をもつ人を，病院でない所で支援するときにまず読む本：“横綱級”困難ケースにしないための技と型．医学書院，2019.**
具体的な例がわかりやすく解説されている．それを通して精神科訪問看護の実態から役割までイメージできるようになる.

❹ **パーキンソン病看護研究会．在宅看護・地域医療にかかわる全スタッフ必携！：パーキンソン病の看護と日常生活支援．山下哲平編．紙屋克子ほか監修．メディカ出版，2019.**
在宅看護・地域医療に関わるスタッフに必要とされる知識や実践のポイントがわかりやすく書かれている.

❺ **武田篤編．パーキンソン病療養指導士テキストブック．アルタ出版，2023.**
パーキンソン病療養者にとって必要な支援について，治療・リハビリテーション・看護等，項目別に書かれている.

❻ **渡邉眞理ほか編．がん患者へのシームレスな療養支援．一般社団法人 日本がん看護学会監修．医学書院，2015，(がん看護実践ガイド).**
がん患者・家族への療養支援について，ポイントをまとめて述べられている.

❼ **渡辺邦彦．自分らしく生ききるために：進行がんの患者さんを支える．文芸社，2009.**
自宅で安心して最期まで生活できるよう支えるシステム「在宅ホスピス」について，脳神経外科医が知と経験のすべてを傾けて書いた一冊.

❽ **長尾大志．まるごと図解呼吸の見かた．照林社，2016.**
「呼吸とは何か」「肺の機能とは何か」「呼吸器疾患」について，イラストと図解でわかりやすくまとめられている.

❾ **眞茅みゆき．進展ステージ別に理解する心不全看護．医学書院，2020.**
心不全の臨床的特徴に加え，入退院支援，地域・在宅における多職種連携や看護の役割，今後の心不全医療のあり方についてまとめられている.

❿ **土方ふじ子編．まるごと図解：糖尿病看護＆血糖コントロール．照林社，2019.**
糖尿病看護の要点がシンプルに示されている．文字が大きく，イラストや画像がふんだんに使われていてわかりやすい.

⓫ **柏崎純子編．看護の現場ですぐに役立つ糖尿病看護のキホン．秀和システム，2020.**
医療現場で行われている糖尿病看護の基本がイラストや図解とともにまとめられている．看護学生が実習で活用しやすい内容になっている.

⓬ **清水奈穂美．在宅ケアのための判断力トレーニング：訪問看護師の思考が見える．医学書院，2022.**
暮らしに寄り添う訪問看護師が，現場でどのような思考プロセスを辿り，判断をしているのかがわかる一冊.

⓭ **河野あゆみ編．強みと弱みからみた地域・在宅看護過程＋総合的機能関連図．第２版，医学書院，2023.**
在宅ならではは療養者を見る視点や看護過程の展開が非常にわかりやすく，細かく書かれている．学生からベテランまで持っていたい一冊.

⓮ **ウィル訪問看護ステーション編．在宅ケアナースポケットマニュアル．第２版，医学書院，2024.**
訪問看護の要点がコンパクトに示されている．カラフルなイラスト，画像などが使われていてわかりやすい.

⓯ **坂井暢子．看護の現場ですぐに役立つ 終末期ケアのキホン．雑賀智也編著．秀和システム，2024.**
終末期の定義とともにACPやグリーフケアについても学べる．非がんも含めた終末期全般に触れており，イラストや図解が多くわかりやすい.

⓰ **全国訪問看護事業協会編．訪問看護が支える在宅ターミナルケア．日本看護協会出版会，2021.**
在宅ターミナルケアのプロセスごとのケアとポイントや症状緩和について，詳しく書かれている.

コラム　ロボット技術開発がもたらす在宅療養支援の未来

「ロボット」とは厚生労働省が示す定義である「情報を感知（センサー系）」「判断し（知能・制御系）」「動作する（駆動系）」の三つの要素技術を有する知能化した機械システムをいう．このうちロボット技術が応用され，在宅療養者の自立支援や介護者の負担の軽減に役立つ介護機器を「介護ロボット」とよんでいる．介護ロボットの例として，移乗支援をする「装着型パワーアシスト」，移動支援をする「歩行アシストカート」がある．また，排泄支援の「自動排泄処理装置」や，認知症の人への「見守りセンサー」などもある．

厚生労働省は，経済産業省と共に「ロボット技術の介護利用における重点分野」において９分野 16 項目を定め，その開発・導入を支援している[1]（**図**）．民間企業や研究機関などでは，日本の高度な水準の工学技術を活用し，高齢者や介護現場の具体的なニーズを踏まえた機器の開発支援を行っており，介護現場では開発の早い段階から，現場のニーズの伝達や試作機器の実証（モニター調査・評価）を行っている．

このような在宅療養の場におけるロボット技術の開発が，国をあげて推進される背景には何があるのだろうか．近年，少子高齢化に伴う生産年齢人口の減少により介護職の人手不足が深刻な問題となっている一方で，地域や在宅で最期まで過ごしたいという療養者が増えている．この願いをかなえる手段の一つとして介護ロボットに注目が集まっているといえよう．

介護ロボットは 24 時間 365 日，一定の品質でサービスを提供できるため，療養者にとって安心感がある．一方で，機種によっては療養者の生体情報や写真・映像など個人情報の取得が容易となり，情報を守り・管理していく倫理的な課題や使用時の事故といったリスクも抱えている．

日本における在宅療養支援の場においては，これらの課題解決を図りながら，介護ロボットを活用した介護サービスの質の向上，職員の負担軽減，高齢者等の自立支援による QOL の維持・向上を目指した取り組みが，今後ますます必要になってくるであろう．

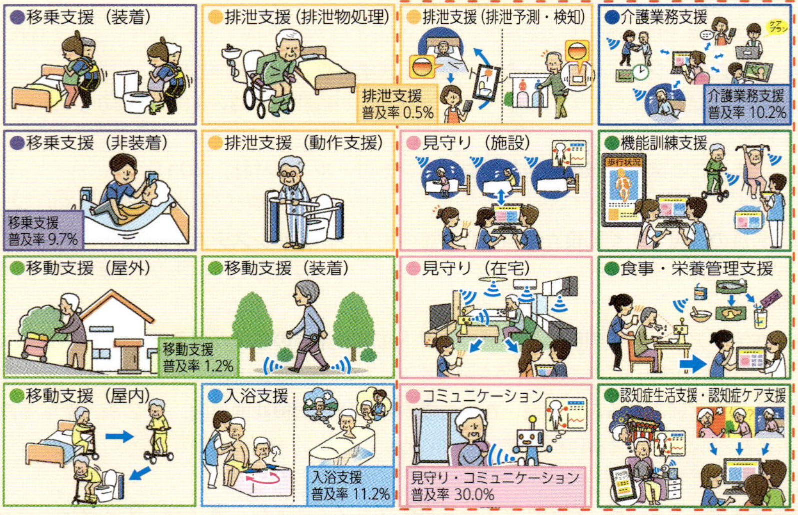

- 赤破線：排泄支援（排泄予測・検知），見守り（施設），見守り（在宅），コミュニケーション，介護業務支援，機能訓練支援，食事・栄養管理支援，認知症生活支援・認知症ケア支援の項目は他の機器・システムとの連携を定義文で明記．
- 緑枠線：新たに追加された機能訓練支援，食事・栄養管理支援・認知症生活支援・認知症ケア支援の３項目に関しては，上記調査を実施していないため，普及率は未記載．
- 項目別の普及率は，『令和３年度介護報酬改定の効果検証及び調査研究に係る調査結果』を引用

厚生労働省．介護テクノロジー利用の重点分野の全体図と普及率．https://www.mhlw.go.jp/content/12300000/001268135.pdf，（参照 2024-08-19）．

図　介護テクノロジー利用の重点分野の全体図と普及率

引用・参考文献

1）厚生労働省．「ロボット技術の介護利用における重点分野」を改訂しました．https://www.mhlw.go.jp/stf/juutenbunya_r6kaitei_00001.html，（参照 2024-08-19）．

3 在宅療養生活を支える基本的な技術

学習目標

- 在宅療養を支えるコミュニケーションの姿勢や技術を学ぶ.
- 障害の特徴に応じた配慮や支援技術について学ぶ.
- 在宅療養におけるヘルスアセスメントの必要性とその方法を理解する.
- 在宅における療養環境整備と健康の関係性を理解する.
- 在宅における療養環境整備や福祉用具の実際を理解する.
- 在宅療養の場における生活リハビリテーションの意義を理解する.
- 療養者の状況に応じた生活リハビリテーションの援助方法を検討できる.
- 在宅における感染防止の基本的な対応を理解する.
- 在宅療養で発生する感染性廃棄物の安全な処理方法について理解する.

1 コミュニケーション

1 在宅療養を支えるコミュニケーションの基本

コミュニケーションとは，意思，感情，思考，知識などの情報を伝達することであり，伝達によって意思の疎通を図ったり，心を通い合わせたりすることも意味する．訪問看護においては第一印象がその後の関係性に大きな影響を与えるので，初回面接や初回訪問では十分な配慮が必要となる．また，組織内や多職種チームでのコミュニケーションも，療養者・家族への質の高い看護の提供につながるため，非常に重要である．

➡ コミュニケーション技術については，ナーシング・グラフィカ『基礎看護技術Ⅰ』１章も参照．

1 療養者・家族とのコミュニケーション

在宅療養者と家族を支えるためには信頼関係（ラポール）の構築が前提となるため，初回面接の印象で，「この看護師なら定期的に家に来てもらってもよい」と療養者・家族に思ってもらえることが重要となる．そのため，清潔感を感じてもらえるような身なり，療養者・家族に安心や親近感を感じてもらえるような態度を心掛ける．

これらは直接的にコミュニケーションに影響を与える要素であるが，面接の場の雰囲気も，コミュニケーションに間接的な影響を与えている．椅子の配置，壁やカーテンの色，におい，室温，静けさ，療養者・家族の疾患や年齢に適した説明媒体など，対象者に応じた事前の準備や雰囲気づくりも重要な看護技術といえる．

2 組織内のコミュニケーション

在宅療養者の多様な特性に応じて，訪問中の看護師はその場で判断し，ケアを実施することが多い．その際，１人で行う責任の重さから精神的な負担が生じる場合があるが，個人の内にとどめることなく，日々の会話や事例研究などのコミュニケーションによって，組織である看護チームで支え合うことができる．また，療養者を支えるチームのメンバーが抱える，育児や親の介護などの事情や状況をスタッフ間で理解し合い，働きやすい環境をつくるためにも，組織内のコミュニケーションは大切である．そしてそれはチームが支える療養者へのケアにもつながっている．

3 多職種チームのコミュニケーション

在宅療養を支えるためには，医療の専門職同士および介護・福祉職とのコミュニケーションも重要となる．医療チーム内でも理学療法士や作業療法士との会話で互いがわからない専門用語を用いたり，介護・福祉職のメンバーに医療の専門用語を用いたりすると，理解し合えないだけでなく親近感が失われ，チームの結束力を弱めることにもなりかねない．そこで，多職種で共有できる記録用紙やIT機器の活用も工夫するなど，できるだけ共通言語や共通の様式を用いて，情報共有がなされるようなしくみをつくることも大切である．

plus α

多職種チームのコミュニケーション

在宅療養を支える多職種のチームでは，同行訪問の機会が少なく直接顔を合わせて情報交換することが難しい場合がある．コミュニケーションツールとしてノートや専用の記録用紙を用いるときは，わかりやすい用語を使う，読みやすい文字を書くなどの気遣いが必要である．

2 コミュニケーション障害と支援

1 コミュニケーション障害の種類と原因

コミュニケーション障害は，身体機能による障害と認知機能による障害に分けることができる．身体機能による障害は，視覚障害，聴覚障害，呼吸器障害，構音障害による言語障害などであり，認知機能による障害は，高次脳機能障害や認知症，発達障害，精神障害などである．コミュニケーション障害の主な原因，障害の時期（先天性・後天性），障害の種類（身体・認知）について表3-1に示した．

2 コミュニケーション障害の意味と支援の目的

コミュニケーションが障害されると，意思，感情，思考，知識などの情報を伝達することができず，意思の疎通を図ったり，心を通い合わせたりすることも困難になる．先天性の障害では，周囲の人々が初めから「できない」と決め

表3-1　コミュニケーション障害

障害の種類		主な原因	先天性	後天性	身体障害	認知障害	備　考
視覚障害		奇形，事故，緑内障，糖尿病網膜症，網膜色素変性，加齢黄斑変性	○	○	○	×	疾患によっては，認知障害を伴う状況になっているものもある
聴覚障害		奇形，風疹などの感染，突発性，外傷，医薬品の副作用	○	○	○	×	
呼吸器障害		奇形，難病，外傷，がんによる声帯除去術，難病・手術後などの人工呼吸器装着状態	○	○	○	×	
言語障害	構音障害（発語発音器官の障害）	脳性麻痺，口唇口蓋裂，医薬品の副作用，脳卒中，パーキンソン病，進行した認知症	○	○	○	×（認知症を除く）	認知症を除き言葉の理解や言葉の選択に問題はない
	失語症（高次脳機能障害の一つ）	脳血管障害（脳梗塞，脳出血，くも膜下出血など），外傷による高次脳機能障害	×	○	×	○	聞き取る，話す，復唱する，読む，書く，呼称，計算が障害される
高次脳機能障害（失語症を除く）		脳血管障害，外傷，脳炎，低酸素脳症	△	○	×	○	失語症を伴わなくても，記憶障害，注意障害，遂行機能障害，社会的行動障害，病識欠如などを伴う
認知症		脳血管障害，アミロイドβやレビー小体の蓄積，原因不明ほか	×	○	△	○	種類と進行によってコミュニケーションのとりやすさは異なる
発達障害	知的障害	8割は原因不明，染色体異常，低酸素脳症，高熱など	○	×	×	○	「知的能力」「適応能力」で測る
	自閉症スペクトラム障害等	ヒト染色体の重複ほか，脳の機能の問題	○	×	×	○	「コミュニケーション能力」「適応能力」で測る
精神障害		統合失調症の場合は，遺伝，脳の変化，環境因子ほか	△	△	×	○	

つけて接することが多く，自尊心が育たないまま成人する療養者も多い．一方，後天性の障害では「できていたこと」を喪失する体験となり，自らの存在意義をも喪失する危険性がある．

そのため，コミュニケーション障害者への支援では，療養者の自尊心や存在意義が高まるよう，療養者の障害に応じた自己表現の方法を探索し，他者と意思の疎通を図ることで，心を通い合わせられるようになることを目的としている．

3 コミュニケーション障害者支援におけるチーム連携

発声機能，言語機能または聴覚の障害には，言語聴覚士*が訓練や検査，助言などの援助を行うため，言語聴覚士との連携は重要である．また，対象に合わせた専用の支援ツールが必要となることが多いため，作業療法士やIT業者，NPO法人，患者会や家族会などがチームの一員となることも多い．

用語解説*

言語聴覚士

音声障害・失語症などの言語障害，聴覚障害のある小児から高齢者までを対象に，問題の発現メカニズムや対処法を見いだすために検査・評価を実施し，必要に応じて訓練，指導，助言などの援助を行う．今後，訪問看護ステーションでの活躍が，ますます求められている．

3 コミュニケーション障害のある療養者の特徴と支援のポイント

障害によって特性が異なるため，それぞれの特性に合わせた支援が必要である．また，障害の種別は同じであっても，症状や程度は一人ひとりさまざまである．視覚・聴覚・言語障害のある療養者の特性と支援のポイント，具体的な方法・技術について以下に記したが，個別の状況をよく把握して柔軟に対応することが重要である．

障害の特性に合わせた支援

視覚障害のある療養者への支援

全盲の人は，音声や点字など，聴覚や触覚によって情報を得ているが，弱視の人は音声だけでなく，拡大文字などで情報を得ている場合が多い．相手の表情やしぐさが見えないことで，相手の気持ちを汲み取ることが難しいという特性を理解するとともに，支援の際は以下のような配慮を心掛ける．

支援のポイント

- 物品は定位置に置き，移動する場合は了解を得る．
- いきなり体に触らず，名前を告げ，声が届きやすいよう向かい合って声を掛ける．
- 物品などの位置は，「あれ」「こちら」という代名詞や不明瞭な表現でなく，時計の文字盤を利用したクロックポジションなどを用いて具体的に伝えると便利である．例えば，「右にあるもの」を「3時の位置にある」と表現する．
- 拡大コピーで文字を大きくする，さらに白黒反転機能の付いた拡大読書器でまぶしさを調節する，スマートフォンの読み上げ機能など，支援ツールを提案する．

クロックポジション

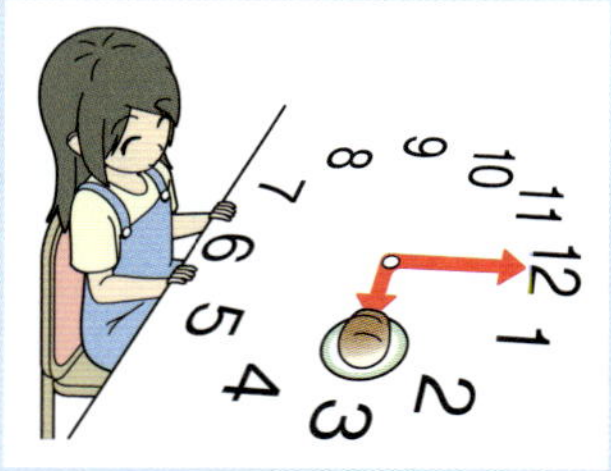

聴覚障害のある療養者への支援

聴覚障害者は，音による情報が得られず情報量が限定されてしまうにもかかわらず，外見からは障害があるとわかりにくいため，他者に気付いてもらえず，必要な支援が得られないことがある．相手の言っていることがわからないのにわかったふりをしたり，曖昧な態度をとったりしてしまい，対人関係に困難を生じることがある．また，聞き取りや発話が難しいので，特に電話などで情報を伝えることに困難を生じたり，緊急時の対応が難しかったりする．

支援のポイント

- 突然話し掛けるのではなく，相手の視野に入り，相手が最も聞きやすい位置から話し掛ける．
- 周囲の雑音を減らし，文節で区切りながら，はっきり，ゆっくりと話す．
- 口話《こうわ》，手話・指文字，筆談，身振りや空書《くうしょ》などを相手や場面に応じて組み合わせて使う．
- 視覚情報は比較的理解しやすいため，重要なことは筆談など文字で残る形で伝え，図や写真を活用する．
- 補聴器を使用する際は，適切な機種の選択，フィッティング，聞く練習，聴力の変化や使用場面などに応じた再調整を行う．

言語障害のある療養者への支援

脳血管障害の後遺症による言語障害ではリハビリテーションが医療・看護支援の第一選択となるが，筋萎縮性側索硬化症（ALS）のような進行性の神経難病ではリハビリテーションによる機能の再獲得は期待できず，発話機能の喪失だけでなく書字困難によって複合的にコミュニケーションが障害される．そのため，病気の進行や療養者に合わせた，**拡大・代替コミュニケーション**（augmentative & alternative communication：**AAC**）の活用が求められる．AACの技法には，大きく分けてノンテク，ローテク，ハイテクという三つがあるが，ハイテクがノンテクやローテクに勝るわけではなく，それぞれの技法を使い分け，手段にこだわらず，個人が現在もつすべての能力とテクノロジーを活用して，コミュニケーションの成立を目指す．右は，AACの具体的な内容と支援のポイントである．

支援のポイント

- ノンテク技法（道具を使わない技法）：表情や身振り手振り，口パク，空書など．瞬き1回や，目をそらすなどのサインでYes/Noを明確にするだけで，コミュニケーションは広がる．
- ローテク技法（簡単な道具を使った技法）：筆談，文字盤，透明文字盤（①），コミュニケーションボードなど．
- ハイテク技法：**意思伝達装置**（②）や電子機器を使った技法（③）など．スイッチや視線を使うことで，機器を操作することが可能になるが，本人もある程度習熟が必要であるとともに，支援者の技量も必要である．

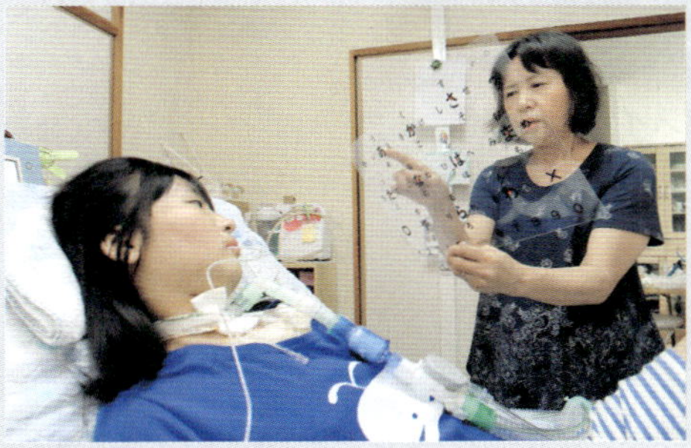

療養者の正面から30～40cm離したところに透明文字盤を置き，療養者の目と文字盤の文字が一直線になるように，文字盤を移動させる．次に，文字を読み上げて確認するが，その際，まぶたを一度閉じるサインを「はい」，目を横に背けるサインを「いいえ」など，はい・いいえのサインを事前に決めておく．また，文字を確認する場合，文字盤の文字を指で示してもよい．

①透明文字盤

コンテンツが視聴できます（p.2参照）

動画でチェック

文字盤を使ったコミュニケーション

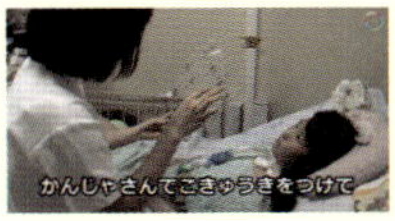

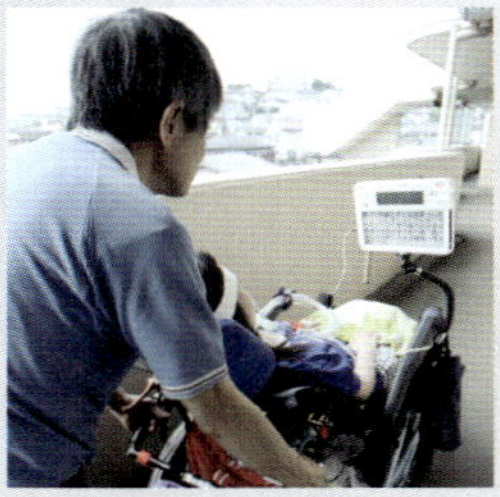

車椅子に装置を取り付けて外出する．

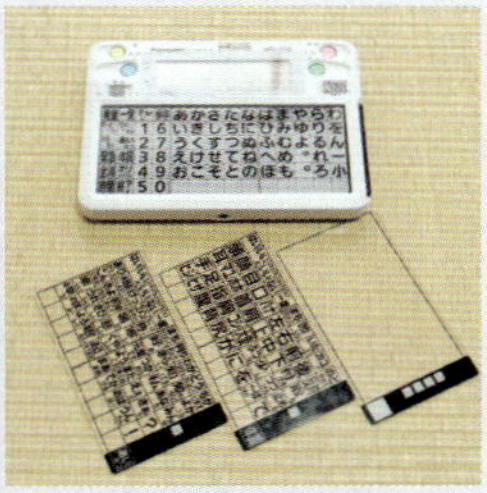

意思伝達装置と交換用文字盤

②意思伝達装置

動画でチェック

意思伝達装置

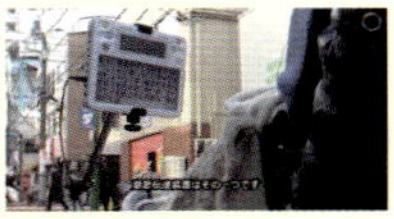

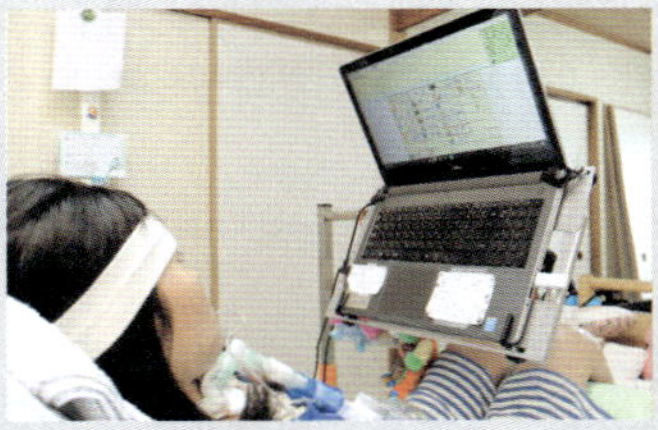

③IT機器の活用

動画でチェック

IT機器の活用

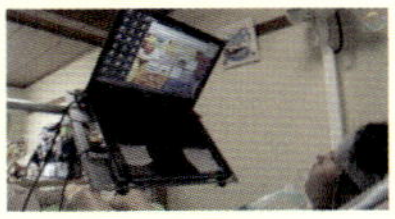

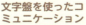

》その他の療養者への支援

発達障害や知的障害では，絵カードやシンボルカード（❹）を用いて具体的な指示を一つだけ提供する支援をする．精神障害では服薬状況を確認しつつ，価値観，こだわりをアセスメントし，解釈の方法を支援する．認知症などの認知機能の障害では，他者から「わかり合える人」「理解できる人」として認められず，その結果，自己効力感や自尊心が低下していることがある．ユマニチュード®などによる支援は，それらを解決する試みといえる．

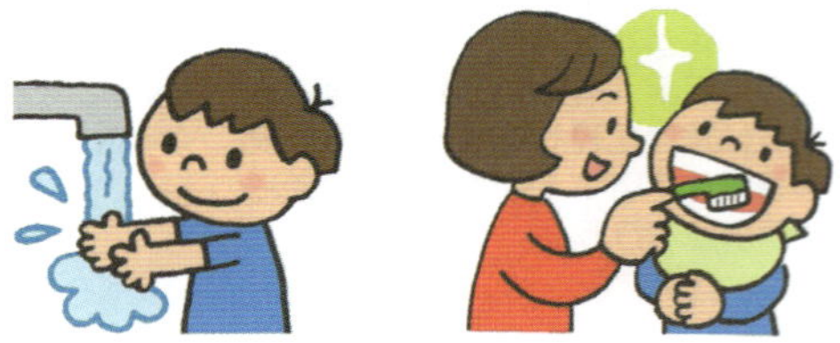

❹絵カード・シンボルカード

ICT 機器の活用

スマートフォンやタブレットなど，誰もが便利に使っている機器には，アクセシビリティ*に配慮した製品が増えている．小型で軽量，常に携帯が可能なことや，さまざまなアプリケーションも開発されたことで，より身近に情報を得られるようになった（**図**）．スマートスピーカーや，スマートリモコンは障害者にとって，楽に家電操作ができるシステムである．

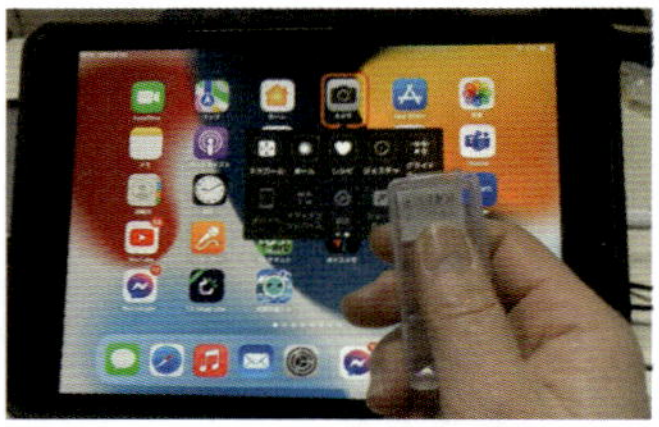
図　iPad でスイッチを操作

用語解説* **アクセシビリティ**

accessibility．年齢や身体障害の有無に関係なく，誰でも必要とする情報に簡単にたどり着け，利用できることをいう[3]．誰もがホームページやウェブシステムを利用できるよう，さまざまなガイドラインや取り組みが提示されている[4]．

コラム　ユマニチュード®

ユマニチュード®（humanitude）はフランス人のイヴ・ジネストとロゼット・マレスコッティの 2 人により創出された，知覚・感情・言語による包括的コミュニケーションのケアメソッドである．「ケアする人とは何か」「人とは何か」を問う哲学と数百を超える具体的で実践的なテクニックから成り立つ．

さまざまな健康上の問題を抱え，暮らしを継続するために家族や医療・介護職に衣食住において依存する必要があったとしても，自分らしく生きることは当然と認めること，そのことを尊重すること，対等に平等でそして自由であるために，ケアをする人は常に「あなたは人間です，大切な存在です」というメッセージを相手が理解できる形で発信する必要がある．その人の能力を奪わず，自律と自立を大切にする，害を与えないケアを目的に実践することで，人は相手との関係性の絆をつくり，人間らしさを回復し，人生の最後まで自律して生きることができる．つまり，ケアが必要な人の人間らしさを尊重し続け，ケアを通じてその人との関係性：絆を確立することがユマニチュード®の哲学である．

*「ユマニチュード」の名称は，日本における SAS Humanitude 社（本社：フランス共和国）の登録商標です．

ケアする人とは

相手を思いやることは大切なことである．しかしなんでも代わりに行うことは優しさではなく，ケアする人の職務ではない．ユマニチュード®では，「ケアする人」を以下のように定義する．

- **健康状態に応じた正しいレベルのケアが選択できる人**

①回復を目指す．例えば，20 m 歩行できる人であったら毎日少しずつ歩行距離を延長する．
②状態を維持する．例えば，20 m の歩行がやっとの人であれば毎日 20 m の歩行を続ける．
③寄り添う．例えば，寝たきりの終末期の人であっても可能な限りできることを支える．

- **決して害となることはしない人**

歩行が不安定で転倒の危険があることを理由に安静を強いる，何よりも清潔であることを優先して熟睡している時間でもおむつ交換をすることで睡眠を妨げてしまうなど，ケアをする者にはそんなつもりはないのに，実は結果として本人の能力を奪ってしまう，つまり害となっているケアはないか，という視点から今のケアを見直す必要がある．

人とは

人は動物であるが，笑う，知性をもちユーモアを理解する，立って歩く，そして友人・家族と食事を分かち合って楽しむなど，唯一無二の存在としての人間らしい特性がある．その特性を尊重されている，と自分が感じるためには「見つめられて」「話しかけられて」「触れられて」そして「立つこと」の四つの要素がケアを通して行われる必要がある．この 4 要素を常に複数用いる包括的なケアを受けることで人は人間らしさを発揮できる．

哲学に基づいた四つの基本技術

すべての技術には相手に伝わる感情面の意味がある．さらに二つ以上の技術を同時に用いることで包括的なコミュニケーションを実現させる．

- **見　る**

寝たきりで，いつも見下ろされる視線（垂直の視線）しか得られない状況は，成人の自我を，それがまだ確立していない生後 3 カ月くらいの状態に戻す可能性がある．また，認知機能の低下した人や認知症の人は，周囲の状況を認知する力が低下していわゆる「関係性の視覚障害」の状態となり，その視野が狭くなる．ユマニチュード®ではポジティブな関係をつくるために，相手が理解できる方法で愛情と優しさを表出する技術を用いて相手を見る．遠くから相手の視野に入る位置に立ち，次いで驚かせないようにゆっくり近づき，正面で水平に相手の瞳に自分が映るほど近くで見る．しかし，見るために必要な距離は相手が決める．

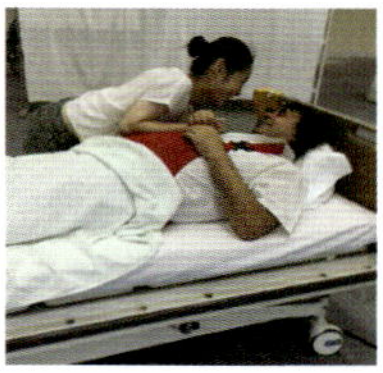

見る：目線を水平に相手の瞳に自分が映る距離で見る

技　術	相手に伝わるメッセージ
正面で 水平に 近く 長く	信頼 平等 親密 愛情

- **話　す**

言葉の意味が理解できない赤ちゃんや，良好な関係を築きたい相手に対して，人は自然に話すことができる．しかし，相手から言語や非言語での反応が得られないと，人は話し続けることはできない．ケアが必要な状況にある発語のない人の現実は，1 日に 120 秒しか話し掛けられていない，という調査もある[5]．言葉を忘れたように見える相手に対し，ケアする人はそのケアの空間に言葉をあふれさせて，あなたは大切な存在ですと伝え続ける．具体的には，ケアの動作をすべて言語化し，前向きの語《ご》彙《い》を多用して伝える，オートフィードバックと呼ぶ技術で途切れることなく話す．例えば，「今から温かいタオルを準備しますね」「右腕からタオルを載せていきますよ」「気持ちいいですね」「腕がポカポカしてきましたね」「腕もよく動きますね」「今度は横を向いて，私のほうに体の向きを変えてもらいますね」「そうっと，そう，楽にできましたね」「あら！ちょっと笑ってくれましたね．うれしいです」のように，ケアの行為を実況中継のようにすべて言葉にして話し続ける．

技　術	相手に伝わるメッセージ
低めのトーンで 歌うように抑揚をつけて ポジティブな言葉で 途切れなく	穏やかさ 心地良さ 優しさ 存在を認めています

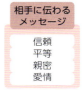

触れる

ケアする人が触れるとき，その多くは相手に触れる必要性を有する動きである．その一方，認知機能の低下した人や認知症の人は陰部洗浄や洗面，口腔ケアなどのケアを受けるとき，その行為の必要性を理解できない場合があり，時にそのケアを攻撃や暴力と受け取る．人には敏感に感じる部位，つまりプライベートな部分がある．この部位の理解に基づいて触れる部位に順番をつけ，相手に優しさや安心感，信頼を伝えるための触れる技術を用いる．例えば，相手をつかまずにゆったりと手のひら全体で触れ，少しの重みをかけて触れ続ける．相手に触れるときや手を離すときは飛行機の離着陸のイメージで行う．

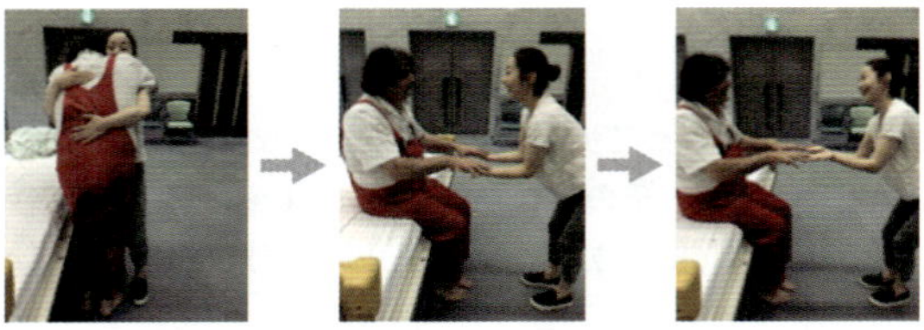

触れる：包み込むように広く触れる，下から支えるように，
飛行機が離陸するように手を離す

技　術

広い面積で
なでるように
ゆっくりと
つかまない
触れ続ける

相手に伝わるメッセージ

痛くない
優しさと
心地良さ
大切にしている
ここにいる，と
存在を伝える

立　つ

「立つ」ことは唯一無二の存在としての自分らしさと尊厳に関わる動作である．立ち歩く動作とそれがもたらす感覚によって，距離や空間，時間の認識が可能となり，知性を発揮する．また，軟骨や関節に栄養を行き渡らせ，骨量を増やし，足底にかかった体重の圧力は静脈還流を促進し，心肺機能は向上する．そして，立位をとることは，褥瘡の予防ともなる．40 秒の立位の保持は，立って体の一部を清拭することを可能とする．立位と座位を組み合わせることによって，1 日合計 20 分程度，立位をとる時間を確保できれば，寝たきりになることを予防できる．

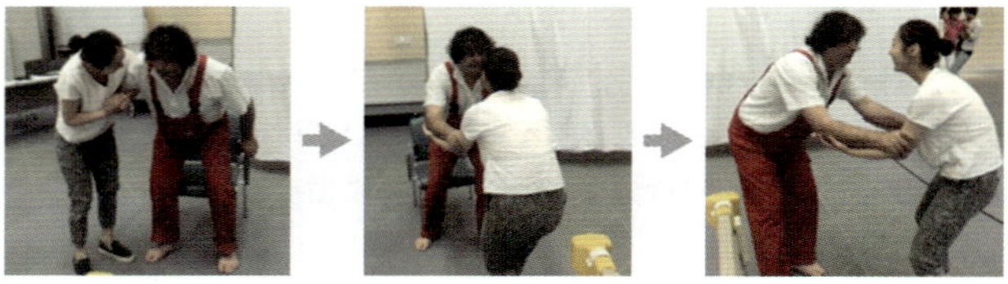

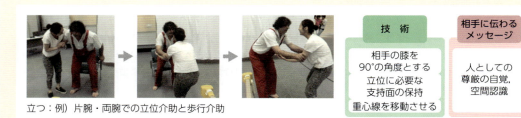

立つ：例）片腕・両腕での立位介助と歩行介助

技　術

相手の膝を
90°の角度とする
立位に必要な
支持面の保持
重心線を移動させる

相手に伝わるメッセージ

人としての
尊厳の自覚，
空間認識

ケアのための五つのステップ

すべてのケアは五つのステップで構成される一つの手順を通じて行う．これは認知機能が低下した人や認知症の人と良好な関係を築くための手順であり，ケアする人を友達であると感じてもらう技術である．ケアの実施においては「見る・話す・触れる」の基本の技術を二つ以上同時に用いる．

ステップ１　出会いの準備：ノックの時間

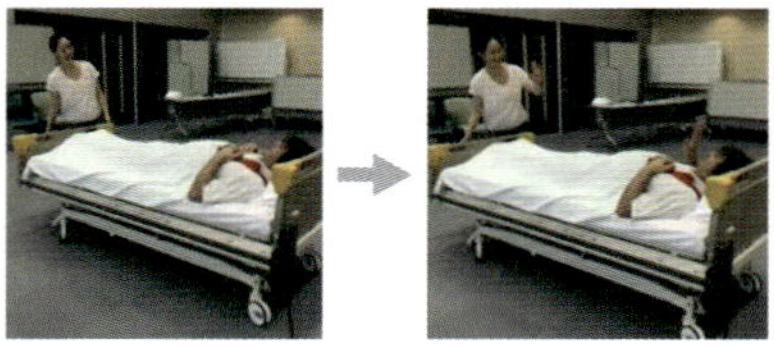

病室入口をノックして反応がないときはベッドボードをノックし，音と振動で覚醒を促す．

目的：相手の覚醒レベルを上げる時間

内容：相手がいる部屋はプライベートな場所である．訪問する相手の同意と許可が必要であり，ケアする人が守るべき義務である．用いる技術はドアをノックすること．ノックの音は誰かが来るという予告の合図であり，相手が準備できる時間となる．

技術：病室のドアを３回ノックし３秒待つ．反応がないときは再度繰り返す．そしてさらに反応がなければ１回ドアをノックして入室する．ベッド足元のボードやベッド柵など相手の反応を見ながらノックを繰り返す．

ステップ２　ケアの準備：無償の時間

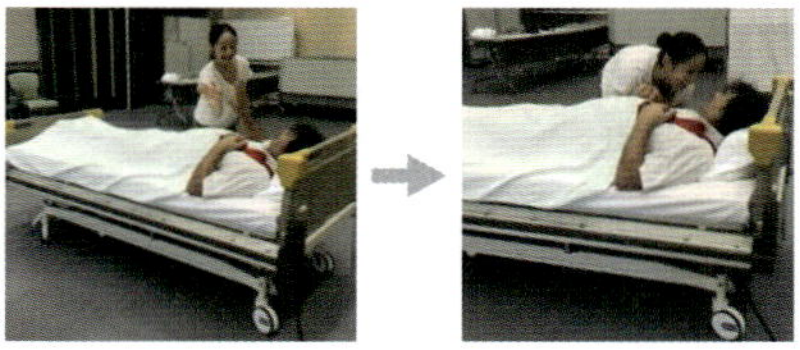

瞳が合ったら名前を呼び，友人として会話を楽しみ，関係性を築く．

目的：友人としての良好な関係性を築くための無償の時間

内容：ただ「あなたに会いに来た，とっても大切な友達だ」という気持ちを行動で伝え，心地良く幸せな時間を共有する．

技術：相手からの反応（目を開ける，返事，うなずき，表情の変化など）を確認できたら視線の先から正面で瞳をとらえて話し，プライベートな部位を避けて触れる．大きな笑顔で見つめポジティブな内容の言葉で話し，広く触れる．決してケアの話はしない．このステップに３分以上はかけない．相手からの否定があった場合はあきらめる勇気をもち，再会の約束をする．

ステップ３　知覚の連結：ケアの時間

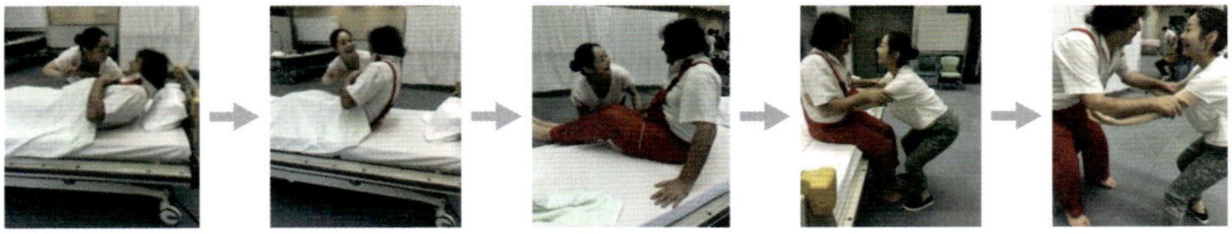

瞳をとらえ続け離さずに，話し続け，つかまずに指を離して，手のひら全体で広く触れ続ける．

目的：予定していたケアを実施する時間

内容：ケアのどの場面でも相手に伝えるメッセージには調和をもたせる．「あなたが大切です」と感覚から伝わる情報は常に調和させ，心地良い状態を維持する．ケアは最後まで安定して行うことができる．

技術：瞳を見つめて話し掛け続ける，話し掛けながら触れ続けるなど，「見る・話す・触れる」の技術を二つ以上同時に用いる（包括性）．認知症の程度によっては，関係性を築く人とケアを担当する人との２人でケアを行う．

ステップ４　感情の固定：ケアの価値を前向きに評価する時間

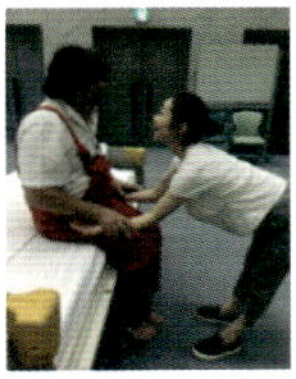

共に行ったケアをポジティブに認め，記憶に刻む時間

目的：心地良いケアを過ごしたことを感情の記憶に刻む

内容：実施したケアの名称や内容を確認し，共に過ごしたケアの時間を前向きに評価する．次回のケアをより受け入れやすくなるために重要である．

技術：瞳を見つめ続け・ポジティブな言葉で話し・触れる．

ステップ５　再会の約束：感情に刻む時間

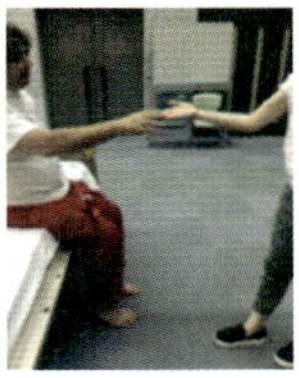

次回のケアの約束をして，飛行機が離陸するように指先を残してさよならする．

目的：さよならとまたの出会いへのエピローグ

内容：関係性が続くことを予感できるように次回の訪問を約束する．

技術：メモに残す，カレンダーに記すなど相手の参加を促して行う．

2 在宅におけるアセスメント技術

1 ヘルスアセスメントの基本

在宅では，病院での看護とは異なる視点での観察が必要となる．これまでの健康状態や生活環境を評価・分析し，次回の訪問まで療養者や家族が安心して生活できるケアを考えることが大切である．また，看護師がいない間にも療養者本人や家族が継続して実施できるケアの提案も求められる．さらに，次回の訪問までの間に発生しそうな症状や問題があれば，それを予防するための対策を講じなければならない．

1．在宅におけるヘルスアセスメントのポイントとその方法

● ①療養者を総合的にとらえる

療養者の全体像を身体・心理・社会的な側面，家族や環境も併せて総合的にとらえる（➡p.27 表1-2参照）．

● ②五感を十分に活用して観察する

五感を使って療養者や家族，環境の変化に気付けるよう心掛ける．視覚，聴覚，触覚，嗅覚から得られた情報をほかの情報と併せてアセスメントする．

● 五感を使った情報収集

視覚，聴覚，嗅覚，触覚，味覚の五つの感覚を五感という．生活環境の情報収集に重要である．

視覚：療養者の表情や動作のほか，室内の状況など．

聴覚：療養者の話し方や会話の内容，テレビの音量や外の騒音など．

嗅覚：療養者の排泄臭，アルコール臭，居宅のにおい（焦げたにおいやたばこ）など．

触覚：浮腫，冷汗やべたつき，家具のぐらつきなど．

＊看護師が，味覚を生かした観察を積極的に行うことは一般的ではない．

● ③起こり得る問題や生じやすいリスクを予測して観察する

療養者の疾患や障害の程度，生活習慣や生活環境，家族の介護力などから予測される問題や起こり得るリスクを想定し観察する．

● ④いつもとは異なる徴候を見逃さない

療養者のいつもとは異なる少しの変化にも気付けるように観察する．また，家族の様子や生活環境の変化も重要である．日課になっていた趣味や家事を数日間していない，家の中がいつもより片付いていないなどがあった場合には，いつもとは異なる徴候として注意を払い，その原因をアセスメントする．

● ⑤日常生活動作（ADL）状況とセルフケア能力の視点で観察する

訪問した際にADLの状況を活動の程度だけでなく，療養者の活動への意欲や補助用具の使用状況も併せて観察する．また，セルフケア能力を生かしているか，妨げになっていることは何かという視点で観察する．

● ⑥社会資源の活用状況を評価の視点で観察する

社会資源やサービスが療養者や家族の介護に適切に活用されているか，ほかに必要なものはないかといった評価の視点で観察する．

● ⑦療養者が望むQOL，希望に沿った生活を送ることを尊重する

身体・心理・社会的側面，家族や環境の視点でヘルスアセスメントを行い，療養者が望むQOLや希望に沿った生活を送ることを尊重し，寄り添ったケアが提供できるよう心掛ける．

2 生活からみるヘルスアセスメント

在宅で生活している療養者や家族は，自らの健康状態の異常に気付かずに生活を送っている場合がある．また，体調の違和感や不調の訴え方には，療養者の生活背景や生活習慣，家族の中での役割や家族関係などが影響している．そのため看護師は療養者の全体像をとらえ，いつもとは異なる徴候に気付けるよう，ヘルスアセスメントを行う必要がある．

1．症状別アセスメントのポイント

①全身状態

訪問した際に，全体的な印象がいつもと比べてどうか，表情や動作のほかに，元気がない，食欲がない，睡眠不足，会話の内容のつじつまが合わないなどの変化はないか，本人の状態に併せて家族の話も情報としてアセスメントする．また，療養者の訴えの背景にある症状を見極める観察も重要である．例えば「最近参ってるんだ」という言葉が表しているのは何か，倦怠感，痛み，不眠，排泄の不調，精神的な不安など，療養者の疾患や障害から予測して会話や身体の観察を行い，総合して判断することが求められる（図3-1）．

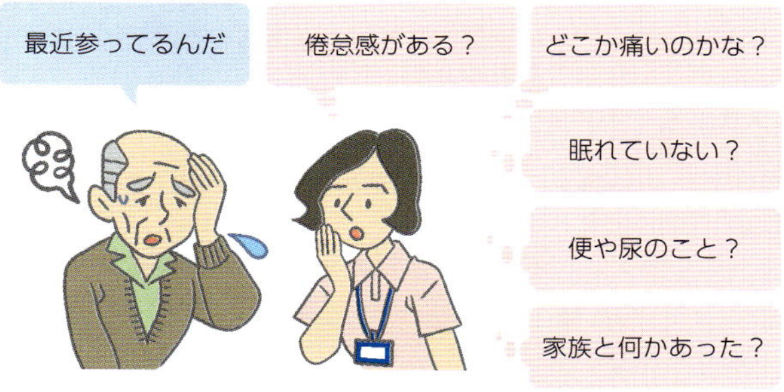

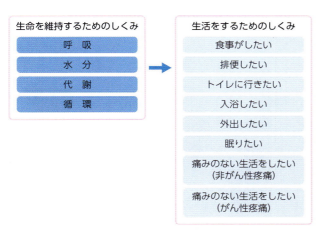

図3-1　療養者の言葉の意味を予測し，観察し，考える

②バイタルサイン

療養者の疾患や障害により，バイタルサインの異常の出現を予測して観察する．発熱は，肺炎などの感染，脱水，熱中症など多くのリスクが予測される．身体症状のほかに，季節，日当たり，室内の環境，療養者の衣服などの観察の結果を総合してアセスメントする．

③生活機能に関連する症状

療養者の希望する生活が送れるよう，食事，排泄，清潔，活動，睡眠などの不調で日常生活機能が障害されていないか，出現している症状や予測される症状についてアセスメントする．特に，排泄の課題は療養者自身の自尊心や家族の介護負担にも大きく影響するため，適切なアセスメントと対応が求められる．

④精神状態に関連する症状

療養者自身の疾患や障害に伴う身体状況に関する不安や苦痛だけでなく，療養生活を送る中で出現する生活上の苦痛，災害への不安，家族関係に伴う悩みなど，療養者の精神状態はさまざまな影響を受けやすい．療養者や家族の話を傾聴し，安心して療養生活を送ることができるように関わることが求められる．

➡ 食に関するアセスメントについては，４章１節p.104参照.
➡ 排泄のアセスメントについては，４章２節p.114参照.
➡ 清潔のアセスメントについては，４章３節p.123参照.
➡ 移動能力のアセスメントについては，４章４節p.128参照.
➡ 睡眠のアセスメントについては，４章６節p.140参照.

3 身体状態のアセスメント

決められた時間の中で効率良く観察するためには，療養者に出現し得る症状を予測し，ケアや会話をしながらフィジカルアセスメント，フィジカルイグザミネーションを計画的に進めていくことが求められる（図3-2）．

生命を維持するためのしくみ
- 呼　吸
- 水　分
- 代　謝
- 循　環

→

生活をするためのしくみ
- 食事がしたい
- 排便したい
- トイレに行きたい
- 入浴したい
- 外出したい
- 眠りたい
- 痛みのない生活をしたい（非がん性疼痛）
- 痛みのない生活をしたい（がん性疼痛）

サブアセスメント
- 浮　腫
- 皮膚トラブル
- 認知症

療養者が自分の描く生活を送るための看護師のアセスメントは，「生きるため＝生命を維持するために必要なアセスメント」と，「生活をするため＝生活を支えるアセスメント」がある．生命の維持を阻害するリスク判断に必要な徴候として欠かせない視点は，「呼吸」「水分」「代謝」「循環」である．その上で，療養者のニーズに表出されやすく，QOLを左右する８項目をアセスメントする．サブアセスメントは，訪問看護において重要な項目として挙げた．

山内豊明監修．生命・生活の両面から捉える訪問看護アセスメント・プロトコル 改訂版．中央法規出版，2015，p.76-77.

図3-2　アセスメントの全体図

1．問診・フィジカルイグザミネーション（視診・触診・打診・聴診）（表3-2）

問診は，主にコミュニケーションを通して実施されるが，必要な情報が家族や介護者により記録用紙やノートに整理されている場合もある．記録用紙の記載内容についても療養者や家族に確認しながら進めていく．

フィジカルイグザミネーションは，療養者の衣服や体位などへの配慮が必要になるため，ケアと一緒に観察ができるように計画的に行う．特に，呼吸音の聴診の際には療養者に数回深呼吸の協力を依頼する場合があるため，療養者の疲労など負担がかからないよう適切に行う．

表3-2　問診とフィジカルイグザミネーションのポイント

情　報	方　法	ポイント
主観的情報	問　診	• 症状の出現とその経過，部位や程度，気になること，食事，排泄，睡眠状況，服薬状況のほか，前回の訪問後から生活や体調の変化がないか確認する • 生活や家族に関することなどを会話によって聞く
客観的情報	視　診	• 意識状態や精神状態，姿勢，活動性といった全身の所見のほか，皮膚の状態や目元，口元などの視診も療養者と会話しながら自然な流れで目で見て情報を得る • 身体の状態だけでなく，表情や話し方にも注意を払う • 視診によって異常があった場合には，触診，打診，聴診により詳細を確認する
	触　診	• 身体の部位に直接触れて，皮膚の弾力・温かさ・冷たさ，浮腫の状態，腫瘤の可動性や圧痛などの情報を得る
	打　診	• 体表を叩くことによって得られた反響音から情報を得る • 部位によって，臓器の大きさ，密度，空洞，臓器の圧痛などの情報を得る • 打診時に痛みを感じないか，硬さや打診音に異常がないかを診る
	聴　診	• 身体の中から聞こえてくる音の変化によって正常や異常を判断する • 主に聴診器を使用して音を聴いて情報を得る • 聴診器による聴診は，呼吸音を中心に，心音，血管音，腸蠕動音などを観察する

＊嗅診もフィジカルイグザミネーションに含まれるが，一般的には上記四つの観察から成るため除外した．

2．バイタルサインの測定

身体状態の把握と目的に応じて，呼吸，循環（血圧・脈拍），意識，体温，皮膚などについて観察する．測定のタイミングは，サービス導入時，朝と夕などの毎日決まった時間，看護ケアの前後，状態が変化したときなどに行う．

動画でチェック

呼吸音の聴取部位

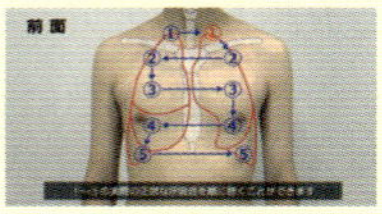

➡ バイタルサインの基準値については，ナーシング・グラフィカ『基礎看護技術Ⅰ』４章５節参照．

●①呼　吸

①呼吸に関する情報収集項目（図3-3）

• 呼吸数：リズム・パターン／呼吸音／呼吸困難の訴え，咳嗽，喀痰，発熱など

②異常徴候の目安

• 呼吸数：10回/分以下，30回/分以上，無呼吸
• リズム・パターン：リズム異常，浅速呼吸，チェーン・ストークス呼吸，ビオー呼吸，クスマウル呼吸，失調性呼吸
• 呼吸音：副雑音，無音など

●②循　環

Ⓐ脈　拍

①脈拍に関する情報収集項目

• 脈拍数，リズム，脈の大きさ（強さ），緊張度，立ち上がり
• 息切れ，胸痛など

②異常徴候の目安

• 脈拍数：40回/分以下（高齢者は50回/分未満）の徐脈，140回/分以上の頻脈
• リズム：不整脈，結滞
• その他：微弱

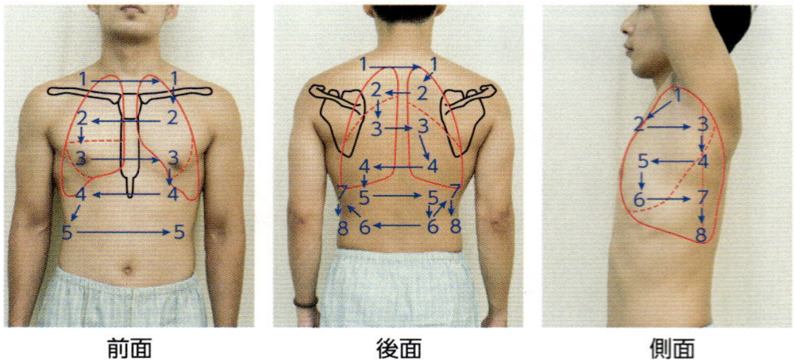

図3-3　呼吸器の打診・聴診部位と順序

● Ⓑ血　圧

① 血圧に関する情報収集項目

- 血圧は，測定前の行動や服薬，食生活，睡眠，心理状態などに影響されるため，できるだけ普段と同じ条件で測定する

② 異常徴候の目安

- 収縮期血圧：180mmHg以上，60mmHg以下
- 普段の測定値との大きな変化

● Ⓒ意　識

- 意識のアセスメントでは，現在の状態や経過を把握すること，障害の程度や原因，障害されている部位を確認することが欠かせない．そのため客観的なツールとして，意識状態の評価基準（スケール）が用いられる．代表的なスケールは，ジャパン・コーマ・スケール（Japan coma scale：JCS）とグラスゴー・コーマ・スケール（Glasgow coma scale：GCS）である．

● Ⓓ体　温

- 高齢者や障害者の場合，室温，衣類，掛け物など環境の影響で体温が変動しやすいため，療養者の環境も併せて確認する．

動画でチェック
肺（呼吸器系）の打診

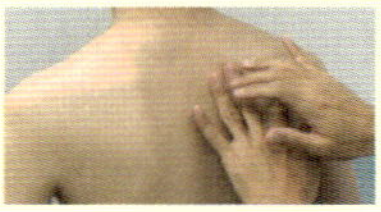

● Ⓔ身長・体重

- 身長と体重から，肥満ややせなどの体格（BMI），栄養状態，体位や姿勢を検討する．

● Ⓕ皮　膚

- 皮膚は，視診やケアを行う際や日常生活の中で療養者と接するときに観察する．異常部分では，①大きさ，②形，③色，④位置，⑤左右対称性に留意する．

コラム

ICTを活用したヘルスモニタリング

ICTを活用したヘルスモニタリングは，在宅療養，企業向け健康リスク管理，介護，見守り，遠隔医療など幅広い分野で利用される．特に遠隔診療は，医療アクセスが限られた地域や高齢者にとって大きな利点がある．ビデオ通話を通じて医師が療養者の状態を確認し，適切な治療を提供することで，療養者は自宅から医療サービスを受けることができ，通院の負担が軽減される．

また，テレナーシング（遠隔看護）も重要な役割を果たす．テレナーシングに関するガイドラインは，看護師が遠隔で療養者の状態をモニタリングし，必要なアドバイスや支援を提供することを推奨している．具体的には，療養者のデータをリアルタイムで監視し，異常を察知した場合には迅速に対応することが求められる．これにより早期の問題発見と対策が可能となり，療養者の健康状態の維持や改善が期待される．

さらに，ICTの進化は医療の現場に新たな可能性を広げている．例えば，ウエアラブル端末を用いた24時間のバイタルサインモニタリングや，スマートパッチによる自動血糖値モニタリングと投薬などが開発されている．これらの技術は，療養者のQOL向上に寄与するとともに，医療従事者の負担軽減にもつながる．

今後，さらなる技術革新とともに，在宅医療の実現性と効果がますます高まることが期待される．

●左がセンサー，右がリーダー

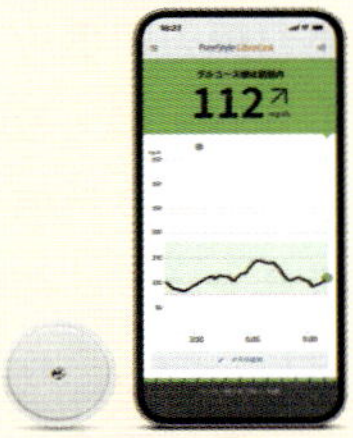

アボット社製血糖モニタリングシステム（FreeStyleリブレ®2）．

〈写真提供：アボットジャパン合同会社〉

動画でチェック

遠隔看護-テレナーシング

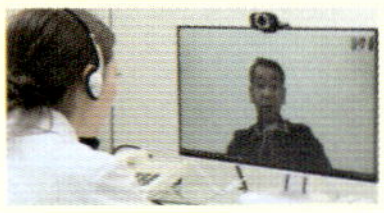

3 環境整備

1 在宅療養環境の基本

在宅療養環境は，療養者の安全で快適な暮らしを確保し，ADLの維持・拡大，自立や社会参加を促し，その人らしい生活を実現するために重要なものである．また，介護者においても，動線や物品の配置などが，介護負担や健康状態に大きな影響を与える．

2 療養環境が引き起こす障害の予防

在宅における療養環境は，療養者の心身の健康状態に影響を及ぼす．例えば，居室から水回りまでが離れていたり，動線が複雑だったりすると，療養者の移動への意欲や行動を妨げることになり，閉じこもりやADLの低下を招き，家族との団らんの機会を減らす恐れがある．体温調整機能が十分に働いていない在宅療養者の場合では，室温の高低が体温や血圧の変動を引き起こし，うつ熱や熱中症，脱水やヒートショック*の原因となる．また，加齢に加え，運動器の機能や視力の低下を生じている療養者では，段差や，照度が低い環境での移動により，転倒・転落を生じやすい．さらには，家具や物品の不適切な配置や使用方法により熱傷や凍傷，火災などを生じる恐れがある．

在宅療養では，訪問看護師は療養者と家族が長らく築き上げてきた暮らしぶりを尊重しつつも，リスクマネジメントの観点をもち，日常的に事故や閉じこもり，生活機能障害につながる点がないかを点検し，リスクを未然に防ぐ環境づくりを心掛ける．

用語解説*
ヒートショック
温度の急激な変化で血圧が大きく変動することなどが原因となり起こる健康被害（失神や心筋梗塞，不整脈，脳梗塞）のこと．典型的なのは，冬季，入浴時の急激な血圧低下から失神，溺死に至る急死である．

3 居住環境のアセスメント

1．アセスメントの観点

居住環境は，そこで生活を送る人の暮らし方，関係性，価値観や生活歴を反映するものである．したがって，居住環境をアセスメントする際には，療養者と家族の日常（普通，当たり前）の暮らし方を理解することがスタートとなる．その上で，疾患の経過の見通しや障害の実情を踏まえ，療養者は今後，どのように暮らしていきたいのか，生活に対する希望や意欲を把握することが不可欠である．

2．アセスメント項目

- ADL・IADLのアセスメント
- 生活のしかた（ADL・IADLの維持および向上）
- 行動範囲，動線，日照，通風，遮音，温熱環境，家族間の交流，プライバシー，外出，接客など
- 地域社会との接点の有無

3．間取り図（見取り図）

間取り図を描いてみると，在宅療養者の生活把握と問題発見が容易になる．例えば，トイレに行くという一連の動作を間取り図上に可視化することで，移動を妨げている段差の存在や，幅が狭いため車椅子で移動できない廊下，障害のある療養者には開閉が困難な扉など，療養者の生活を空間的，総合的に把握し，アセスメントすることができる．また，間取り図は，療養者や介護者の生活上の課題について，多職種・他機関と情報を共有するための手段にもできる．

4 住環境整備

住環境整備（住宅改修）とは，身体機能の低下や障害と住環境が不適合状態，つまり療養者や介護者の生活に不利益をもたらす状態が生じたときに，それを解消あるいは緩和させるために行うものである．住環境整備は，生活の自立，安全の確保，介護負担の軽減などを図り，より良く住み続けることを目的に行われる．具体的には，①住み方の工夫，②補助具・福祉用具の利用，③住宅改修のレベルがあり，療養者本人と家族をはじめ，看護職，作業療法士，理学療法士，建築関係者など在宅療養の関係者で連携しながら実施する（図3-4）．

動画でチェック

住環境

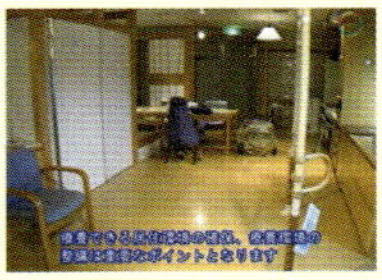

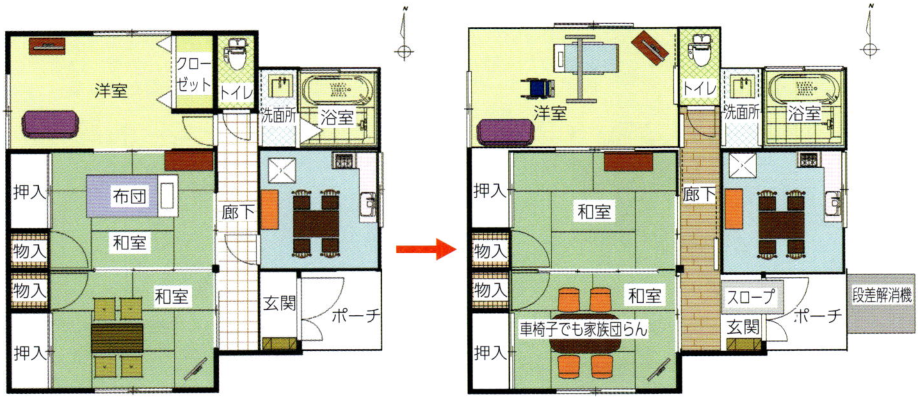

〈画像制作・提供：加島守（高齢者生活福祉研究所所長，理学療法士）〉

図3-4　住宅改修（間取り変更）の一例

住環境整備のポイント

》住環境整備の観点（家屋環境の整備）

1．安全で快適な暮らしを保障する

住環境は暮らしの拠点であるため，本人の生活習慣，価値観を踏まえ，望む暮らしを送る，人と交流する，プライバシーの確保，緊急時の避難誘導手段の確保など，療養者と家族の安全や快適さを保障する観点が求められる．

2．生じている生活障害を解消する

療養者の身体機能低下に応じて，生じている生活障害を解消または緩和するために，個別の状態・障害に応じて自立を促し，残存機能を引き出す住環境を整える．事後的な対応といえる．

3．将来的な生活障害に備える

疾患の進行や加齢による身体機能の低下を見越して，将来の生活障害の予防，日常生活の中での事故防止の観点から，事前に住環境を整える．この住環境整備は同じ住居に暮らす家族にとっても安全性や快適性を保障する．誰にとっても暮らしやすい普遍的（ユニバーサル）な対応であるといえる．

住宅改修のポイント

1．自立・セルフケアを促す

療養者のADLや生活動線，介護者の介護力を踏まえ，間取りの工夫や変更，手すりや移動のための福祉用具を配置することで，療養者の自立やセルフケアを促す．日常生活空間を同一階とする，トイレに近い場所に居室を配置する，福祉用具を活用できるようなスペースを確保するなども，住宅改修の一例である（図3-4）．

2．快適な生活空間をつくる

在宅療養者は居室や自宅内で過ごす時間が長くなりやすく，生活環境の快適さは安定的に療養生活を送る上で欠かせない．ごみや汚物の処理の徹底，居室と水回り（台所，トイレ，浴室など）の配置を工夫し，居室や自宅内の衛生を保つ．また，疾患・障害に応じて，認識しやすい色，扱いやすい形態，室温調節など容易に操作できる福祉用具を導入するなど，快適さに配慮した環境づくりを心掛ける．

3．危険を回避する（転倒・転落の防止，災害への備え）

在宅療養者は，運動麻痺や視力低下，長期臥床による筋力低下，注意力散漫などにより，転倒・転落が起こりやすくなる．段差の解消，手すりの設置，階段滑り止めの取り付け，通報装置や足元灯の設置などで，住宅内事故を未然に防止する．

また，災害に備え，避難経路を確保，窓ガラスの飛散防止フィルムや家具などの転倒防止用具の装着，診察券や各種手帳などの貴重品は安全に保管できる場所を決めておく，また，その場所を確保するなどの工夫が必要である．

自宅内の転倒・転落防止策

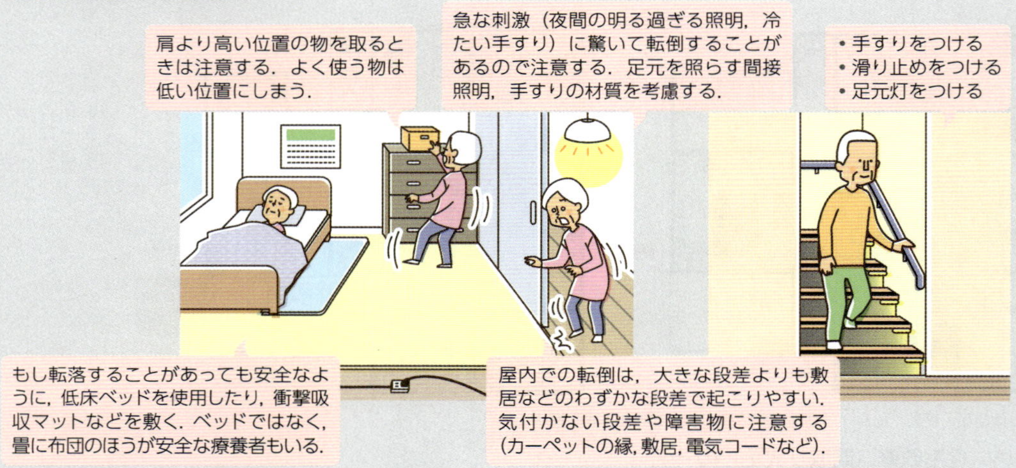

住環境整備におけるケアマネジメント

- 療養者や家族の健康状態や生活の情報を踏まえ，生活環境を的確に評価し，住環境問題のニーズを発見・アセスメントする．
- 本人の心身機能の現況，将来の見通し，日常生活での具体的な介護の内容や安全な動作方法などを念頭に置き，療養者や家族に対し，住宅改修の助言・紹介を行う．
- 住宅改修を担当する業者や専門職と連携を図り，必要時に療養者・家族との仲介や代弁を行う．

5 福祉用具

1 福祉用具とは

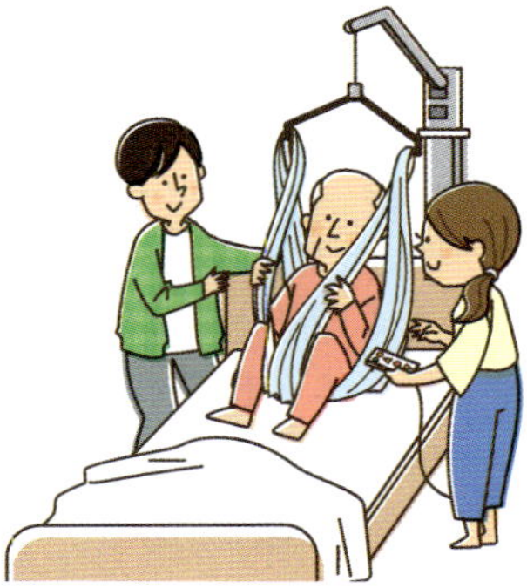

福祉用具とは，心身の機能が低下し日常生活に支障のある老人，心身障害者の日常生活の便宜を図るための用具，機能回復訓練のための用具および補装具をいう（福祉用具の研究開発及び普及の促進に関する法律）．

福祉用具の活用は，療養者自身の生活の自立を促し，介護者の介護負担を軽減することを可能とし，結果，療養者・介護者の安全の確保，在宅での生活の継続を保障し，ひいてはQOLの向上（生活の広がり）をもたらすという意義がある．

2 福祉用具導入の観点

福祉用具の導入は，療養者の生活上の不便・不自由を解決する住環境整備の一環として位置付け，ほかの住環境整備と組み合わせることが有効である．福祉用具の導入に当たっては，理学療法士，作業療法士などとともに検討することが欠かせない．

入浴や排泄など，療養者の皮膚に直接触れる用具は購入しなければならないが，購入前に試してみることができる場合やリースの制度もあるので，療養者と家庭の状況に応じて導入を考える．

1 目的に合った用具の選択

福祉用具は種類・数ともにさまざまなものがあり，また，次々と新しい製品が出ている．なんの目的で福祉用具を活用するのか，療養者の状況やニーズを明確にし，適切に選択する．

例えば，療養者の自立を促す，家族の介護負担を軽減する，生活の快適性や利便性が増す，事故防止など，福祉用具を導入するメリットについて療養者本人や介護者に十分に説明をし，納得を得た上で，介護力，家族関係，住環境，経済力などの条件を加味し，生活環境に適した用具を選択する．

看護職は，常に福祉用具に関する情報をキャッチしておくとともに，福祉用具業者や相談員などの専門家に相談できるよう，連携をとることが求められる．

2 導入時期の見極め

福祉用具の導入は，病状の変化や身体機能低下を見越して，どのタイミングで導入するかを事前に十分検討する．例えば難病など進行性の疾患の場合，現在の状態だけをみて導入すると，病状の進行に伴い，すぐ使えないものになってしまう場合がある．つまり，機能低下を来した後からでは，使用方法を習得できない福祉用具もあるということである．したがって，看護職の視点だけではなく，療養者本人や家族の「まだ大丈夫」と思う気持ちを尊重しながらも，余裕のあるタイミングで福祉用具を導入することが望ましい．

plus α

疾病・障害の特性と福祉用具

頻度の高い住宅改修として，手すりの設置がある．一般に，手すりの把持が可能な場合は丸形の手すりでよいが，関節リウマチなどによる手指の変形があり，手すりの把持が困難な場合は，手すりに前腕を載せることができる平型の手すりが適している．また，直線，L字，波型など，動作のしやすさに合わせた形状のものもある．福祉用具は療養者の疾病や障害の状況に応じて，理学療法士（PT），作業療法士（OT），建築関係者など専門家の助言を得ながら選択することが望ましい．

3 正しい使用方法の習得

福祉用具は必ずしも機能が高いものを選択することが適切とは限らない．療養者や介護者が，福祉用具の正しい使用法を習得し，安全に使用できるかという観点からも判断することが大切となる．

6 環境整備に活用できる社会資源

療養者の状況に応じて，介護保険や福祉制度が利用できる．サービス内容は，自治体（市町村）によって異なる場合もあるので，詳細は療養者・家族が市町村の窓口で相談することを勧める．

1 介護保険制度

住宅改修（改造）では，原則として１人１回（生涯にわたり）20万円を上限として，かかった費用の１割が自己負担となる．例外的に，転居をした場合または要介護状態区分が３段階上がった場合は再度利用することが可能である．制度の中で対応可能な例は，手すりの設置，家屋内外の段差の解消，滑りにくい床材への変更，扉や便器の取り替えなどの住宅改修である．

福祉用具の購入では，１年間に10万円を限度に自己負担１～３割で，移動，排泄，入浴に関する福祉用具の購入補助がある．また，自己負担１～３割（月額の介護費用に含む）で，車椅子，特殊寝台などの貸与（レンタル）を利用することができる．

相談窓口は各自治体の介護保険課，地域包括支援センター*などである．

2 障害者総合支援法

障害支援区分の認定を受けている場合，補装具の交付や修理，日常生活用具の給付および貸与などが可能である．

3 その他の給付制度

老人福祉法，その他の法に基づいた重度身体障害者（児）住宅（家屋）整備事業など，自治体独自の制度などがある．

4 多職種連携

福祉用具の導入に当たっては，介護支援専門員（ケアマネジャー）と連携を図りながら，主治医やリハビリテーションスタッフ（理学療法士，作業療法士，言語聴覚士），訪問介護員（ホームヘルパー），住環境に関係する職種（福祉住環境コーディネーター，福祉用具専門相談員，福祉用具プランナー，建築士など）と情報交換をしながら支援する．通所リハビリテーションやデイケアなどを利用する療養者の場合は，施設職員とも互いの情報を交換し，療養者の自立の妨げにならないような統一した指導ができるようにすることも重要である．

用語解説*

地域包括支援センター

介護保険法で定められた地域住民の保健・福祉・医療の向上，虐待防止，介護予防マネジメントなどを総合的に行う．保健師，主任介護支援専門員，社会福祉士が配置されている．

➡ 障害者総合支援法については，ナーシング・グラフィカ『看護をめぐる法と制度』5章2節も参照．

4 生活リハビリテーション

1 生活リハビリテーションの基本

1 生活リハビリテーションとは

病院での身体機能の回復や向上を目的としたリハビリテーションに対し，**生活リハビリテーション**とは，生活の場を中心に療養者の視点に立って，自立した生活を送る上で必要とされる**生活機能**を中心に，創意工夫をしながら維持・向上させることを目的としたリハビリテーションをいう．

2 在宅療養における生活リハビリテーションとその対象

住み慣れた在宅での療養生活は，家具や物の位置を自由に配置できる．手の届く範囲にさまざまな日常生活用品が配置されることは便利である一方，療養者のADL機能を低下させることにつながる．病院などの施設はユニバーサルデザイン*を取り入れた安全な環境に配慮されている場合が多いが，家具や物が乱雑に配置される在宅療養の場は危険が潜む場合も多い．また，介護保険サービスで，訪問看護や訪問リハビリテーションを活用し移動や移乗の能力が一時的に獲得されていても，日常生活でその能力を発揮しないでいるとADLの機能が低下する．看護師やリハビリテーションスタッフによる訪問時間は在宅療養生活のほんの一部にしかすぎず，療養者本人や介護者・家族の自立に対する意欲に任されている．

一方，在宅療養の場は工夫次第で，日常生活行動において自然な形で訓練ができる環境に変わる．あえて移動しないと取りに行けないような位置に物を置き，それをリハビリテーションの一つと認識して繰り返し行うことで，ADLの維持・向上につながることもある．また，在宅療養であるからこそ，朝起きて身なりを整え，更衣をし，夜は寝衣に着替えて就寝するという生活リズムをつけることも生活リハビリテーションとなる．在宅では移動や移乗，更衣や食事，排泄動作そのものがリハビリテーションの機会となるのである（図3-5）．

3 在宅療養での生活リハビリテーションの目的・適応

生活リハビリテーションとは，単に運動機能や栄養状態といった身体機能の改善だけを目指すのではなく，「心身機能」「活動」「参加」のそれぞれの要素にバランス良く働き掛け，これによって日常生活の活動を高め，家庭や地域・社会での役割を果たし，それによって一人ひとりの生きがいや自己実現を支援して，生活の質（QOL）の向上を目指すことでもある．例えば，病気や障害をもっていたり，人工呼吸器の装着や在宅酸素療法を行っていたりしても，「外出したい」「孫に会いに行きたい」といった，希望や生きがいをもつことがある．麻痺があって自由に体を動かせなくても，「短時間なら店番をしてお客さんが来たら家族に知らせる」「座位の姿勢で洗濯物をたたむ」「働く家族のためにできることをしたい」など，家族や社会の中での役割遂行や自立を果たそ

用語解説*

ユニバーサルデザイン：UD

universal design．ユニバーサル＝普遍的な，全体の，という言葉が示しているように，「すべての人のためのデザイン」を意味し，年齢や障害の有無などにかかわらず，できるだけ多くの人が利用可能であるようにデザインすること．

動画でチェック

生活リハビリテーション

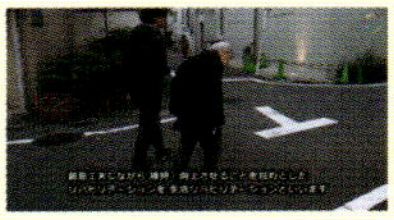

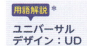

➡ ICFについては，1章2節p.27参照．

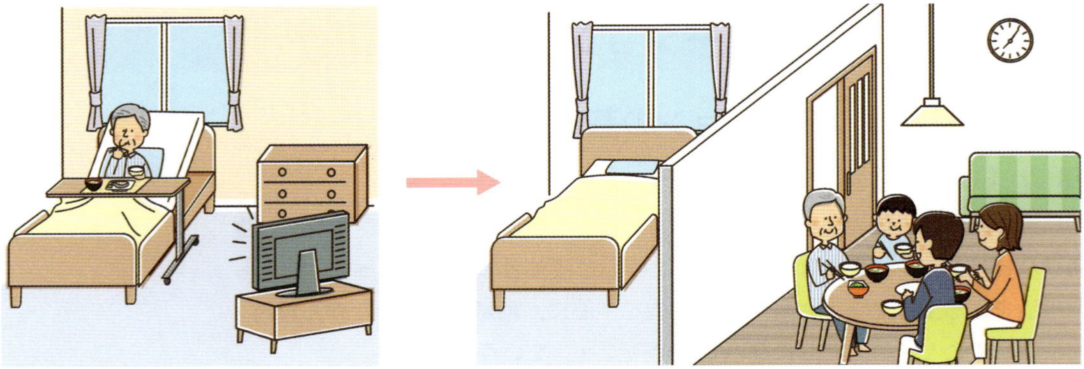

寝食や日中過ごす場所を分けることで歩行の機会を増やし，活動量を増加させる．

図3-5　生活環境の設定

うとすることもある．

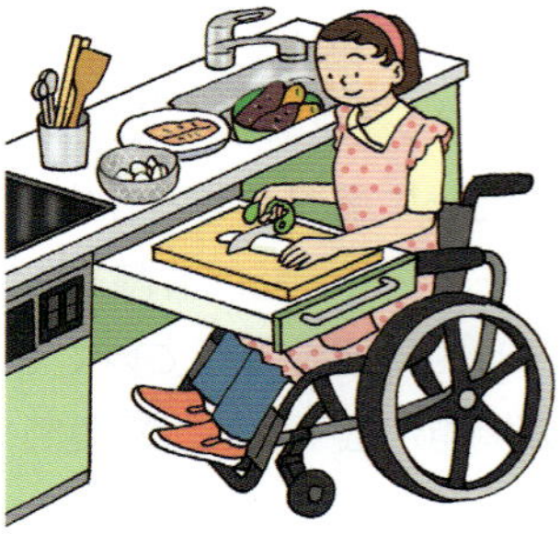

看護師は在宅療養者や介護者・家族との関わりの中で，心身の機能をはじめ環境を含めた総合的なアセスメントをし〔生活機能・ADLのアセスメント〕，生活リハビリテーションの支援をしていくことが重要である．とはいえ，週に１～２回の訪問の場合もあるため，理学療法士や作業療法士，言語聴覚士などの専門職や介護支援専門員らとの連携を十分に図りながら進めていく．

2 障害や状態に応じた生活リハビリテーション

生活リハビリテーションの例

医療依存度が高い寝たきり療養者の場合

神経難病や人工呼吸器装着患者，脊髄損傷患者や麻痺があり「障害高齢者の日常生活自立度判定基準」でランクCに相当する寝たきり患者の場合でも，自立を目指した支援を行うことができる．声掛けに対する反応を示してもらうことや，健側の身体を一部でも動かしてもらうなどでもよい．残存機能はどの部位にあり，どのようなことなら可能かをアセスメントし，日々の介助のプロセスにおいて協力を依頼し動かしてもらう．

なんらかの介助を要する療養者の場合

脳血管疾患やパーキンソン病などでも，なんらかの介助により車椅子などに移乗でき，食事，排泄は，ベッドから離れて行える「障害高齢者の日常生活自立度判定基準」ランクBよりも，軽度の療養者の場合は，積極的な生活リハビリテーションを支援していく．また，自助具を含めた福祉用具や住宅改修を取り入れることで生活の幅が広がるため，必要に応じて活用する．

状況に応じて短い時間でもベッドから離床し，居室から出ることや屋外で散歩や歩行をすることを推奨する．最初は窓際で外を見ることから始めるのでもよい．屋内の廊下や自宅の庭，周辺の道路を歩いたり車椅子で移動したりして，少しずつ距離を伸ばし，回数を増やすことで気持ちに張り合いをもたせる援助をする．訪問時には看護師は療養者とともに行動をし，環境や動作時の場面をしっかりと観察し，転倒・転落をはじめとする危険性がないかをアセスメントする．安全への配慮がなされているかどうかや，介護者や家族に負担はないかなどを観察し，家族に見守りのポイントや安全への配慮をアドバイスする（日常生活のアセスメントと環境整備）．

1．福祉用具・自助具

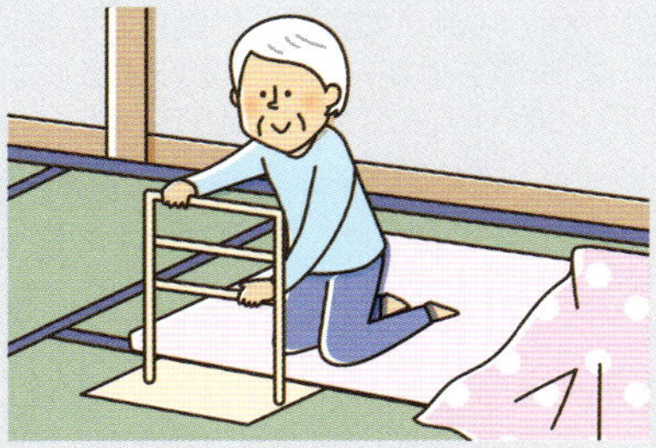

起き上がり・立ち上がり

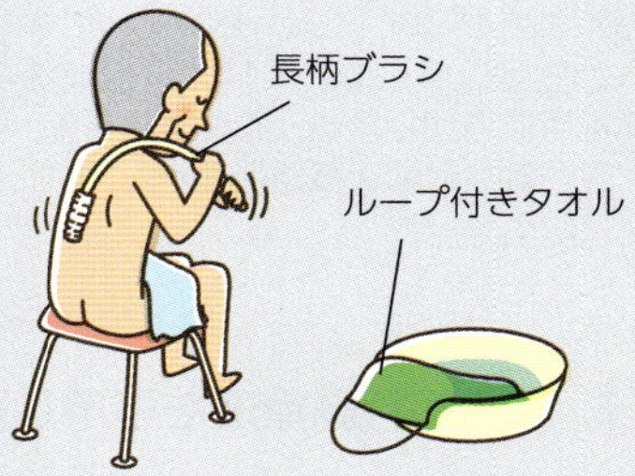

自助具を活用した入浴

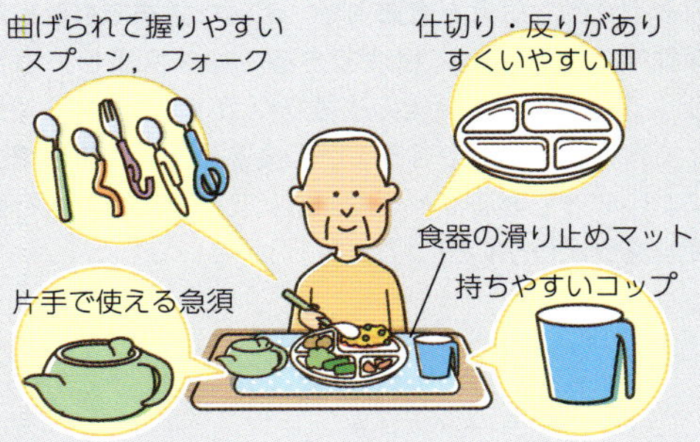
曲げられて握りやすい
スプーン，フォーク
仕切り・反りがあり
すくいやすい皿
食器の滑り止めマット
持ちやすいコップ
片手で使える急須

自助具を活用した食事・調理動作

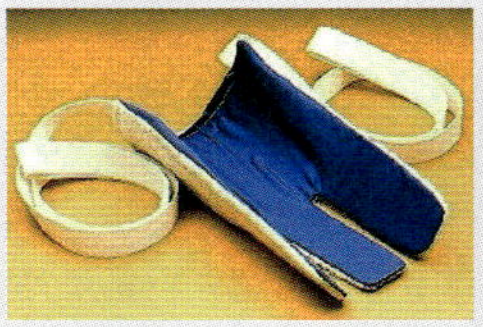

靴下エイド
履き口のゴムを手で広げることなく，片手でも靴下をかぶせて履くことができる．
〈写真提供：プロト・ワン有限会社〉

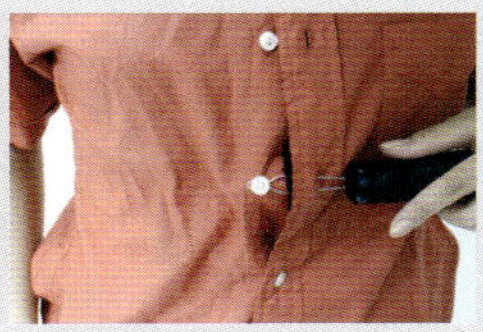

ビッググリップ・ボタンエイド
手先の細かい動きが難しい療養者のための，ボタンをかける補助具．輪の中にボタンを引っ掛けて使用する．
〈写真提供：アビリティーズ・ケアネット株式会社〉

自助具を活用した更衣

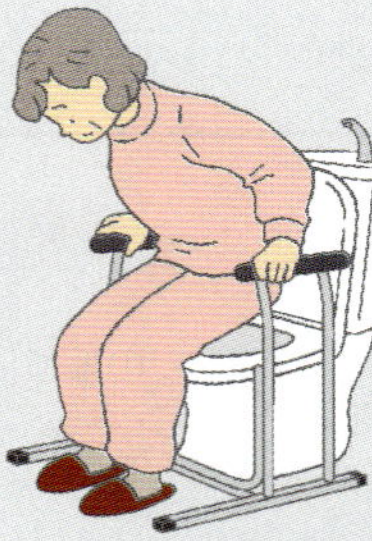

a. 挟み込み式トイレ用手すり

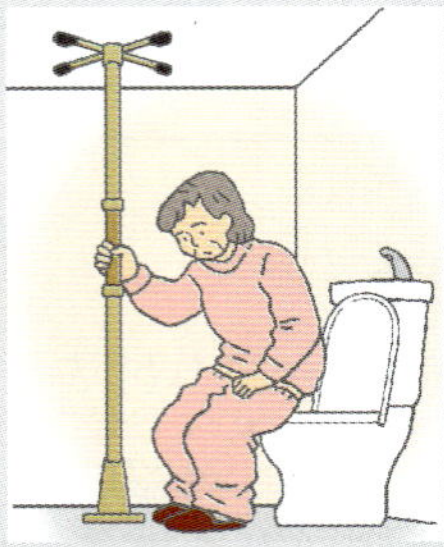

b. 突っ張り式トイレ用手すり

福祉用具を活用した排泄

2. スロープの取り付け

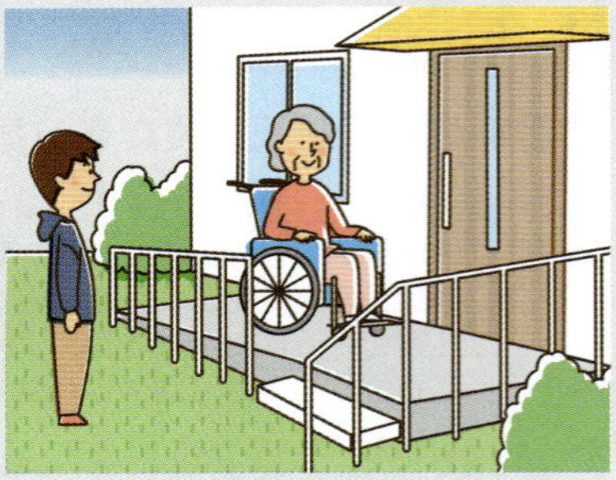

3 在宅移行に向けての環境整備

在宅療養を見据えた環境整備

在宅療養への移行との関連

入院中や，施設への入所中から，在宅での療養生活を想定することが重要である．

病棟看護師

病棟看護師は起き上がり動作や立ち上がり動作，食事や排泄，更衣動作についてリハビリテーション専門職からアドバイスを受け，病室や病棟内でも積極的に実施しておくことが望ましい．そのための福祉用具の貸与や購入，住宅改修については，介護支援専門員をはじめ，福祉用具専門相談員，福祉用具業者，リハビリテーション専門職など関連職種と連携し検討しておく．

訪問看護師

訪問看護師が入院中から在宅復帰時に関わる職種とともに環境整備の検討をしておくことで，療養者のスムーズな在宅療養移行につなげることができる．福祉用具に入院中から触れて試用・試乗してもらい，療養者に合ったものを適切に選択できるようにすることで，生活リハビリテーションの幅が広がる．

コラム

認知行動療法を応用したリハビリテーション

脳血管障害における脳卒中後うつ状態は，リハビリテーションを行っている療養者にしばしばみられる．要因として失語症によるコミュニケーション不全や記憶障害による物忘れ，見当識障害によって困惑や不安感が生じ，療養者の自己効力感が低下し，無力感や喪失感につながることが考えられる．

そこで，うつ病の患者に利用される認知行動療法（cognitive behavioral therapy：CBT）を応用し，脳卒中に罹患しうつ状態に陥った療養者に自己効力感を維持しながら気付きを促す手法が試みられている．具体的には，療養者が自分の状態に気付くためのカウンセリングをリハビリテーションと組み合わせ，認知が感情と行動に影響を及ぼすことを理解させ，思い込みや否定的な思考を意識させ，困難な課題でも現実的な説明に置き換えて解決できる方法を探索してもらう．そのために，機能の改善をグラフやVTRで「見える化」して意識できるよう工夫する．日常生活場面において「できることを増やす」ことに配慮した行動変容を促す技法の一つである．

引用・参考文献

1) 大嶋伸雄ほか．脳損傷例に対する認知行動療法．理学療法ジャーナル．2014，48（12），p.1099-1109.

5 感染予防

1 在宅における感染防止の基本

在宅看護では，日和見《ひよりみ》感染などを生じやすい高齢者や医療依存度の高い傷病者を対象とする．施設内と異なり感染のリスクは少ないが，居宅を巡回する看護師や訪問介護員など外部訪問者やペット，乳幼児などをはじめとした同居者が感染症の媒体となり得ることが在宅の特徴である．また，在宅療養者はかぜをひいても受診が容易でないことが多く，さらに主に介護するのは家族であるため，施設と比較して感染に対する注意が十分になされない可能性がある．療養者が感染症を発症すると，発熱や疼痛などの症状により，療養者にも介護者にも不安が生じる．さらに，病状が悪化すれば，集中的な医療的管理が必要となる．

近年では，社会的な感染症の流行も散発しており，在宅療養者の生活・生命を守るための訪問看護における感染対策は重要である．

2 日常的なケア（平常時）

1 療養者の体調管理

原疾患の増悪防止，管理が大前提であるので，体調不良時は，早めに主治医や訪問看護師に知らせるように伝える．訪問時には，発熱・発赤・疼痛・腫脹などの感染による徴候を早めに発見できるよう全身の観察を十分に行う．

日常的な手洗い・うがい，感染症流行時に外出する際はマスク着用を促す．

日常生活上のケアを要する療養者には，身体の清潔や口腔ケア，褥瘡予防，瘻孔や排液の管理などを適切かつ十分に行うとともに，水分や栄養の摂取を促し，療養者本人の体調を整え，感染への抵抗力を高める．また，感染症流行時期には，外出，施設系サービスの利用や医療機関への受診を控えるよう，在宅サービスを提案する．

季節性インフルエンザ，肺炎球菌，**新型コロナウイルス感染症**など，感染や重篤化の予防に有効なワクチンがあるものは，療養者や家族にその有効性を説明し，主治医の指示の下，できる限り積極的な接種を勧める．医療機関などに出向いての接種が困難な場合は，往診での実施に向け，主治医などと相談・調整を行う．

2 スタンダードプリコーション（標準予防策）（表3-3）

感染症の診断およびその可能性の有無にかかわらず，すべての人，すべての場面において，感染の可能性を踏まえた対応をする．

特に在宅では，訪問ならびにケア前後の十分な手洗いである「手指衛生」と，ケア時にディスポーザブルのマスク，手袋，ガウンまたはエプロンなどの「個人用防護具着用」が基本である．

plus α

主な感染症（病原微生物）の主たる感染ルート

接触感染：MRSA，緑膿菌，O-157，A型肝炎ウイルス，単純ヘルペスウイルス，アデノウイルス，ノロウイルス，ロタウイルス，ヒゼンダニ，シラミなど．

飛沫感染：新型コロナウイルス，インフルエンザウイルス，風疹ウイルス，ムンプスウイルス，髄膜炎菌，マイコプラズマなど．

空気感染：結核菌，麻疹ウイルス，水痘・帯状疱疹ウイルスなど．

表3-3　在宅における感染経路別の主なスタンダードプリコーション

感染経路	訪問時の留意点
接触感染 (経口感染を含む)	• 血圧計，体温計など直接皮膚に接触するケア器具は，原則として療養者専用のものとする • ケア器具を再利用しなければならない場合，消毒・滅菌するか，1週間程度手を触れずに保管したのちに利用する
	• 療養者の居室は，1日1回の清掃を心掛ける • 感染リスクのある期間中，療養者が使用した食器などは家族と共用しないようにする
飛沫感染	• 感染者（療養者本人）へのマスク着用，咳エチケットの励行を促す • 接する家族，訪問者にもマスク着用，手洗いを励行してもらう
空気・エアロゾル感染	• 居室内は，常時あるいは定期的に外気を取り入れ，換気を行う • エアロゾルが発生する可能性のある手技（気道内吸引，気管カニューレ交換など）をする場合には，N95マスク，目の防護具（ゴーグルやフェイスシールド），長袖ガウン，手袋を着用する

3 家族への指導

|1| 正しい情報を伝える

感染症に関する情報が適切に理解されていない場合，家族は過剰に不安を抱くことがある．感染症についての正しい情報を伝え，療養者に起こり得る感染症の徴候やその対処法を指導する．

|2| 感染症をもち込ませない

家族が外部から感染症をもち込まないよう，スタンダードプリコーションをはじめ，予防接種の勧奨，家族が体調不良のときには療養者に近づかないなど，状況に応じた指導を行う．

4 訪問看護師などの健康管理

訪問看護師自身も日ごろからの体調管理に努め，自身あるいは家族内に感染症の恐れがある場合には，勤務を外れるようにする．

また，訪問看護師が感染症の媒体とならないよう，スタンダードプリコーションを遵守し，感染症を発症している療養者は最後の訪問にするなど，訪問の経路を組み立てる．

5 環境整備および医療器具の清潔保持

医療機関ではディスポーザブル器材を用いる場面でも，在宅では経済的な理由や災害等の非常時など，環境が整っていない中でも適切にケアを行わなければならない．そのため，使用する医療器具の素材や使用する部位などに応じて，どのような方法で消毒や滅菌を行うのが適切かを理解しておく．

6 感染性廃棄物の取り扱い

在宅で用いられる医療器具は，現状では廃棄物の処理及び清掃に関する法律（廃棄物処理法）による規制を受けないため，原則として家庭ごみと同様の扱いとなっている．注射針は，主治医や訪問看護ステーションなどを通じて回収するなど，定められた方法で廃棄する．その他の物品は，自治体の取り決めに従って廃棄する．

➡ 廃棄物処理法については，ナーシング・グラフィカ『看護をめぐる法と制度』6章10節も参照．

家庭でできる器具・療養環境の消毒方法

日用品，環境の消毒

食器・手すり・ドアノブなど身近な物や環境の消毒には，熱水，アルコール，塩素系漂白剤を用いる．

1. 熱 水

食器や箸などは，80℃の熱水に10分間浸す．

2. 消毒用アルコール，次亜塩素酸ナトリウム溶液

消毒用アルコール，次亜塩素酸ナトリウム溶液を用いて，手すりやドアノブなどの物品を拭く．次亜塩素酸ナトリウム溶液は，市販の塩素系漂白剤を濃度0.05%に希釈し作ることができる．この場合，時間とともに効果が減退するので，遮光容器に保管し，希釈後48時間以内に使いきる．

3. その他

素材や場所の特性に応じた消毒方法は，下図の通りである．

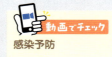

動画でチェック
感染予防

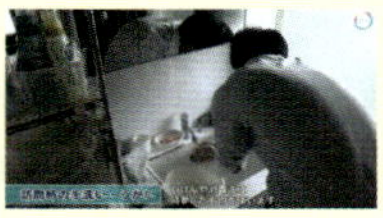

家庭内の消毒方法

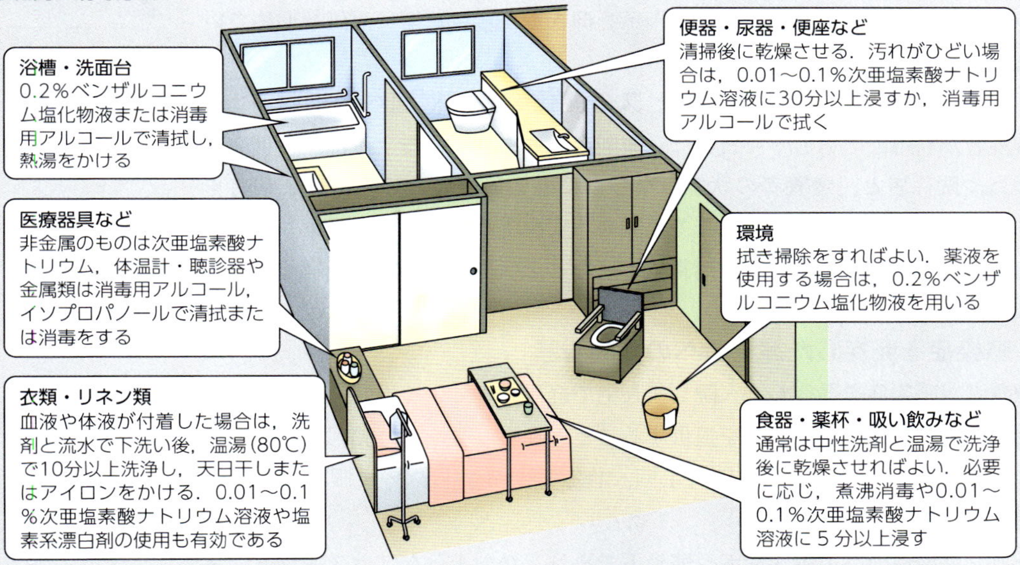
浴槽・洗面台
0.2%ベンザルコニウム塩化物液または消毒用アルコールで清拭し，熱湯をかける
医療器具など
非金属のものは次亜塩素酸ナトリウム，体温計・聴診器や金属類は消毒用アルコール，イソプロパノールで清拭または消毒をする
衣類・リネン類
血液や体液が付着した場合は，洗剤と流水で下洗い後，温湯（80℃）で10分以上洗浄し，天日干しまたはアイロンをかける．0.01～0.1%次亜塩素酸ナトリウム溶液や塩素系漂白剤の使用も有効である
便器・尿器・便座など
清掃後に乾燥させる．汚れがひどい場合は，0.01～0.1%次亜塩素酸ナトリウム溶液に30分以上浸すか，消毒用アルコールで拭く
環境
拭き掃除をすればよい．薬液を使用する場合は，0.2%ベンザルコニウム塩化物液を用いる
食器・薬杯・吸い飲みなど
通常は中性洗剤と温湯で洗浄後に乾燥させればよい．必要に応じ，煮沸消毒や0.01～0.1%次亜塩素酸ナトリウム溶液に５分以上浸す

医療器具の消毒

1. 煮沸消毒

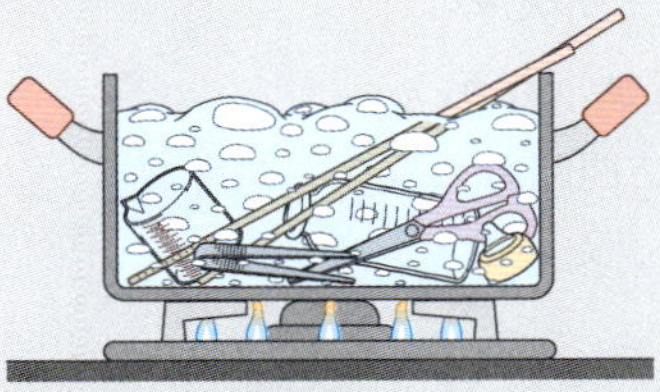

急激な加熱で破損しないように水から沸かす．器具内の空気はできるだけ抜き，しっかり湯に浸し，沸騰してからグラグラと15分間煮る．ガラス製，磁製，金属製，ゴム製の器具に適している．

2. 薬液消毒

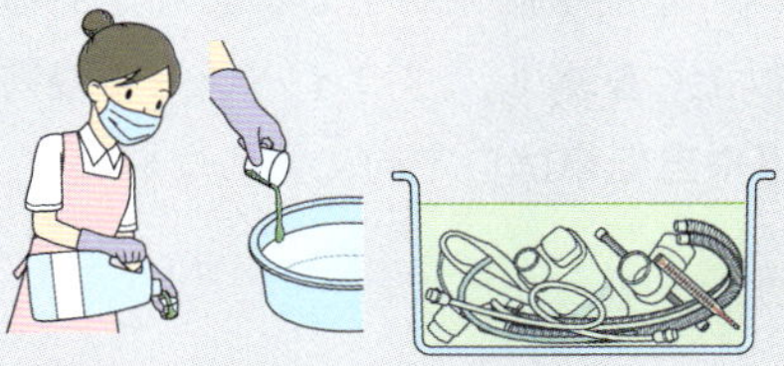

消毒液を所定の濃度に希釈し，一定時間浸す．チューブ類，プラスチック製品など，耐熱性でない器具に適している．

3. スチームでの消毒

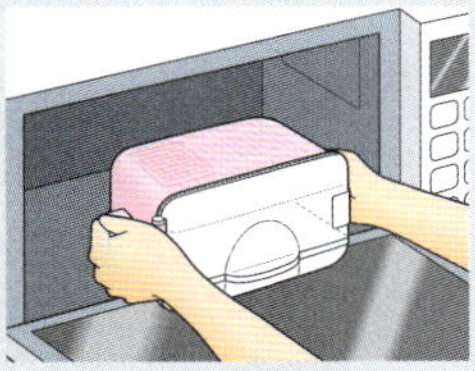

専用の容器に水を適量入れ，電子レンジで加熱することにより，蒸気で消毒する．耐熱性の素材に用いることができる．

3 療養者に感染症が発症した場合の対応

1 初期症状の早期発見から速やかに医療につなげる

療養者が感染症を発症した疑いがある場合には，症状の発生時期，最初に出現した症状，現在の症状，家族や介護者の症状の有無などを確認した上で，主治医などに連絡し，原則として，速やかに受診あるいは往診を受けられるよう調整をする．

ただし，ヒト-ヒト感染で伝播する可能性のある感染症を疑うとき，感染症蔓延《まんえん》下では，いきなり受診するのではなく，事前に医療機関に電話連絡を入れるなど，感染を拡大させない配慮が必要である．

また，新型コロナウイルス感染症や結核などのように，感染症法による発生届を要し，在宅隔離や自宅療養，移送を伴う受診や入院等の所定の健康観察を伴う感染症の場合，保健所に相談，指示を仰ぎながら，適切に対処を進めていくことになる．

plus α

新型コロナウイルス感染症

新型コロナウイルス感染症（COVID-19）による死亡は，2023（令和5）年の主な死因の構成割合のうち2.4%（3万8,080人）で死因の第8位であった．

2 療養者が利用しているサービスの関係職種・機関への指導

療養者が利用しているサービスは，原則として継続できるように，介護支援専門員や関係者と，療養者の状態，ならびに感染症についての情報を共有する．また，関係者が感染症に対して偏見や不安を生じないよう，対策やスタッフの健康管理に関しても正しい知識や手技などを伝え，共に対策を講じることが大切である．

3 感染症を発症した療養者への訪問看護

療養者が感染症を発症し，入院せず在宅で経過をみていく場合，原則として主治医の指示の下，訪問看護を提供することとなる．主治医は頻回な訪問看護を要すると判断した場合，原則月１回，診療日から14日以内に限り，**特別訪問看護指示書**を発行できる．

一方，感染性の高い場合や流行蔓延下であり，かつ十分なアセスメントに基づき生命や生活に直結しない訪問の場合は，訪問頻度を減らしたり，電話対応などに切り替える判断をする場合もある．

感染症によっては，感染者への差別や偏見が生じる恐れがある．そのため，個人情報の取り扱いには通常以上に配慮し，プライバシーを侵害しないよう，時には事業所名の入った自動車や自転車は自宅前に停めないなど，訪問時のふるまいに留意する必要がある．

感染症発症時のケア

療養者本人へのケア

在宅療養者の場合，そもそも訪問看護を要する基礎疾患や障害を有しているので，感染症に関する留意点などを十分に説明し，主治医の指示に従った確実な治療や病状管理を行いながら，基礎疾患の増悪や二次的な合併症の発症を生じないように努める．

- 可能であれば，専用の居室とし，ドアを閉め切る．または，同居家族との生活空間をカーテンなどで仕切る．その上で，療養者自身，居室や療養エリアから極力出ないようにしてもらう．
- 居室は，定期的に外気を取り入れた換気，掃除を行う．
- 発症した感染症の感染ルートに応じて，家庭内で感染が拡大しないよう対策を講じる．
  - 飛沫・空気感染の可能性がある場合は，必ずマスクを着用してもらう．
  - 接触・糞口感染の可能性がある場合は，できれば療養者専用のトイレ（ポータブルでもよい）を使用する．家族と共用の場合は，療養者が使用した後のトイレ，浴室は消毒を施す．
  - 感染症の特徴に応じ，食器，衣類や寝具の洗濯方法，感染性廃棄物の処理方法などを指導する．
- 療養者本人が不安を生じたり，病状急変などを見過ごしたりしないよう，手近に携帯電話や連絡先一覧を常備するなど，連絡手段を確保しておく．

家族へのケア

家庭内で感染症を伝播させないことが，大きな目標となる．

感染症は家族間で伝播する恐れがあるため，それぞれの感染症の特徴に応じた日常生活上の対策や消毒・掃除方法，感染性廃棄物の処理方法を指導する．

二次感染を防ぐための嘔吐物処理

●嘔吐物の処理

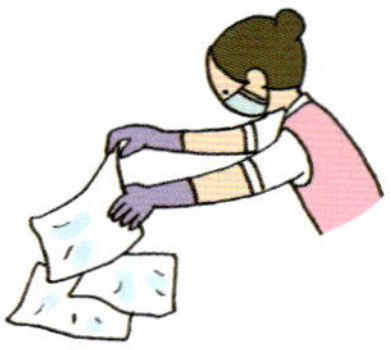

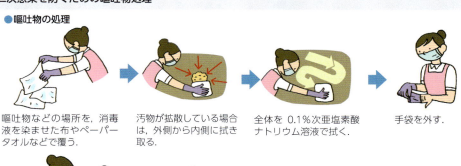

嘔吐物などの場所を，消毒液を染ませた布やペーパータオルなどで覆う．

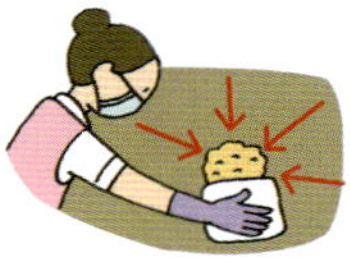

汚物が拡散している場合は，外側から内側に拭き取る．

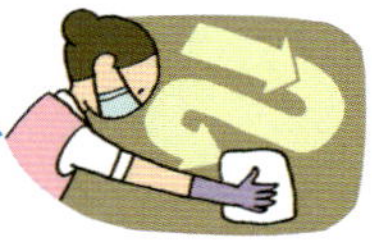

全体を 0.1％次亜塩素酸ナトリウム溶液で拭く．

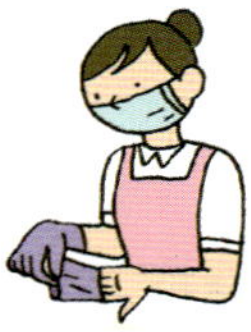

手袋を外す．

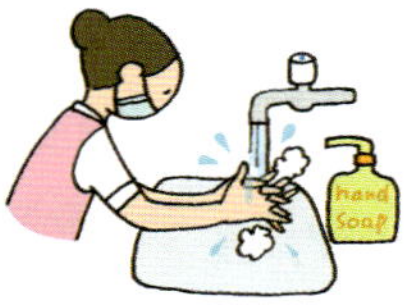

手洗いを入念に行う．

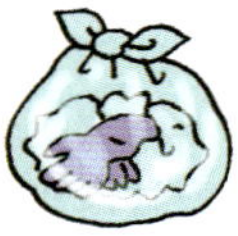

使用した物は袋に密閉して処分する．

●衣服の汚れ

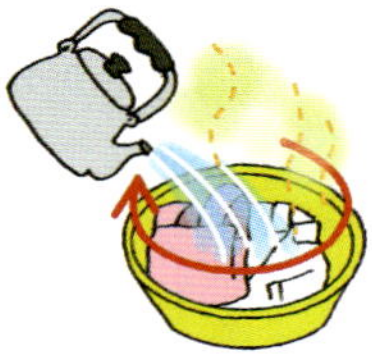

熱湯を回しかける．

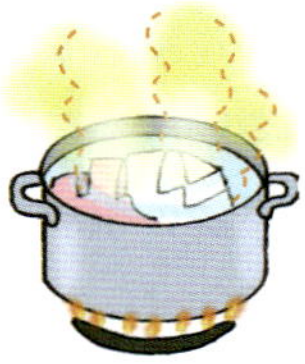

煮沸する．

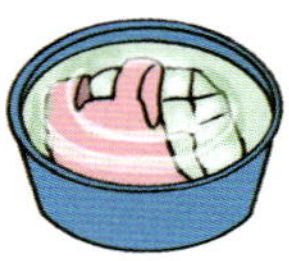

消毒液に浸す．

例えば，新型コロナウイルス感染症では，マスクを着用し，食器は使い捨てまたは使用後に消毒をする．洗濯は通常通りでよいが，感染者が身に着けた衣類・寝具に触れた後は，必ず手洗いを行う．

疥《かい》癬《せん》など接触感染によるものは，肌を露出しない服装（長袖，長ズボン）にビニールやゴム製の手袋を着用してケアに当たること，リネンなどを持ち運ぶ際はビニール袋に封入し，洗濯機で普通に洗濯し，天日干し，あるいはアイロンなどで十分に熱を加えればヒゼンダニが死滅することなどを具体的に伝える．

- 家族内で，療養者に接触する者をできるだけ特定の者に限定する．
- 同居家族に乳幼児や免疫機能低下がある者がいる場合，療養者を別室隔離とし，来訪者の制限をするのが望ましい．
- 家族にも，毎日，自身の健康観察を行ってもらい，訪問時には家族の健康観察を行う．訪問日でない時に，家族に変調がある場合には，速やかに連絡をもらう，あるいは受診につなげるようにする．

訪問看護体制

感染症を有する療養者宅への訪問看護を行う場合，訪問看護師自身も健康管理に努め，自身が感染しない，伝播させないようにしていかなければならない．そのためには，少しでも変調があるとき，家族に感染者（疑いを含む）あるいは濃厚接触者がいる場合には，就業しないなどの対策が求められる．また，事業所内で感染者が発生した場合には，保健所に連絡し，対策を相談するなどの連携が必要となる．

- 感染者宅を担当する訪問看護師は，特定の者に限定する．
- 感染症に罹患した場合，重篤化しやすいハイリスク（基礎疾患あり，妊娠中，高齢など）の看護師は担当を外すことが望ましい．
- 感染症の療養者宅は，1日の最後にするなど，訪問ルートを再編する．
- 可能であれば，事務所に立ち寄らず，直接訪問をする．
- サージカルマスクやN95マスクなど，個人防護用具を装着する．
- 血圧計や体温計，パルスオキシメーターなどは，感染者専用品を使用する．
- 訪問かばんや携帯・タブレットなどの端末は，できるだけ療養者宅内に持ち込まない．
- 訪問後は，使用した物品，自転車や車などは直ちに消毒を行う．
- 着用していたユニフォームなどはすぐ洗濯をし，自身はシャワーを浴びる．

4 感染症流行期・地域における訪問看護

社会的に感染症が蔓延する状況下では，平時から契約していた療養者以外の感染者への訪問要請を受けたり，医療従事者として新たな役割を担うことを期待される場合がある．社会的には，医療従事者として，このような新規事例や緊急事態下での役割を引き受けていく使命がある．しかし，現実には，このような状況下での新規事例は，軽症者あるいは軽快する者ばかりとは限らず，長期の経過を要し，看取りを伴う場合もある．また，通常の訪問看護以外の医療従事者としての業務の要請などは，従事者に長時間労働や過度な負担をもたらす恐れがある．したがって，事業所の人員や業務体制などを踏まえ，事業者のスタッフの意思を確認の上，引き受けが可能かどうかを検討する．

また，感染症の蔓延が長期化する中での訪問看護業務は，緊張を伴い，高度なストレスをもたらす．事業所内での業務調整や，外部の相談窓口の活用を推奨するなど，訪問看護師自身の心身のコンディショニング，特にメンタルケアに留意していくことが重要である．

動画でチェック

新型コロナウイルス感染症蔓延時の訪問看護

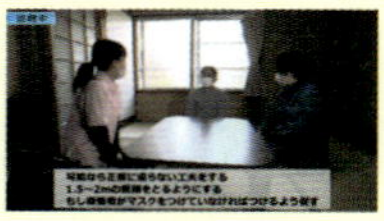

引用・参考文献

1) 東京都心身障害者福祉センター．リーフレット「障害の理解のために」．2018-2023．https://www.fukushi.metro.tokyo.lg.jp/shinsho/tosho/hakkou/pamphlet/syougairikai.html（参照2024-09-02）.
2) 東京都障害者IT地域支援センター．お役立ちアプリ一覧．https://www.tokyo-itcenter.com,（参照2024-09-02）.
3) 内閣府．障害者による情報の取得利用・意思疎通に係る施策の推進．https://www8.cao.go.jp/shougai/suishin/jouhousyutoku.html,（参照2024-09-02）.
4) 総務省ホームページ．https://www.soumu.go.jp/,（参照2024-09-02）.
5) ジネスト・マレスコッティ研究所によるビデオ研究：1983-1985．2012（日本での初講義）.
6) 本田美和子ほか．ユマニチュード入門．医学書院，2014.
7) イヴ・ジネストほか．ユマニチュードという革命．本田美和子監修．誠文堂新光社，2016.
8) Gineste，Y.，Marescotti，R.Humanitude．辻谷慎一郎訳．トライアリスト東京，2014.
9) 竹林洋一ほか．ユマニチュードの有効性と可能性．The 29th Annual Conference of the Japanese Society for Artificial Intelligence，2015.
10) 道又元裕編著．訪問看護のフィジカルアセスメントと急変対応．日本訪問看護財団監修．中央法規出版，2016.
11) 椎名美恵子ほか監修．ナースのためのやさしくわかる訪問看護．ナツメ社，2018.
12) 山内豊明ほか．訪問看護アセスメント・ハンドブック．中央法規出版，2020.
13) 佐橋道広．在宅療養のための住環境整備．オーム社，2009.
14) 野村歡，橋本美芽．OT・PTのための住環境整備．三輪書店，第3版，2021.
15) NPO法人HAICS研究会PICSプロジェクト．訪問看護師のための在宅感染予防テキスト．オールカラー改訂2版，メディカ出版，2020.
16) 坂本史衣．これだけは知っておきたい！在宅での感染対策：訪問看護のための基本と実践．押川眞喜子編著．日本看護協会出版会，2008.
17) 押川眞喜子監修．写真でわかる訪問看護．改訂第2版，インターメディカ，2011.
18) 大野義一朗監修．感染対策マニュアル．第2版，医学書院，2013.
19) COVID-19在宅医療・介護現場支援プロジェクト．“訪問看護事業所向け対応ガイド”，2020．在宅医療・介護現場への感染対策支援．https://covid19hc.info/hvnguide/,（参照2024-09-02.

重要用語

コミュニケーション	間取り図	生活機能
拡大・代替コミュニケーション	住環境整備	新型コロナウイルス感染症
AAC	福祉用具	スタンダードプリコーション（標準予防策）
意思伝達装置	介護保険制度	感染性廃棄物
アクセシビリティ	障害者総合支援法	特別訪問看護指示書
フィジカルイグザミネーション	生活リハビリテーション	

学習達成チェック

- [ ] 視覚・聴覚・言語障害のそれぞれの障害に応じた支援方法を説明できる．
- [ ] 拡大・代替コミュニケーションの必要性と技法を述べることができる
- [ ] 在宅療養におけるヘルスアセスメントの必要性とその方法を説明できる．
- [ ] 療養環境が健康状態に及ぼす影響を説明することができる．
- [ ] 住環境整備（住宅改修）の種類とその目的を述べることができる．
- [ ] 福祉用具を用いる意義と導入時の留意点を述べることができる．
- [ ] 在宅療養の場における生活リハビリテーションの意義を理解し，状況に応じた支援について説明できる．
- [ ] 在宅ケアにおけるスタンダードプリコーションの方法を，感染経路ごとに説明できる．
- [ ] 在宅で使用する医療器具に応じた消毒方法を説明できる．

◆ 学習参考文献

❶ 髙尾洋之ほか．闘病した医師からの提言 iPad があなたの生活をより良くする：困っている障がい者・認知症・高齢者のためのアクセシビリティ活用術．安保雅博総指揮．日経 BP，2022．

iPad のアクセシビリティ機能について，具体的な活用のしかたが書かれている．

❷ 梶浦智嗣．“enjoy! ALS”．NsPace．2021．https://www.ns-pace.com/article/category/column/a3546/，（参照 2024-09-02）．

ALS 発症から現在にいたるまでの経過が丁寧に記載されていて、わかりやすい．

❸ イヴ・ジネストほか．ユマニチュードという革命．本田美和子監修．誠文堂新光社，2016．

創出者によるユマニチュードの歴史と哲学の語りの書．

❹ 本田美和子ほか．ユマニチュード入門．医学書院，2014．

日本で初めてのわかりやすいユマニチュード入門の書である．

❺ イヴ・ジネストほか．家族のためのユマニチュード．誠文堂新光社，2018．

介護をすることで不安になっている，疲れている家族に向けた，優しい認知症ケアのための書である．

❻ 全国デイ・ケア協会監修．生活行為向上リハビリテーション実践マニュアル．中央法規出版，2015．

通所リハビリテーションの概念をはじめ，生活行為に関する考え方やとらえ方について述べられている．

❼ 加島守ほか．自立支援のための福祉用具ハンドブック．東京都福祉保健財団，2013．

各種福祉用具や留意点について記載されており，自立支援と介護負担軽減のための用具の活用について写真付きで紹介している．

❽ 金沢善智．1 本の手すりから：「在宅介護」を支える人と用具の物語．祥伝社，2011．

住環境整備や福祉用具を活用することで，在宅療養者とその家族の生活が前向きに変化していく様子を具体的な事例で紹介している．

❾ 矢野邦夫．やさしい感染対策入門書：ねころんで読める CDC ガイドライン．メディカ出版，2007．

日常や臨床で遭遇するような身近なエピソードを読み進むうちに，感染対策の基本である「CDC ガイドライン」の理解が深まる．

4 日常生活を支える看護技術

学習目標

- 人間にとって口から食べることの意義を理解できる.
- 食生活におけるアセスメントの重要性を理解できる.
- 摂食嚥下障害を有する人へのアセスメントと支援の概要が理解できる.
- 食事介助の実際が理解できる.
- 食に関するリスク管理ができる.
- 在宅療養の場における排泄およびその支援について理解できる.
- 在宅療養者の排泄をアセスメントする上で必要な観点について理解できる.
- 在宅療養における清潔についての特徴とアセスメントを理解できる.
- 清潔に関する社会資源について理解できる.
- 在宅における移動能力の重要性を確認し，療養者に合った安全な移動について理解できる.
- 介護者や家族に負担のない生活環境の整備と動作の導入のためのアセスメントを理解できる.
- 在宅療養生活で活用可能な肢位の保持と，移動に関する社会資源がわかる.
- 療養者の環境と呼吸状態をアセスメントする方法を理解できる.
- 療養者の状態や介護力に合わせた適切な呼吸への支援方法を理解できる.
- 在宅療養における睡眠の特徴を踏まえたアセスメントの方法を理解できる.
- 在宅療養における睡眠の援助方法を理解できる.

1 食生活

1 在宅療養の場における食生活の特徴

人間にとって口から食べることは，単なる栄養摂取ではなく，生きる楽しみであり活力の源である．しかし，高齢化の加速により**口から食べる**ことに困難を来している要介護高齢者が増え続け，人工的な栄養療法のみを受けながらの生活を余儀なくされている人々が多く存在する．とりわけ誤嚥性肺炎や低栄養を懸念するあまり，口から食べられる可能性があるにもかかわらず，十分なアプローチを受けられないままに食べることを断念させられる人も少なくない．その背景には，過度な誤嚥性肺炎リスクへの不安，ハードルの高い嚥下機能検査，非経口栄養への安易な依存，食べることを支援する技術不足などがある．

また，口から食べられない場合，住み慣れた自宅での療養が困難になるという問題にも直面する．尊重されるべき「食べたい」という希望がかなわないことは，療養者本人・家族にとってもつらいことである．看護師は療養者の生活の質（QOL）をより高められるような食生活への支援を提供できるようにしたい．

plus α
食と生活の質（QOL）
食の満足はQOLに直結する重要な要素であることを理解し，十分な支援を提供することが大切である．

2 食に関する包括的アセスメント

摂食嚥下障害を有する人々への食事の支援には，全身の医学的な管理だけでなく，心身の調和を図ることが不可欠である．合併症や廃用症候群（生活不活発病）のリスク管理と同時に，療養者の食べる意欲，全身状態，呼吸状態，口腔状態，認知機能，咀嚼《そしゃく》・送り込み機能，嚥下機能，姿勢・耐久性・活動性，食物形態，栄養状態などを包括的に評価し，トータルケアやリハビリテーションを充実させていく必要がある．そのため，**KTバランスチャート®**（Kuchikara Taberu Balance Chart：**KTBC**）の活用を推奨する[1)]（**表4-1**）．KTバランスチャート®は，多職種で，スマートフォンやタブレットで，評価・アプローチが共有できる無料ウェブサイトとしても開発されている[2)]．

1．摂食嚥下機能評価

摂食嚥下機能の評価としては，口腔・咽頭のフィジカルアセスメント，ベッドサイドスクリーニングテスト〔反復唾液嚥下テスト（repetitive saliva swallowing test：RSST），改訂水飲みテスト（modified water swallowing test：MWST），フードテスト（food test：FT）〕，嚥下造影（videofluorography：VF），ビデオ嚥下内視鏡検査（videoendoscopic examination of swallowing：VE）などがある．加えて，5期モデル（**図4-1**）による摂食嚥下のプロセスの評価，また包括的評価として，KTバランスチャート®（**図4-2**）がある．

いずれも，摂食嚥下機能の評価・診断だけでなく，治療・姿勢・介助方法・食物形態・栄養方法などの情報や対応方法を関係者で共有するためのものである．評価する際に重要なことは，嚥下だけに偏ることなく，生活者としての心身を包括的に評価し，療養者や家族の強み，QOLを考慮した食支援となるよう，アセスメント，プラン，実践につなげることである．

2．食生活を支援するためのアセスメントの視点

口から食べることに困難を有する人にとって，安全においしく食べるためには，療養者の心身の状態，療養環境の人的・物理的状態，リスク管理体制などのアセスメントが必要である．

● ①人的・物理的環境

①経済的背景（医療保険・介護保険・その他療養に関する経済状況）
②マンパワー体制（家族の協力体制など）
③社会資源（➡p.29 表1-4参照）
④物理的環境（照明，悪臭，テレビやラジオなどの映像や音，周囲の騒音，煩雑な人の出入り，ベッドやテーブルなどの福祉用具や医療器具の配置）

● ②緊急対応などのリスク管理

①医療機器の導入（吸引器など）
②緊急時の対応体制
③通院や往診
④救急搬送の意思確認

● ③療養者の心身の状態

KTバランスチャート®で評価することで，心身の状態が包括的に把握できる．KTバランスチャート®は，口から食べるためのアプローチを，観察とアセスメントから見いだすことを目的に開発された包括的アセスメントツールである．療養者の可能性や強みを引き出す包括的スキルとケアを内包し，多職種で総合的に評価しながら，介入前後の変化を可視化することができる．表4-1に観察・アセスメント視点を挙げる．

表4-1　KTバランスチャート®における観察・アセスメントの視点

視点		観察・アセスメント項目
1）心身の医学的視点	①食べる意欲	摂取量，摂取可能な食物，提供している食物の量や種類，おいしそうか，味やにおい，盛り付けや彩り，脳機能，消化管の機能，痛み，服用薬剤，嗜好品，食習慣，精神状態
	②全身状態	熱，意識状態，覚醒レベル，併存疾患，治療における薬剤との関連，感染症，消化器疾患，胃食道逆流，悪心・嘔吐，内臓疾患，褥瘡，排泄状態
	③呼吸状態	吸引回数，呼吸器疾患，呼吸状態，痰の量や性状，自力での咳嗽，離床の程度，活動状況，気管カニューラの有無と種類，人工呼吸器装着の有無とタイプ
	④口腔状態	口腔内の衛生状態（歯・義歯・舌・口蓋），口腔乾燥・唾液分泌の程度，ケア状況，義歯の適合，歯科治療の必要性
2）摂食嚥下の機能的視点	⑤認知機能（食事中）	認知症，高次脳機能障害（失行・失語・半側空間無視など），集中力，注意の持続力，食べ物の配置，五感の機能，食べるスピード，指示理解の程度
	⑥咀嚼・送り込み	口唇，舌，頬，顎《あご》の機能，捕食，咀嚼や送り込みの状態，口腔内ため込み
	⑦嚥下	咽頭・喉頭・声門の機能，誤嚥の程度，呼吸状態，嚥下反射，咽頭残留，湿性嗄声，鼻汁，吃逆，食物形態との関連など
3）姿勢・活動的視点	⑧姿勢・耐久性	摂食時の姿勢状況（ベッド・車椅子・椅子など），頭頸部・上肢・体幹・骨盤・下肢・足底の位置，誤嚥予防の頸部前屈位，耐久性，自力摂取状況
	⑨食事動作	自力摂取状況，介助方法，顎を上げさせていないか，疲労感を与え食事に時間をかけすぎていないか，テーブルや摂食用具の選定が適切か，自力摂取を促す設定になっているか
	⑩活動	ADL，活動状況，外出の程度，社会的交流
4）摂食状況・食物形態・栄養的視点	⑪摂食状況レベル	人工栄養との関連（点滴・経管栄養など），エネルギー・タンパク質・水分などの必要な栄養アセスメント，食事回数
	⑫食物形態	摂食嚥下機能に応じた食物形態となっているか，栄養補助食品
	⑬栄養	体重減少率，BMI，上腕周囲長，下腿周囲長，（必要時）血液検査データ，栄養に関する家族の意向，心身の衰弱状態，消化管の状態，摂食嚥下機能など

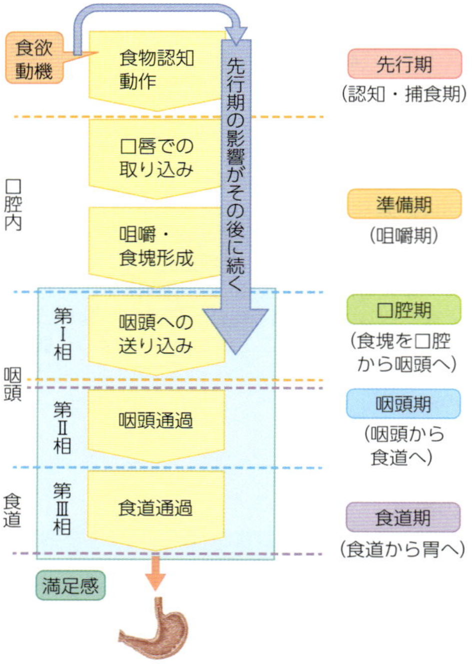

図4-1　摂食嚥下のプロセス（5 期モデル）

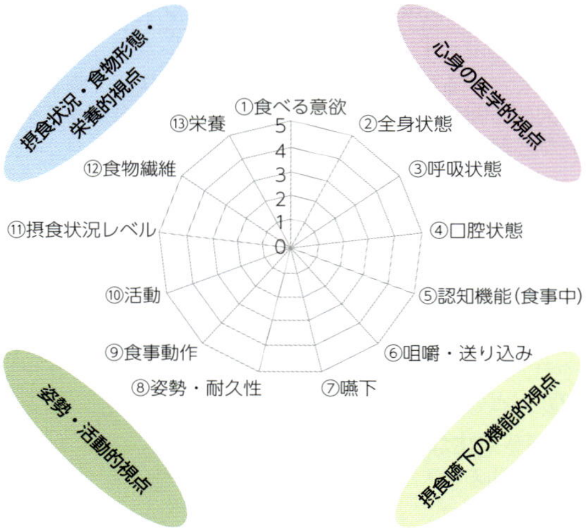

図4-3　KT バランスチャート®でみる食べる機能低下の症状や状態

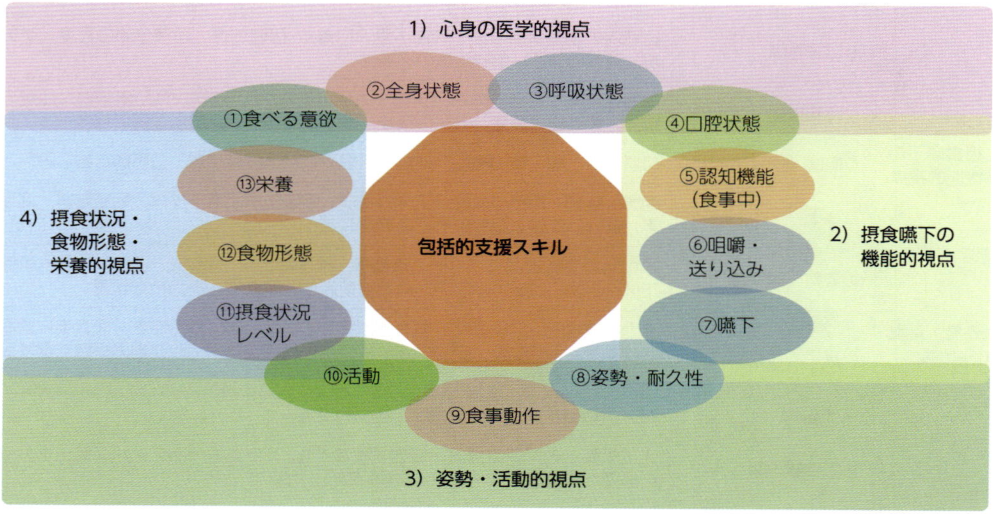

KT バランスチャート®は，四つの枠組みと 13 項目から構成される．13 項目について 1 ～ 5 点の評価指標に基づいてスコア化し，レーダーチャート（**図4-3**）を作成する．評価点の高い良好な面を強みとして維持しつつ，不足している部分をサポートできるようなアプローチを展開していく．ただし，点数の上昇だけを目指すものではなく，病状の進行や老衰の過程では点数が下がる場合もあるため，背景にある原因や誘因をアセスメントする．入退院時の情報共有や多職種連携をよりスムーズに進めるためのツールとして活用できる．

小山珠美編．口から食べる幸せをサポートする包括的スキル：KT バランスチャートの活用と支援．第 2 版，医学書院，2017，p.12 より転載．

図4-2　口から食べるための包括的評価視点と支援スキルの要素（KTバランスチャート®）

3．経口摂取の段階的ステップアップ[3)]

全身状態・呼吸・口腔・姿勢へのケアを基本として，誤嚥性肺炎・低栄養・脱水・廃用症候群の予防に留意し，段階的な経口摂取拡大へのステップアップを行う．

食事内容に関しては，ゼリー食→ムース食→ペースト食→ソフト食→普通食といったように，摂食嚥下障害の程度に応じたステップアップを段階的に行う．開始食の選択については，硬さ，付着性（粘り），凝集性（食塊の形成しやすさ）など摂食嚥下障害に応じた形態であることはもちろん，安全性を加味した上で嗜《し》好《こう》に合った食品や味を考慮し，介助方法や姿勢などにも留意する．

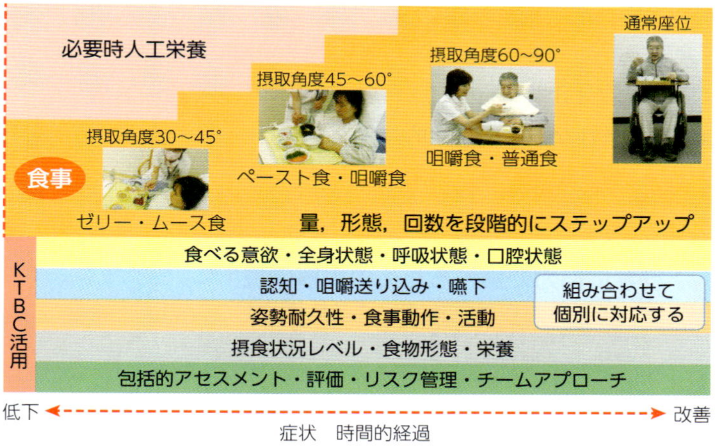

図4-4　経口摂取の段階的ステップアップ

一方，がん・神経難病・認知症・老衰などで心身が衰弱した終末期にある療養者の場合は，ADLや食べる機能が低下する．これまでできていたことができなくなったり，栄養や水分が摂れなくなったりして，誤嚥性肺炎の発症リスクが高くなる場合も少なくない．それらを踏まえて個別に柔軟な対応を考えなければならない．栄養や水分が不足した場合に，人工栄養と併用するのか，看取りの対応としていくのかなどを多面的に検討し，本人のQOLを尊重した対応が求められる（図4-4）．

3 ケア計画の立案

前述した，食に関する包括的アセスメントに応じたケア計画を立てる．

対象となる療養者の病状や病期，併存疾患，医療的ケア，摂食嚥下障害の程度，家族や本人の希望，関係者の支援スキルなどを総合的に考慮した上で，

①心身の医学的視点
②摂食嚥下の機能的視点
③姿勢・活動的視点
④摂食状況・食物形態・栄養的視点

に分類すると計画や目標が立てやすい．留意することは，できるだけ具体的・個別的に立案し，明記することである．

コンテンツが視聴できます（p.2参照）

動画でチェック

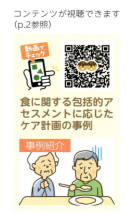

食に関する包括的アセスメントに応じたケア計画の事例

事例紹介

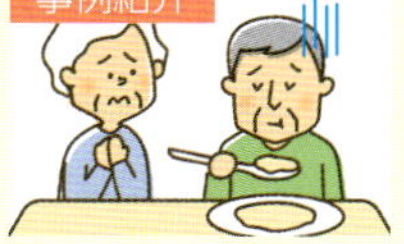

4 食における援助の技術と実際

摂食嚥下リハビリテーションとしては，包括的・個別的な心身の医学的管理，姿勢調整，食事介助，栄養ケアなどが必要である．経口摂取を希望する非経口栄養の療養者へ，見通しのつかない間接訓練のみを行うことはしない（高熱や意識レベル不良な場合を除く）．

食べるリハビリテーションは，直接的な食べ物によってのみ回復過程を辿るため，口腔機能を高めたり，低下を予防したりする．口唇や舌や喉の運動訓練は有効である．

食事の援助においては，安全，安楽，自立性を確保した上で，療養者の

QOLを高めながら「食べる力」を引き出す関わりが大切である．不適切な食事介助で，誤嚥性肺炎・窒息・低栄養・QOL低下を来す場合もあるため，安全で効率的な介助を行う．加えて，食事環境の調整，家族や訪問介護員（ホームヘルパー）などへの具体的な介助方法と注意点を伝えることにも留意する．

食事の援助

安全に自力で食べるための食事環境[1,3]

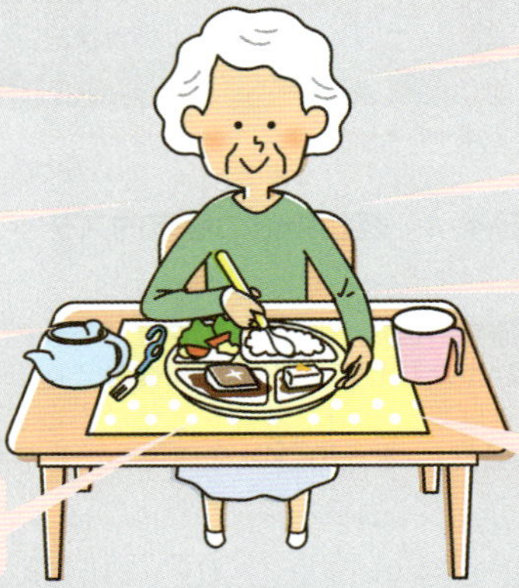

配膳のときに「おいしそうですね，一緒に食べましょう」など，楽しくなる声掛けをする
テレビなどの視覚情報を遮断し集中力を高める
テーブルに肘がつくように，テーブルと体をできるだけ近づける
食器，食べ物は療養者から見えるように正面に配置する
食事を見せて，視覚での認知を高める
背中が椅子の背にしっかりつくようにする
療養者に応じ，自助具を準備する
両上肢が安定する（載る）ようにテーブルを設置する
＊麻痺側上肢もテーブルへ載せる

セルフケア拡大を進めていくためには，摂食動作の状況に応じた箸，スプーン，フォーク，コップ，皿，滑り止めマット，自助具などの摂食用具や，テーブル，椅子，姿勢などを創意工夫する．スプーンや箸などの摂食用具を把持し，視覚で確認しながら捕食できるような姿勢の調整を行う．

楽しく安全に食べるための環境調整

誤嚥・窒息防止のための安定した姿勢

適切な姿勢への援助により，療養者が早期に経口摂取を開始し，効率的に手を使うことができ，長時間座っていられる安定した姿勢保持が必要である．また，食事摂取中は必ず姿勢が崩れるということを念頭に置き，療養者から離れて全体を見るようにすると，片方の手が下がっている，体幹が傾いているといったことが目視でき，どこを直せばよいか，明確になる．

栄養と食物形態の選択

1．摂食嚥下障害への食物形態選択

- 硬さ，付着性，凝集性，離水性などの要素が大切である．
- 温度・見た目・おいしさなど，嗜好に合った食品や味付けの工夫も大切な要素である．
- 栄養面，経済性，調理法，栄養補助食品との組み合わせなど，介護負担が過重にならないようにアドバイスする．

適切な摂食用具やテーブルの選定

1．脳血管障害などの片麻痺によって，利き手交換が必要な場合

- 早期に箸・スプーン・フォークなどを食事形態に応じて使えるように支援する．

2．脊柱が変形し過度な屈曲位となっている場合

- 胸郭が狭くなり，喉頭が食道入口部を圧迫し，誤嚥を引き起こしやすくなるため，姿勢の調整や車椅子の変更が必要である（➡p.109 c）．

a. 全身の姿勢

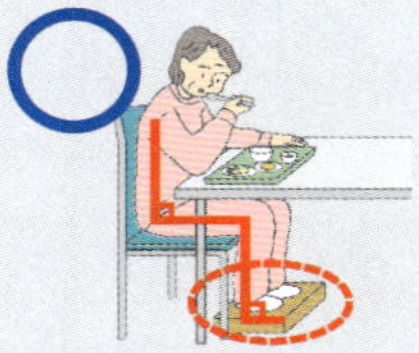

- 食事は療養者にとって斜め下に見えるように配置する.
- 頸部が前屈位となるように調整する（斜め下 45°程度）.
- 股関節・膝関節・足関節が 90°になるように調整する.

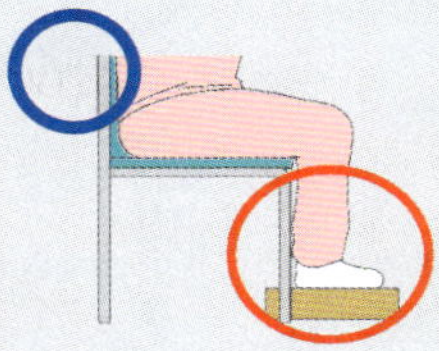

- 殿部をしっかりと引き，足底は床に接地させる（届かないときは足台を使用する）.

b. ベッド上の姿勢

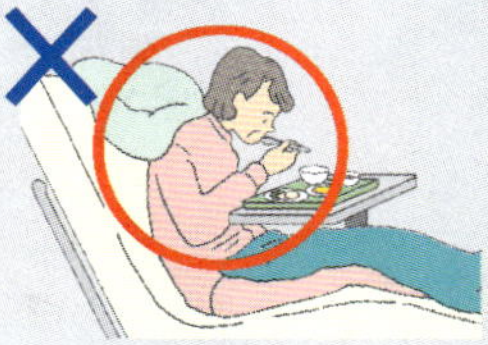

- 肘にサポートがないと食べるとき前かがみになってしまう.
- 食べにくい上，口の中に残った物を誤嚥するリスクが高まる.

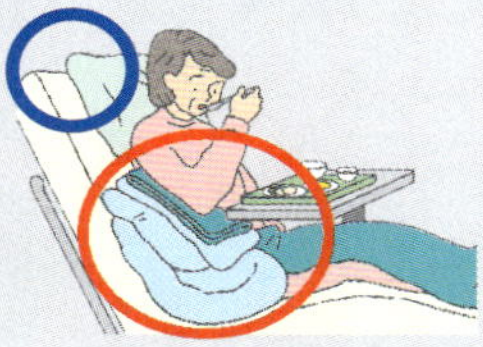

- 肘をテーブルと同じ高さにし，サポートする.
- 姿勢が安定し，食べこぼしが少なくなり，自力摂取できる.

c. テーブルと椅子の配置

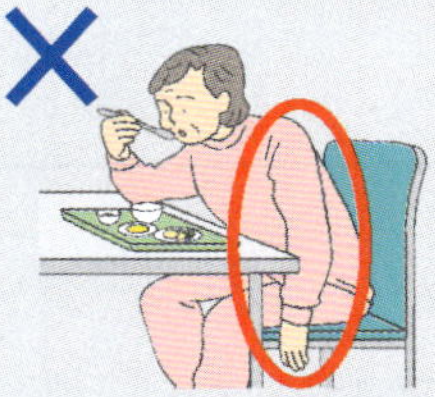

- テーブルと体の間が過剰に開き，片手が下がって両上肢の安定が図れていないと前かがみとなり，食べにくく，疲労が増す.

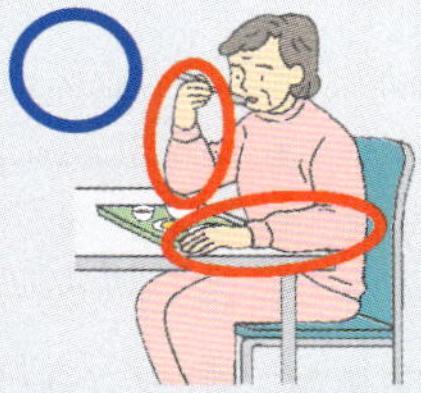

- 体とテーブルの間を握りこぶし 1 個程度となるように椅子を近づける.
- テーブルの高さを調整し，肘から両上肢をサポートする.

＊頭頸部の姿勢保持が難しい場合は，リクライニング車椅子・ベッド上でリクライニング角度を落とした姿勢へ変更する.

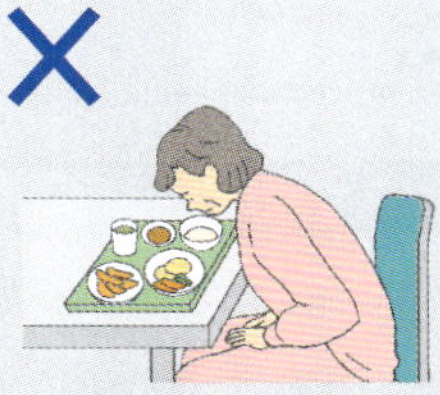

- 姿勢が崩れ，頸部が下がった状態だと疲れてきて自力摂取ができなくなる.
- 前傾姿勢となってしまい，食べこぼしが生じる. また誤嚥リスクを高めてしまう.

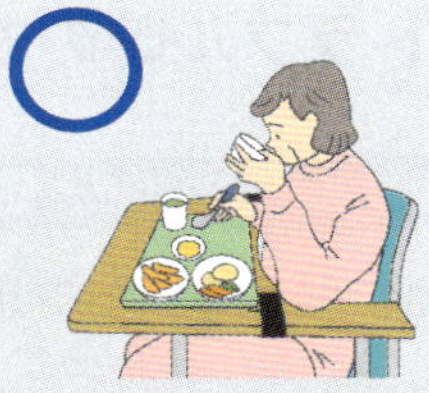

- 広めのカッティングアウトテーブルを使用することで，両肘がテーブルに載り，姿勢も安定する. 摂取動作も安全でスムーズとなる.

姿勢の違い（良い例と悪い例）

認知機能を高める安全で効率的な介助技術

- 介助を受けている人の目の前に食膳を配置し，どの方向からどの食べ物が運ばれてくるのかなどを，視覚でわかるような配慮を行う.
- 適切な捕食のペース配分によって療養者の疲労を予防する.
- 口腔内に食べ物が入っているときは，不用意な言葉掛けで誤嚥をさせないように気を付ける（口を開けてしゃべることがないよう配慮する）.

認知機能を高めるスプーン操作

- 食物をすくう，切る，把持する場面での情報を確実に提供することが重要である.
- スプーンは目線から斜め下45°の角度から挿入し，介助を受ける人の鼻から下で操作する）.
- 口腔内への挿入は，スプーンホール全体を舌背中央（舌運動が弱い場合や覚醒が不良な場合はやや奥舌）へ接地し，舌を軽く押して圧刺激をするとよい.
- スプーン操作が舌の知覚を刺激し，随意運動を引き起こす刺激となり，送り込み運動を促進する.
- スプーンを引くときは上口唇でスプーンホールの食べ物を摂食できるようにやや上に向けて引き出す.
- その操作で口唇への知覚刺激が運動系への刺激を伝え，口唇閉鎖運動を自動的に引き起こす.
- 口を閉じることが困難な場合は，上口唇を下げ，上口唇にスプーンを滑らせるように引き出す．その際，顎が上がらないように注意する.

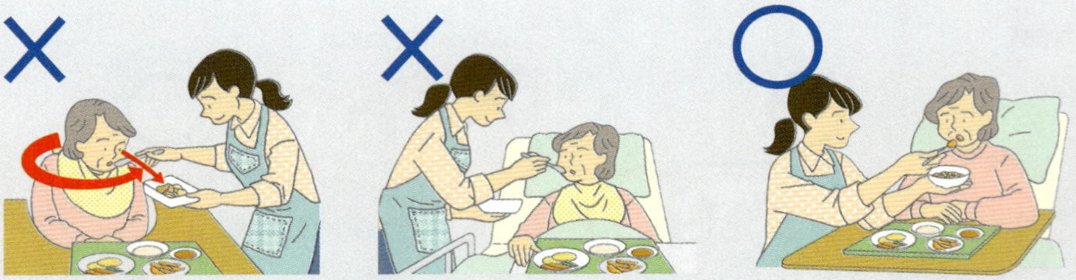

- 左側から右手で介助すると逆手となり，横を向き食べにくい.
- 介助者の手元ですくう動作をしている間，療養者はその動作に目線が行き，頸部は左側へ回旋してしまう.

- 介助者を見上げ，頸部は伸展している.
- 咽頭残留が多い高齢者は，このときに誤嚥しやすい.
- 顎が上がり，疲れやすくなり，摂取量が低下する.

- 右側から介助する場合は右手，左側から介助する場合は左手で介助する.
- 正面から視覚情報を提供する.

適切な介助（正面捕食介助）と不適切な介助（スプーン操作の悪い例）

5 トラブル時の対応

食に関するトラブルと予防，リスク管理

食に関するトラブル

食に関するトラブルには，誤嚥，窒息，誤飲，低栄養，胃食道逆流などがある．トラブル発生時の対応策は，事前に家族や介護者に伝えておく必要がある．摂食嚥下障害に関連したリスクマネジメントの概要を表4-2に記した．

表4-2 摂食嚥下障害に関連したリスクマネジメント

● 摂食嚥下障害に関連したリスクを予防し，発生時に適切な対応をする ● 安全で豊かな食生活の再獲得を目指す
・誤嚥性肺炎　・低栄養　・脱水　・窒息　・誤飲 ・カテーテル管理による感染，胃食道逆流（中心静脈栄養・経鼻経管栄養・胃瘻・気管カニューラの場合など） ・便秘（イレウス），下痢　・廃用症候群 ・人的環境の不備や技術不足　・QOL に関連した医療への不信

1．誤嚥性肺炎

誤嚥には，むせや咳嗽を伴う顕性誤嚥と，それらを伴わない不顕性誤嚥がある．

不顕性誤嚥による肺炎は，汚染された口腔環境下や気道伸展位による不良姿勢での唾液誤嚥，消化管内容物の逆流などが原因となり発症する．いつもよりむせる，微熱の持続，痰の量が増え黄色を帯びている，微熱の持続，呼吸音の変化（咽頭雑音や肺雑音の聴取），摂食量や飲水量の低下，覚醒レベルの低下などの誤嚥性肺炎を想定するような症状がある場合は，早急に訪問看護師やかかりつけ医に相談するように指導する．

2．窒息（急性症状への対応）

窒息とは，気道閉塞による急性の高二酸化炭素血症と低酸素症が同時に起こる生命の危機状況をいう．

窒息を発見した場合は，早急に閉塞物質（食物や異物など）を取り出さなければならない．異物の除去方法を事前に家族に指導し，緊急時には救急車を呼ぶよう伝える．

3．誤　飲

要介護高齢者は，口腔・咽頭・喉頭の運動や知覚，認知機能が低下しており，内服薬の包装（PTPシート など），義歯，異物などを誤飲することがある．義歯の咽頭落下や誤嚥，異物など身体に悪影響を与える物を誤飲した場合は，救急車を呼ぶよう指導する．

高齢者に起こりやすい食の問題と予防

1. 低栄養

高齢になると活動性が低下し食事摂取量も減少することから，低栄養を来し，筋骨格系の機能低下を引き起こしやすい．食事動作には，表情筋，咀嚼筋，舌筋，舌骨上筋，舌骨下筋，口蓋筋，咽頭筋といった多くの筋肉が関与している．低栄養によるサルコペニアが悪循環に陥ると，嚥下筋群の筋力が低下し，認知機能低下や活動性の減弱と相まって摂食嚥下障害を引き起こし重症化する[1]．

低栄養の評価

在宅療養では，療養者の負担を減らすため，血液検査を実施せずに次のような方法で低栄養の評価をすることが多い．

①BMI や体重の変化をみる．
②上腕周囲長測定：利き手でない上腕や麻痺のない上腕の中央で測定する（右図）．
③下腿周囲長測定

上腕周囲長の測定

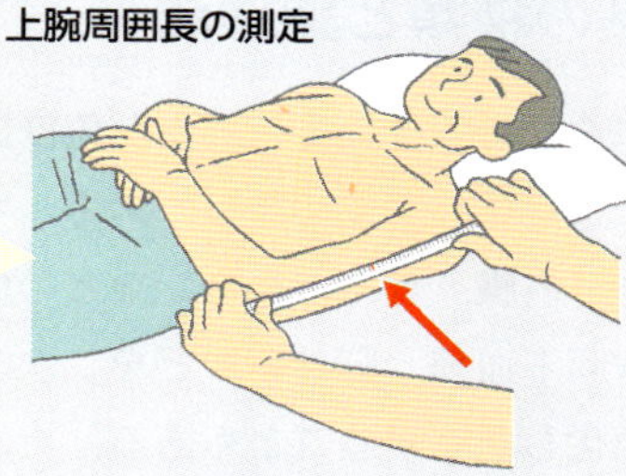

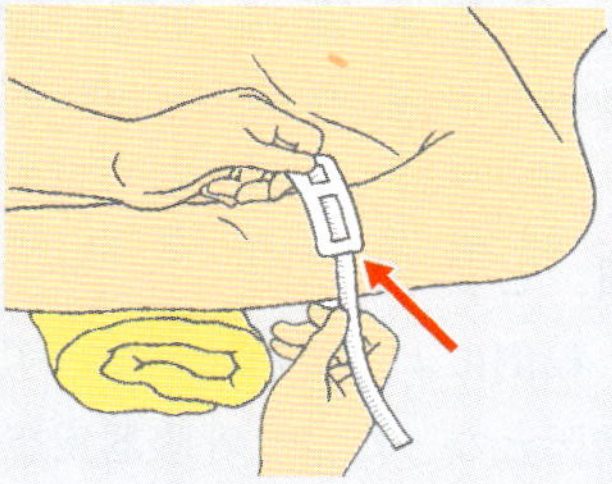

2. 胃食道逆流

経鼻胃管留置による経管栄養剤の投与中は食道入口部や胃の噴門部の閉鎖不全が生じるため，胃内容物の逆流や嘔吐が容易に起こる可能性がある．胃食道逆流を予防するためにも，経鼻胃管留置カテーテルは内径の細いタイプのものを使用し，栄養剤注入中や注入後の体位は45°以上のリクライニング姿勢とする．

3. 廃用症候群

口から食べるリハビリテーションは，全身の医学的な管理に加えて，口腔・嚥下機能を含めた心身の調和が不可欠である．そのため，合併症や廃用症候群のリスク管理と同時に，包括的なケアとリハビリテーションを充実させていく必要がある．数日程度であっても，絶食状態は廃用性の機能低下を引き起こすため，高熱，意識障害，嘔吐症状，呼吸不全，喀痰多量といった危険因子がない場合は，絶食状態をつくらないようにする．

食べ続けるためのリスク管理

口から食べることを継続させるためには，本人の食べる意欲，全身状態，呼吸状態，口腔状態，認知機能，捕食から嚥下，姿勢，動作，活動性，食物形態，栄養など，ケアとリハビリテーションを充実させ，個人の有する強みを支持するための食支援技術が必要である．また，在宅においては，誰が調理をするのか，適切な調理ができない場合は，どのように代用するのかなどを検討することが大切である．

安全に食べ続けることができるためのリスク管理として，食事場面での誤嚥を予防し，安定した摂食ができるための観察や援助（食物形態，摂食姿勢，食事介助など）を家族や介護者が行えるような支援が必要である．また，口腔ケアの充実，活動性への援助，栄養ケア，合併症予防など包括的ケアを充実させることで，主たる介護者の心身の変調などを支援することなどが，食べ続けるためのリスク管理となる．

6 家族への支援

食べることに困難を有した療養者を介護している家族の不安は多岐にわたっている．

家族と同じものが食べられない，メニューに困る，市販の介護食は価格が高い，安価で栄養の良い調理法がわからない，福祉サービスで個別の対応をしてもらえない（嗜好品）などがある（**表4-3**）．

そのため，「何か不安なことはありますか？」といった抽象的な聞き方ではなく，まずはねぎらいの

表4-3　療養者の食事についての家族の悩み

- 体重が減った
- 誤嚥性肺炎が心配
- 食べこぼしがある
- 食事介助に時間がかかる
- 咀嚼が困難
- 介護職に依頼する場合に金銭面での負担が増える
- 時々むせる
- 正しい介助方法がわからない
- 形態や栄養についてわからない
- 調理方法がわからない

言葉をかけて，どのような不安や心配事があるかを具体的に傾聴し，対策を講じる．家族の健康状態や期待なども含めて，KTバランスチャート®の13項目に沿って聞き取りをすると，より具体的な内容が共有できる．その上で，家族のニーズに応じたサービスの導入を介護支援専門員（ケアマネジャー）と調整する．

➡ KTバランスチャート®については，p.104を参照．

7 栄養を補う手軽な食品の種類と調理法[3)]

要介護高齢者は低栄養に陥りやすくなる．低栄養になると免疫抵抗力が低下し，病気にかかりやすくなる上に，重症化しやすくなる．エネルギー，タンパク質，ビタミン不足によって，口腔，内臓，骨，ホルモンなどの機能も弱くなる．転倒による骨折のみならず，硬膜下血腫，脳外傷などを二次的に引き起こす誘因となったり，呼吸器疾患が悪化したりすることもある．ただし，病気の進行や終末期では栄養を十分にとれないこともあるため，個別に応じた対応が必要である．高齢者は特にタンパク質が不足しがちになる．タンパク質は筋肉，骨，血液，ホルモン，神経伝達物質（ドパミンやセロトニンなど）の働きに大きく関与し，不足すると筋力が低下し，転びやすくなったり，疲れやすくなったり，免疫機能も低下する．また，やる気や幸福感を支配している神経伝達物質は，タンパク質を多く含む食品から作られるため，不足するとうつ状態や不眠になる．心身のバランスを良好に保ち，幸せな食生活を持続できるためにも，タンパク質を多くとる食支援サポートが重要である．その上で，家族と同じ材料で，お手軽に，馴染みがある調理ができ，経済的で，栄養にも留意した調理や栄養へのアドバイスが求められる．

8 多職種との連携

摂食嚥下障害を有した要介護高齢者や重度障害者への社会的支援体制の伸展により，多職種連携が常態化してきた．しかし，多職種連携があれば，当事者や家族の真のニーズに応えることができるチーム体制を組むことができるとは言いがたい実情もある．特に，在宅療養を行っている人々への支援は，予防・備え・支援体制が必要である．療養者や家族の頑張りを応援し，願いを叶えるためには，職種の専門性による縦割り的な評価やアプローチではなく，横断的・包括的・個別的支援が一体となった多職種協働と地域連携が求められる[4, 5)]．

9 社会資源の活用

1 食支援における地域連携

摂食嚥下障害のある療養者に対する食支援は，病院と地域との顔の見える関係でのバトンタッチ，食物形態や介助方法の標準化，継ぎ目のない（シームレスな）連携と協働による「口から食べる」を支援し続けられるような人的・物理的環境が必要である（図4-5）．

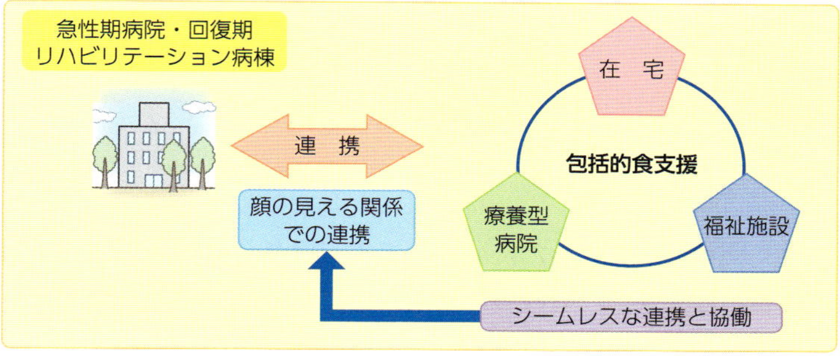

図4-5　食支援における地域連携

そのためには，療養者や家族の希望を尊重しつつ，誤嚥性肺炎や低栄養などを予防するための，多職種協働による口腔ケア・食事介助・栄養ケア・リハビリテーションが提供できる体制づくりが求められる．加えて訪問看護師は，実際の食事場面を共有しながら，介護支援専門員，地域包括支援センターの職員，管理栄養士，配食サービス事業者などと密接に連携することも欠かせない．

2 食事内容の選択，食材の調達の方法に関する援助

行政や介護保険によるサービスには，配食サービスや会食，訪問介護員による調理代行などがある．また，企業による弁当の配達，食材配達，持ち帰り弁当やレトルト食品，栄養補助食品なども社会資源であり，療養者・家族に応じて提案するとよい．

活用可能な社会資源と留意点

- サポート体制の組み合わせ：行政からのサービス，訪問診療・訪問看護・訪問介護・訪問リハビリテーション・訪問歯科診療・訪問栄養指導，デイサービス・デイケア・ショートステイなど．
- 食品メーカー，コンビニエンスストア，ボランティア団体などの組み合わせ．
- 物品調整：吸引器・車椅子・カッティングアウトテーブル・姿勢調整のクッション類・摂食用具・口腔ケア物品など．
- 食事サービス：栄養状態のモニタリング担当者，食物形態，調理方法，食材の調達（栄養を補う食品の種類と選択方法に関する援助を含む）の担当者．
- 摂食嚥下リハビリテーションの対応サービス．
- その他の要素：医学的管理の対応（誰が何をどのように対応するのか明文化），薬剤管理（調剤薬局との連携），リスク管理体制（誤嚥性肺炎・脱水・低栄養・下痢・便秘・廃用症候群など），緊急時対応（連絡先・入院施設の確保）．

リンク G 基礎看護技術Ⅱ 6章

2 排 泄

1 在宅療養の場における排泄の基本

排泄は，人としての尊厳に大きく関わる．自立した排泄ができず支援が必要になった場合の，療養者の精神的負担は大きい．おむつを着用することで，羞恥心や気兼ねなどにより自尊心が低下してうつ状態になる療養者や，長期的な使用のため認知症が出現・悪化する人もいる．また，外出先での排泄に対する不安や，家族や介護者への負担を心配し，外出に消極的になるなど，療養者の生活の幅を狭めてしまうことにもなる．

併せて排泄は療養者本人だけでなく，家族や介護者にとっても大きな問題である．食事や清潔などの支援とは異なり，限られた時間での支援が難しいことや尿や便など排泄物特有の臭気，陰部に関わるケアにより，家族や介護者の精神的負担を伴うことがある．加えて，療養者本人とその家族のこれまでの関係性が背景に存在していることもある．

2 排泄のアセスメント

1．排泄のアセスメント

在宅における療養者の排泄についてのアセスメントを行う場合は，身体的側面，心理・社会的側面，環境・生活の側面，家族・介護状況の側面など複数の角度から情報収集をすることが重要である（**表4-4**）．

具体的には，療養者やその家族，介護者から排泄の状態や日々の生活状況を聞いたり，排尿・排便日誌などの記録を活用するほか，療養環境や生活環境を直接確認するなど，**表4-4**の項目をもとに**排泄障害**の原因について，あるいは排泄の状況と障害について正確にアセスメントする．

2．排尿日誌・排便日誌

排泄状態を理解する上で，排尿日誌や排便日誌などの記録は有効である．排尿・排便の時間や量・性状，失禁の有無，そのときの状況，服用している薬の種類，食事の時間・摂取量，水分摂取の時間・量などを記録する．記録の記載が困難な場合は，介護支援専門員（ケアマネジャー）が，ショートステイ滞在時など関係サービスの協力を得て行う．これにより療養者本人，家族や介護者，さらに医師や訪問看護師が排泄状態を把握することができ，下部尿路機能障害・排便障害の予測や診断，その後の支援を検討していくことが可能になる（**図4-6**）．

3．排泄障害

● ①下部尿路機能（排尿）障害

下部尿路機能（排尿）障害とは，なんらかの原因により，尿をためる機能（蓄尿機能），尿を出す機能（尿排出機能）の一方，もしくは双方が障害を受け，排尿に困難を認めるものである（**表4-5**）．

● ②排便障害

排便障害とは，なんらかの原因により，便の通過・保持・排泄に障害を受け，排便に困難を認めるものである．主に結腸（大腸）または直腸肛門の障害に起因する（**表4-6**）．

表4-4　排泄のアセスメント

項　目	分　類	アセスメントのポイント
排泄に関する身体的状況（身体的側面）	排泄の状態	尿・便の回数，量・性状，皮膚や腹部の状態
	疾患や障害との関連，治療や服薬の影響	疾患や加齢による影響，意識状態，認知能力，薬剤や治療の副作用
	排泄障害の型とその原因	排泄障害の種類，原因
	排泄行為	尿意・便意を感じてから排泄場所に移動し，着衣を下ろし，排泄姿勢をとり，排泄し，後始末をし，着衣を整え，元の場所に戻るという一連のプロセスの，どの部分が障害されているか
排泄に関する思い（心理・社会的側面）	排泄行為に関する認識	排泄に対する考え方，衛生観念
	排泄障害による心理的影響	周囲や介護者への気兼ね，家族や介護者との人間関係，羞恥心
	生活意欲の変化	排泄自立への意欲，生活の中の楽しみの減少，社会活動への参加の制限，自尊心の低下
排泄に関する環境・生活状況（環境・生活の側面）	居住環境	居室から排泄場所までの距離，家具や段差・手すりの有無，移動のための十分な広さ，明るさ，気温
	排泄環境	排泄場所（トイレ，ポータブル，床上），設備，清潔，安全性，スペース，室温
	基本的プライバシーの確保	音，臭気，ドア，つい立てなどの囲いがあるか，人の気配
	着衣の種類	服や下着の種類，本人が着脱できるかどうか
	生活リズム	水分摂取，食事内容，活動量，排泄のパターン
	排泄方法	トイレ自立，介助，ポータブル，尿器・便器やおむつ使用の有無，排泄行為のプロセスのどの部分が自立し，どの部分に介助が必要か
排泄に関する介護者（家族）の状況（家族・介護状況の側面）	介護者の状況	介護能力，身体的状況，精神的状況，排泄介助に対する思い
	家族・介護者との関係	療養者と家族・介護者の関係
	経済面，社会資源の利用	利用している介護保険サービス，経済的負担，各種制度の利用状況

日付　●　月　▲　日　（月）　起床時刻　6　時　00　分　就寝時刻　22　時　30　分

時　刻	食事・水分摂取量(mL)	排　尿				排　便			
		排尿 あり：○ 排尿量 mL（g）	尿意 あり：○ なし：×	失禁 あり：○ 排尿量 mL（g） なし：×	備考 排尿状態，臭気，混濁，切迫感，残尿感など	排便	性状	下剤・処置内容	備考 腹痛・しぶり感，排便感など
6:00		○ (計測できず)	×	○ 約10g	切迫感あり				
7:00	朝食 みそ汁　100mL お茶　50mL 牛乳　100mL	○ 150mL							
7:45		○ 150mL	○	×		○	泥状		
22:00	水　50mL	○ 120mL	○	×				プルゼニド®1錠	

山形県排泄ケアマネジメント相談マニュアル．Ver.2．2014，p.39 を参考に作成．

図4-6　排泄（排尿・排便）日誌の例

表4-5　下部尿路機能（排尿）障害

尿が漏れる（尿失禁）	蓄められずに漏れる（蓄尿機能障害）	咳やくしゃみで漏れる（腹圧性尿失禁）
		我慢できずに漏れる（切迫性尿失禁）
		神経の未発達で漏れる（夜尿症）
	出にくくて漏れる（尿排出機能障害）	出にくいため漏れる（溢流性尿失禁）
	環境が悪いため漏れる（環境障害）	トイレが遠くて間に合わず漏らすなど（機能性尿失禁）
尿が出にくい（排尿困難）	神経の障害で出ない（神経因性膀胱）	
排尿の回数が多い（頻尿）	1日10回以上，特に夜間にトイレに行く回数が多い	

表4-6　排便障害

便が漏れる（便失禁）	我慢できずに漏れる（蓄便障害）	括約筋のゆるみ，下痢（腹圧性便失禁）
		下痢（切迫性便失禁）
	出にくいため漏れる（便排出障害）	便があふれ出る（溢流性便失禁）
		嵌入便の隙間から流れ出てくる（疑似性の下痢）
	環境が悪いため漏れる（環境障害）	トイレが遠くて間に合わず漏らすなど（機能性便失禁）
水様の便が出る（下痢）	便の水分が多くなり，便の形がなくなった状態	
便が出ない（便秘）	便が硬い，出すのに苦労する，何日も出ない	
排便の回数が多い（頻便）	トイレの回数が多い	

3 ケア計画の立案

排泄支援では，療養者に関する排泄のアセスメント（➡p.115 表4-4）で明らかとなった身体的側面や心理的・社会的側面，環境・生活の側面，家族・介護状況の側面などの状況を抑えつつ，療養者と家族の排泄のニーズに応じたケア計画を立案していくことが求められる．

療養者の身体的側面である疾患や加齢，認知能力などによって，計画内容は大きく異なる．また，療養者のADLの自立に向けた計画なのか，機能低下により要介護度が高くなる療養者への計画なのかによっても，方針が異なってくる．

加えて，心理的・社会的側面である療養者と家族の排泄に関する考え方の違いや，療養者と家族の人間関係，療養者本人の生活への意欲なども，計画を検討する上で抑えておくべき点である．

特に，在宅での排泄ケアでは，療養者の環境・生活の側面，家族・介護状況の側面が重要なポイントとなる．療養者と家族の居住環境や生活状況，療養者の排泄動作や排泄パターンなどがどのようになっているのか，家族の介護力，介護負担の状況はどの程度なのかなど，アセスメントの内容を踏まえつつ，本人や家族が実践できることをイメージしながら，計画に反映することが大切である．

そして，療養者と家族の排泄のニーズに応じ，6項（➡p.120）のような支援を取り入れながら，時には療養者本人や家族，多職種などと話し合い，計画内容の検討や目標設定を行い，実現可能性のあるケア計画を立案していく必要がある．

動画でチェック

排泄介助（おむつ交換）

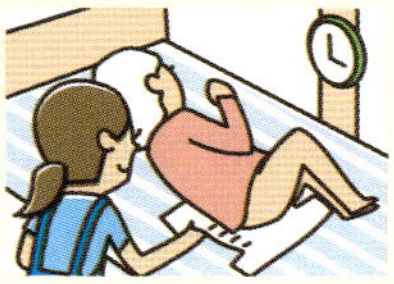

4 排泄援助の技術と実際

在宅療養者に対する排泄援助の方向性には，大きく二つのパターンが考えられる．一つは，療養者のADLの自立に向けて機能回復を目指す場合であり，もう一つはだんだんと機能低下が起こり，要介護度が高くなっていく場合である[6]．現時点で療養者がどの段階にいるかについて的確に判断し，今後，起こり得る変化や異常を想定し，備えることが必要である．

排泄の援助

環境の調整

排泄援助については，居室からトイレまでの経路，トイレの環境や使用する用具など，排泄における環境の調整をしていくことが不可欠である．

下部尿路機能障害への援助

排尿日誌などから得た情報をもとに排尿の状態をアセスメントし，下部尿路機能障害のタイプに合ったケアを行う．ここでは在宅療養者に多くみられる尿失禁に焦点を当てた援助方法を示す（尿失禁の予防と援助）．

1．水分摂取の援助

失禁を避けるために水分摂取を控える療養者が多いが，脱水や尿路感染症の原因となるため，治療による摂取制限がなければ水分は1日に1,500 mL以上摂るように勧める．就寝前や外出前は，水分，特にカフェインの含まれている飲料の摂取を控える．

2．排尿誘導

排尿日誌などにより排尿パターンを把握し，排尿が予測されるタイミングでトイレに誘導する．または一定のスケジュール（2～4時間間隔の範囲内）でトイレに誘導し，排泄介助を行う[7]．

3．衣類の選択

着脱しやすい衣服や下着を選択する．ベルトなどの使用は避けるのが望ましい．

4．おむつの利用

おむつは療養者が尿意を伝えることができず，失禁が常時あるいは頻回にある場合や，腰殿部の挙上・体動が非常に困難な場合に使用される．また介護者の負担軽減を考えておむつを使用することもある．これらは，排便障害における援助についても同様である．

おむつには，排泄が間に合わないという不安や失禁に伴う羞恥心を緩和させ，介護者の負担を軽減させるといった利点があるが，療養者の自尊心やQOLの低下，排泄感覚の低下，皮膚トラブルの発生，経済的負担の増大など，欠点も多い．安易なおむつの使用開始が寝たきり状態のきっかけになることもある．おむつの適応であるかどうかを見極めて使用することが大切である[8]．

5．清潔の保持

尿による陰部の汚染が続くことで，尿路感染や皮膚トラブルが発生し，また臭気を気にして外出を控えるなど社会活動の制限にもつながるため，入浴できなくても毎日陰部や殿部を洗浄する．

6．骨盤底筋訓練

骨盤底筋訓練は，肛門や腟の筋肉を随意的に収縮，弛緩させる運動で，これにより尿道括約筋も一緒に鍛えられ，尿失禁防止に効果的である．椅子に座った状態で，腹部に手を当て，肛門（女性であれば腟の周り）の筋肉を締める．肛門や腟をすぼめ上げるイメージで，腹部，殿部，下肢の力を抜いてリラックスする[9]．パンフレットやDVDなども活用してトレーニングを行う．専門医の指導を受けて行うと，より実効性が高い．

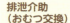

7. 尿閉への対処

急性尿閉の場合は，導尿を行う．場合によってはカテーテル挿入後に500 mLを超える尿が一気に流出して血圧低下を起こすため，医師に確認の上，全身状態を十分に観察しながら行う．慢性尿閉の場合は，膀胱留置カテーテルや清潔間欠導尿，膀胱瘻などを使用する場合があるため，療養者とその家族に対してそれらの方法を指導し，管理を行う[10]．

➡排尿ケアについては，5章11節 p.186参照．

8. 下部尿路機能障害の治療

下部尿路機能障害の一般的な治療は薬物療法である．療養者の服用薬の把握は障害のアセスメントをする上で重要である．療養者の希望や，薬物療法が無効・不十分な場合，副作用などで継続困難な場合などには，外科的治療が選択されることもある[9]．

排便障害への援助

1. 便秘の予防と援助

できるだけ自然な排便となるように，日常生活での便秘予防対策が求められる．

食事療法や運動療法で改善しない場合は，下剤や浣腸などを使用しながら排便をコントロールしていく．療養者の自尊心の低下や介護負担を避けるためにも，可能な限りトイレでの排泄を目指す．

❶ 下剤の使用

日常生活での便秘予防対策が無効な場合，緩下剤や坐剤が用いられる．一般に，腸管内に水分を貯留させ，便を軟化させる塩類下剤（酸化マグネシウムなど）と，大腸粘膜に直接的に作用し，蠕動運動を亢進させる刺激性下剤（アローゼン®，プルゼニド®など）が使用される．

❷ 浣　腸

日常生活での便秘予防策が無効で，緩下剤を使用しても排便がない場合には浣腸の実施を検討する．実施する際には療養者の体位，カテーテル挿入の深さ，浣腸液の温度，注入の速さなどに十分注意して行う．また，実施前・実施中・実施後の療養者の身体状況の観察とアセスメントが大切である．

❸ 摘　便

摘便とは，直腸内に便やガスがたまっているが自力で排泄できない場合，肛門から指を挿入して便を摘出，あるいは排ガスを促す行為である．緩下剤や坐剤，浣腸を用いても排便が困難な場合に用いる方法である．

摘便の方法

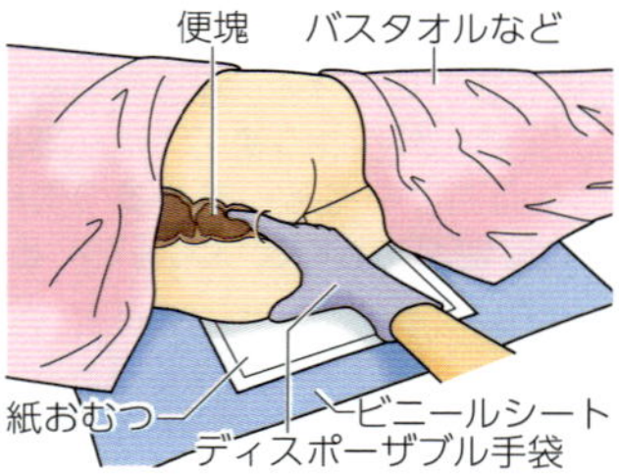

●方法
❶手洗いをし，清潔にして，ディスポーザブル手袋を着用する．
❷療養者を左側臥位にし，膝を軽く屈曲した姿勢をとってもらう．
❸肛門周囲をマッサージし，肛門括約筋をリラックスさせる．
❹療養者に体の力を抜き，口で大きくゆっくりと呼吸してもらうよう声を掛ける．
❺片方の手で肛門を静かに広げる．
❻もう片方の第2指にグリセリンなどの潤滑剤をつけ，肛門に指を静かに挿入する．
❼指をゆっくり回しながら便を掻き出す．便塊が大きい場合は，砕いてから少しずつ掻き出す．
❽痛みなどがないか，声を掛けながら行う．
❾便塊が触れなくなったことを確認してから，第2指を肛門から抜く．
❿残便がないか，腹圧をかけてもらい，排便の有無を確認する．
⓫肛門周囲を清潔にする．

●適応となる場合
・脊髄損傷などにより，腹筋や肛門括約筋に障害や麻痺がある場合
・硬便が肛門の出口付近に詰まり，自力排便が困難な場合
・浣腸しても便汁のみで排泄できない場合
・心疾患など，排便時の努責が禁忌で，硬便の排泄が困難な場合

●禁忌
・腸内・肛門周辺に炎症や傷がある場合
・出血の可能性が高い場合
・その他，医師の許可が得られない場合

➡摘便については，ナーシング・グラフィカ『基礎看護技術Ⅱ』６章５節８項も参照．

2. 下痢の予防と援助

下痢に対する援助は，原因に応じて，脱水の予防，食事の管理，保温，薬物療法，スキントラブルの予防などを行う．脱水の予防としては，経口摂取が可能で，嘔吐が伴わない場合は，白湯，番茶，スポーツドリンクの摂取ができるように支援する．食事については，食物繊維や刺激の強い食品は避け，消化の良い食物を選択するように指導する．

急性下痢では，電解質の低下や脱水予防のための補液，感染症の原因菌に応じた抗菌薬などの薬物療法が行われる．感染性下痢では，感染防止のため，消毒や隔離など必要な対応について療養者とその家族・介護者に説明する．

慢性下痢では，下痢を止める止痢薬などの薬物療法のほか，原疾患に合わせた食事管理を行うように支援する．経管栄養に伴う下痢については，栄養剤の温度や注入速度，内容，量などを確認し，医師に相談する．体内への吸収が十分できていないことで下痢になっている可能性が高いため，栄養剤の見直しを含めて検討していく．

3. 便失禁の予防と援助

便失禁は，便の性状や肛門括約筋の機能低下によるものが多い．

❶ 便の性状の調整

便の性状が固形になるよう，生活習慣を見直し，便秘や下痢が続く場合は薬物治療を併用する．

❷ 骨盤底筋訓練

➡p.117「6．骨盤底筋訓練」を参照．

》家族および介護者への援助

排泄の介助は，家族および介護者にとって負担の大きい援助の一つである．そのため，可能な限りトイレで安全に排泄できるような援助方法を検討する．

例えば，床上排泄が必要な療養者への排便の援助は，緩下剤の調整を行いながら訪問看護師や訪問介護員などの訪問に合わせて排便をコントロールすることで，家族および介護者の負担を軽減することが可能となる．また緩下剤を服用すると便が軟らかくなるので，便器に便が付着しやすくなるが，あらかじめトイレットペーパーを敷いておくとトイレの汚染を防ぐことができる．床上で排便する場合は，おむつに直接するよりも，差し込み便器を使用したほうが療養者の不快感が少なく，家族や介護者の負担も軽い．このような情報提供を，療養者本人だけでなく，その家族や介護者にも行うことで，少しでも負担を軽減できるよう努める．

また，居室の中で排泄ケアを行うと，排泄物の臭気が生じやすくなる．おむつなどの汚物はビニール袋に密閉し，ふたの付いたバケツに入れる．さらに寝具には汚染防止の防水シーツを敷く，空気清浄機や消臭剤を用いて室内の臭気対策を行う，汚れた寝衣などは漂白剤入りの水に浸してから洗濯し十分に乾燥させるなど，介護上の工夫を伝える．

在宅療養を継続するためには，可能な限り家族や介護者の負担の軽減が求められる．排泄の援助を行う上での困難など，感じている不安を確認し，療養者とその家族，介護者にも負担の少ない方法を，共に検討していく必要がある．

5 多職種との連携

排泄は，療養者本人だけでなく，療養者を支援する家族の心理的・身体的な負担も大きい．そのため，訪問看護師は，療養者本人・家族それぞれの心理的・身体的な状況はもちろん，社会的な状況も捉えながら，適切な排泄支援を行う必要がある．また療養者本人・家族の排泄のニーズを満たすためには，多職種との連携・協働は欠かせない．

退院前カンファレンスは，連携・協働に向けた最初の重要な機会の一つである．カンファレンスには，主治医や薬剤師，病棟看護師，理学療法士や作業療法士などのリハビリテーション専門職，退院調整看護師や医療ソーシャルワーカーなどに加え，退院後の生活を支える訪問診療医，訪問看護師やヘルパーなどが参加する．そして主役となる療養者本人と家族が参加することも非常に重要である．カンファレンスでは，療養者本人や家族の意向をうかがいながら，現在の排泄状況，必要となる排泄支援を確認しつつ，活用できる社会資源などについて話し合う必要がある．

また退院後も訪問看護師は，療養者の排泄状況や家族の介護負担の状況など，多職種と情報共有をしながら適切な支援を行い，時にはサービス担当者会議を開催して方針を再検討したり，地域包括支援センターや社会福祉協議会，市区町村の在宅支援担当課などと連携し，必要なサービスを取り入れることを検討したりするなど，療養者と家族が安心して生活できるための体制づくりが求められる．

6 社会資源の活用と調整

1 公費の助成

紙おむつは，居住している自治体から支給される制度がある．支給条件などは自治体によって異なるため，事前に窓口に問い合わせるよう助言する．

排泄補助具などの福祉用具は安価でないものが多く，さらにトイレの改修費用などに加え，在宅医療に伴う医療費がかかる．そのため福祉用具を身の回りで活用できるもので代用したり，介護保険制度や各種福祉制度など費用助成，減免制度のあるものは利用できるようにする．

2 排泄環境の整備

排泄障害を抱える療養者，また排泄のケアをする家族・介護者などにとって，生活における**排泄環境**の整備は重要である．

1．環境整備の例（図4-7）

① 居室からトイレまでの経路

居室からトイレまでの距離を短くするために，住宅改修またはポータブルトイレを利用する．トイレまでの動線上には，手すりや足元照明を設置し，段差解消を図り，スムーズに移動できるようにする．ADLが低下している療養者には，トイレのドアは外開きまたは引き戸タイプが適している．認知症療養者の場合，入口にトイレマークを付けるのも効果的である．

② トイレの環境

洋式便座（暖房付き・温水洗浄便座），手すり付き，汚れを拭き取りやすく滑りにくい床面，療養者や介護者が動きやすい広さであることが望ましい．冬場はヒートショック予防のため暖房ができるとよい．

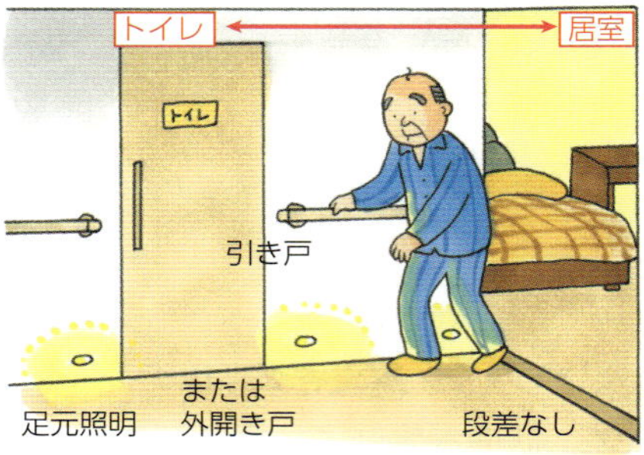

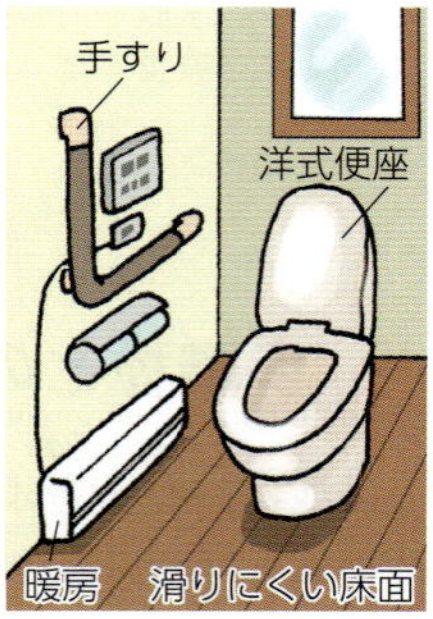

図4-7　環境整備の例

2．排泄補助用具の種類と選択方法

排泄補助用具は，排泄動作を助けるもの（手すり，便座など），排泄物を受けるもの（尿器，差し込み便器，ポータブルトイレなど），直接肌に着けるもの（おむつ，パッド，下着など）といった種類がある（図4-8）．安全かつ快適に排泄動作ができるように療養者に合わせて選択する．

3．支援のためのさまざまなマーク

近年，国や地方自治体などにより，排泄環境を整えるためのさまざまな取り組みが進められている．トイレマークもその一例である（図4-9）．このマークのあるトイレでは，介助が必要な人，ストーマを造設している人，乳幼児のおむつ交換に至るまで，排泄障害があったりケアを必要としたりする人々が利用しやすい工夫がなされている（図4-10）．

また，駅などの公共の場で異性のトイレに付き添う場合，外見からは介護中であることがわかりにくい．このような誤解や偏見をなくし，介護をする人にもやさしい社会を目指して，静岡県で介護マークが考案され，全国に普及している（図4-11）．

家具調ポータブルトイレ

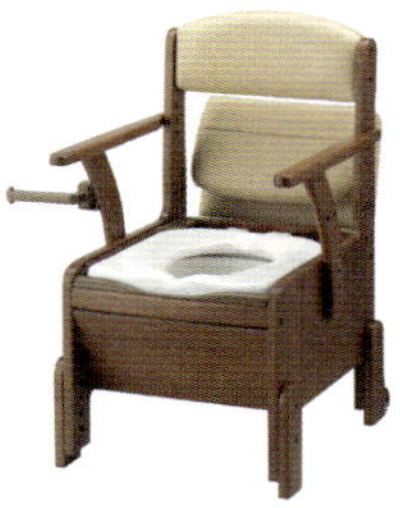

夜間転倒予防等により，居室内で使用する場合に選択され，見た目も部屋に馴染むため，心理的負担も少ない．

〈写真提供：アロン化成株式会社〉

自動採尿器

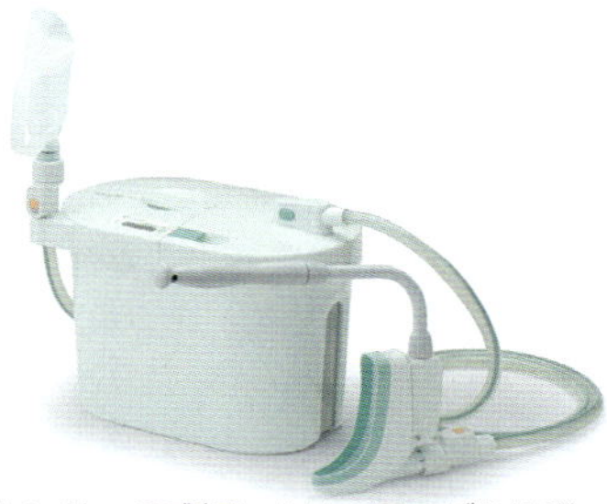

センサーの感知により，尿こぼれや逆流を防ぎながら自動で本体に排尿でき，介護者の負担軽減にもつながる．

〈写真提供：パラマウントベッド株式会社〉

図4-8　在宅で活用できる主な排泄補助用具

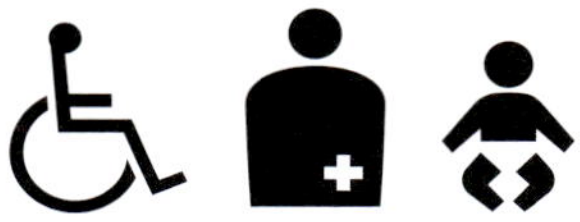

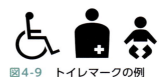

図4-9　トイレマークの例

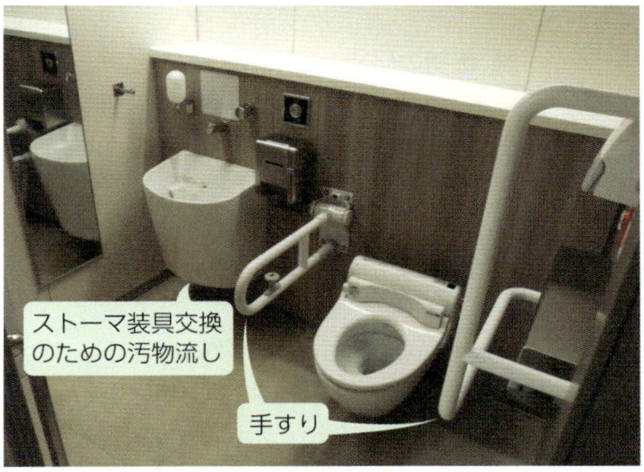

〈写真提供：Osaka Metro（新大阪駅）〉

図4-10　公共ユニバーサルトイレ

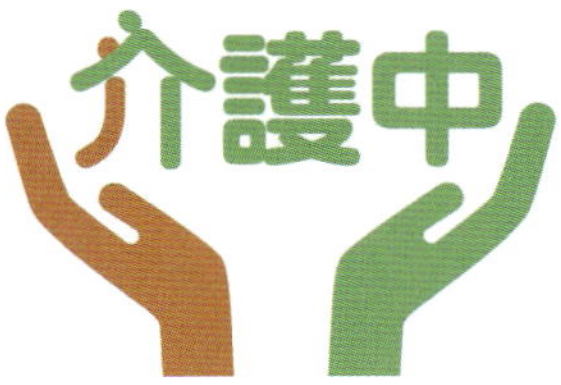

〈静岡県ホームページより〉

図4-11　介護マーク

コラム

ポケットエコーの在宅看護における役割

ポケットエコーの基本情報

ポケットエコーは超音波を利用して体内の画像をリアルタイムで表示する装置である．軽量で持ち運びが容易なため，さまざまな診療の場面で使用されている．主な利点として，迅速な診断が可能であり，療養者の負担を軽減し，診療の効率を向上させる．また，費用対効果も高く，病院内だけでなく多くの医療現場で導入が進んでいる．

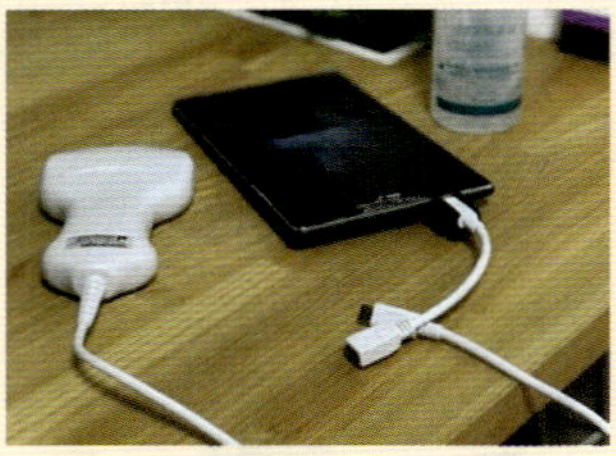

タブレットなどと連動させて使用する．

在宅看護での利用場面

在宅看護では，体内を可視化できるという点から多くの用途が考えられる．例えば，以下のような場面で活用されており，今後もその発展が期待されている．

- 膀胱内や主要な血管の描出：体液量を正確にモニタリングし，水分状態をアセスメントする．
- 便の有無や性状の判別：緩下剤の調節や摘便の必要性を判断し，排泄ケアの方法を選択する．
- 褥瘡などの創傷の深さの判断：治癒過程を予測し，適切な対策を講じる（➡5章15節 p.208参照）．
- 肺の状態の評価：肺炎の早期発見や重症化の予防を行う．
- 嚥下機能の評価：食形態の調整やリハビリテーションの効果を判定する．

ポケットエコーを用いることで，画像という視覚的な情報を他者と即時的に共有できるため，臨床推論や看護判断を行う上で，アセスメント精度の向上や看護ケアが提供されるまでの時間短縮につながる．

導入とトレーニング

ポケットエコーを在宅看護に導入する際には，適切なトレーニングが不可欠である．看護師は基本的な操作方法だけでなく，画像の読み取りや診断の技術を習得する必要がある．これには，実際のケースを用いたシミュレーショントレーニングや，継続的な教育プログラムが有効である．

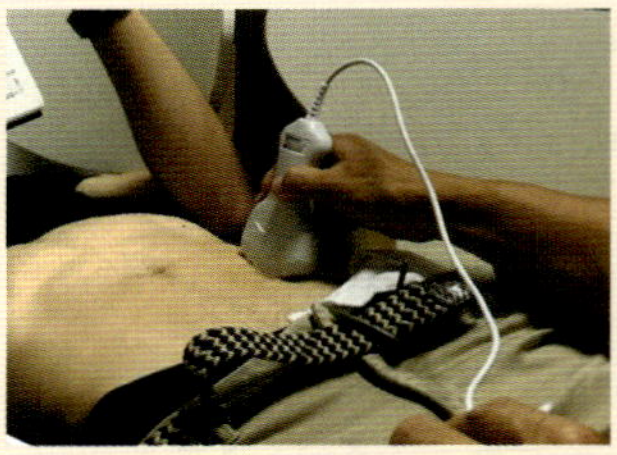

エコー画像の読み取りや診断技術を習得する．

チーム医療とポケットエコー

ポケットエコーの導入により，多職種連携がより円滑に進む．例えば，看護師が取得した画像を医師と共有し，迅速に治療方針や看護ケアの提供を決定することができる．また，画像という客観的な根拠を示し，看護ケアの必要性や説明に活用することで，療養者とその家族の安心感を高めることができる．

最新の研究と将来の展望

ポケットエコーに関する最新の研究では，その精度や信頼性がますます向上している．例えばAI技術と組み合わせることで，より正確でわかりやすい画像の描出が可能になると期待されている．また，在宅医療の拡大に伴い，ポケットエコーの重要性はますます高まるであろう．

訪問看護ステーションでのポケットエコーの導入に際しては，慎重に検討する必要がある．例えば，組織のビジョンやステーションの目標に合致するか，在籍している看護師が扱える機器か，費用対効果などを話し合う必要がある．その中で，「不可視であったものが可視化されることで，現場のアセスメントの精度を高める可能性がある」という事実は導入の大きな理由の一つとなると考えられる．

在宅看護におけるポケットエコーの活用は，患者のQOLの向上に大いに貢献する．これからの看護師には，このようなモダリティを活用し，より質の高いケアを提供するスキルが求められるであろう．

3 清　潔

1 在宅療養における清潔の特徴

清潔援助では，背部や陰部・殿部など療養者が普段見えにくい部分を観察でき，感染症予防効果が得られる．ケアを提供しながら，本人や家族とコミュニケーションをとることで信頼関係構築の機会となる．体が温まることで新陳代謝や血液循環が促進され，開放感や爽快感を得ることができ，前向きな気持ちをもたらすことができる．

在宅療養における清潔援助には，入浴や清拭，更衣のほかに，洗髪，手浴・足浴，陰部洗浄などの部分浴と，口腔ケアや，爪切りといったフットケアなどがある．

➡ フットケアについては，5章16節p.213も参照．

清潔環境の特徴として，自宅の構造によって援助方法が異なり，自宅にある物品を工夫して使用することが多い．療養者に合った清潔環境をどのように整えるか，事前に確認しサービスの提供者間で共有していく必要がある．清潔に対する生活習慣や病状，環境を考慮し，適切な清潔ケア方法を選択する．

ここでは，清潔に関するアセスメント，ケア計画の立案，清潔に関わる多職種連携などについて説明をする．

2 清潔のアセスメント

1．清潔援助方法の選択

病状や体調によって入浴，清拭，部分浴など，清潔方法を選択する．体調が安定している場合は，訪問介護や通所サービスでの入浴が可能である．入浴前にバイタルサインや体調をアセスメントするが，終末期や心・肺疾患の療養者の場合，清潔行動が負荷となり，急な痛みや呼吸困難感を引き起こすことがある．ケア前に鎮痛薬を内服する，HOT（在宅酸素療法）の流量を調整するなどの対応について事前に医師の指示を受けておき，声掛けやモニタリングをしながら援助を行う．安楽をもたらす清潔援助について，療養者の意向を確認しながら，清潔援助を選択する．夏期は脱水，冬期はヒートショックなどに細心の注意を図る．

2．清潔環境の確認

必ずしもバリアフリーではなく，狭く段差がある，つかまる場所がない，室温調整が難しいなどの家屋がある．どのような入浴環境をつくることが必要か，退院前までに療養者や家族と多職種間で共有していく必要がある．

退院支援や訪問看護との連携のために，退院前訪問指導料を算定し，看護師や理学療法士，作業療法士が退院前に自宅を訪問し，環境調整や療養上の指導をすることができる[11]．

3．医療機器やカテーテル等の確認

HOT，人工呼吸器，点滴，膀胱留置カテーテルなどを使用している場合がある．清潔援助中に必要か一時的に外せるものか，事前に多職種と情報共有しておく．

3 ケア計画の立案

在宅の療養者は，清潔のニーズや疾患，清潔環境の個別性が高い．画一的な援助ではなく，個々のニーズと感染予防の観点からケア計画を立案する．

1 介護保険による清潔ケア

介護保険を利用している療養者の場合，比較的安定した病状であれば，訪問看護師以外の職種が清潔ケアを担うことがある．療養者が週に何回，どのサービスで清潔ケアを受けているか，多職種の中で新たな課題が上がっていないかを確認する．訪問看護指示書や居宅サービス計画に，清潔援助についての記載がある場合は，整合がとれた看護計画を立案する．状態の変化や清潔の価値観も療養者それぞれのため，訪問看護師は医師や介護支援専門員と情報共有し必要に応じた対応や助言をしていく．例えば，デイサービスで入浴拒否があった場合は，次の訪問看護で清拭対応する．心不全で体重増加があれば，入浴時間を短くするよう助言を行うなどが挙げられる．

2 医療保険による清潔ケア

医療保険による訪問看護を利用している場合は，療養者は，介護保険対象外の小児や成人，特定疾病をもっている人となる．そのため，訪問看護師が訪問看護指示書に沿った清潔ケア計画を立案する．人工呼吸器などの医療機器が使われていたり，病状が日々変化する終末期など，医療的な視点が求められるケースとなる．病状から予測される変化を見極め，療養者・家族の意向を確認したり，医師と連携しながら清潔方法を決定する．病状の変化により，訪問前は入浴の予定でいたが，アセスメントによって急遽部分浴に変更することも考えられる．清潔ケアの方法は臨機応変な対応が求められる．

4 清潔ケアの技術と実際

清潔ケア

清潔ケア実施の前に，バイタルサインの確認や全身状態の観察を行う．浴室や居室の温度を確認し物品の準備など環境を整える．季節や環境，疾患により体感温度は変わるため，声を掛けながら行う．

皮膚・粘膜に当たったときのタオルの温度の目安

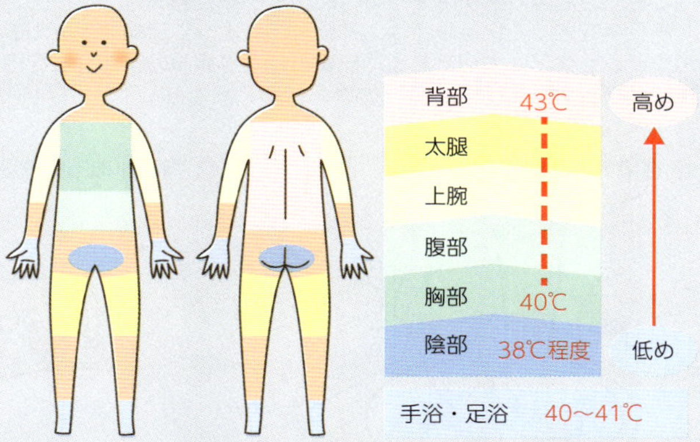

吉田みつ子ほか．写真でわかる実習で使える看護技術アドバンス：学生・指導者が，一体となってケアを展開するために！．新訂版，インターメディカ，2020，p.134（写真でわかるアドバンスシリーズ）．

入浴・シャワー浴

❶ 退院前の家屋調査や入浴に関するADLについて，理学療法士や作業療法士と協働し，入浴環境の留意点の確認を行う．

❷ 自宅の浴室を使用する場合は福祉用具の導入や入浴リフトを設置するなどの援助がある．

❸ 自宅の浴室以外であれば，訪問入浴，通所施設での入浴サービスがある．

❶ 浴室の環境整備

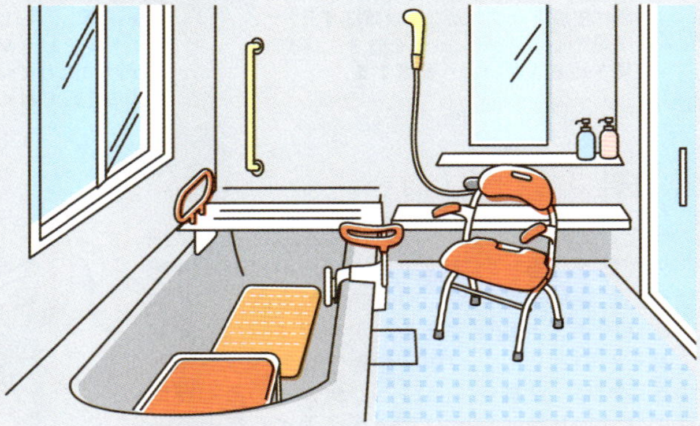

全身清拭・部分清拭

アポクリン汗腺が多く分布する箇所（腋窩や陰部など）は毎日清拭することが望ましい．洗面器に50～55℃の湯（療養者の好みに合わせる）を入れタオルを絞る，またはぬらしたタオルをビニール袋に入れ，電子レンジで温めて使用するとよい．

❷ リフトを用いた入浴

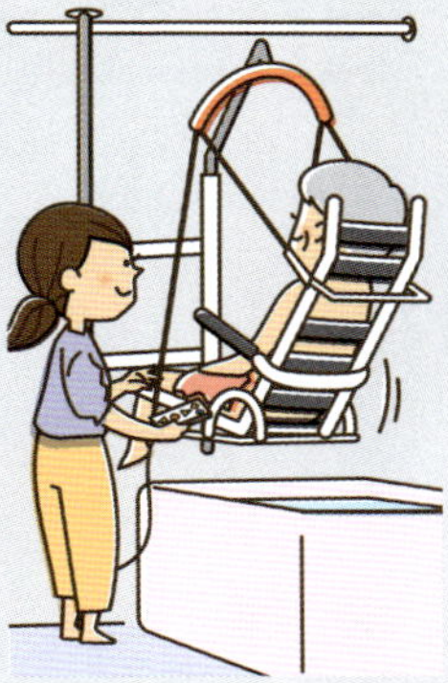

❸ 訪問入浴

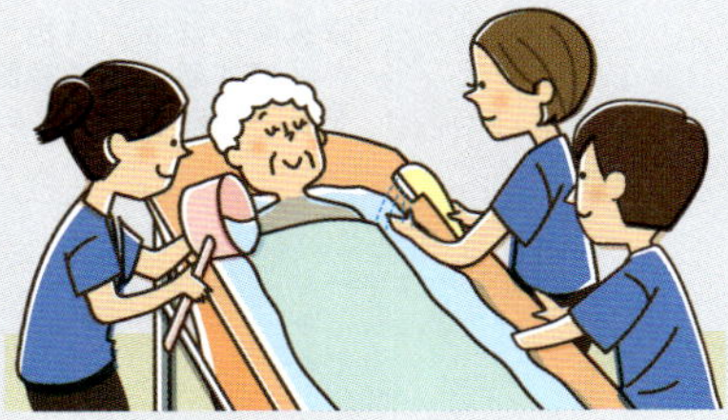

》手浴・足浴

入浴ができない場合や皮膚トラブルがある場合は，部分浴として手浴・足浴を行う（❶）．洗面器やバケツに40℃前後の湯（療養者の好みに合わせる，手浴38～43℃，足浴39～40℃）を入れ，石けんを用いて行う．拘縮が強く湯につけることが難しい場合は，おむつを敷いて洗い流す方法がある．石けんをつけて指の間や手のひら，足裏を丁寧に洗い流すことで，清潔と爽快感を得ることができる（❷）．

糖尿病を患っている場合は，神経障害によって皮膚トラブルの発生を見落としやすいため，フットケアは大切である．皮膚の色調や痛みの有無などを確認しつつ，療養者に声を掛けながらケアを行う．

❶ 在宅での足浴

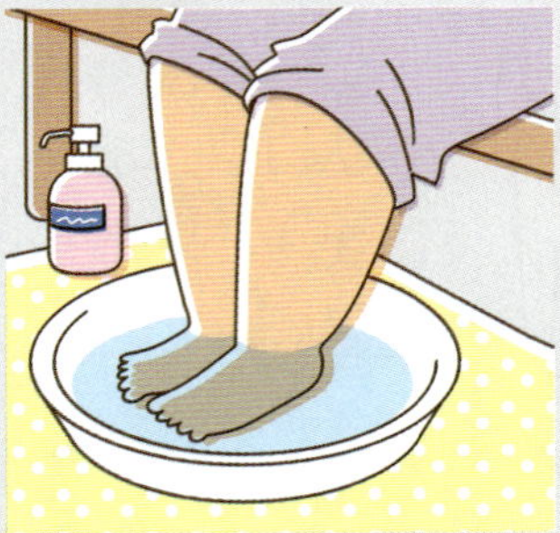

- 趾間や足背，足裏を石けんで丁寧に洗い，洗浄ボトルでしっかりと洗い流す．白癬や皮膚トラブルがないか確認する．
- 新聞紙やレジャーシートを敷き，床や寝具をぬらさないよう配慮する．

❷ 拘縮がある療養者の手洗い

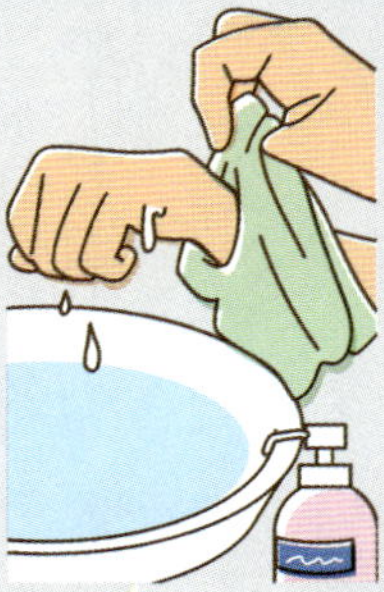

- 指間や手のひらなど，皮膚が重なっている部分は汚れが溜まりやすい．可動域を確認し，石けんで丁寧に洗い、洗浄ボトルでしっかり洗い流す．
- 湯が肘に流れていかないよう，手首にタオルを軽く巻く．

コンテンツが視聴できます
(p.2参照)

動画でチェック

部分浴

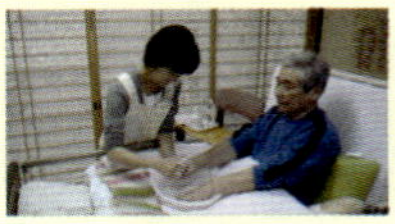

》洗髪

床上での洗髪では，ベッドがぬれないように細心の注意を払う．バスタオルやビニールシートを使用した簡易洗髪器や，おむつやペットシートなどを使用すると簡便である．水を流す際は，家庭にあるものとして，やかんや大きめのペットボトルを用いる．洗髪をすることで身体への負担が増す場合は，ドライシャンプーを使用することで一時的な爽快感を得ることができる．

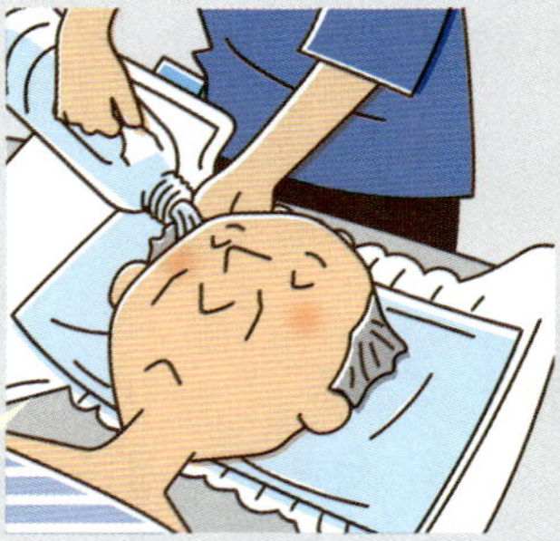

療養者の洗濯の負担やごみの量を削減することを意識し，物品を最小限にする配慮を行う．

動画でチェック

洗髪方法の一例

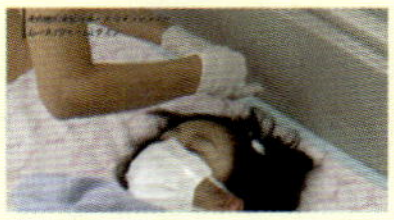

陰部洗浄

おむつを使用している療養者や，膀胱留置カテーテルを挿入している療養者には，尿路感染予防のために必ず1日1回は洗浄を行う．側臥位になったときに，殿部や背部に褥瘡が発生していないかを確認する．在宅で手に入りやすいものとして，洗浄ボトルの代わりにペットボトルの蓋にキリや釘で数箇所の穴を開けると洗浄ボトルとなる．

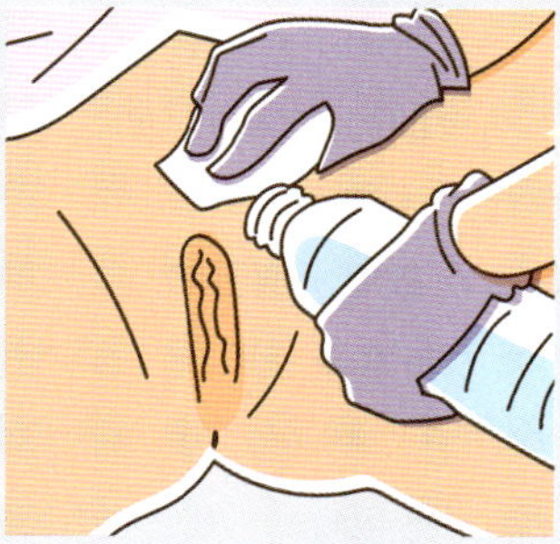

- 女性は陰唇を開き，男性は亀頭部のしわを伸ばして洗う．感染予防のため，肛門は最後に洗う．
- 膀胱留置カテーテルを挿入している場合，びらんや出血，尿漏れがないかを確認する．

爪切り

爪白癬や陥入爪（巻き爪），肥厚爪などは，看護師が爪切りを行う．靴下を履く際に爪が剥がれてしまうことがないよう，やすりを使い表面を滑らかにする．

口腔ケア

義歯を装着している場合は外してから口腔ケアを行う．口腔ジェルを塗布し，乾燥した付着物や乾燥痰をふやかして除去しやすくする．口腔ケアの前に唾液腺のマッサージを行い，唾液の促進を行う．歯ブラシやスポンジブラシ，舌ブラシを使い丁寧にケアを行う．最後に吸引器やガーゼで口腔内を拭い，再び口腔ジェルを塗布し保湿する．

衣生活

寝たきりの場合でも，外出予定がない日であっても，昼と夜の区別をつけるため更衣をすることは大切である．疾患によっては療養者と介護者で体感温度が異なる場合がある．肌に触れ，汗の有無などを確認し，療養者が心地良いと感じる着衣を選択する．拘縮や皮膚性状によって，着脱が簡易なものや皮膚への刺激が少ないものを選択する．

5 家族への支援

清潔援助は訪問看護や通所介護で担うことができるが，日々の陰部洗浄や口腔ケアなどは家族や訪問介護（ヘルパー）が担うことが多い．家族や訪問介護が担う場合は，医学的に起こり得ることや，褥瘡の知識など伝えておくと早期発見につながる．

家族によっては，参加を希望する場合や，その時間を休息に当てたいと思うこともあるため，意向を確認する．入浴介助は転倒や急変のリスクが高いケアである．看護師 1 人でケアを行う場合，リスクが高いケースは家族に参加をお願いする，またはサービス提供を 2 人体制にすることを検討する．

6 社会資源と多職種連携

在宅で提供できる清潔サービスとして，訪問介護（ヘルパー）が自宅の浴室で援助を行う入浴介助，通所サービスで行う一般浴や機械浴，専用車で自宅に赴き浴槽を設置して入浴を提供する訪問入浴がある．自宅での入浴でシャワーチェアやバスグリップ（図4-12）が必要な場合は，福祉用具事業所からのレンタルを介護支援専門員に依頼する．

入浴にリスクが伴う場合，例えば入浴中の酸素飽和度の低下や状態悪化が予測される心疾患や肺疾患，終末期の療養者に関しては，医師の指示の下，訪問看護が担う．この場合，体調をアセスメントして，床上での清潔ケアや部分浴に変更することもある．療養者にとっての安楽と安全を考慮し入浴方法を選択する．終末期であっても，入浴を希望する場合は，訪問入浴を検討する．その際は，療養者・家族の意向と病状について多職種での情報共有・連携を必ず行う．

口腔ケアに関しては，歯科衛生士等による居宅療養管理指導*のサービス利用が可能である．歯科衛生士が自宅で口腔内をアセスメントし，適切な口腔ケアの方法の指導を受けることができる．

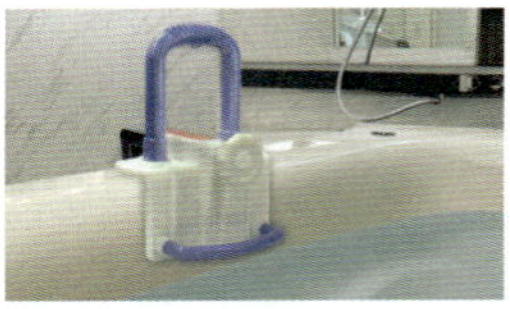

〈写真提供：株式会社島製作所〉

図4-12　バスグリップ

用語解説*

歯科衛生士等による居宅療養管理指導

訪問歯科診療を行った歯科医師の指示およびその歯科医師の策定した訪問指導計画に基づいて実施される口腔内や有床義歯の清掃または摂食・嚥下機能に関する実施指導を療養者に対して，一対一で，20分以上行う[12]．

4 肢位の保持と移動

1 在宅における移動と肢位の保持の重要性

在宅療養者における移動を考える場合，屋内外での移動など，場所や範囲，環境が大きく異なる．療養者の身体機能レベルによって，歩行に関する移動補助具の選択，車椅子レンタルの必要性など，考慮すべき点が多くある．適切な支援ができなければ，活動範囲が狭小化し，身体機能の低下を招く恐れがあるが，適切な支援が提供できた場合，身体機能の維持・向上や活動範囲の拡大が期待でき，QOLの向上にも寄与できる．そのために移動補助具や車椅子などの種類や使用方法は理解しておく必要がある．

また，療養者の身体機能はさまざまであり，移動能力が保持できている人もいれば，移動が困難な人も多くいる．移動が困難となるとベッド上での時間も増え，起居動作において寝返りや，起き上がりが困難となると褥瘡発生の危険性も増加してくる．褥瘡発生リスク度に応じたベッドマットレスの選択が必要となる場合もあり，その知識も必要である．

ここでは，移動能力に関わるさまざまな身体機能のアセスメント，ケア計画の立案，肢位保持と移動の実際などポイントを説明する．

2 移動能力に関わる身体機能のアセスメント

在宅療養者の移動能力を把握するには，関節可動域，筋力，バランス，ほかの複合的な能力が組み合わさっているテストなどを用いる．各動作テストでは，測定結果からトレーニングの効果判定のみならず転倒リスクを層別化できるため，非常に有用である．

1．関節可動域テスト（range of motion test：ROM-t）[13]

身体の各関節は可動域が異なっている．各関節の可動域を評価する方法をROMテストという．中でも，移動において特に影響を受けやすい関節可動域は，股関節，膝関節，足関節である．股関節の伸展，膝関節の伸展，足関節の背屈など，可動域制限の有無について確認が必要である（図4-13）．

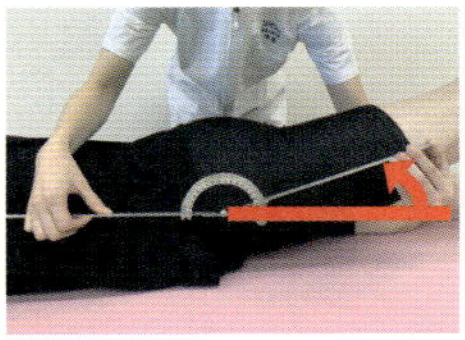

股関節伸展
（参考可動域：15°）

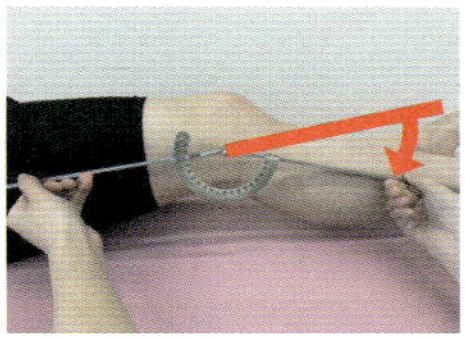

膝関節伸展
（参考可動域：0°）

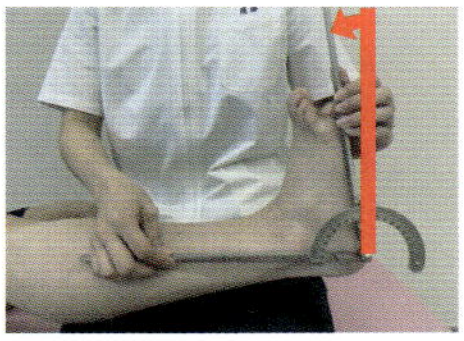

足関節背屈
（参考可動域：20°）

図4-13　関節可動域の測定

2．徒手筋力テスト（manual muscle test：MMT）[14]

個別の筋に対して，筋力のレベルを簡易に評価する方法として，徒手筋力テスト（MMT）がある．全く筋収縮がない状態を０（ゼロ）とし，強い抵抗を加えても完全に動かせる状態を５とする，全６段階で評価を行う（図4-14，表4-7）．移動を考える場合，筋力レベルで３以下では自力での歩行が困難となる．筋力のレベルにより，どのようなサポートを行うのか，移動補助具の選定やベッド周囲の環境設定などを検討するのに役立つ．

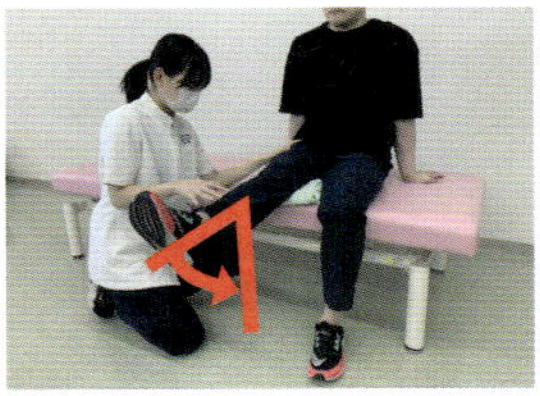

**図4-14　膝伸展
（大腿四頭筋）３レベル**

表4-7　徒手筋力テスト

5	normal	強い抵抗を加えても，可動域全体にわたって動かせる
4	good	ある程度の抵抗を加えても，可動域全体にわたって動かせる
3	fair	抵抗を加えなければ，重力に抗して可動域全体にわたって動かせる
2	poor	重力を除去すれば，可動域全体にわたって動かせる
1	trace	筋の収縮はわずかに確認されるが，関節は動かない
0	zero	筋の収縮が全くみられない

3．ファンクショナルリーチテスト（functional reach test：FRT）[15]

身体のバランス能力を把握することができる．立位で上肢を90°挙上し，その状態から体を前屈していきながら，最初の状態を０cmとして最大限前方移動した距離を計測する（図4-15）．バランス能力を評価することから転倒との関連が高く，転倒リスクのカットオフ値*として18.5cmが報告されている[16]．

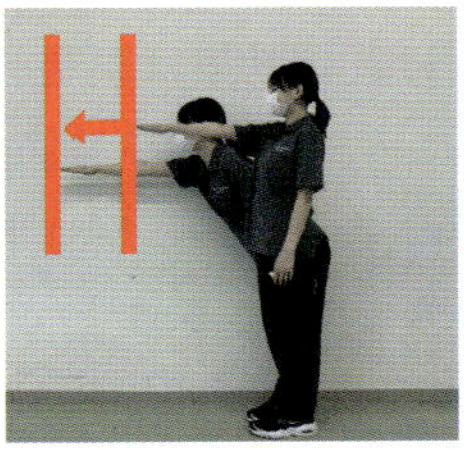

図4-15　FRT

用語解説*
カットオフ値
転倒を例に挙げると，転倒する／転倒しないの範囲を区切る値のこと．

4．30秒椅子立ち上がりテスト（the 30-second chair-stand test：CS-30）[17]

下肢の筋力や体幹のバランス能力を含めた動作能力を把握することができる．高さ40cmの椅子を使用し，椅子に両下肢を肩幅程度に広げて座り，背中を背もたれから離し，両腕は胸の前に組んだ姿勢から起立を行う．30秒間に椅子から何回立ち上がることができるかを評価する（図4-16）．転倒との関連も高く，転倒リスクのカットオフ値として14.5回が報告されている[18]．

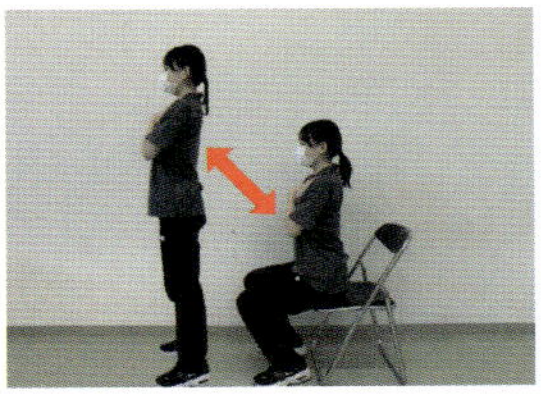

図4-16　CS-30

5. タイムアップアンドゴーテスト（timed up & go test：TUG）[19]

歩行能力や動的バランスなどを包括的に把握するテストである．椅子での座位姿勢からスタートし，無理のない速さで歩行して3m先の目印で折り返し，再び椅子に戻り座るまでの時間を計測する（図4-17）．転倒との関連も高く，転倒リスクのカットオフ値として13.5秒以上が報告されている[20]．

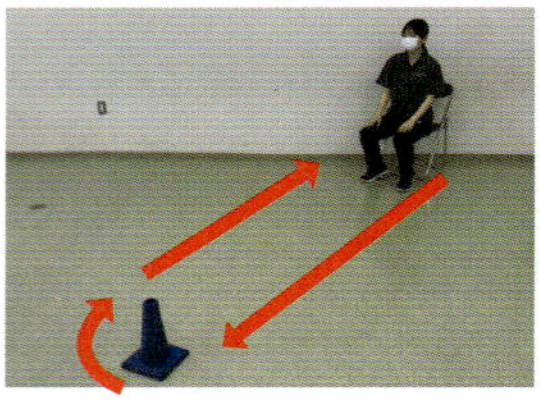

図4-17　TUG

動画でチェック
肢位の保持と移動に関するさまざまなテスト

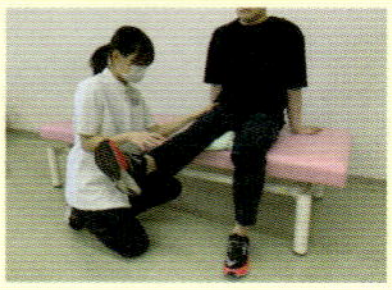

動画でチェック
移動に関わる機能のアセスメント

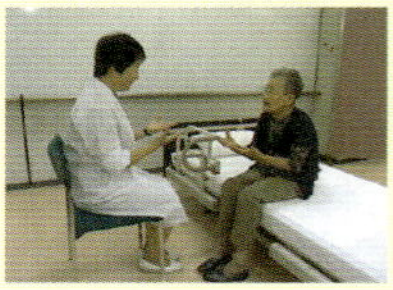

3 ケア計画の立案

移動における歩行介助レベルごとに，移動のケア計画を考える必要がある．

歩行に中等度や重度の介助が必要な場合，普段の屋内移動は車椅子の使用を選択し，医療ケアスタッフなどがリハビリテーションとして介入するときは歩行器や杖などの移動補助具を用いて，下肢の残存機能*をより活用し，さらには機能向上を目的として歩行練習を実施する．

また，歩行が杖による近位見守りレベルであれば，普段の屋内移動は歩行器を使用し，リハビリテーションのときはT字杖などを用いた歩行練習を実施する．つまり，在宅での移動は転倒のリスクも考慮して，一人での屋内移動の際はリハビリテーションでの歩行手段より，支援レベルを引き上げた形で安全な歩行手段を選択することも必要と考える．

歩行における機能維持や向上を目的とするときは，医療ケアスタッフが介入する頻度や時間が少なければ効果は限定的である．したがって，環境整備を行った上で家族が安全に実施できる下肢筋力のトレーニング（ベッドサイドでの起立練習*，スクワットなど）の提案は下肢機能の維持，向上に有効である．起立練習では高さを変化させることで難易度を調整することができる（図4-18）．

用語解説*
残存機能
高齢や障害で失った機能ではなく，身体に残されている機能のこと．

plus α
近位見守り・遠位見守り
患者の近くで動作を見守ることを近位見守り，遠くで動作の観察を行うことを遠位見守りという．

用語解説*
起立練習
ベッドサイド座位や椅子座位から立ち上がる動作を繰り返す．立ち上がり補助手すりを用いてもよい．連続回数，セット数，高さ設定などを工夫することで個々の身体機能レベルに合わせることが重要である．

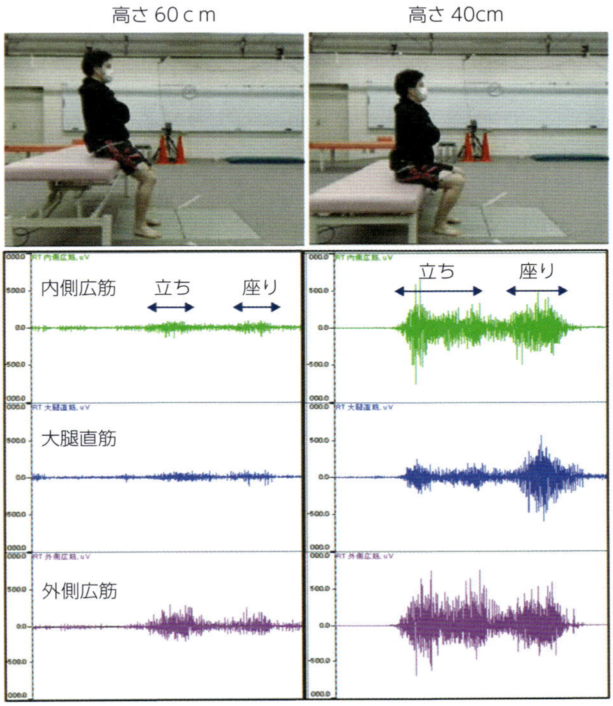

図4-18　起立動作における大腿前面の筋活動（高さの違い）

4 肢位の保持と移動の実際

肢位の保持と移動介助

》肢位の保持

移動が困難となりベッド上で臥床状態となると褥瘡のリスクが高まるため，褥瘡予防を目的とした体圧分散マットレスを導入することがある．体圧分散マットレスは，ウレタンマットレスに代表される，電源を用いない「静止型マットレス」と，機械的な駆動によって局所にかかる圧を空気の調節で時間的に変化させる「駆動型マットレス」がある．駆動型マットレスは圧切換型エアマットレスとハイブリッドマットレスに分けられる．

マットレスの選定では，ベッド上での寝返り，起き上がり，座位保持，安全な離床，安眠の確保などの視点が重要である．在宅ではスタッフ介入時に介助下で端座位をとらせることがあり，座位保持の安定性をサポートするためにマットレス両端に高硬度ウレタンフォームを挿入している製品やエアマットレスではボタン一つですべてのエアセル（空気が入る筒）が硬くなるクイックハード機能（すべてのエアセルの空気圧を高める）が付いているものがある（❶）．また，ベッド上での時間も多いことから筋緊張亢進や関節拘縮にも配慮が必要であり，良肢位を保持するポジショニングも考慮する必要がある（❷）．

マットレス

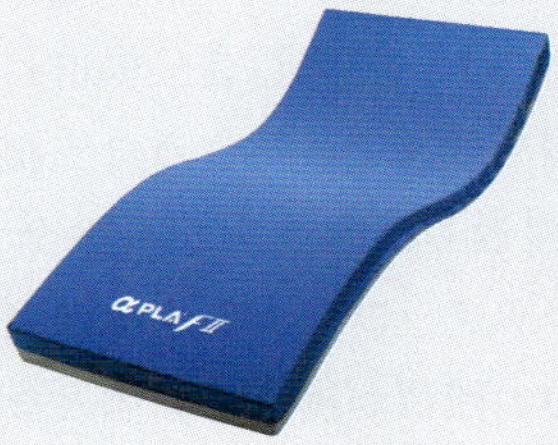

静止型マットレス
〈写真提供：株式会社タイカ〉

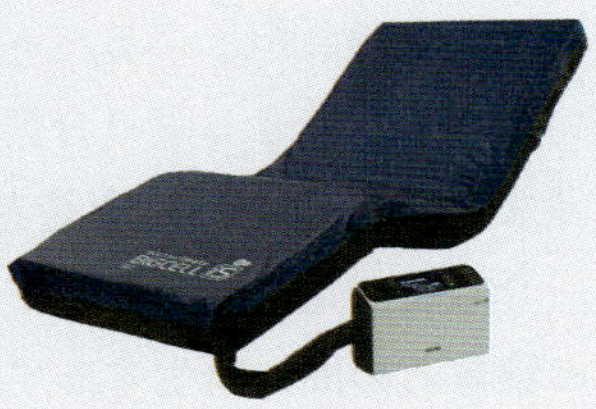

エアマットレス
〈写真提供：株式会社ケープ〉

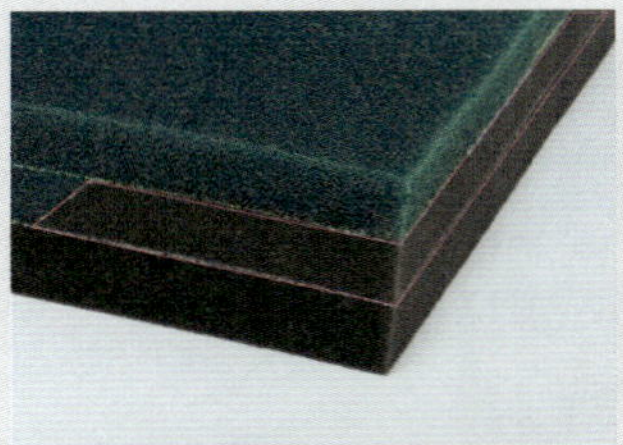

高硬度ウレタン挿入
〈写真提供：株式会社タイカ〉

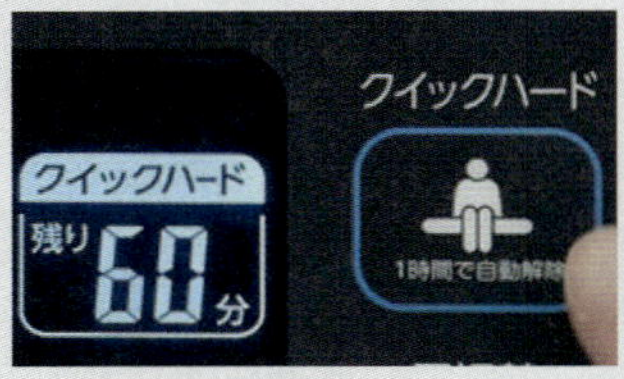

クイックハードボタン
〈写真提供：株式会社ケープ〉

❶ 座位保持サポート機能

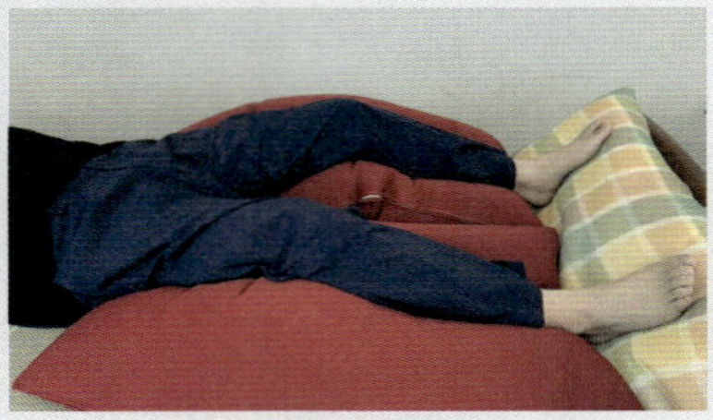

❷ 下肢のポジショニング

》移動介助

移動補助具の選択は，歩行介助量や不安定性の違いなどで，個人によって異なる．在宅での療養期間は長期的に支援が必要な場合も多く，在宅療養が開始されてから数カ月，数年から数十年の療養者まで多岐にわたる．長期的な身体機能の変化にも目を向けなければならない．徐々に身体機能が低下してきている場合には，段階的に移動補助具を変更し，介助量の増大に合わせて適切なものに移行すべきである．

また，屋内外で移動の方法が異なることもある．屋内での環境では伝い歩きや手すり，T字杖を使用して移動するが，屋外は杖ではなく歩行車を使用する場合もあり，選択も多岐にわたる．したがって，移動補助具の種類や特徴を理解しておくことが必要である（❶）．

歩行介助の際，スタッフは転倒リスクを考慮し，患側のやや後方に立つようにする．できるだけ距離が離れないようにして，療養者の全身の動きを視界に入れ，下肢の振り出し*や膝折れ*に注意することが重要である（❷）．

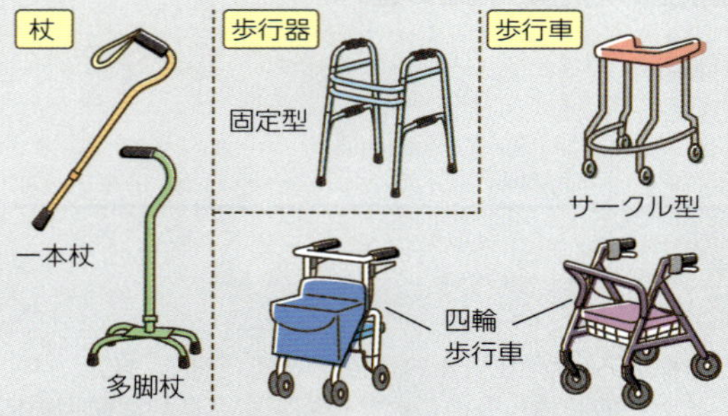

❶ 移動補助具

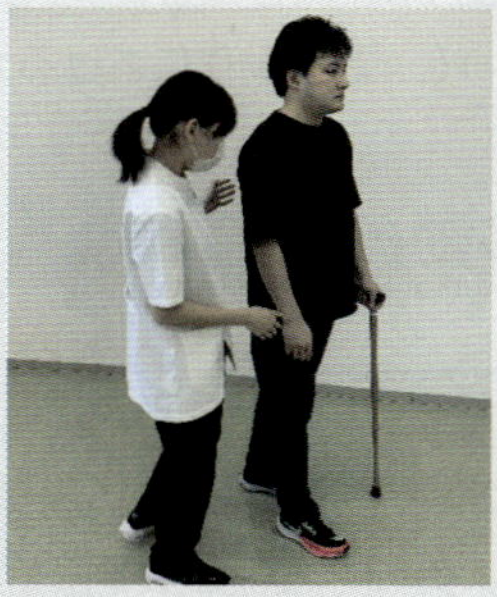

❷ 歩行介助のポイント

用語解説*
振り出し
歩行の際，足を前方に出すときの動きのこと．

用語解説*
膝折れ
立位や歩行など足に荷重量が増加した際，支えきれずに膝関節が折れ曲がる現象のこと．

5 家族への支援

在宅療養を支援する際，家族の介護負担を十分に考慮する必要がある．なぜならば，介護負担によるバーンアウト（燃え尽き症候群）も大きな問題とされているため，できる限り介護負担を軽減できるような支援方法を提供することが望ましい．例えば，療養者が寝返り，起き上がりの全介助レベルにもなると，介護者が電動ベッドでギャッチアップを実施する頻度も多く，その際に身体と寝具との間に発生するずれ力の残留が褥瘡の原因となることがある．この残留するずれ力を開放するときに，背抜きが必要となるが，実施の頻度が多く負担になっている．この行為を助ける用具としてスライディンググローブがある（図4-19）．スライディンググローブを両手に装着し，寝具と接触している

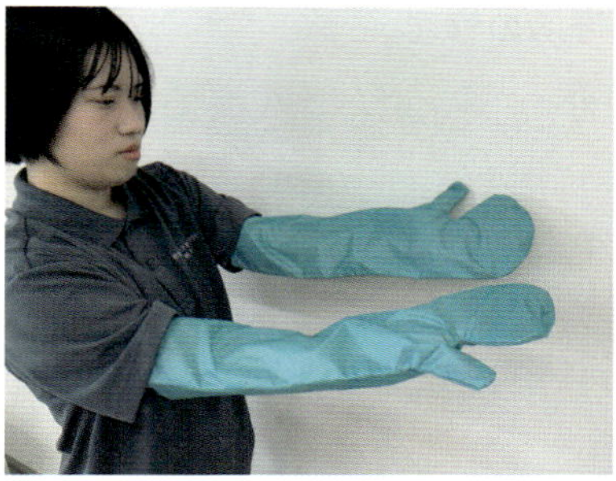

図4-19　スライディンググローブ

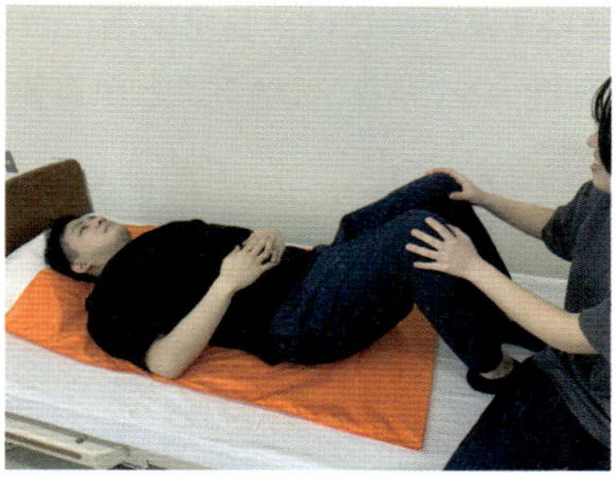

図4-20　スライディングシート

身体との間に手を入れて滑らせるとずれ力を開放することができる．また，ベッド下方へ身体全体がずれてしまうことがあるが，その際にはスライディングシートを使用すると，大きな力を必要とせず，ベッド上方へ身体を引き上げることができ，介助量の軽減につながる（図4-20）．また，ベッドと車椅子への移動は，リフト機器を使用することも一つである．

看護師は家族の介護負担度がどのように推移しているのか，定期的に観察しながら，福祉用具や機器の使用などのサポートが必要である．

動画でチェック　グローブの利用

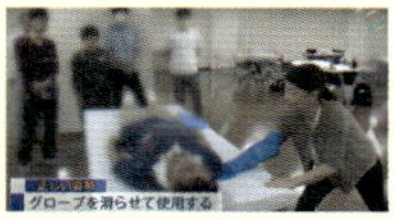

動画でチェック　スライディングシートの活用

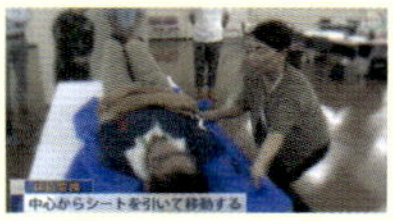

6 多職種との連携

在宅療養者に対して理学療法士や作業療法士が介入している場合，看護師は現時点での運動機能レベルの情報を収集し，限られた時間でできるトレーニング方法を共有することで，訪問看護時のトレーニング頻度や回数が増加するため効果的である．トレーニング効果には栄養摂取の状況も大きく影響を受けることから，栄養管理についても把握し，多職種で連携していくことが重要である．

リンク G 基礎看護技術Ⅱ 10章

5 呼　吸

1 在宅療養の場における呼吸ケアの特徴

呼吸ケアは，新鮮な空気を取り入れることが基本であり，生活環境に合わせた方法で，適切な湿度や室温が保てるように，環境調整を支援することが大切である．在宅療養の場での生活の動線を考えて，家具や医療機器の配置を工夫することも，ADLの制限から起こるQOLの低下を防ぐことにつながる．

在宅療養者にみられる主な呼吸器関連の疾患は，慢性閉塞性肺疾患（chronic obstructive pulmonary disease：COPD），肺線維症，間質性肺炎，肺結核後遺症などである．医療機器の導入時や，災害時・緊急時に対する不安に対応できるように，療養者と家族への教育的・心理的な支援を行うとともに，社会資源の情報提供が必要である．呼吸は生命維持に直結していることから，疾患

plus α

呼吸と呼吸ケア

人は，生きるために酸素を取り込み，不要となった二酸化炭素を排出するという外呼吸を，休むことなく行っている．呼吸は精神状態に左右されることもあり，呼吸のケアに対しては，心身双方からのアプローチが大切である．

をコントロールし，QOLを維持するためには，日常生活における呼吸の管理に必要な知識や技術の自己管理能力を，身に付けることが重要である．

2 呼吸に関するアセスメント

呼吸は，24時間365日休むことなく，どのような環境においても生きるために必ず行われる．そのため療養者の体調や生活環境をアセスメントし，調整することが大切である．

1．環境のアセスメント

気候，家屋の立地，部屋の配置などの生活環境，介護者の存在・介護者との関係性といった人的環境や，食事・排泄・清潔などの生活習慣における呼吸状態の変化を観察し，アセスメントする．

2．フィジカルアセスメント （➡3章2節3項 p.83参照）

問診では，既往歴や生活歴とともに，顔色，息切れや呼吸困難感*の程度，咳や痰の性状などを確認する．呼吸困難の客観的な指標としては，歩行時の息切れの強さを評価するFletcher-Hugh-Jonesの分類（表4-8）や修正MRC質問票（表4-9）がある．運動時の呼吸困難の主観的指標には，修正Borgスケール*[21]がある．聴診では，左右を聞き比べながら，一部位に一呼吸を確認して上方から下方へと進めていく．部位によって音が変わるため，それぞれの特徴を知り聴診をする．

表4-8　Fletcher-Hugh-Jones の分類

Ⅰ度（正常）	同年齢の健康者と同様の労作ができ，歩行，階段の昇降も健康者並みにできる
Ⅱ度（軽度）	同年齢の健康者と同様に歩行できるが，坂，階段は健康者並みにできない
Ⅲ度（中等度）	平地でさえ健康者並みに歩けないが，自分のペースでなら1.6km以上歩ける
Ⅳ度（高度）	休みながらでなければ50m以上歩けない
Ⅴ度（非常に高度）	会話，着物の着脱にも息切れがする．息切れのため外出ができない

表4-9　修正 MRC 質問票

グレード分類	あてはまるものにチェックしてください（一つだけ）	
0	激しい運動をしたときだけ息切れがある	□
1	平坦な道を早足で歩く，あるいは緩やかな上り坂を歩くときに息切れがある	□
2	息切れがあるので，同年代の人よりも平坦な道を歩くのが遅い，あるいは平坦な道を自分のペースで歩いているとき，息継ぎのために立ち止まることがある	□
3	平坦な道を約100m，あるいは数分歩くと息継ぎのために立ち止まる	□
4	息切れがひどく家から出られない，あるいは衣服の着替えをするときにも息切れがある	□

＊呼吸リハビリテーションの保険適用については，旧MRCのグレード2以上，すなわち上記のグレード1以上となる．
MRC：medical research council

Global Initiative for Chronic Obstructive Lung Disease（GOLD）. Global Strategy for Prevention, Diagnosis and Management of Chronic Obstructive Pulmonary Disease 2021 Report. 2020.

用語解説＊

呼吸困難感

呼吸に伴う不快な感覚で，主観的なもの．低酸素血症がなくても呼吸困難感を訴えることもあり，日常生活が制限されQOLが低下している現状を受け止めることが大切である．神経機能や認知機能，精神状態も関与する複雑なものであるため，多角的にとらえる必要がある．

用語解説＊

修正Borgスケール

療養者が，呼吸困難を直接評価するスケール．「0：感じない（nothing at all）」から，「10：非常に強い（very very strong）」までの数値で示す．「4：多少強い（some what strong）」は「2：弱い（weak）」の2倍，というように，強度評価が可能である．

3．栄養状態の把握

COPD患者では，代謝亢進や呼吸エネルギー量の増大などの消費エネルギーの増加と，呼吸困難感や食事摂取量の低下などにより，低栄養が進行するといわれている[22]．栄養の評価には，体重，BMI，血清アルブミン値，食事摂取量と内容，食習慣，食事摂取時の症状の有無などを確認する．

plus α

COPD患者の栄養

COPDによる栄養障害には高エネルギー，高タンパク食が基本である．呼吸筋の機能維持には，リン（P），カリウム（K），カルシウム（Ca），マグネシウム（Mg）が必要である．特徴である乾性咳嗽は，1回に約2kcalを消費するといわれている[23]．

3 呼吸ケアの実際

呼吸ケア

》安楽な姿勢と体位の工夫

呼吸が楽になる体位は，ベッド上ではファウラー位，セミファウラー位，起座位などがある．楽な体位をとるポイントは，①上半身は何かに支えられる状態にする，②上肢は何かで支えて呼吸筋が十分に働ける状態にすることである．臥床時以外で呼吸を楽にする場合は，机や椅子など安全に寄りかかれる物を使用するとよい．呼吸困難のパニック時にもこの姿勢をとることを助言する．

臥床時以外で呼吸を楽にする体位

座っているとき

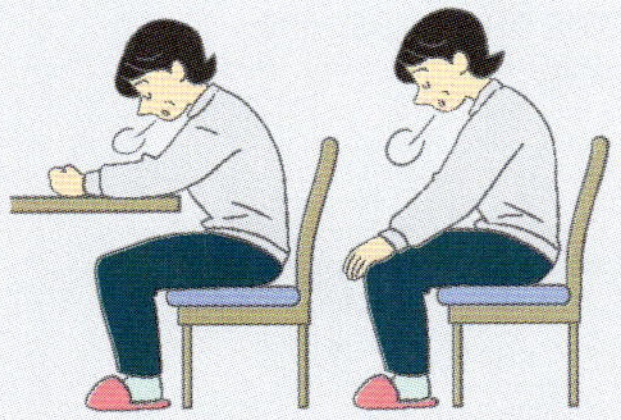

机がある場合は，腕を乗せて肘を付けて安定させる．
椅子だけの場合は，両手または両肘を膝の上に乗せて，両足を床に付けて安定させる．

立っているとき

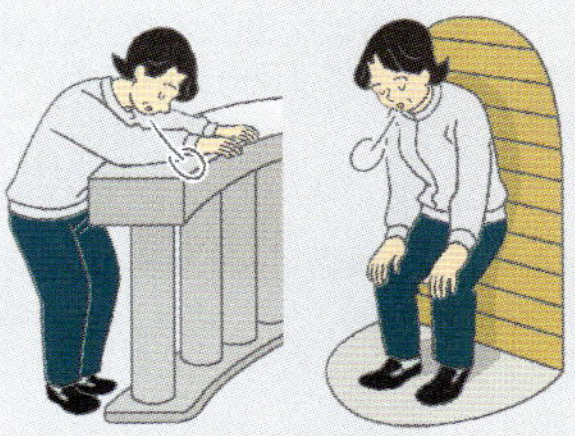

胸の高さ程度の台がある場合は，腕を乗せて肘を付けて安定させる．
台がないときは，壁に背中をもたれさせて，頭を下げ両手を膝の上に乗せて安定させる．

環境再生保全機構 ERCA（エルカ）．ぜん息などの情報館．https://www.erca.go.jp/yobou/zensoku/copd/life/．（参照2024-09-02）を参考に作成．

》呼吸筋のストレッチ

呼吸筋のストレッチにより，①息苦しさと胸の不快感を和らげる，②肺の残気量の減少，③気分の安定の三つの効果があるといわれる[24]．

呼吸筋のストレッチ

a. 頸部呼吸筋

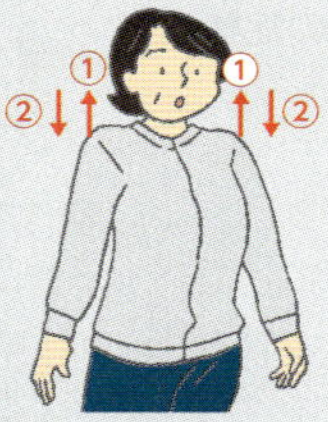

❶息を吸いながら肩をすくめる.
❷息を吐きながら元に戻す.

b. 前胸部呼吸筋

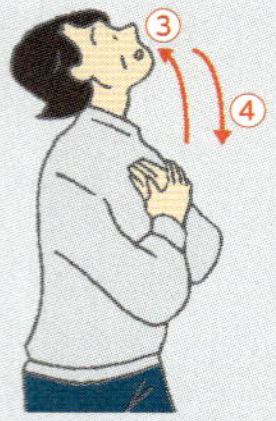

❸吸気時に頸部を伸ばし，手で胸を押し下げる.
❹息を吐きながら元に戻す.

c. 前・側胸部呼吸筋

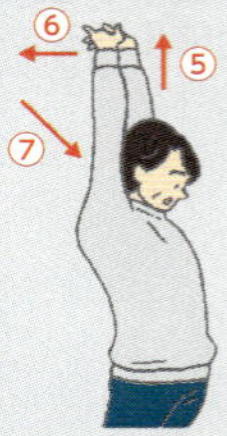

❺息を吐きながら腕を伸ばす.
❻息を吸いながらさらに肩を伸ばす.
❼息を吐きながら元に戻す.

d. 背部吸気筋

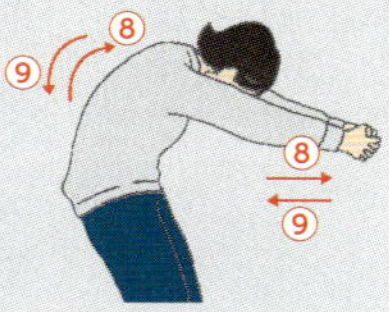

❽手指を組み，吸気時に腕を伸ばし，背中を丸める.
❾息を吐きながら体幹を伸ばし，手を胸の前に戻す.

e. 側胸部呼気筋

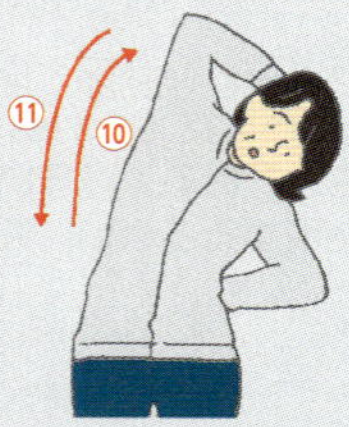

❿息を吐きながら体幹を側屈させる.
⓫息を吸いながら元に戻す（反対側も同様に）.

f. 前胸部呼気筋

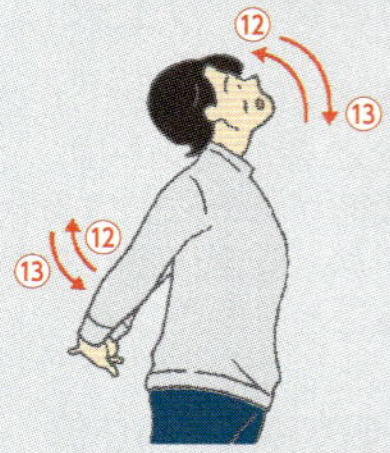

⓬息を吐きながら腕を後方へ伸ばす.
⓭息を吸いながら元に戻す.

独立行政法人環境再生保全機構．呼吸筋ストレッチ体操．2022．https://www.erca.go.jp/yobou/event/r02remote02/pdf/stretch.pdf，（参照2024-8-26）を参考に作成.

呼吸法

1．腹式呼吸

深呼吸ができるようになってから，練習することが望ましい.

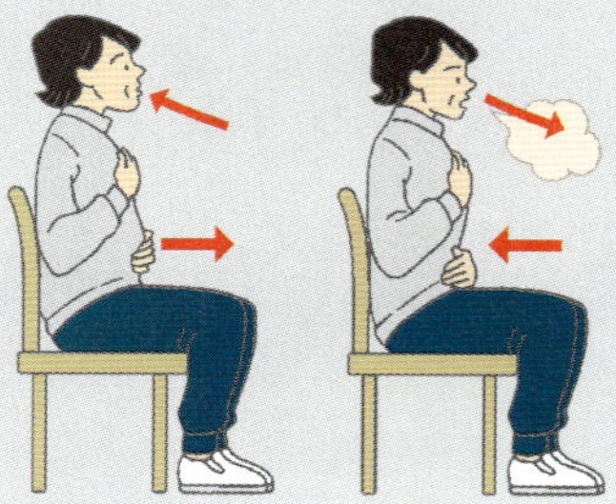

❶全身の力を抜き，リラックスする.
❷胸に軽く手を当て，呼吸時にほとんど動かないことを確認する.
❸もう一方の手を肋骨下の腹部に当てる.
❹息を吸って腹部が膨らむことを確認する.
❺息を吐いて腹部が引っ込むことを確認する.
❻❶～❺をゆっくりと５回程度行う.

＊看護師が手を重ねて呼吸を確認し，できていたら自分で実施する.
＊ファウラー位，座位，立位と，段階的に行う.

plus α

深呼吸の効果

深呼吸は，血液ガスの数値の改善と一回換気量の増加とともに，神経系を活性化し神経伝達物質のセロトニンを分泌することで，活気の増加や不安軽減などの心理的効果をもたらす.

2. 口すぼめ呼吸

口をすぼめて，ゆっくり呼出する（呼気は吸気の2～3倍の時間をかけて）呼吸を行うことにより，気道の虚脱を防ぐ．一回換気量の増大，血液ガスの数値の改善が報告されている．可能な限り，繰り返し実施することが望ましい．

3. 楽しみながら行う呼吸訓練

無理のない程度に家族・友人と会話したり，歌を歌ったりすることは，意識せずに腹式呼吸を行っていることになるため，呼吸訓練につながるといわれている[25]．

口すぼめ呼吸

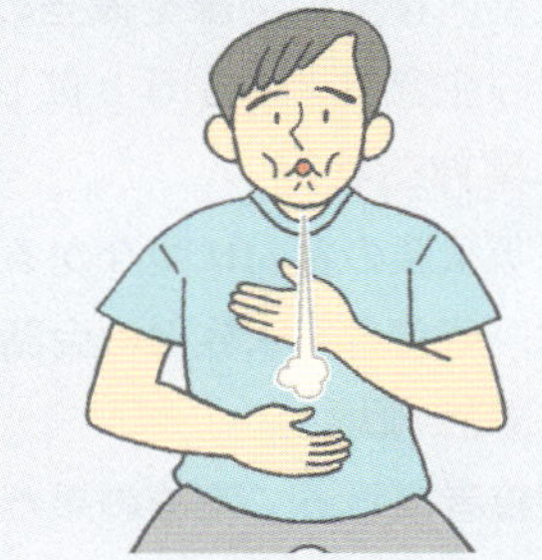

日常生活への支援

呼吸への支援が必要な療養者には，感染の予防や，異常の早期発見と対応が大切である．清掃や換気が十分行えない場合は，訪問介護など社会資源の導入について検討する必要がある．また，呼吸に関する対処法を無理なく継続できるように，療養者・家族とともに考え，実施に向けて支援する．

動画でチェック
口すぼめ呼吸

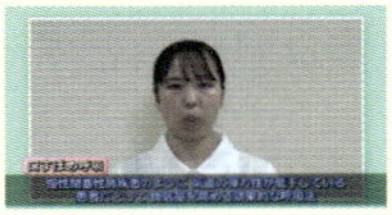

4 ケア計画の立案

在宅療養者に多い，COPDの計画立案のポイントを示す．

1 看護目標

療養者に合った呼吸補助や呼吸リハビリテーションを取り入れ，呼吸器感染症を予防し，在宅生活を継続することができる．

2 アセスメントの視点

|1| 呼吸の状況

呼吸の深さ，胸郭の動きや努力性呼吸の有無を観察し，経皮的酸素飽和度（SpO_2）などのバイタルサインをもとに換気状態を把握する．また，呼吸音と副雑音を聴取し，分泌物の位置や病変を確認する．ADLの程度による体動時の呼吸変化を観察する．

|2| 全身状態

食事量や排泄の状況から，代謝亢進や呼吸エネルギー量の増大に関連した低栄養の可能性を考慮する．COPD以外の合併する疾患の症状や，治療の状況を把握して，包括的にアセスメントを行う．

|3| 呼吸状態悪化の早期発見

低酸素血症，CO_2ナルコーシスにつながる頭痛やチアノーゼ，発汗，意識障害の徴候をみる．

plus α

LICトレーナー

LIC（Lung Insufflation Capacity）トレーナーは，肺や肺の周りの筋肉のストレッチにより換気能力を高める一般医療機器である．医師の指示の下，ALS等の一部の神経難病が対象とされており，気管切開したのちでも使用できる．

➡ COPD患者の栄養については，p.135 plus α参照．

➡ CO_2ナルコーシスについては，5章8節p.182 用語解説参照．

4 生活環境

家屋内移動の動線や段差の存在などの，移動による負荷の有無と，HOT使用時の注意点（➡5章8節 p.181-182参照）の理解度と実施状況をみる．

5 精神的状況

呼吸状態の変動につながる状況の変化や，不安などの気持ちのありようについて，療養者・家族との会話や表情，多職種からの情報も含めて読み取る．

6 家族環境

療養者にとって家族の果たす役割と，家族のライフスタイルに介護が与える影響について把握し，予測的に介入する．

3 具体策の視点

呼吸リハビリテーションの実施と機器の安全な使用について，急変時の呼吸苦に備えてパニックコントロール*の方法を指導する．療養者の望みや強みを生かした継続可能な具体策とする．

> 用語解説＊
> **パニックコントロール**
> パニックが起こりそうになったときに，落ち着いて呼吸できる姿勢や呼吸法を知っておくこと．息切れや呼吸困難に陥った場合，命の危機を感じてパニックとなり，息が吸えなくなる悪循環に陥ることを防ぐ．

5 多職種との連携

1 異常の早期発見

呼吸機能の悪化は生命に直結するため，悪化の徴候の早期発見が重要である．ICTを有効に活用することで，多職種間でのスムーズな情報共有が可能になり，悪化を防ぐことにつながる．

2 災害時を想定した準備

発災後の停電や避難所生活を想定して，HOTや人工呼吸器，吸引器などの医療機器がトラブルなく利用できる体制を整えておく．医療・介護サービス事業所，保健所，消防署，電力会社，医療機器業者，地域住民などの協力を，療養者と家族を交えて相談し，体制を構築する．避難行動要支援者に該当するため，発災に備えた具体的な行動を確認し，災害時個別避難計画*を作成することが望ましい．

> 用語解説＊
> **災害時個別避難計画**
> 災害時避難行動要支援者を，誰がどのような方法で避難行動を支援するか示したものであり，療養者と家族とともに作成する．2021（令和3）年の災害対策基本法改正に基づき，個別避難計画作成は自治体の努力義務とされている．

3 行動範囲を広げてQOLを向上するために

HOTや人工呼吸器などを装着している状態であっても，外出や旅行が可能である．その際には，介護支援専門員や相談支援専門員，主治医，看護師，介護士，医療機器業者などの多職種を交えたプランの作成と，利用する公共交通機関や，必要があれば外出先の医療施設に連絡をとり，療養者の希望を安全にかなえるために準備を進める（➡5章8節 p.182参照）．

6 社会資源の活用と調整

1 制度の利用

HOTや人工呼吸器を使用するなど呼吸器機能障害をもつ療養者は，身体障害者手帳の申請ができる．障害の等級や自治体によって福祉制度の利用内容は異なるため，療養者が利用可能な最新の情報を得ることが大切である．保健所や医療施設の患者相談窓口などを活用していく.

2 患者会・家族会への参加

患者会と家族会は，専門職ではない当事者が対等の立場からの相互支援を目的としてつくった集団である．主な機能としては，①疾病や障害からくる苦悩の共有，②療養生活に関わる情報交換，③制度改革や状況改善に向けた社会運動が挙げられる．療養者同士の支え合いはピアサポート*として，生活面の困難や課題に対しての相互支援が期待される．

用語解説* **ピアサポート**

同じ問題や環境を経験する人が，対等な関係性の仲間（ピア）を支え合うことである．患者会のピアサポートでは，グループでの話し合いなどを柱に，自己理解，相互支援，支援役割への段階を体験的に理解し，相談力と対外的活動を段階的に身に付けることができる．

リンク G 基礎看護技術Ⅱ 8章

6 睡　眠

1 在宅療養の場における睡眠の特徴

睡眠は，日中の活動で生じた疲労の回復という身体的な側面のみならず，一日の生活リズムをもたらすなどの心理的な側面からも非常に重要な役割を担っている．必要な睡眠時間は年齢や季節によっても変化し，個人差も大きいものの，成人は6時間以上を目安に，高齢者は床上時間が8時間以上にならないことを目安に，必要な睡眠時間の確保を推奨している（表4-10）．これらの目安はあくまで健康づくりを目指したものではあるものの，在宅療養者であっても一定程度考慮すべき目安にはなる．

個人差はあるものの，一般的に一日の1/4～1/3は睡眠時間である．そ

plus α 一日の平均睡眠時間

厚生労働省の「令和元年国民健康・栄養調査結果の概要」[26]によると，一日の平均睡眠時間は6時間以上7時間未満の人が最も多く，男性は32.7％，女性は36.2％を占めている．さらに，睡眠に関して何かしらの異変（寝付きが悪い，中途覚醒，睡眠不足，質の低下，日中の眠気）を感じる者も男性は68.1％，女性は70.0％を占めている．

表4-10 睡眠の推奨事項一覧

全体の方向性	個人差等を踏まえつつ，日常的に質・量ともに十分な睡眠を確保し，心身の健康を保持する
高齢者	•長い床上時間が健康リスクとなるため，床上時間が8時間以上にならないことを目安に，必要な睡眠時間を確保する． •食生活や運動等の生活習慣や寝室の睡眠環境等を見直して，睡眠休養感を高める． •長い昼寝は夜間の良眠を妨げるため，日中は長時間の昼寝は避け，活動的に過ごす．
成　人	•適正な睡眠時間には個人差があるが，6時間以上を目安として必要な睡眠時間を確保する． •食生活や運動等の生活習慣，寝室の睡眠環境等を見直して，睡眠休養感を高める． •睡眠の不調・睡眠休養感の低下がある場合は，生活習慣等の改善を図ることが重要であるが，病気が潜んでいる可能性にも留意する．
子ども	•小学生は9～12時間，中学・高校生は8～10時間を参考に睡眠時間を確保する． •朝は太陽の光を浴びて，朝食をしっかり摂り，日中は運動をして，夜ふかしの習慣化を避ける．

厚生労働省 健康づくりのための睡眠指針の改訂に関する検討会．健康づくりのための睡眠ガイド 2023．2023．https://www.mhlw.go.jp/content/001282101.pdf，（参照 2024-08-21）．

う考えれば，在宅療養者の生活の中で睡眠が占める重要性はけっして小さいものでない．在宅療養にとっての睡眠は，心身の疲労回復を担うものであるとともに，療養への意欲や日々の療養生活の満足感へもつながる重要なものであるため，睡眠を軽視してはいけない．

在宅療養者の多くは慢性的な痛みを抱えており，この痛みが睡眠の質に影響を与えていることがよく知られている．また，睡眠の悪化自体が痛みを増幅させる可能性も示されている[27)]．在宅療養では，個々のニーズにあった睡眠環境を柔軟に提供できるメリットがある．例えば，がん性疼痛をもつ在宅のがん療養者に対して，疼痛対策の一つとして，良質な睡眠環境を提供するということも考えられる．

2 睡眠のアセスメント

「寝付けない」「熟睡感がない」「早朝になると自然と目が覚めてしまう」「疲れているのに眠れない」などといった睡眠におけるちょっとした異変は，なんらかの心の病の症状が現れている可能性がある．また，睡眠中の激しいいびきや就寝時の足のムズムズ感や熱感のような睡眠前・睡眠中の異常には，専門的な治療を要する病気が隠れていることもある．したがって，睡眠の正確なアセスメントは重要である．

1．睡眠のアセスメントツール

睡眠は個人差が大きいため，客観的な評価と主観的な評価の両方を用いることで，より正確な睡眠のアセスメントが可能となる．在宅療養の場における睡眠のアセスメントは，睡眠を主観的に評価することが中心となる．

● ①主観的な睡眠のアセスメントツール

眠気を測る尺度としてスタンフォード眠気尺度（Stanford sleepiness scale：SSS）やエプワース眠気尺度（Epworth sleepiness scale：ESS），睡眠習慣を測る尺度としてピッツバーグ睡眠質問票（Pittsburgh sleep quality index：PSQI）やOSA睡眠調査票など，さまざまなものがある．しかし，日常的にこのようなアセスメントツールを用いることは難しい．そのため，もっと簡便に主観的な睡眠をアセスメントするには，就寝・起床時刻を記載する**睡眠日誌**（図4-21）をつける方法がある．睡眠日誌をつけることは，療養者自身が自分の睡眠状態を自覚することにもつながるため有用であるが，寝床に入っている床上時間と実際に眠っている睡眠時間とを明確に区別することが重要である．

● ②睡眠の主観的評価の限界

睡眠は，主観的な評価と客観的な評価とが必ずしも一致しない．したがって，特殊な計測機器を用いた正確な評価はできなくても，ある程度の客観的な睡眠の評価は必要である．例えば，家族と同居している場合は，家族に対して，療養者がいつ入眠・起床したのか，中途覚醒があったのか，睡眠中何か変わった様子があったのかなどを確認してもらい，後から報告をしてもらうことができる．また，独居であっても，訪問時に療養者の顔色や血色，疲労感の有無，動作の緩慢さなどを観察して，睡眠状況を推測することができる．

最近では，脳波計のような特殊な計測機器を用いなくても，スマートフォンをベッド上に置いたり，スマートウォッチのようなウエアラブル端末を装着することでも，ある程度簡便に客観的な睡眠評価も行うことができるようになっている．睡眠に関する悩みを抱えている療養者には，このようなデバイスを利用することも検討してみるとよい．

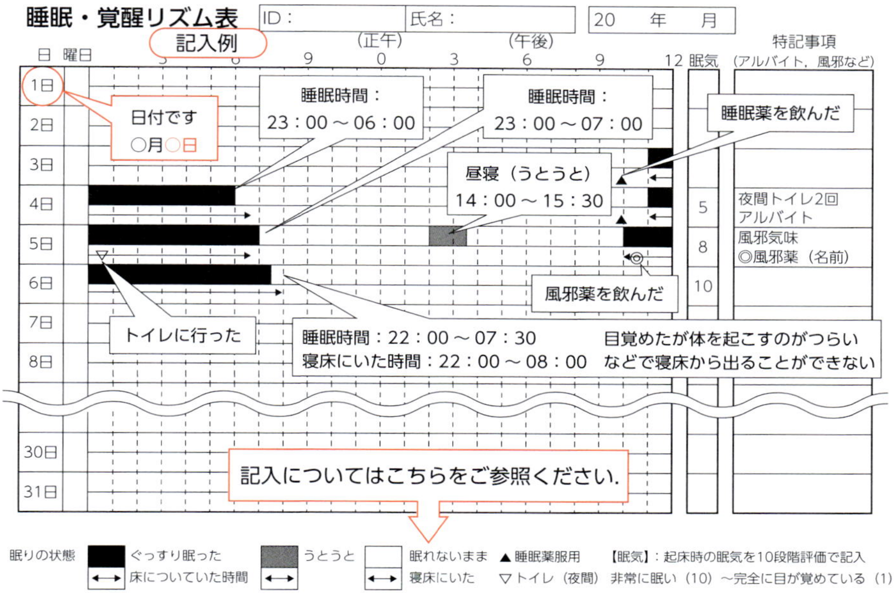

国立精神・神経医療研究センター．睡眠・覚醒リズム表．https://www.ncnp.go.jp/hospital/patient/docs/suimin.pdf,（参照 2024-09-02）を一部改変．

図4-21　睡眠日誌の例

2．睡眠と服薬

在宅療養者の中には，睡眠薬や睡眠に影響を与える薬物を服用している人も少なくない．療養者が服用している薬物の服薬状況を確認することも，睡眠をアセスメントする上で重要になる．特に睡眠薬を服用している場合は，指示された用法・用量を守っているかどうか確認する必要もある．

在宅療養の場では，病棟とは異なり，看護師が療養者の睡眠状況を直接把握することは難しい．そのため，睡眠のアセスメントツールや本人および同居者の発言，看護師による視診，服薬状況の確認といった情報をもとに総合的にアセスメントしていく．

3 ケア計画の立案

睡眠に関するケアを計画する際は，個人差を踏まえた上で，生活習慣や睡眠環境などを見直し，睡眠時間だけでなく，睡眠休養感も確保することを目指すべきである．

睡眠の援助にはさまざまな方法があるが，在宅療養において睡眠を援助する際に最も大切なことは，療養者の緊張を解き，くつろぎを提供するという姿勢である．夜間によく眠れるように，療養者や家族と睡眠について気軽に相談できる関係を築き，療養者にとって快適な睡眠環境について提案するようにしていくとよい．

4 睡眠援助の技術と実際

睡眠のための生活と環境

睡眠のための生活リズム

在宅療養の場の睡眠援助は，病院のそれと大きく異なることはない．生活にリズムをもたせることで睡眠と覚醒のメリハリをつけること，入眠を促すために就寝前にリラックスできる環境を整えることが主な援助になる．生活にリズムをもたらすには，適切なタイミングの食事と適度な運動が重要である．

1. 食生活

在宅療養の場では，さまざまな理由で食事の時間が不規則になりがちだが，適切な睡眠のためには食事の時間を規則的にするよう心掛けることが必要である．特に，朝の目覚めが悪く日中眠ってしまいがちな療養者に対しては，決まった時間に朝食をしっかりと摂取するよう勧めることで睡眠と覚醒のメリハリが付きやすくなる．また，夜になってもなかなか寝付けないような療養者に対しては，夕食の時間や夜の飲食について介入が必要な場合もある．就寝直前の食事は，入眠を妨げるため控える．

日中に摂取した過剰な食塩は睡眠中に排泄されるため，夜間の排尿回数の増加にもつながる．夜間の中途覚醒が多い療養者に対しては，毎日の食塩摂取状況にも注意してみるとよい．

2. 嗜好品

カフェインは覚醒作用を有するため，摂取状況によっては睡眠の質を低下させる可能性がある．また，カフェインには利尿作用があることから，中途覚醒を引き起こすことにもつながるため，就寝数時間前からは緑茶，紅茶，コーヒー，ココア，栄養ドリンクなどのカフェインを含む飲料の摂取は控えるように指導する．

アルコールは一時的には寝つきを促進するものの，睡眠後半の眠りは顕著に悪化し，飲酒量の増加とともに中途覚醒の回数が増加することが報告されている[28]．さらに，睡眠前のアルコール摂取の常体化により，依存や耐性の形成へもつながり，アルコールを飲まないとよく眠れない状態に至る可能性もある．そのため，寝酒の習慣がある療養者には，その習慣を改善できるように勧めていくことも必要である．

3. 運 動

適度な運動は入眠を促進することが知られているが[29]，在宅療養者の場合は，疾患によっては激しい運動を禁じられている人もいるため注意が必要である．中等度程度の運動が可能な療養者の場合は，運動によって良質な睡眠へとつなげることも可能である．就寝の2 ～ 4時間前までに運動を行うことにより，睡眠時間には深部体温が下がり速やかな入眠へとつながる．

4. その他の生活行動

入浴や歯磨き，排泄などの生活行動をある程度決まった時間に実施することは生活にリズムをもたらし，快適な入眠へとつながることもある．

睡眠のための環境づくり

快適な睡眠環境をつくる際に特に考慮したいことは，寝室の温度，明るさ，音である．在宅療養者が最もリラックスできる就寝環境を一緒につくり上げていくことが，良い睡眠につながる．

1. 温 度

寝室の温度については，療養者が最も快適に感じる温度に調整するのが基本であるが，皮膚温度をわずかに（0.5℃程度）上昇させるように身体周辺の温度を調整することで夜間の覚醒が抑制され，より深い睡眠に移行しやすいともいわれている．

中途覚醒が多いまたは熟睡感がないという訴えのある療養者には，空調や寝衣の調節により，室内や身体周辺の温度を調整することも心掛ける．特に寝室の温度が高い場合は，睡眠だけでなく熱中症の懸念があるため，夏季は適切にエアコンなどを用いることも検討する．

2. 明るさ

日中に日光の強い光を浴びることは，体内時計のリセットにつながり，睡眠・覚醒リズムを整えることにつながる．朝，目が覚めたら部屋に朝日を入れること，日中はできるだけ日光を浴びるようにすることが夜の快適な睡眠へとつながる．

寝室の明るさについても療養者によって好みが異なるものの，一般的な室内の天井照明程度の明るさでも覚醒作用が生じること，照明の色も暖色系より白色系のほうが覚醒作用は強いことは認識しておく．最近は調光機能のある照明も増えているため，明るさや色を変えることで療養者が入眠しやすいように工夫する．

3. 音

寝室の音に関しては，静かな環境が望ましいものの，静かすぎることでかえって覚醒度が高まり，ささいな刺激が気になる人もいるため注意が必要である．療養者が入眠に際して，または入眠中に音による覚醒などが起こっていないか確認する．

4. その他の要素と環境調整

寝室環境は，一度整えればその後大きく調整が必要になることはあまりないが，在宅療養においては，介護ベッドなどの導入によって就寝環境が変化する可能性もある．

例えば布団からベッドになると，寝室の中での就寝位置が変わって空調の調節や照明の位置の再調整が必要になることもある．就寝環境が変わるときは改めて環境を見直す必要がある．

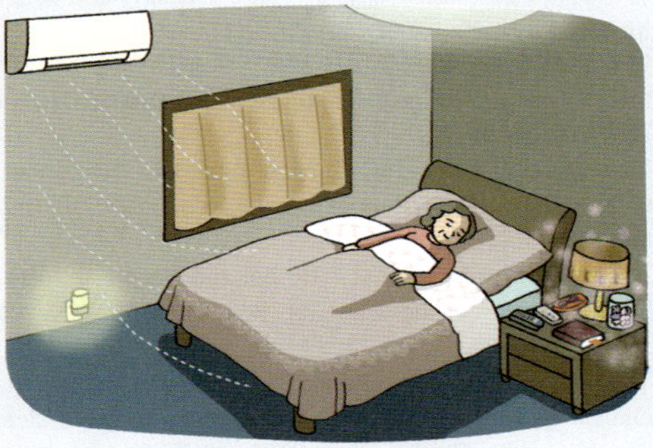

❶ 寝具・枕の調整

入眠を促す介入として，寝具や枕の調整がある．療養者の好みの寝具や枕を使用できるように，関係機関および家族と調整を図ることで，療養者の快適な睡眠をサポートできる．

❷ リラクセーション法

スムーズに入眠するためには，リラックスして脳の興奮を鎮めることが重要である．例えば，アロマセラピーは睡眠援助に効果的であるといわれている．ペパーミントの香りは眠気への覚醒効果が科学的にも証明されている[25]ため，寝覚めの悪い在宅療養者に対して生活のリズム感をもたせるためにモーニングケアとともに用いるのも効果的かもしれない．ラベンダーの香りも眠りを深くするのに効果があるといわれているため[26]，中途覚醒が多い療養者の寝室にラベンダーを用いると良い効果をもたらすかもしれない．

ほかにも，音楽，瞑想法，ヨガ，腹式呼吸など，リラクセーションから入眠を促し，眠りの質を高める可能性が示唆されている，ただし，いずれもすべての人に効果が示されているものではなく，個人の好みによる影響が大きい点に注意が必要である．リラクセーション法を導入する際は，事前に療養者や家族とよく相談することが必要である．

5 多職種との連携

睡眠に関連する症状は，生活習慣や睡眠環境などによるものと，睡眠障害によるものがある．睡眠環境，生活習慣等を改善しても睡眠の問題が改善しないことも多く，睡眠不足や睡眠休養感の低下の裏には睡眠障害が潜んでいることもある．睡眠で休養感が得られない，日中の眠気が強いなどの症状が継続し，それらの症状が生活に影響を及ぼしている場合は，速やかにかかりつけ医や睡眠の専門医に相談することも必要である．

引用・参考文献

1) 小山珠美編．口から食べる幸せをサポートする包括的スキル：KTバランスチャートの活用と支援．第2版，医学書院，2017，p.88.

2) NPO法人口から食べる幸せを守る会ほか．KTバランスチャート．https://ktbc.jp/，（参照2024-09-04）.

3) 小山珠美ほか．おいしく食べ続けたい！：KTBCとお手軽介護食．NPO法人口から食べる幸せを守る会，2024.

4) 厚生労働省．平成28年版 厚生労働白書．http://www.nenkinsha-u.org/04-youkyuundou/pdf/kourousyou_roudou_hakusyo_gaiyo_h28.pdf，（参照2024-09-04）.

5) 株式会社ゼスト．"在宅看護に欠かせない多職種連携とは？必要性とそれぞれの役割を解説"．COLUMNお役立ち情報．2023．https://zest.jp/column/interdisciplinary-collaboration-in-home-nursing，（参照2024-09-04）.

6) 水戸美津子編．在宅看護．中央法規出版，2014，p.113，（新看護観察のキーポイントシリーズ）.

7) 山形県排泄ケアマネジメント相談マニュアルVer.2．2014，p.39.

8) 名古屋大学排泄情報センター・名古屋大学大学院医学研究科病態外科学講座泌尿器科学．快適な排泄をサポートする排泄ケアマニュアル．p.38．https://www.med.nagoya-u.ac.jp/haisetsu/haisetsu-care.pdf，（参照2024-09-04）.

9) 後藤百万監修．今日からケアが変わる排尿管理の技術Q&A.127．泌尿器ケア2010年冬季増刊．メディカ出版，2010，p.38-69.

10) 石垣和子ほか編．在宅看護論：自分らしい生活の継続を求めて．南江堂，2012，p.281，（看護学テキストNiCE）.

11) 厚生労働省．"退院前後の医療機関からの訪問指導の状況"．平成30年度診療報酬改定について．https://www.mhlw.go.jp/content/12404000/000561559.pdf，（参照2024-09-04）.

12) 厚生労働省老健局．居宅療養管理指導．2023．https://www.mhlw.go.jp/content/12300000/001123921.pdf，（参照2024-09-04）.

13) 米本恭三ほか．関節可動域表示ならびに測定法．リハビリテーション医学．1995，32，p.207-217.

14) Dale Aversほか．新・徒手筋力検査法．津山直一ほか訳．原著第10版，協同医書出版社，2020.

15) Duncan PW, et al. Functional reach：predictive validity in a sample of elderly male veterans. J Gerontol. 1992，47，M93-98.

16) Thomas JI, et al. A pilot study to explore the predictive validity of 4 measures of falls risk in frail elderly patients. Arch Phys Med Rehabil. 2005，86（8），p.1636-1649.

17) Jones CJ, et al. A 30-s chair-stand test as a measure of lower body strength in community-residing older adults. Res Q Exerc Sport. 1999，70（2），p.113-119.

18) 川端悠士ほか．地域在住高齢者における転倒予測テストとしてのCS-30の有用性．理学療法科学．2008，23（3），p.441-445.

19) PodsiadloD, et al. The timed "Up & Go"：a test of basic functional mobility for frail elderly persons. J Am Geriatr Soc. 1991，39，p.142-148.

20) Shumway-Cook A, et al. Predicting the probability for falls in community-dwelling older adults using the Timed Up & Go Test. Phys Ther. 2000，80（9），p.896-903.

21) 日本呼吸器学会COPDガイドライン第6版作成委員会編．COPD（慢性閉塞性肺疾患）診断と治療のためのガイドライン．第6版，メディカルレビュー社，2022，p.57.

22) 前田玲ほか．COPDの栄養管理：管理栄養士の立場から．日本呼吸ケア・リハビリテーション学会誌．2015，25（1），p.29-32.

23) 田中希宇人．慢性呼吸器疾患における栄養療法：COPD，間質性肺炎：病態から考える評価指標と，実践上の注意点．Hospitalist．2024，11（3）.

24) 上野まりほか編．家族看護を基盤とした在宅看護論Ⅱ実践編．第3版，渡辺裕子監修．日本看護協会出版会，2014，p.18-37.

25) 笛木真ほか．呼吸リハビリテーションにおける音楽療法．Modern.Physician．2007，27（2），p.175-178.

26) 厚生労働省．令和元年国民健康・栄養調査結果の概要．https://www.mhlw.go.jp/content/10900000/000687163.pdf，（参照2024-09-20）.

27) Li MT, et al. The Influence of Sleep Disturbance on Chronic Pain. Curr Pain Headache Rep. 2022，10，p.795-804.

28) Irshaad O Ebrahim, et al. Alcohol and sleep I：effects on normal sleep. Alcohol Clin Exp Res. 2013，37（4），p.539-549.

29) Takeshi Matsumoto, et al. Combined association of clinical and lifestyle factors with non-restorative sleep：The Nagahama Study. PLoS ONE. 2017，12（3）.

重要用語

口から食べる	下部尿路機能障害	移動能力
摂食嚥下障害	排便障害	肢位の保持
KTバランスチャート®（KTBC）	排泄環境	移動補助具
食事の援助	排泄補助用具	呼吸筋のストレッチ
誤嚥性肺炎	ヒートショック	呼吸法
低栄養	介護保険	睡眠日誌
排泄障害	医療保険	快適な睡眠環境

学習達成チェック

- [ ] 人間にとって口から食べることの意義を説明できる．
- [ ] 食生活における包括的アセスメントを実施できる．
- [ ] 摂食嚥下障害を有する人へのアセスメントと支援の概要を説明できる．
- [ ] 食事介助の実際を説明できる．
- [ ] 食に関するリスク管理を説明できる．
- [ ] 食に関する在宅療養生活での社会資源を説明できる．
- [ ] 在宅療養の場における排泄およびその支援について説明できる．
- [ ] 地域ケアの特徴を踏まえた排泄支援とその実際について説明できる．
- [ ] 在宅における清潔についての特徴やアセスメントを踏まえ，清潔ケアが実践できる．
- [ ] 清潔についての社会資源を説明できる．
- [ ] 適切な移動の動作のための身体評価を実践できる．
- [ ] 安全で安楽な移動介助について，療養者や介護者，家族に説明できる．
- [ ] 呼吸状態を把握する方法を説明できる．
- [ ] 療養者の状態と介護力に合わせた適切な呼吸への支援方法を選択できる．
- [ ] 在宅療養者の睡眠をアセスメントするのに必要な視点を挙げることができる．
- [ ] 在宅療養者の睡眠を援助する際に考慮しなければならない注意点を挙げることができる．

◆ 学習参考文献

❶ **小山珠美編．口から食べる幸せをサポートする包括的スキル：KT バランスチャートの活用と支援．第 2 版，医学書院，2017．**

口から食べることへの看護支援を生活者の視点で包括的にアプローチするための実践書．オールカラーで事例展開法も豊富に紹介している．

❷ **小山珠美．口から食べる幸せを守る：生きることは食べる喜び．主婦の友社，2017．**

「口から食べることをあきらめないで」という強いメッセージが込められている．一般向け実用書で読みやすい．経口摂取を禁止されてしまう医療の実情とその対処について，患者・家族や医療従事者がどうすべきかなどを紹介している．

❸ **松尾ミヨ子ほか編．基礎看護技術Ⅱ：看護実践のための援助技術．メディカ出版，2022，（ナーシング・グラフィカ，基礎看護学３）．**

看護に必要な生活援助技術について，図表や写真，イラストなどを用い，科学的根拠などを踏まえ，わかりやすく説明している．また，基本的な睡眠の援助技術が掲載されている．

❹ **吉田みつ子ほか．写真でわかる実習で使える看護技術アドバンス：学生・指導者が，一体となってケアを展開するために！．新訂版，インターメディカ，2020，（写真でわかるアドバンスシリーズ）．**

在宅での看護技術について，写真や図表などを用いわかりやすく解説されている．

❺ **押川眞喜子監修．写真でわかる訪問看護アドバンス．新訂版，インターメディカ，2020．**

訪問看護に必要な看護技術，療養者や家族・介護者に対する指導の実際について，豊富な写真を用いて，わかりやすく説明している．在宅で実施される基本的な処置の場面と方法について，訪問での場面をイメージしやすい．

❻ **島内節ほか編著．これからの在宅看護論．ミネルヴァ書房，2014．**

在宅療養者の予防的ケアからエンド・オブ・ライフ・ケアまで訪問看護に求められる基本的内容が網羅されている 1 冊である．

❼ **田中康之．在宅医に役立つ褥瘡予防用具に関する基礎知識：ベッドマットレス．Monthly book medical rehabilitation．2019，234，p.81-87．**

体圧分散マットの定義，種類，推奨度および選択時のポイントをわかりやすく解説している．

❽ **山本昌司．やりなおしの呼吸と循環とことんマスター：脱・あいまい知識！イラストでぐんぐんわかる生理学と人工呼吸ケア．メディカ出版，2012.**
呼吸と循環の働きなど，基礎知識の再確認ができる．イラストがかわいらしくわかりやすい．

コラム

ノーリフト

「看護師が健康でなければ，いいケア提供はできない」と聞いたら，どのように思うだろうか？　私は，日本で働いていたとき，夜勤など変則勤務対応のストレスや身体疲労，特に腰痛などに悩みながらも，看護師として病院で一生懸命頑張って働くことは当たり前だと思っていた．しかし，大学院を含む 5 年間のオーストラリア（豪州）生活で，看護師がすべきことは，病院でストレスや身体疲労を抱えながら一生懸命働くことではなく，ケアのプロとして「国民の健康を守ることに目を向ける」ことだと気付いた．そのためには自分の目標や人生を考え，健康で安心して看護が行える体制をマネジメント側が整えることが大切である．マネジメント側には，目の前の患者やその家族だけでなく，国民＝同僚や自己の健康も守る役割があることを，豪州の看護師向けの腰痛予防対策（**ノーリフト**）を通して学んだのだった．

健康とは

海外の看護師が豪州の大学に編入して一番最初に学ぶのは，プライマリヘルスケアにおける「健康」についての価値観だった．豪州は移民が多く，患者だけでなく看護師にもアフリカ各国や，中国，インドネシアなどさまざまな国の人たちがいる．その人たちの「健康観」は違う．当たり前のようであるが，人との違いを理解することは，頭で理解するほど容易でないこともここから学んだ．

2020 年，新型コロナウイルス（COVID-19）感染拡大に伴い，人々はあらためて健康の意味を考えたのではないだろうか．単に身体的な状況だけでなく，人との交わり，経済的な理由，食事，集まりやイベントの意味など人の行動，精神的状況も含めての「健康」を考えたはずだ．世界保健機関（WHO）憲章[1]に「健康とは，完全な肉体的，精神的及び社会的福祉の状態であり，単に疾病又は病弱の存在しないことではない．到達しうる最高基準の健康を享有することは，人種，宗教，政治的信念又は経済的若しくは社会的条件の差別なしに**万人の有する基本的権利**の一つである」と書かれている．「心も身体も健康であること」，これは患者だけに対しての言葉ではなく，「万人＝すべての人々」に当てはまることなのである．

プロが患者になってはいけない

看護師や介護職員の働く環境を整えることは，ケアを受ける人の命にも関わる．2020 年，COVID-19 感染拡大に伴い医療崩壊や看護師不足が何度もニュースになった．そして，患者の受け入れができないことによって，医療における「命のトリアージ」が行われてしまうのではないかという懸念も聞かれるようになった．このCOVID-19 の経験は，まさしくケアする側が患者になっては，医療すら提供できないことを究極に実感した例である．アメリカでは，看護労働環境が整っている ICU の患者の死亡率は，そうでない場合に比べて 11% も低かったことが報告されている[2]．福祉用具を活用するノーリフトにおいても，最大の受益者は患者であったと 2002 年に報告されている[3]．

表　豪州でのノーリフト導入の結果

ケア提供を受ける側の利益
- 皮膚の損傷がなくなる，移乗時の不快軽減，転倒や転落の危険を防ぐ
- 寝かせきり（寝たきりでない）による合併症の予防
- 寝かせきりは，ネグレクトとして認識し，生活不活発病の増加を防ぐ

スタッフの利益
- 痛みや身体負担が軽減する，ケア提供がはっきり掲示される

政府や経営者側の利点
- 労災申請の減少や治療費削減，人材不足の解消，統一したケア提供
- 口コミによる求人や利用者の増加，インシデントの発見が容易になる

Department of Human Services Melbourne Victoria, 2002.

ノーリフトの効果

ノーリフトとは，1998年ごろから，看護師の腰痛が治療費・医療費を圧迫し，人材不足にも影響を与え「育成しても辞めていく」といった悪循環の繰り返しであったことを問題視した豪州看護協会が，「押さない・引かない・持ち上げない・抱え上げない・ねじらない」をキーワードに，看護師の腰痛予防対策No Liftingを臨床現場で普及するに当たりつくられた言葉である．看護師はあらゆる場所において自分の健康を守るため，「押す・引く・持ち上げる・ねじる・運ぶ」の動作で腰痛を起こさないように道具などを活用することが義務付けられている[4]．実際には，ノーリフトという合言葉の下，看護師が患者の状況を把握し，コミュニケーションをベースとして患者の動きを引き出すことにもつながっている．

私がノーリフトを知った当初，道具を使って人を移乗することが非人間的に感じられ，この取り組みに大反対だった．しかし，人力で移乗することによって看護師は腰痛を経験するが，移乗させられる患者側にも人力による移乗時の皮膚損傷，不快感や痛み，あるいは寝かせきりによる褥瘡や筋力低下などがあり，豪州ビクトリア州政府からの報告（**表**）では，ノーリフトでこれらの軽減効果がみられたとされている[3]．ケアを受ける側の利点，スタッフの利点，政府や経営者の利点があり，誰もが利益を得たという報告を読み，私の福祉用具への認識が変わった．

労働災害としての腰痛

日本でも労働安全衛生法により，雇用主には従業員の健康を守るため，職場環境の安全確保と衛生管理対策が義務付けられ，健康診断や有害業務について規定されている．日本における看護や介護の領域での腰痛は「職業病」とされており，日本の看護職・介護職の6,045人を対象とした調査[5]の結果，81％の看護職・介護職が腰痛を経験していた．しかし，管理者に伝えてもほとんどなんの対策も行われておらず，人力で持ち上げることを原則禁止している「職場における腰痛予防対策指針」（厚生労働省，2013年改訂）[6]は看護・介護の教育で教えられていない．

しかし，コルセットを着用し，ボディメカニクスを活用した人力のみで行う移乗介助は，世界的には腰痛予防には効果がないと記載されている[7]．豪州のみならず北欧などでも，移乗介助時にケア関係者が道具を使うのは当然となっている．なぜなら，看護職や介護職の腰痛の最大の原因は，人が持ち上げ慣れない重さ（5～7kg以上）を持ち上げていることにある．移乗介助やトイレ介助がその代表的な例といえる．

新しい文化をつくる

ケアに関わる人の人材不足や作業効率が課題となっている日本だが，人が行うべき内容か，機械でも行える内容か，見直すことが必要である．日本で移乗介助時に看護師が患者を持ち上げていることを知った豪州看護師から「オーストラリアでは，認知症患者の行動把握は人が記録をし，動けなくなってきたらリフト機器で移乗する．日本は認知症の患者にセンサーマットを使用して，人が必死に移乗する．日本は，人と機械の使い方を間違っていないか？」と言われドキッとした．看護職がケアの目的を見据え，働き方を見直すことで療養者の自立を支援

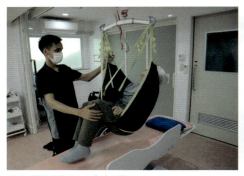

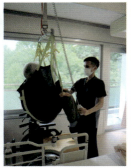

リフト機器を使用した介助の様子
撮影協力：特別養護老人ホーム 六甲の館

図　リフト機器の導入

することができ，また，自分たちの健康をも守ることができるのではないだろうか．私は豪州に５年間滞在したが，日本で見るような拘縮の患者は１人しか記憶にない．

豪州の看護師たちが「ノーリフトは，文化を変えていくツールです．看護や医療に根付く悪しき古き習慣を変え新しい文化をつくるのです」と言っていたことを思い出す．いまだに「ノーリフトは，リフト（福祉用具）を使わないことですか？」と聞かれることもあるが，ノーリフトは今の患者の状況をもう一度見直すことができるツールだと考えている．

2016年「ニッポン一億総活躍プラン」の「介護離職ゼロの実現」の中で，ノーリフティングは介護ロボットに並ぶ次世代型介護技術と記載された[8]．また，最近では，高知県をはじめノーリフトを実施することで拘縮が軽減するなどケアの質の改善も報告されている．2023年４月から始まった第14次労働災害防止計画には，腰痛予防対策としてノーリフトケアの実施が明記されている．腰痛は，介護だけでなく医療現場でも予防としての対策を整える必要がある．

日本でも，非常識な福祉用具の活用が常識になる日は近いのではないだろうか．看護や介護の文化は，新しい人たちが新しい教育を受け，知ることで変えていけるものであると実感している（**図**）．

「ノーリフト」は，日本ノーリフト協会の商標登録用語です．

引用・参考文献

1) 日本WHO協会．世界保健機関（WHO）憲章とは．https://japan-who.or.jp/about/who-what/charter/，（参照2024-09-18）．
2) Kelly, D.M. et al. Impact of critical care nursing on 30-day mortality of mechanically ventilated older adults. Crit Care Med. 2014, 42（5）, p.1089-1095.
3) Victorian nurses back injury prevention project：evaluation report 2002. Department of Human Services, 2002.
4) No lifting policy 1998. Australian Nursing Federation in Victoria.
5) 日本ノーリフト協会文献．2013年発表ICN国際看護協会学会．
6) 厚生労働省．職場における腰痛予防対策指針．https://www.mhlw.go.jp/stf/houdou/2r98520000034et4-att/2r98520000034pjn_1.pdf，（参照2024-09-18）．
7) Nelson, A. ed. Safe patient handling and movement. Springer Publishing Company, 2005.
8) 首相官邸．一億総活躍社会の実現．https://www.kantei.go.jp/jp/headline/ichiokusoukatsuyaku/index.html，（参照2024-09-18）．
9) 厚生労働省．第192回社会保障審議会介護給付費分科会資料．https://www.mhlw.go.jp/stf/newpage_14660.html，（参照2024-09-18）．

5 症状等に応じた看護技術・療養を支える看護技術（医療ケア）

1 医療ケアの原理原則

1 意義・目的（医療ケアの対象者と自立支援）

医療ケアの対象者は，難病や重度な障害をもち人工呼吸器を装着する療養者（児），疼痛コントロールのために薬物療養が必要ながん末期療養者，酸素療法が必要な慢性呼吸不全による療養者などである．在宅の場においてこのような医療ケアを担えるようになると，療養者や家族の生活の質が高まるだけでなく，自分たちの生活をコントロールすることができるようになる．そして，障害者や病人としての自分ではなく，自分たちなりの「普通」の生活を再獲得することにつながったり，最期まで望む場で暮らすことができたりする．

そのために，在宅の場においても安全かつ療養者の生活に応じた形で，療養者と家族が主体となりながらも医療が継続されることを目的として支援を行う．療養者の疾患の種類や状況，家族の状況や関係性などに応じて，身体的・心理的・社会的自立を見据え，療養者本人や家族が安全に医療ケアを行うことができるような支援を目指す．

2 観察とアセスメント

在宅療養は，24時間体制で医療職が療養者を管理する場ではなく，生活を営む場で行われるため，医療ケアの日々の管理は，原則として療養者と家族が主体的に行うことになる．

そのため，療養者の身体的な状況の観察に加え，医療を取り入れた暮らしに関わる心理的・社会的な状況の観察とアセスメントが必要となる．さらに，家族に関わる観察とアセスメントも重要となる．療養者と家族の年齢や教育歴・病状によっては，理解力や認知力に課題があり，安全に行えない場合もある．また，家族による医療ケアでは，技術に問題がなくても，療養者との関係が悪かったり，同居していなかったり，同居していても日中仕事で不在だったりすると，安全な医療ケアがなされないこともあるため，総合的なアセスメントが必要となる（➡ p.28 表1-3，➡ p.29 表1-4参照）．

3 リスクマネジメント（トラブルや合併症の予防と対応）

療養者の疾患や障害のほか，療養者・家族の性格，仕事や趣味などの特性に応じて，起こり得る合併症やトラブルを予測し，食事と医薬品との食べ合わせなどの禁忌も含めて事前に注意喚起を行う．

そして，合併症やトラブルが生じた場合に，早期対処ができるように緊急性と重症度のアセスメントを行い，合併症やトラブルのサイン，緊急度を療養者・家族に伝えるとともに，対応策を事前に指導しておく．緊急度が高いときの連絡方法や相談先については，かかりつけ医や訪問看護ステーション，救急車などの連絡先一覧を大きな文字で記し，ベッドの近くに貼ってもらうなど，療養者・家族に合った方法で明示する．さらに，訪問介護員（ホームヘルパー）など他の介護者にも連絡先を伝え，随時，連絡や相談をできるようにしておく．

4 在宅療養者と家族のセルフマネジメント力の維持・向上のための支援

訪問看護師は，調整が可能な場合は入院時に病室を訪問し，自宅で使用する物品を用いて安全に医療が継続できるよう療養者と家族に指導する．その際，療養者本人が実施可能な場合でも，年齢や認知機能の程度，予後によっては，家族が担うようになることもあるため，家族にも医療ケアの方法を確認してもらう．これらは，表1-3（➡ p.28），表1-4（➡ p.29）の視点に基づいて療養者と家族の総合的な能力をアセスメントし，能力に応じた支援を行う．

指導においては，医療ケアの必要性を理解できる方法で説明し，療養者の自宅にある物品を用いて看護師が手本となるケア方法を見せながら，徐々に療養者や家族にも実施してもらう．療養者や家族が慣れてくると，自ら工夫して編み出した手法を用いることもあるが，不衛生な状態や感染症の症状が繰り返される場合は，レスパイト入院などの機会に一緒に医療ケアを行って，療養者や家族の手技を確認する．

plus α

退院前の訪問指導

入院期間が１カ月を超えると見込まれる患者の円滑な退院のため，患者の自宅を訪問し，当該患者またはその家族等に対して，退院後の在宅での療養上の指導を行った場合に，当該入院中１回（入院後早期に退院前訪問指導の必要があると認められる場合は２回）に限り退院前訪問指導料を算定できる．訪問看護師は，患者の病状，家屋構造，家族の介護力などを考慮しながら，在宅療養で必要となる指導を行う．

5 多機関・多職種との連携

2020（令和２）年度診療報酬の改定では，医療機関からのより手厚い訪問看護提供体制を評価する観点から，専門性の高い看護師による同行訪問や小児，難病患者，ターミナルに関わる訪問看護の提供体制，退院時共同指導等の一定の実績を満たす場合に訪問看護・指導体制充実加算が新設された．さらに，2024（令和６）年度の診療報酬・介護報酬・障害福祉サービス等報酬の改定では，医療・介護・障害福祉サービスの連携強化が掲げられた．

在宅で専門看護師・認定看護師と連携する専門性の高い看護師の探し方

2012（平成 24）年診療報酬改定で，在宅療養者の疼痛管理や褥瘡ケアについて専門・認定看護師が訪問看護ステーションの看護師と同行訪問した場合に，費用の算定ができるようになった[1]．地域にいる専門性の高い看護師，すなわち専門分野ごとの専門看護師，認定看護師は，日本看護協会の以下のサイトから検索できる．なお，特定行為研修を修了した認定看護師は「特定認定看護師」と呼ばれ，在宅ケア分野の修了者も誕生している．

https://nintei.nurse.or.jp/certification/General/GCPP01LS/GCPP01LS.aspx,（参照 2024-07-26）.

また，在宅療養者が高齢者である場合は，介護支援専門員（ケアマネジャー）との連携が，医師との連携と同様に重要となる．療養者の疾患や障害によっては訪問介護員と協働することも多く，時には療養者の安全を確保するために，積極的に連携し医療的視点を伝えることも必要となる．

6 資材の調達と管理

療養者・家族は，かかりつけ医，薬剤師，専門業者などから，医療ケアに必要な資材を調達する．災害時への備えとして，多めに資材を確保・管理するとともに，必要なときには予備のバッテリーを整備し，定期的に外出することなどで，資材が実際に使用できることを確認してもらう．

また，療養者や家族の経済状況や価値観に配慮して，安価に入手できる資材や代用品の情報提供もしながら，安全な医療ケアを継続して行えるよう支援する．

7 社会資源の活用・調整

在宅療養における医療ケアが必要な療養者に対し，**医療保険**，**介護保険**，**障害者総合支援法**に基づくさまざまなサービスなどの社会資源を活用できる．

日本は国民皆保険制度が導入されているため，すべての人が医療保険を活用できる．介護保険では，医師や介護支援専門員との連携が予防的な看護を提供することにつながる．精神や身体の障害をもつ人は障害者総合支援法で，行政の社会福祉士や保健師，病院の地域連携室のメディカルソーシャルワーカー（MSW）との連携により，適切な時期にフォーマルな社会資源を活用することが可能になる．

また，医療ケアを必要とする人の高齢化が高まっており，療養者が自分らしく地域で生活するためには，インフォーマルな社会資源の活用に加え，業者や患者会などによる支援も必要になる．そして，健康危機管理の視点では，近隣住民，民生委員なども含めたソーシャルキャピタルの活用も重要となる．

引用・参考文献

1）全国訪問看護事業協会．専門性の高い看護師と連携するためのガイド（訪問看護ステーション用）．2016.

重要用語

医療ケア　医療保険　介護保険　障害者総合支援法

2 発熱症状

学習目標

- 在宅療養者の発熱とそれに伴う症状が理解できる.
- 在宅療養者の発熱症状のアセスメントのポイントが理解できる.
- 在宅療養における発熱時の原因と経過に応じた援助が理解できる.
- 療養者の発熱にあたり早期受診を勧めるときの観察ポイントが理解できる.

1 発熱を引き起こす疾患・状態

体温が正常域から逸脱して高体温を呈するとき，一般的に「発熱」するというが，発熱には感染症などの疾患による**発熱**と外部環境因子による**うつ熱**，**熱中症**に大別される．発熱は在宅療養者の急病として頻度が高く，感冒やインフルエンザなどのウイルス性感染症のほか，高齢者は気道，尿路，皮膚，血液などの細菌性感染に罹患した際にも生じやすい．

1 発熱のメカニズム

発熱は図5.2-1の流れで生じる．体温調節中枢のセットポイントが上昇すると，相対的に環境温度が低く感じられ，悪寒・戦慄で熱産生を促し，体温を上昇させる．一定の期間を経て，サイトカインによる炎症が終息すると，平常時の体温に設定され，発汗などにより熱放散をして体温が低下する（図5.2-2）．

2 疾患による発熱

発熱の原因には，前述した感染症のほか自己免疫疾患，悪性腫瘍，脳血管障害，薬剤性，内分泌疾患，そして心因性発熱などがある．発熱は生体防御反応の一つであり，体温を上昇させることで病原体の増殖を抑制し，免疫反応を増強する一方，エネルギー消費が高まることで体力も消耗する．

3 うつ熱・熱中症

うつ熱，熱中症は，外的環境が高温多湿になり，体温の恒常性を維持するた

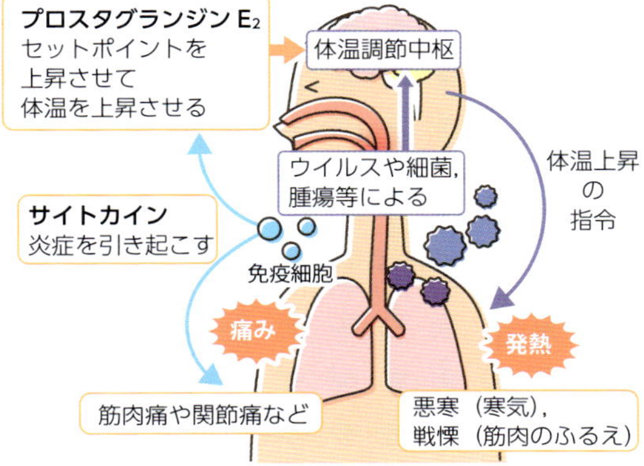

図5.2-1 発熱のメカニズム

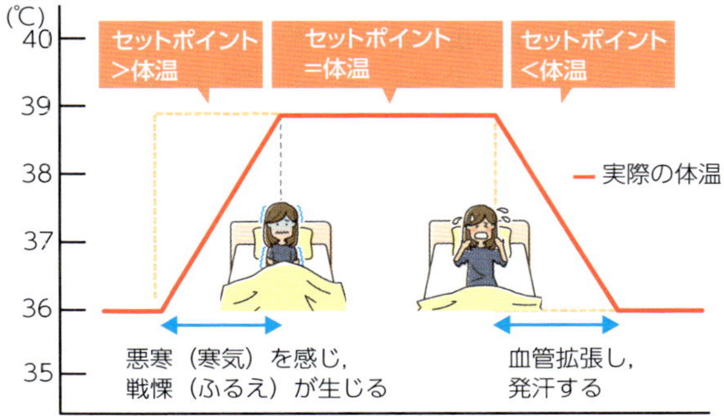

図5.2-2 セットポイントと体温の関係

5 症状等に応じた看護技術・療養を支える看護技術（医療ケア）

めの輻射・対流・伝導・蒸散という熱放散が行われにくくなった場合に起こりやすい．在宅療養においては，衣服や布団を着すぎていたり，環境温度の上昇時にエアコンや扇風機が作動していない部屋で長期滞在することで起こる．発熱と同様に高体温を呈するが，体内では熱産生をしていないため，発熱とは異なり，手足などの末梢部位が温かく発汗していることが多い．自覚症状として，頭痛や悪心，めまい，顔のほてりなどがある．

2 重症度・経過

発熱の基準として，「**感染症の予防及び感染症の患者に対する医療に関する法律**」（**感染症法**）において，「37.5℃以上を発熱，38.0℃以上を高熱」とある[1]．しかし体温は，年齢や健康状態，測定部位，疾患の有無，日内変動により，個人差がある．高齢者の感染症罹患時は，基礎代謝が低下しているため症状がわかりにくいことが多い．さらに在宅療養者に認知機能の低下がある場合は，発見が遅れ重症化することもある．

1 疾患による発熱

発熱時の経過として，悪寒・戦慄を伴い体温が上昇し，頭痛，筋肉痛，関節痛と，咽頭痛や腹痛などの原因部位の疼痛が出現する．発熱そのものでの重症化は少ないが，高齢者やステロイド服用中の免疫抑制患者，呼吸器疾患や糖尿病，心疾患や腎疾患をもつ療養者は重症化の恐れがあり注意を要する．

2 うつ熱・熱中症

うつ熱，熱中症も高齢者への注意が必要となる．高齢者は加齢に伴って体内水分量が減少している一方で，暑さや口渇を感じにくく適量の水分を摂取しづらい．感染症などの疾患を伴わない場合，発熱以外の症状がなく放置されやすいため，うつ熱から突然，熱中症に移行して頭痛や痙攣などの症状を伴って生命の危機に陥ることがある．

発熱，うつ熱・熱中症とも食欲不振や発汗による脱水症状が進行し，意識障害や呼吸困難を引き起こすことがある．

> plus α
> **高齢者の熱中症**
> 東京23区における熱中症死亡者の状況（令和2年夏）では，全体の約9割が65歳以上の高齢者であり，9割が屋内での発症，そして屋内での死亡者のうち約9割がエアコンを使用していなかったことが報告されている[2]．エアコンによる身体の冷えを避けるために，エアコン使用を好まない高齢者が多く，また近年は電気料金の高騰により節電をする年金生活者や1人暮らしの高齢者が増加し，環境温度の調整が十分にできないことが原因の一つとなっている．

3 発熱症状に対するアセスメント

1．定期的な体温測定

体温には個人差があるため，日ごろから起床時と昼食後の最も体温が上昇する時間帯の体温測定をして記録し，その人の平常時の体温を本人や家族が把握しておくことが必要である．

- 1人暮らしの療養者の場合，ヘルパーなど定期的に関わる職種にも協力を得て，定期的な体温測定ができるようにする．
- 体温の上昇に気付いたときは，その時刻や経過などを記録するとともに，体温上昇に伴う症状として，悪寒，熱感，頭痛，関節痛などを確認する．

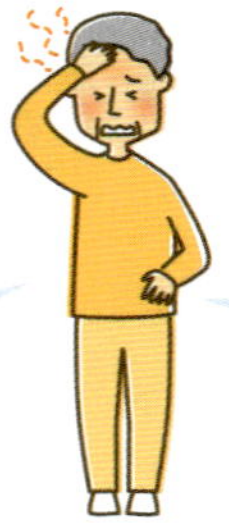

2．発熱の原因の見極め

感染症などの疾患による「感染性」か，熱放散が不十分なことによる「非感染性」かの見極めが重要となる．

- 感染症を疑う場合，呼吸器系，消化器系症状のほか，カテーテル類の医療機器装着に起因する可能性も含めて観察する．
- 発熱している本人には，発熱の自覚の有無，新型コロナウイルス感染症やインフルエンザに罹患した人との接触，在宅でのADLの低下の有無，気温や室温が上昇している場合はエアコンや扇風機の使用状況，水分摂取状況と尿排泄量・回数の変化について確認する．

3．受診・往診のタイミング

水分や食事，服薬ができているようなら経過をみて受診や往診のタイミングを図ることが多いが，明らかな感染症による咽頭痛や咳，カテーテル類挿入部の発赤・炎症症状がある場合は，受診を急ぐ必要がある．

- 体温のほか，脈拍，血圧，経皮的酸素飽和度，意識レベルは定期的にチェックする．

4 援助の実際

検温と記録の習慣化

在宅で療養する場合，医療保健施設とは異なり看護者による検温が実施されない．療養者または家族に定時の検温をし記録する習慣をもってもらう．このとき検温表には，測定時刻と食事や外出，面会などの記録も併せて行ってもらう．

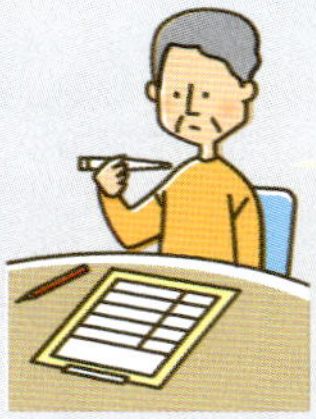

いつもと異なる身体症状を療養者本人が自覚するか，家族が感じた場合，体温と経皮的酸素飽和度の測定，呼吸状態の観察，血圧の測定を行う．血圧は自動血圧計を使用する．

冷罨法（クーリング）のタイミング

感染症などを伴う発熱

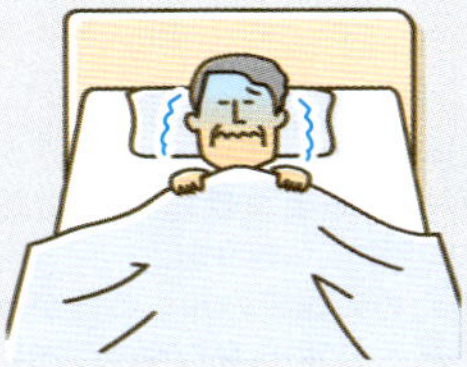

感染症などを伴う発熱の場合，セットポイントに達するまでは悪寒や戦慄の症状を呈するため，37.5℃を超えていてもすぐに体温を下げる冷罨法（クーリング）は行わず，保温に努める．

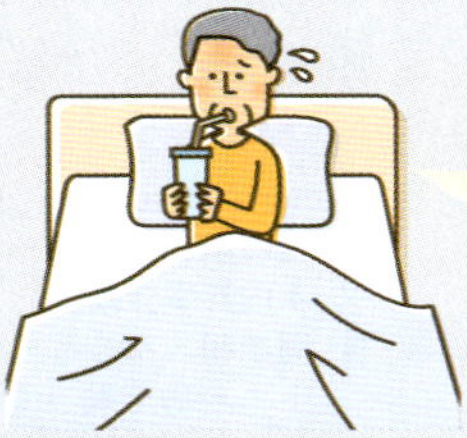

療養者が悪寒や戦慄を感じなくなったら，一定の期間は発熱した状態が続くため，こまめな水分補給を促す．

- 療養者が頭痛や筋肉痛，咽頭痛などの痛みを伴って体力の消耗が著しい場合は，医師の処方による解熱剤があれば指示に従って使用する．この場合，薬効に伴い，再度体温上昇とそれに伴う症状が出現するため，症状に応じて保温する．
- 脱水の徴候については，排尿の回数や尿の色調，療養者が自覚する排尿量により判断する．尿の色が濃くなり尿量や回数が減少する場合は，水分摂取量を増やす．

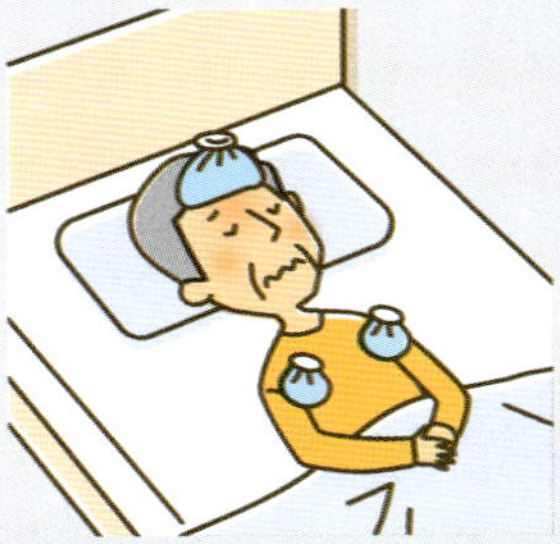

体温がセットポイントに達してからは，冷罨法（クーリング）を積極的に行う．氷枕，腋窩などへ冷罨法を行い，室温を調整し掛け物も療養者の意向に沿って調節する．

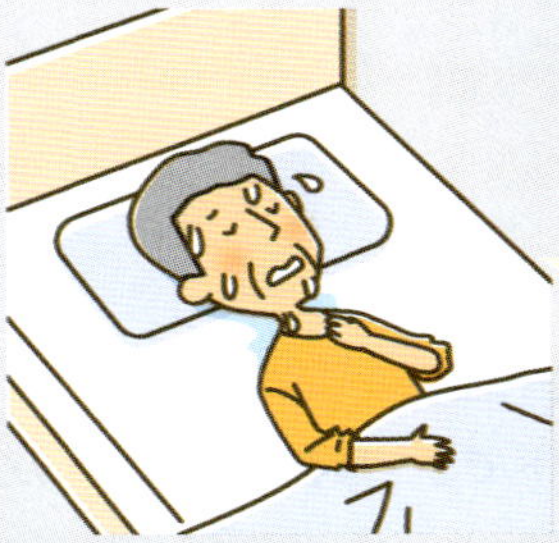

体温が下降し始めると，今度は血管が拡張し著しい発汗がみられる．汗をかいた衣類で不要に体温低下しないよう，清拭と更衣，必要時はシーツ類の交換を行う．

意識レベルの低下を認めたり，水分摂取が困難な場合は，早めに医療機関を受診する．

›› うつ熱の場合

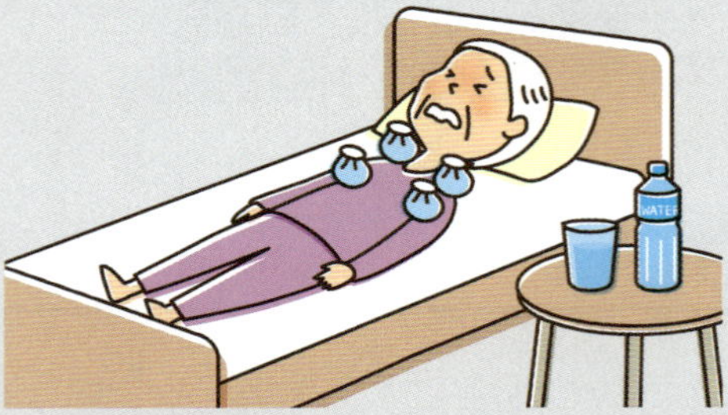

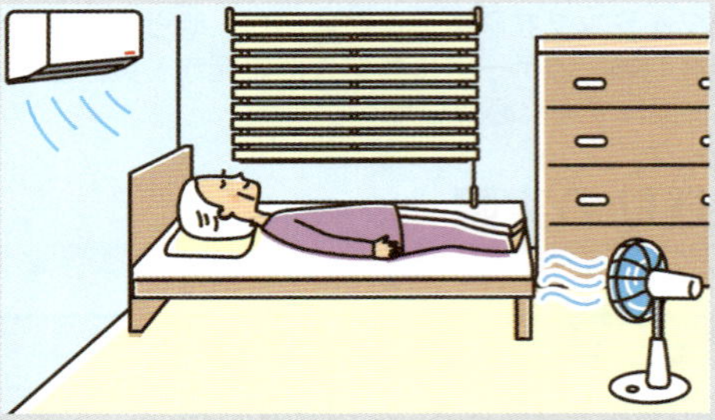

- うつ熱の場合，熱中症に進行するまでに，なんとなく元気がなかったり，反応が弱くなっていたりぼんやりしていたり，足元がふらついていたりする．
- 水分は療養者が思っているほど摂取できていないことが多いため，一日量の目安をペットボトルなどで見えるようにして摂取を促す．
- うつ熱・熱中症は症状を認めたらただちに冷罨法を開始する．早期発見と早期対応が重症化を予防する．
- うつ熱，熱中症ともまずは環境温度を整える．エアコンや扇風機を活用して療養者が不快に感じないように，間接的に気流を感じるようにするなどの工夫が必要である．
- 在宅療養者は日当たりの良い窓際にベッドを置いており，日中気付かないうちに太陽の光を浴びて熱エネルギーを受けていることがある．日中はカーテンやブラインドで日陰をつくったり，療養者を涼しい場所に移すなどの配慮が必要である．

引用・参考文献

1) 厚生労働省．感染症の予防及び感染症の患者に対する医療に関する法律． https://www.mhlw.go.jp/web/t_doc?dataId=79998826&dataType=0&pageNo=1，（参照2024-07-02）．
2) 東京都保健医療局 東京都監察医務院．令和2年夏の熱中症死亡者数の状況【東京23区（確定値）】．https://www.hokeniryo.metro.tokyo.lg.jp/kansatsu/heatstroke/R02-heatstroke.html，（参照2024-07-02）．
3) 樋口敬和．シリーズ：内科医に必要な救急医療 発熱．日本内科学会雑誌．2011，100（2），p.509-512.
4) 岡孝和．初心者・心理職のための臨床の知：ここがポイント！～病態編～第14回 発熱．日本心身医学会，2018，58（2），p.204-208.

重要用語

発熱　熱中症　熱放散
うつ熱　セットポイント

3 消化器症状

学習目標

- 消化器症状を引き起こす疾患・状態，重症度・経過について理解できる．
- 消化器症状による緊急性や苦痛をアセスメントでき，療養者・家族への支援について理解できる．

1 消化器症状を引き起こす疾患・状態

在宅療養者に起こり得る消化器症状には，**腹痛**，**悪心・嘔吐**，**便秘**などがある．それらの症状は，生活上の苦痛や不快感だけでなく，食事摂取への影響があるため低栄養や免疫力低下を来す．原因は必ずしも消化器系の臓器とは限ら

表5.3-1　体性痛と内臓痛の鑑別

体性痛 （緊急性が高い）	• 痛む部位がはっきりしている • 身体を動かすことで増強する • 鋭い痛み，うずくような痛み • 腹膜刺激症状を伴う • 腹膜，腸間膜，横隔膜 • 血管の痛み
内臓痛 （緊急性が低い）	• 痛む部位がはっきりしない • 身体を動かしても増強しない • 鈍い痛み，絞られる痛み，押さえられるような痛み • 周期的に痛みが強くなる • 胃・腸粘膜の炎症や潰瘍の痛み

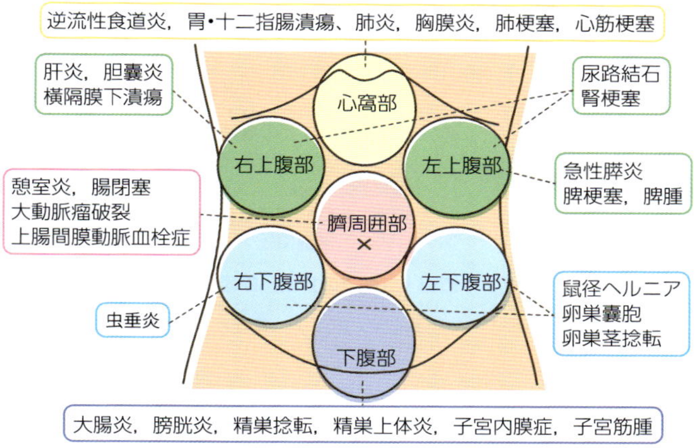

図5.3-1　腹痛を知覚する疾患

ず，隣接する泌尿器系や婦人科系の臓器，循環器系や脳血管系といった生命に関わる臓器などさまざまである．そのため，主訴となる消化器症状だけでなく随伴症状や療養者の生活背景など多角的かつ適切なアセスメントが必要になる．

1 腹痛

腹痛は，肋骨下部から鼠径部の範囲で感じる疼痛で，原因疾患は必ずしも消化器系の臓器だけではない．腹痛の重症度は幅広く，疼痛の種類（**表5.3-1**）や部位，併発症状，発症のタイミングなどで原因疾患が変わるため（**図5.3-1**），適切なアセスメントを行い，緊急性を判断することが重要である．

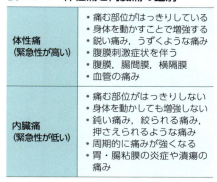

2 悪心・嘔吐

悪心は咽頭から上腹部にかけて吐き出したいような不快感であり，嘔吐は胃内容物の吐出である．嘔吐は，延髄にある嘔吐中枢や第４脳室底の**CTZ**（chemoreceptor trigger zone；**化学受容器引金帯**）への刺激で起こり，自律神経症状や血管運動神経症状などを伴うことがある（**図5.3-2**）．嘔吐の発生機序を踏まえたアセスメントが重要となる．

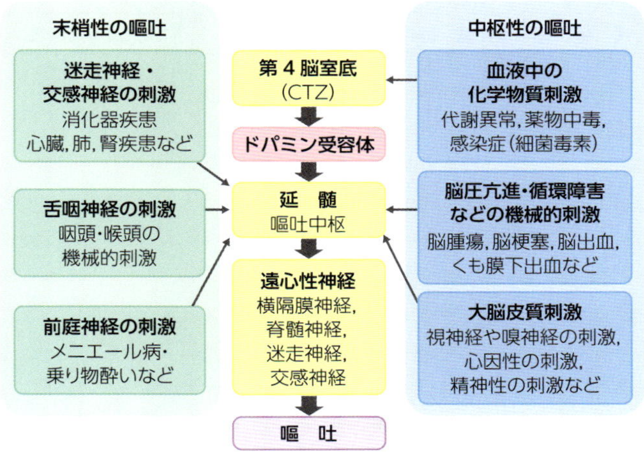

図5.3-2　悪心・嘔吐の原因

3 便秘

便秘とは，「本来排泄すべき糞便が大腸内に滞ることによる兎糞状態・硬便，排便回数の減少や，糞便を快適に排泄できないことによる過度な怒責，残便感，直腸肛門の閉塞感，排便困難感を認める状態」[1]である．便秘には，腸蠕動の異常による機能性便秘と，なんらかの疾患などによる器質性

表5.3-2　便秘の分類と機序

器質性便秘：解剖学的異常による	
狭窄性便秘	がんなどによる物理学的通過障害
非狭窄性便秘	直腸瘤や直腸脱などの器質性排便出障害による
機能性便秘：機能障害による	
排便回数減少型便秘	①大腸通過遅延型便秘：便が大腸を通過する時間が遅延する ②大腸通過正常型便秘：過敏性腸症候群の便秘症など
排便困難型便秘	直腸・肛門での排便出障害
続発性（症候性）便秘：内分泌疾患，膠原病，神経疾患などの基礎疾患による	
薬剤性便秘：向精神薬，抗コリン薬，オピオイドなどの服用による	
特発性便秘：原因を特定できない	

（日本創傷・オストミー・失禁管理学会編．新版 排泄ケアガイドブック，照林社，p.71，表2，2021. を参考に作成）
「公益社団法人 日本看護科学学会（監），看護ケア開発・標準化委員会（編）：看護ケアのための便秘時の大腸便貯留アセスメントに関する診療ガイドライン，p.25，2023，南江堂」より許諾を得て転載.

便秘があり，腹部膨満感や食欲不振，呼吸運動の制限，精神的なイライラなどの心身の苦痛だけでなくQOLの低下を招く（表5.3-2）．多くの在宅療養者にみられる消化器症状である.

2 重症度・経過

腹痛，悪心・嘔吐，便秘それぞれの緊急度と対応について表5.3-3に示す.

表5.3-3　消化器症状を伴う疾患の緊急度

緊急度	高	中	低
対　応	緊急受診・救急搬送が必要	医師の診察・治療が必要	看護ケアが必要
腹　痛	腸閉塞，腸捻転，消化管穿孔，腹膜炎，心筋梗塞，狭心症，腹部大動脈瘤破裂，尿管結石	食中毒，胃腸炎，急性膵炎，虫垂炎，胆石症，胆囊炎，解離性大動脈瘤，強い便秘	がん性疼痛
悪心・嘔吐	脳腫瘍，脳血管障害，肝不全，代謝異常，心筋梗塞，腸閉塞，消化管出血	食中毒，胃腸炎，肝炎，肝硬変，閉塞性黄疸	感染症，脱水，熱中症，便秘，甲状腺機能亢進症，抗がん薬の副作用
便　秘	腸閉塞，腸捻転	脱水，食事量の減少	薬剤性便秘，痔核，不眠，不安

3 消化器症状に対するアセスメント

訪問看護師は，初期対応で緊急性を判断するためのフィジカルアセスメントを行い，症状に関連した情報を療養者・家族，訪問介護員やデイサービスのスタッフなどの在宅支援者から聴取し，緊急対応や看護ケアを行う役割が求められる．

1．腹痛

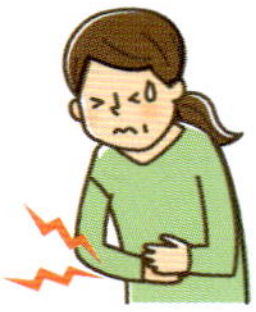

- 疼痛の部位（心窩部，左右の肋骨下・上腹部・側腹部・下腹部，全体），疼痛の種類（耐え切れない，差し込む，息ができない，突き刺された，背中に向かって，重苦しい，鈍い痛みが続くなど），発現状況（突然か，徐々に強くなったか）
- 腹痛以外の症状（発熱，嘔吐，吐血，背部痛，腹部膨満，腹膜刺激症状，ショック症状など）の有無
- 食事内容や食事摂取状況（生もの，脂っこい物など／昨日，数時間前など）

2．悪心・嘔吐

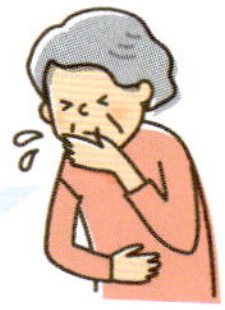

- 吐物の量・性状（食物，消化液，血液の混入）
- 意識障害・頭痛（頭蓋内圧亢進症状など脳神経系の症状）の有無
- 嘔吐時の随伴症状（腹部膨満感，腹痛，悪心，胸やけ，冷汗，発熱，不安，不眠）の有無
- 脱水症状（発熱，水分摂取量の減少，尿量の減少，濃縮尿，皮膚・粘膜乾燥など）
- 腸閉塞（手術歴，腹部膨満，腹痛，腹鳴など）や急性胃腸炎（発熱，腹痛，下痢など）の症状の有無
- 食事内容や食事摂取状況（生もの，脂っこい物など／昨日，数時間前など），食事時の同席者
- めまいの有無（めまいが原因で悪心が出現している場合など）
- 抗がん薬治療の実施の有無

3．便秘

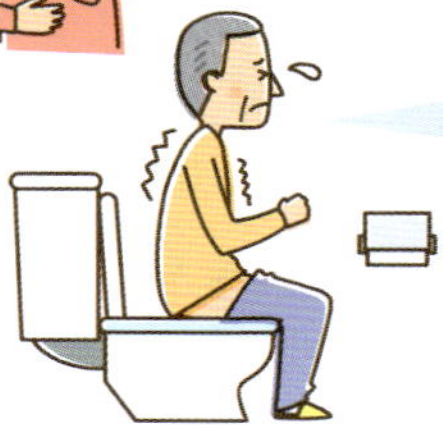

- 排便の状況（便回数，便の性状，腹痛，肛門痛の有無など）
- 随伴症状の有無（腹痛，悪心，胸やけ，冷汗，発熱など）
- 食事内容や食事・水分の摂取状況（食事量減少，食物繊維の摂取不足，脱水）
- 腸疾患や手術歴
- 便秘が副作用の薬剤服用の有無
- 環境変化の有無（ショートステイ利用，引っ越し，トイレ用具の変更）

4 援助の実際

在宅では，訪問看護師が療養者・家族から第一報を受けたり，訪問時に症状に気付いたり訴えを聞いたりすることから支援が始まる．アセスメントと同時に消化器症状による苦痛や不安に対する看護ケアを行い，適切な医療と連携できるよう支援する必要がある．

消化器症状へのケア

1．腹痛の場合

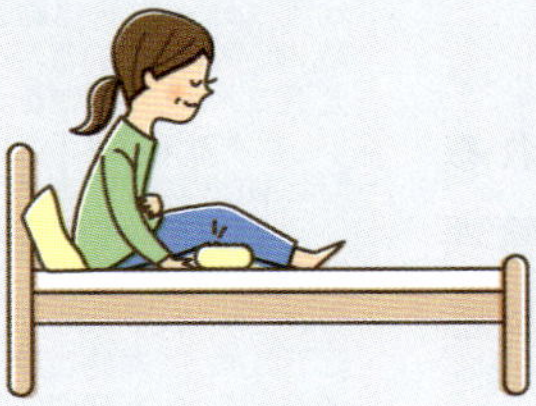

- 腹痛の発現状況と随伴症状（消化器系以外の症状）から，緊急性が高い場合は，衣類をゆるめて安静にする．
- 腹痛，排便状況，食事摂取状況，随伴症状（発熱，嘔吐，吐血，下血，便秘など）について聞き取る．
- 腹部の緊張をゆるめられるよう，前屈位など安楽な体位をとる．

がん性疼痛の場合，突出痛の頻度などを把握し，医師の指示により薬剤を使用する．

2．悪心・嘔吐の場合

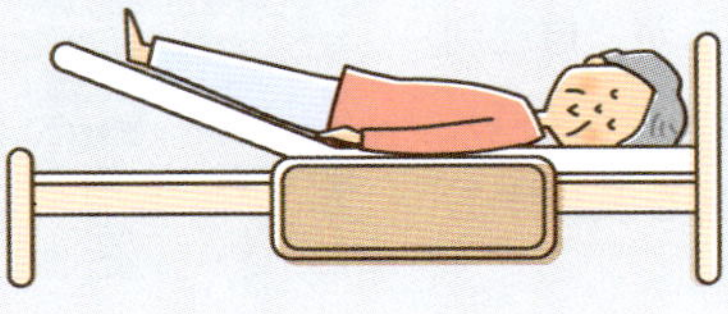

- 頭痛や胸痛を伴う場合は，衣服をゆるめ，安楽な体位（血圧低下の場合は下肢挙上）で，吐物による誤嚥や窒息を予防するため顔を横に向ける．
- 吐血の場合は，上腹部を冷罨法する．
- 吐物は速やかに片付け，口腔ケアを行い悪心の誘発を防ぐ．
- 脱水による電解質異常を疑う場合は，少しずつ水分摂取を促す．
- めまいがある場合は，静かな環境で閉眼し安静にしてもらう．
- 頓服の制吐薬があれば使用する．

3. 便秘の場合

- 腸閉塞や腸捻転を疑う場合は，安楽な体位をとって経口摂取を中止し，受診を促す．
- 排便できず嵌入便の可能性や腹痛がある場合は，医師の指示により浣腸や摘便を行う．
- 機能性便秘の場合は，その原因を解決できるよう生活指導や排便を促すケアを行う．

便秘の生活指導・ケアの内容

- 規則正しい食事により排便のリズムを整える．
- 朝食をとる習慣をつける．
- 食物繊維，乳製品，発酵食品などの摂取により腸内環境を整える．
- 適度な水分摂取ができるよう調整する．
- 便意を感じたタイミングでトイレに行く．
- リラックスできる環境調整や夜間の睡眠を十分にとる．
- プライバシーを配慮した環境で排泄できるようにしておく．
- 排便できなくて苦痛が強いときは，腹部マッサージや腹部・腰部の温罨法を行う．
- 自力での排便が困難なときは，医師の指示により便を軟らかくする下剤などの調整を行う．

引用・参考文献

1) 日本消化管学会編．便通異常症診療ガイドライン2023：慢性便秘症．南江堂，2023，p.2.
2) 特定非営利活動法人日本緩和医療学会ガイドライン統括委員会．がん患者の消化器症状の緩和に関するガイドライン．金原出版，2017.
3) 橋本法修ほか．ようこそ緩和ケアの森：がん・非がん患者の消化器症状を診る．南江堂，2023.
4) 看護ケア開発・標準化委員会編．看護ケアのための便秘時の大腸便貯留アセスメントに関する診療ガイドライン．公益社団法人 日本看護科学学会監修．南江堂，2023.
5) 平原優美編．緊急時にどう動く？症状別在宅看護ポイントブック．鈴木央監修．照林社，2015.

重要用語

腹痛　悪心・嘔吐　便秘

4 薬物療法

学習目標

- 在宅療養の場における薬物療法の特徴が理解できる．
- 在宅療養の場における薬物療法に必要な看護技術が理解できる．

1 在宅における薬物療法の意義・目的

病院などの施設における薬物投与は看護師等の管理，観察の下で行われるが，在宅療養者の場合，生活の場において療養者や介護者，家族によって管理される．したがって，薬物療法の場面を直接看護師が観察して薬物有害反応（**副作用**）に気付き，迅速に対応することは難しい．

また，在宅においては，医師から処方されている薬以外に，療養者自身や家族が市販薬を購入し服用するセルフメディケーションの機会も生じるが，自己判断で市販薬を併せ飲むことで**薬剤の相互作用**を起こす場合がある（表5.4-1）．市販薬に限らず，漢方薬や栄養剤，健康食品なども併せ飲むと影響を及ぼすことがあるため注意が必要である．

plus α 高齢者の薬物代謝

高齢者は加齢の影響により胃酸分泌や消化管運動，胃や腸管の血流量の低下によって吸収が低下し，総水分量の減少や体脂肪割合の増加，血清アルブミンの減少などで血中濃度に影響を及ぼしやすい．また，酵素の活性低下によって薬物代謝は減弱する上，腎臓や肝臓の機能低下により副作用も生じやすい．加えて，さまざまな合併症のため，複数の種類を服用していることが多い．このように高齢者では薬物による中毒や副作用が起こりやすいが，自覚症状が現れにくいという特徴がある．

表5.4-1　薬剤の飲み合わせによる相互作用の一例

薬剤名	飲み合わせの市販薬・栄養剤	現象・原因
ワルファリン（抗凝固薬）	鎮痛薬	いずれにも抗凝固作用があり効果が増強する
ビスホスホネート製剤（骨粗鬆症治療薬）	カルシウム	一緒に摂取・服用すると，薬剤が吸収されにくくなり作用が減弱する

一方，適切な薬物療法によって生活の場で病状をコントロールでき，QOLの向上を図ることができる．在宅療養者の薬物療法は，無理なく安全に，そして適切に行えているかどうかを訪問看護という制限のある時間の中で観察・アセスメントし，療養者本人や介護者，家族に助言・指導していくことが重要である．

2 薬物療法におけるアセスメント

1．服薬状況の把握と管理

薬物療法時のケアとして，以下のような点について観察，アセスメントを行う．

アセスメントのポイント

- 療養者の病状と薬物療法により期待できる効果と副作用
- 療養者の年齢，認知機能，視覚，触覚，味覚などの感覚機能
- 介護者の年齢，認知機能，感覚機能
- 療養者や家族の，薬に対する知識・理解の程度
- 時間や量，薬剤の種類を指示通り服薬ができているか
- 薬剤の効果の状況，副作用出現の有無
- 服用できず残った薬（残薬）の有無
- 副作用出現時の対応方法を理解し，対応できる能力の有無など

2．薬剤の種類と使用方法

薬剤にはさまざまな種類があり（表5.4-2），効果を最大限に発揮させるためには適切に使用できているかを観察する必要がある．

表5.4-2　薬剤の種類

剤　形	特色・適切な使用方法など
錠　剤	錠剤が大きい場合は，誤嚥防止のため，医師や薬剤師に相談する
カプセル剤	中の粉末を取り出さずにそのまま服用する
散　剤	オブラートや薬用ゼリーなどの服薬補助製品を用いると服用しやすい
顆粒剤	においや苦みが抑えられ溶けやすい
液　剤	容器を振ってから使用する．キャップなどで1回分を量って服用する
吸入剤	少量を肺や気道に直接作用させる
貼付剤	湿布薬などの患部の症状を和らげるものと，狭心症治療薬などの全身への作用を期待するものがある

剤　形	特色・適切な使用方法など
塗布剤	軟膏，クリーム状のものがある．使用前に患部や手を清潔にする
噴霧剤	指示された距離から噴霧する
点眼剤	点眼後はまばたきせず，しばらく目を閉じる
点鼻剤	点鼻後は鼻をつまんで頭を後ろに反らせて，鼻呼吸をする
坐剤・腟剤	薬を手のひらで温めてから取り出し，先のとがったほうから肛門や腟内に挿入する
注射剤	直接，血液中や体内に入るため，効果の出現が早い

plus α

セルフメディケーション税制

健康の維持増進および疾病の予防への取り組みとして，2017（平成29）年1月1日以降，スイッチOTC医薬品（要指導医薬品および一般用医薬品のうち，医療用から転用された医薬品）を個人が購入した際に，その購入費用について所得控除を受けられるセルフメディケーション税制（医療費控除の特例）が始まった[1]．薬店などでは領収書で対象医薬品に特別なマークを付けるなど，わかりやすくする試みがなされている．

3. 薬剤の保管上の留意点

薬剤は保管状況によって性質が変化することがある．医師や薬剤師から指示された通りに保管ができているかを観察する．また，在宅療養は生活の場であり，療養者以外にも幼い子どもや家族が同居している場合，間違って服用することがないよう，管理できているかも観察のポイントである．

保管のポイント
- 直射日光や高温多湿の場所を避け保管できているか
  ①冷所保存：冷蔵庫などでの保存（食品と間違えないよう注意する）
  ②遮光保存：遮光の容器か袋に入れて保存
- 乳幼児の手の届かない場所であるか
- 薬以外のものと区別できているか
- ほかの容器に移し替えたりしていないか
- 期限が切れた古い薬を保管していないか

3 薬物療法における援助の実際

服薬管理

1. 正しい服薬方法の指導

在宅での療養生活の場合，訪問看護師などの医療従事者が療養者の服薬場面を観察できないことが多い．そのため訪問時は，正確な薬の服用ができているかを観察し必要に応じて指導する．

薬は決められたタイミングに服用しないと効果がなかったり，副作用を生じたりする．服用のタイミング（表5.4-3）を正確に理解していない場合もあるので確認する必要がある．

表5.4-3　指示される服用のタイミング

食　前	胃の中に食べ物が入っていないとき（食事の 1 時間から 30 分前）
食　後	胃の中に食べ物が入っているとき（食事の後 30 分以内）
食　間	食事と食事の間（食事の 2 時間後が目安）
就寝前	就寝 30 分くらい前
頓《とん》服《ぷく》	発作時や症状のひどいとき

2. 薬剤の相互作用の確認

薬の服用と一緒に摂取するものによって薬物の効果が増強または減弱し，副作用が起こる場合がある（表5.4-4）．また，薬を複数種類飲む多剤併用（ポリファーマシー）によって悪影響を及ぼす場合がある．薬効が増強する場合を協力作用，減弱する場合は拮抗作用と呼ぶ．訪問時は，薬剤同士の相互作用だけでなく，普段の食事内容を尋ねるなどして，避けたほうがよい食品などを気付かずに摂取していないかを確認する．

表5.4-4　一緒に摂取することを避けたほうがよい食品・嗜好品の組み合わせ

薬剤名	避けたほうがよい食品・嗜好品	理　由
ワルファリン（抗凝固薬）	納豆・クロレラ食品（ビタミンKを含む食品）	薬効が減弱する
一部のカルシウム拮抗薬（降圧薬）	グレープフルーツジュース	薬物の分解を阻害し，作用を増強する
テトラサイクリン系薬（抗菌薬）	牛乳・乳製品	一緒に摂取すると薬剤が吸収されにくくなり，作用が減弱する
テオフィリン（気管支喘息治療薬）	たばこ	薬効を強めたり弱めたりする
ジアゼパム（抗不安薬） トリアゾラム（睡眠薬） クロルプロマジン（抗精神病薬） カルバマゼピン（抗てんかん薬）	アルコール	中枢神経抑制作用が増すことにより薬効が増強し，意識障害や呼吸困難を引き起こす恐れがある
ニトログリセリン カルシウム拮抗薬	アルコール	血管の拡張により急激な血圧低下を引き起こす

看護のポイント

療養者の状態をアセスメントし，残存機能に応じた服薬管理の工夫が必要である．

1．飲み忘れや飲み間違いがある場合

- 薬剤の種類はなるべく単剤とし，多剤の場合は一包化（ワンドーズパッケージ）してもらう．
- 介護者や家族の見守りが可能な時間帯に実施できるよう，医師や薬剤師に相談して1日の服薬回数をできるだけ少なくしてもらう．
- 薬の袋に日付や飲む時刻を記入しておく．
- 服薬カレンダーや服薬ボックス（を使用する．
- 食事と一緒に薬を準備する．
- 血圧を測定したら降圧薬を服用するなど，健康管理行動とセットにする．
- 1人暮らし，家族が不在の場合には，メモや電話で服薬の確認をする．

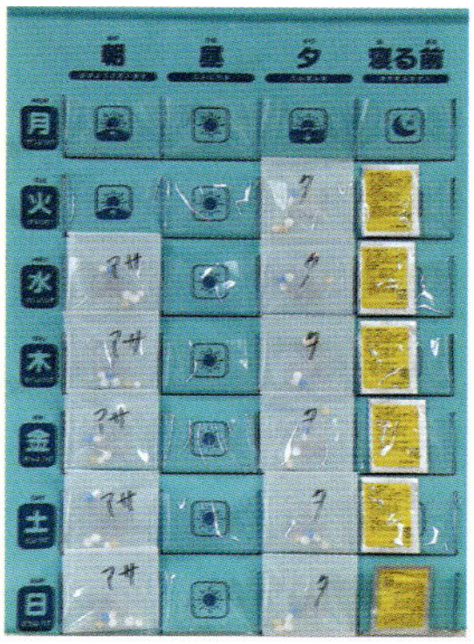

服薬カレンダー

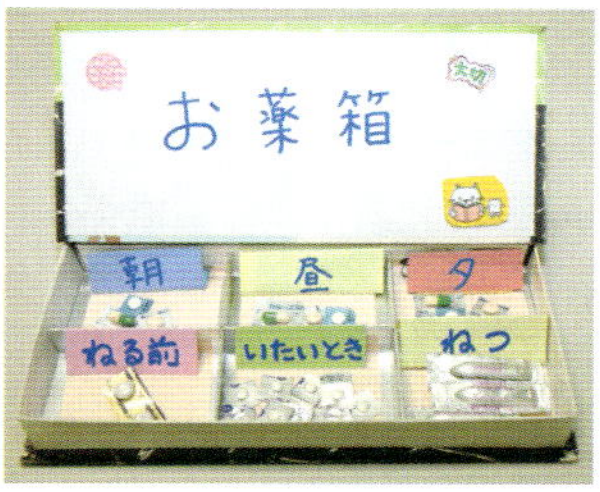

家庭にあるものを利用した服薬ボックス

- 外出時にはピルケースを持参する．
- 療養者の視覚に入りやすい場所に「お薬を飲んでね」などのメモを貼っておく．
- デジタル電波時計をカレンダーのそばに設置して，日時と曜日を認識してもらう．
- 飲み終えた薬の袋を服薬カレンダーに残しておいてもらうようにする．
- 服薬チェックシートや服薬支援機器を活用する（➡p.164参照）．

2．嚥下機能が低下した療養者・義歯を装着している場合

- 甘味のあるとろみのついた水分と一緒に内服してもらう．
- ゼリー状のオブラートである服薬補助製品を使用する．
- 医師や薬剤師に相談し，薬の形態を変更してもらう．

3．疾患や服薬の必要性について理解が不十分で，適切に服薬できない場合

- 療養者の思いを理解し，適切に服薬できない状況や原因を把握する．
- 療養者の理解度に合わせた言葉を使用して，薬の効果や副作用について説明する．
- イラストなど視覚で表現したり，文字の大きさに配慮したパンフレットなどを活用したりして説明する．
- 医師や薬剤師と相談し，錠剤や散剤などを貼付剤で代替するなど，受け入れやすい形態に変更する．

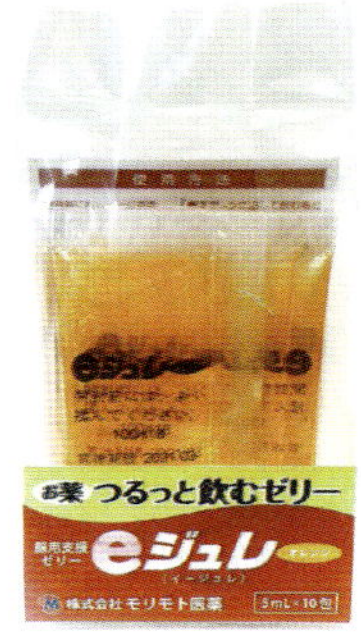

〈写真提供：
株式会社モリモト医薬〉

服薬補助製品

4．疾患により拒薬・怠薬・服薬中止がある場合

- 精神疾患などで適切な服薬ができていない場合は，病状や副作用の出現状況，療養者の思いを丁寧に把握する．
- 観察やアセスメントを実施し，薬剤の変更や調整の必要が感じられた場合は主治医に相談する．

4 在宅療養の場で生じる薬物療法に関するトラブル

在宅での薬物療法は，病院や施設と異なる環境下で，次のようなさまざまなトラブルが生じる．症状悪化や副作用の出現にとどまらず，生命の危険にもつながるため，個々の状況に応じたきめ細かな対応が必要である．

服薬によるトラブル

- 薬物療法の理解や薬剤の取り扱いが不十分なまま退院し，在宅の場でうまく実施できない
- 認知症や高齢による認知機能の低下で，服薬することや服薬したことを忘れてしまう
- 高齢による機能低下や障害のため，薬剤の管理ができず誤って服用・使用する
- 視覚・触覚の障害や低下により，インスリン療法など煩雑な薬剤の取り扱いができない
- 疾患を複数抱えていて薬剤の種類や量が多いため，誤って服用したり自己判断で選別したりする
- 精神疾患をもつ療養者などのアドヒアランスの低下により服薬拒否や服薬の中断・怠薬があり，それが長期間続く
- 嚥下障害があり飲み込みづらい
- 薬剤が義歯に挟まって苦痛が生じる
- 副作用が生じていても，気付かず過ごす
- 見守ってくれる介護者や家族がいないため，適切な薬剤管理ができない

5 療養者・家族への支援

薬の副作用に関する説明

家族や介護者に対し，想定される薬の副作用についてあらかじめ説明しておき，副作用の症状があった場合は，訪問看護ステーションや医師，かかりつけ薬局の薬剤師に相談するよう指導しておく．特に，発疹，かゆみ，皮膚や粘膜の発赤，胃痛，発熱，倦怠感などアナフィラキシー様症状が生じた場合は，すぐに医療従事者に連絡するよう伝えておく．また，連絡する際は本人や介護者，家族が「何を，どのくらいの量・期間使用し，どのような症状が出たか」を伝えることで早期の対応がしやすいことを伝えておく．

負担になりすぎないよう支援

家族や介護者が薬を管理している場合，それが負担になりすぎないような配慮も必要である．取り扱いを簡易にしたり，服用回数を少なくしたりするなどして，療養者のみならず家族の生活スタイルに合わせたものとなるよう，医師や薬剤師と連携して支援する．

plus α

残薬の問題

近年，在宅で療養する高齢者の「残薬」が問題となっている．療養者の病状維持・回復には適切な薬剤の処方と服薬が重要であるが，一方で，厚生労働省の概算では，飲み忘れによる残薬は年間で約470億円分に上る．医療費の適正化を図るためにも，残薬の実態や原因などを明らかにする必要がある．一人ひとりができることとして，受診時にはお薬手帳を必ず持参する．医薬品情報を一元化しているため，重複処方を避けることができる．

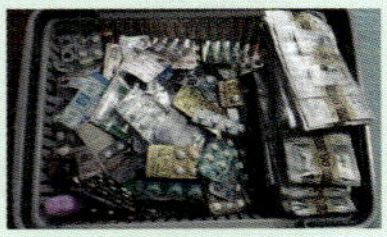

〈写真提供：日本薬剤師会〉

6 多職種との連携・社会資源の活用

1 多職種との連携

認知機能の低下や障害がある場合，頻回に訪問する介護福祉士や訪問介護員，その他の関連する専門職に，服薬の声掛けや服薬チェックを依頼することも必要である．また，薬による副作用が生じた場合は医師および薬剤師との連携により，相談できる体制を関係職種で話し合って整えておくことも必要である．

2 社会資源の活用

在宅療養者の薬物療法は，訪問看護師だけが対処するのではなく，訪問薬剤管理指導（居宅療養管理指導または在宅患者訪問薬剤管理指導）を活用して薬剤師が療養者宅へ訪問し服薬の管理指導を行う方法もある．

服薬支援機器の活用

今後，高齢者や認知症の人など，服薬支援が必要な在宅療養者の急増が見込まれ，さまざまな服薬支援機器が開発されている．これらは軽度認知障害（mild neurocognitive disorder, mild cognitive impairment：MCI）および認知症の前段階の人に向けた服薬の意識付けと飲み忘れを防止する機器で，あらかじめ設定した服薬時間になると音声アナウンスや光の点滅で服薬時間を知らせる．認知症の治療薬を飲み忘れることで症状が進行し，重症化の恐れがあるため，服薬支援機器を介護保険対象とすることが検討されている．すでに利用者の1割負担で貸与する事業を実施している自治体もある．

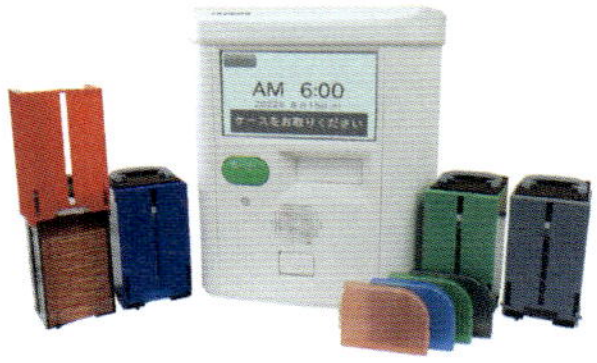

服薬支援ロボⅡ®
〈写真提供：ケアボット株式会社〉

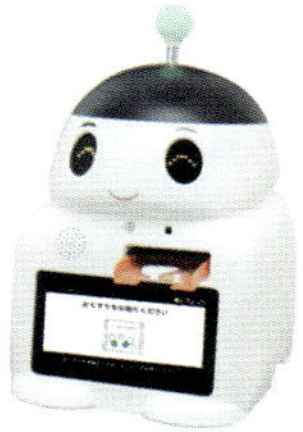

FUKU 助®
〈写真提供：株式会社メディカルスイッチ〉

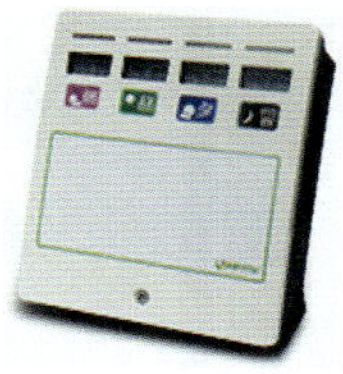

お薬のんでね！®
〈写真提供：イマトグループ有限会社イマトクメディック，株式会社電興社〉

引用・参考文献

1) 厚生労働省．セルフメディケーション税制（特定の医薬品購入額の所得控除制度）について．https://www.mhlw.go.jp/stf/seisakunitsuite/bunya/0000124853.html，（参照2024-07-08）．
2) 厚生労働省．検討を要する福祉用具の種目について．平成27年度第1回介護保険福祉用具・住宅改修評価検討会に関する資料：資料5-1．2015，p.1．https://www.mhlw.go.jp/file/05-Shingikai-12301000-Roukenkyoku-Soumuka/1109-5-1.pdf，（参照2024-07-08）．

重要用語

副作用　　薬剤の相互作用　　服薬管理

5 外来がん治療

学習目標

- 外来がん治療の副作用ならびに療養の場におけるアセスメントが理解できる．
- 外来がん治療を受ける療養者と家族に伴走する訪問看護師の役割が理解できる．

1 外来がん治療の目的と対象者

がん医療は，**がん薬物療法**や**放射線治療**の進歩，医療制度改革による在院日数の短縮化などの影響もあり，治療の場が入院から外来へシフトしている（図5.5-1）．外来通院治療を可能にすることで，その人らしく日常生活におけるQOLを維持しながら，安全な治療継続ができる．

外来がん治療の対象者は，①通院が可能であること，②入院管理を必要としない病状であること，③入院管理を必要としない治療計画（レジメン*）の治療であることである．治療内容によって通院頻度はさまざまであり，医師から治療内容について十分な説明を受け，納得して治療を選択することが重要である．

用語解説*　レジメン

抗がん薬の用法・用量・投与時間・投与順序，輸液，支持療法薬等の投与に関する時系列的な治療計画のことである．薬剤の組み合わせのパターンによって略号のアルファベットを使った名前が付けられている．

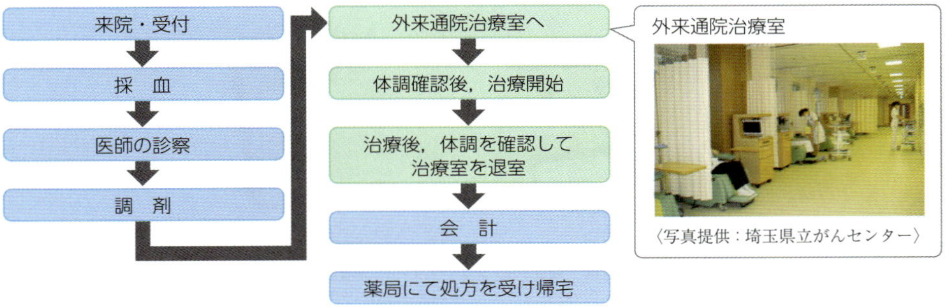

図5.5-1　一般的な外来でのがん化学療法の流れ

2 外来がん治療におけるアセスメント

1．がん化学療法

① 使用する薬剤のアセスメント

Ⓐ副作用・対処法の理解

療養者が使用する薬剤のレジメンを理解し，起こりうる副作用やその対処についての知識を得ておくことが基本である．療養者が自覚している副作用の症状だけでなく，起こりうる症状の予防や早期発見ができるよう，副作用の発現時期についても把握しておく（**図5.5-2**）．

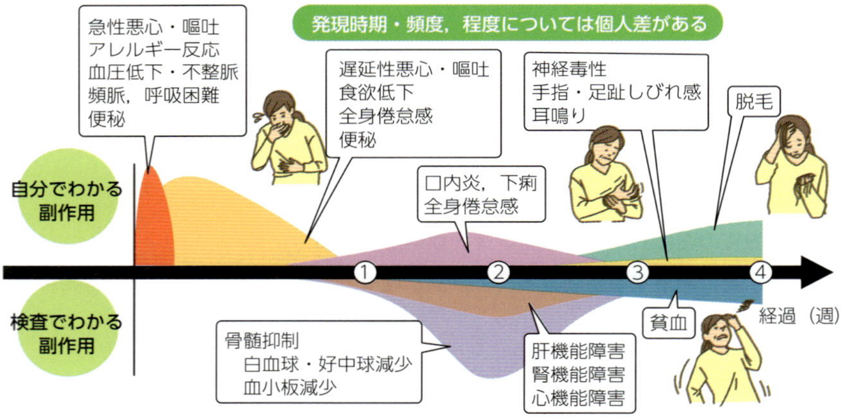

①1 週目, ②2 週目, ③3 週目, ④4 週目

図5.5-2　細胞障害性抗がん薬の副作用と発現時期

Ⓑ免疫チェックポイント阻害薬

近年は**免疫チェックポイント阻害薬**（immune checkpoint inhibitor：**ICI**）の使用が増えているが，免疫反応によって引き起こされる**免疫関連有害事象**（immune-raleted adverse events：**irAE**）は，発症時にはすでに重症化していることもあるため，早期発見できるよう，日常生活の変化を注意深く観察していくことが求められる．

また，投与期間だけでなく，治療が終了して数カ月が経過しても重篤な副作用が出現する場合もあるため，他がん疾患も含め，治療歴を把握しておくことが肝要である．

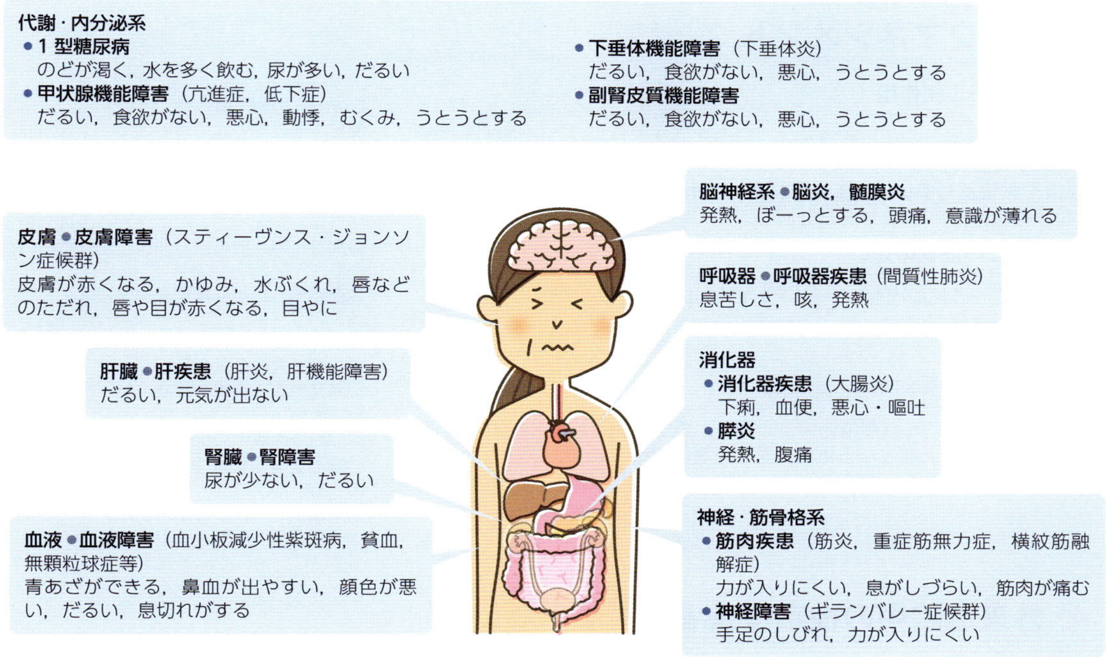

● ②療養者の心身のアセスメント

Ⓐ治療との向き合い方

療養者が治療についてどのように理解し，どのような思いで治療に向き合っているのかの把握が重要である．その上で，療養者と家族が日常生活を送りながらどのように副作用に対処し，副作用予防に取り組んでいるのかを確認する．

Ⓑ治療による変化

高齢者では，もともと便秘である場合，「そのうち出る」「根菜を食べれば出る」など，副作用と認識していない場合もある．これまでの排泄パターンや食事量などの生活習慣が，治療によってどう変化したかを比較してアセスメントする．

Ⓒ客観的な評価

がん治療のさまざまな有害事象を客観的に評価するものとして，**有害事象共通用語基準**（common terminology criteria for adverse events：CTCAE）があり，療養者のベースラインをあらかじめ情報収集しておくとよい（**表5.5-1**）．

表5.5-1　CTCAE の重症度区分

Grade	症状・治療（；はまたはを意味する）
Grade1	軽症；症状がない，または軽度の症状がある；臨床所見または検査所見のみ；治療を要さない
Grade2	中等症；最小限／局所的／非侵襲的治療を要する；年齢相応の身の回り以外の日常生活動作の制限
Grade3	重症または医学的に重大であるが，ただちに生命を脅かすものではない；入院または入院期間の延長を要する；身の回りの日常生活動作の制限
Grade4	生命を脅かす；緊急処置を要する
Grade5	AE による死亡（AE：有害事象のこと）

有害事象共通用語規準 v5.0 日本語訳 JCOG 版より引用，改変． JCOG ホームページ https://jcog.jp/（参照 2024-07-02）．

2．放射線療法

放射線療法は，①原発巣や付属リンパ節に手術や化学療法と併用した**根治照射**と，②骨・脳・リンパ節転移による痛みや神経症状を緩和する際や，腫瘍からの出血を止める目的で行われる**緩和照射**がある．

Ⓐ療養者の受け止め方・日常生活との両立

療養者が，放射線治療の目的や照射部位，照射方法，一回線量，分割回数，総線量，照射日数，治療効果，放射線有害事象について，どのように理解し，受け止めているのかを把握していく．また，放射線治療は連続して外来通院する治療計画となることが多いため，仕事や日常生活などと両立した治療継続ができるか，特に高齢者では通院介助が必要な場合は家族の負担も考慮したアセスメントが必要となる．

Ⓑ有害事象

放射線療法の有害事象は，治療中から治療終了後に出現する**急性有害事象**と，数カ月や数年を経てから生じる**晩期有害事象**がある．急性有害事象には，放射線宿酔《しゅくすい》，骨髄抑制，放射線皮膚炎，放射線粘膜炎などがあるが，皮膚炎・粘膜炎は予防のためのセルフケアが重要となる．放射線治療においてもCTCAEを用いたアセスメント・評価が有用である．

3 リスクマネジメント

1．Grade3の副作用

外来がん化学療法や放射線療法は，日常生活を送りながら治療継続できる一方で，医療者のケアを受ける機会が少ないため，体調管理について不安を抱く療養者も多い．CTCAEにおいて**Grade3の副作用**が出現している際は，医療機関へ相談が必要である．

2．普段との症状の違い

「だるくてやる気が出ない」という何気ない症状が，irAEの早期発見につながることもあるため，普段と比べて何かおかしいと感じる症状について注意深い観察が大切である．

3．抗がん薬曝露対策

在宅療養中の抗がん薬曝露対策としては，抗がん薬投与後48時間は体液や排泄物に注意が必要となるため，訪問看護師だけでなく，家族や療養者に関わるすべての職種が曝露しないよう指導が必要である．

Grade3 の副作用

便秘：摘便を要する頑固な便秘：身の回りの日常生活動作の制限

下痢：ベースラインと比べて 7 回以上 / 日の排便回数増加，入院を要する，ベースラインと比べて人工肛門からの排泄量の高度増加，身の回りの日常生活動作の制限

食欲不振：顕著な体重減少または栄養失調を伴う（例：カロリーや水分の経口摂取が不十分），静脈内輸液 / 経管栄養 / 中心静脈栄養を要する

口腔粘膜炎：高度の疼痛，経口摂取に支障がある

放射線性皮膚炎：しわやひだ以外の部位の湿性落屑《らくせつ》；軽度の外傷や擦過により出血する

倦怠感：身の回りの日常生活動作を制限するだるさがある，または元気がない状態

4 外来通院中の在宅療養者に対する援助

セルフケア支援

毎日必要なケアについては，長年の生活の中でつくられてきた日常生活パターン・習慣をできる限り崩さずに，無理なく治療に必要なケアを組み込めるよう，療養者と共に考えることから始まる．

副作用を悪化させるような誤った習慣がある場合は，その理由を聞き療養者の考えを理解した上で変更を提案していく．

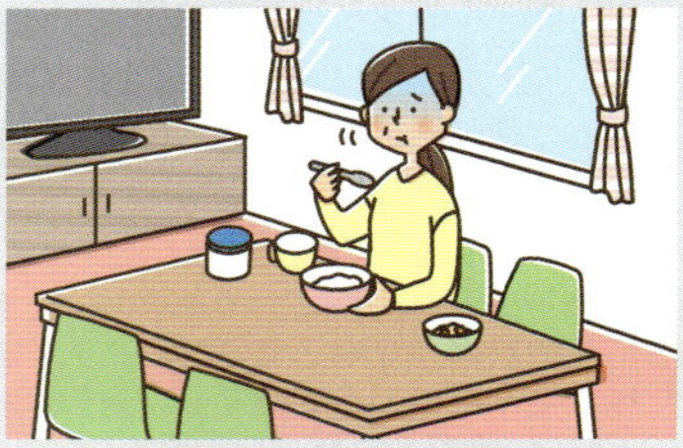

❶ 皮膚障害の予防

皮膚障害についてはスキンケアによる予防が重要であるため，どのような場面で保湿行動ができるかを話し合い，保湿剤をすぐ手に届く場所に配置するなど，体調管理に結び付けられるよう工夫や意識付けをすることが大切である．

❷ 食事

食事については，悪心・食欲不振が強い時期には，食べやすいもの，食べたいものを食べられる量だけ摂取し，症状が軽快したら栄養のあるものを摂取するなど，臨機応変に対応できるよう支援が必要である．

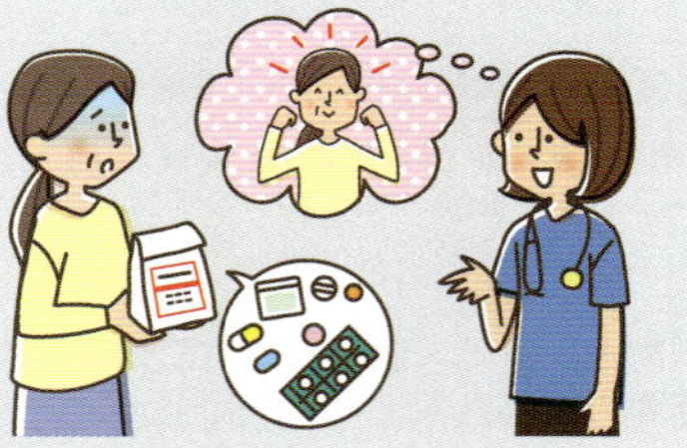

❸ 支持療法薬の使用

治療中はさまざまな支持療法薬が処方されているが，どの程度の症状で使用すればよいのか判断できず服用を我慢してしまう場合や，薬に頼りたくないといった価値観から服用していない場合もある．支持療法薬を適切に使用し，副作用が緩和されるよう服薬アドヒアランス向上に向けた支援を行う．

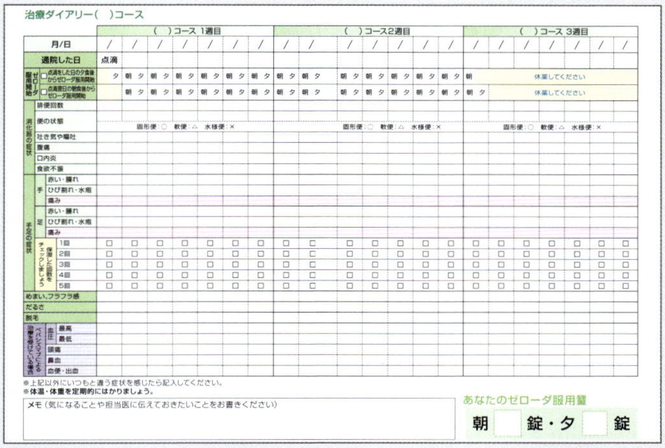
治療ダイアリー(　)コース
(　)コース 1週目　(　)コース2週目　(　)コース 3週目
月/日
通院した日　点滴
ゼローダ服用開始
□点滴をした日の夕食後からゼローダ服用開始
□点滴翌日の朝食後からゼローダ服用開始
朝　夕
休薬してください
消化器の症状
排便回数
便の状態
固形便：○　軟便：△　水様便：×
吐き気や嘔吐
腹痛
口内炎
食欲不振
手足の症状
手　赤い・腫れ　ひび割れ・水疱　痛み
足　赤い・腫れ　ひび割れ・水疱　痛み
保湿した回数をチェックしましょう　1回　2回　3回　4回　5回
めまい、フラフラ感
だるさ
脱毛
ベバシズマブによる治療を受けている場合
血圧　最高　最低
頭痛
鼻血
血便・出血
※上記以外にいつもと違う症状を感じたら記入してください。
※体温・体重を定期的にはかりましょう。
メモ（気になることや担当医に伝えておきたいことをお書きください）
あなたのゼローダ服用量
朝　錠・夕　錠

〈画像提供：チェプラファーム株式会社〉

plus α

アピアランスケア

副作用による外見の変化に対するケア（アピアランスケア）は，治療選択や治療継続，QOLに影響する．脱毛や皮膚障害などがあることで，他者の目が気になり，社会参加を阻み，自尊感情の低下を招くこともある．外見の変化に対応し，自分の生き方を再構築できるよう相談に応じ，ウィッグやカバーメイクなどについても情報提供しながらともに考えていくことが求められる．

4 セルフモニタリング

がん薬物療法においては，療養者が症状についてセルフモニタリングできるよう，医療機関が治療日誌，薬剤指導やケア方法などのパンフレットを提供しているため，パンフレットを活用した上で理解が不足している点については，説明を追加し理解を促す．治療を繰り返していくことで，療養者自身も副作用に対処できるようになると，自己効力感も上がり，治療への意欲も向上し好循環が生まれる．

家族支援

- 家族もライフステージによって仕事や就学，保育や介護などの両立，医療費など経済的負担といった多くの課題に向き合いながら療養者の治療を支援している．
- 治療評価の検査結果を説明するタイミングなどで家族の通院同席を提案し，療養者と家族が共に治療に向き合い，家族の対処能力を促進する関わりが大切である．
- 治療期から訪問看護師が介入した療養者と家族にとって，訪問看護師が最も身近な医療者として信頼し相談できる相手になる．
- 病状の進行により，どこで最期を迎えるかといった意思決定の場においても療養者と家族の価値観や信念を医療機関と共有し，切れ目のないACPにつなげていくことが重要な役割となる．

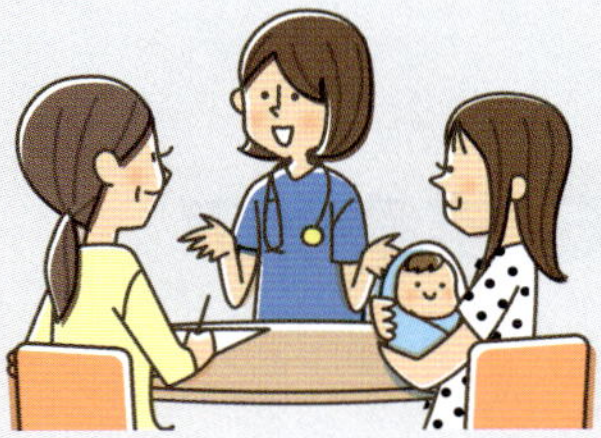

5 社会資源の活用・調整

1 医療機関との連携

療養者が安全に治療継続できるよう，外来看護師や退院支援看護師とのタイムリーな情報共有が重要である．医療機関では，がん看護外来，薬剤師外来，栄養相談，スキンケア外来などさまざまな専門家による支援体制があるため，療養者が安心して治療継続できるよう連携を図っていく．

2 経済的サポートの活用

がん療養者の悩みや負担に関する調査[1)]によると，がんの医療費は高額であり，家計への負担が大きいだけでなく，収入源である就労が継続できない場

plus α

就労支援

2019（令和元）年時点で，がん患者の約4人に1人は，20歳から64歳までの間に罹患しており，働く世代のがん患者の離職防止や再就職のための就労支援が重要視されている．就労は生活の基盤となるため，療養者と家族の生活設計全体として支援していくことが必要となる．

合もあり，大きな不安材料となる．療養者と家族へは，公的制度としての高額療養費制度や傷病手当金，障害年金などの活用について提案し，医療機関のソーシャルワーカーにつなぐことが肝要である．職場に産業医や産業保健師などが在籍している場合は，就労について相談するよう提案もできる．がん相談支援センターでは，社会保険労務士との相談会やハローワークの相談会を行っているため，医療機関と連携し，適切なサポートを受けられるよう情報提供していく．

引用・参考文献

1)「がんの社会学」に関する研究グループ．2013年がん体験者の悩みや負担等に関する実態調査報告書：がんと向き合った4,054人の声（静岡県立静岡がんセンター）．https://www.scchr.jp/cms/wp-content/uploads/2016/07/2013taikenkoe.pdf，（参照2024-07-02）．
2) 狩野太郎ほか編．がん看護実践ガイド．がん治療と食事：治療中の食べるよろこびを支える援助．日本がん看護学会監修．医学書院，2015.
3) 渡邉眞理ほか編．がん看護実践ガイド．がん患者へのシームレスな療養支援．日本がん看護学会監修．医学書院，2015.
4) 日本臨床腫瘍学会．がん免疫療法ガイドライン．第3版，金原出版，2023.
5) 日本臨床腫瘍学会／日本癌治療学会．高齢者のがん薬物療法ガイドライン．南江堂，2019.
6) 畑中史絵ほか．外来がん化学療法を受けている訪問看護利用者と家族に対する熟練訪問看護による看護ケア．武庫川女子大学看護学ジャーナル．2020，5，p.43-51.
7) 小川朝生ほか．認知症plusがん看護．日本看護協会出版会，2019，（認知症plusシリーズ．Vol.02）．

重要用語

化学療法　放射線療法　セルフケア支援　免疫関連有害事象

6 排痰ケア

学習目標

- 呼吸のアセスメントに基づいた適切で安全かつ有効な排痰ケアが実施できる．
- 排痰ケアの方法を介護者に指導し，援助できる．

1 在宅における排痰ケアの意義・目的と対象者

在宅療養の場における**排痰ケア**の対象疾患として，慢性閉塞性肺疾患（COPD）や肺炎，神経筋疾患，脳血管障害などが挙げられる．これらの疾患療養者で痰の量が１日30mL以上（１回の吸引で５mL以上）の場合は，日常的に排痰ケアを行わないと，喀痰貯留から無気肺，そして肺炎・気管支炎，呼吸不全へと増悪することがある．肺区域のどの部位に，どの程度の量の，どんな性状の痰があるか，また，１日の中でいつ喀痰しているかなどのアセスメントに基づいた適切な排痰ケアを行うことにより，頻回の喀痰に煩わされることなく，ADLや健康関連QOL*が改善する．その結果，急性増悪を起こさず在宅で療養することができ，再入院が減少する．なお，血行動態の不安定な状態，未処置の気胸，肺内出血などの状態では禁忌である．

用語解説＊
健康関連 QOL
健康関連 QOL は，疾患や治療が，患者の主観的健康感（メンタルヘルス，活力，痛みなど）や，仕事，家事，社会活動にどのようなインパクトを与えているかを定量化したもの[1]である．その評価として，包括的尺度にはSF-36®などが，呼吸器疾患特異的尺度には，SGRQ（聖ジョージ呼吸器疾患質問票）が用いられる．

2 排痰ケアにおけるアセスメント

呼吸のフィジカルアセスメント（視診，触診，聴診，打診），呼吸モニター（パルスオキシメーター，カプノメーター*），呼吸機能，最大咳流量（PCF），呼吸筋力，胸郭拡張差，健康関連QOLなどの評価に基づいて行う．

> 用語解説*
> **カプノメーター**
> 呼気中の CO_2 分圧を測定する装置．神経筋疾患でよく用いられる．

1．視診

Miller&Jonesの５段階分類（**表5.6-1**）による喀痰の分類を用いる．また，痰の色調，におい，量，痰の出る時間などを調べる．吸引した痰の評価は下図の方法が簡便である．

表5.6-1　Miller & Jones の５段階分類

M1	膿を含まない，純粋な粘液性痰
M2	わずかに膿を含む，主に粘液性痰
P1　濃性痰	grade1　膿が全体の 1/3 以下
P2　濃性痰	grade2　膿が全体の 1/3 から 2/3
P3　濃性痰	grade3　膿が全体の 2/3 以上

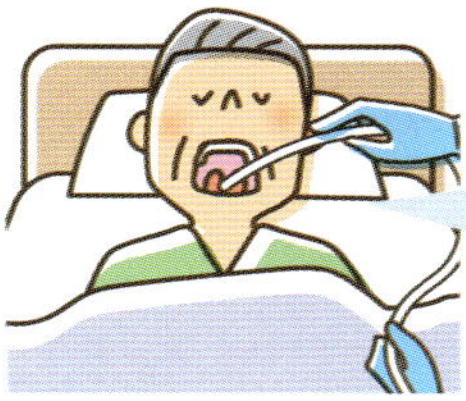

①**薄い：** 吸引した後，吸引カテーテルがクリアである
②**中等度：** 吸引した後，吸引カテーテルの両側に粘稠な分泌物が付着するが，水を吸引すると分泌物は除去される
③**濃い：** 吸引した後，吸引カテーテルの両側に粘稠な分泌物が付着するが，水を吸引しても分泌物は吸引されない

2．触診

胸壁の動きをみる．この際，体表面から見た肺の位置を理解しておくとよい．

体表面から見た肺のランドマークポイント
①胸骨角（ルイ角）と第２肋骨は気管分岐部
②乳頭の位置は第４肋間
③心尖部は第５肋間と鎖骨中央線の交点
④肩甲骨下角は第７肋骨で S6（上・下葉区）
⑤前面では右上葉は第４肋骨より上，左上葉は第６肋骨より上
⑥後面では上葉と下葉の境界は第２胸椎から腋窩に引いた線
⑦前面では中葉・舌区は第４肋骨と第６肋骨に挟まれた部位
⑧下葉・舌区の下端は側面では中腋窩線と第８肋骨交点
⑨下葉・舌区の下端は後面では肩甲骨線と第10肋骨（硬い肋骨）の交点

前面

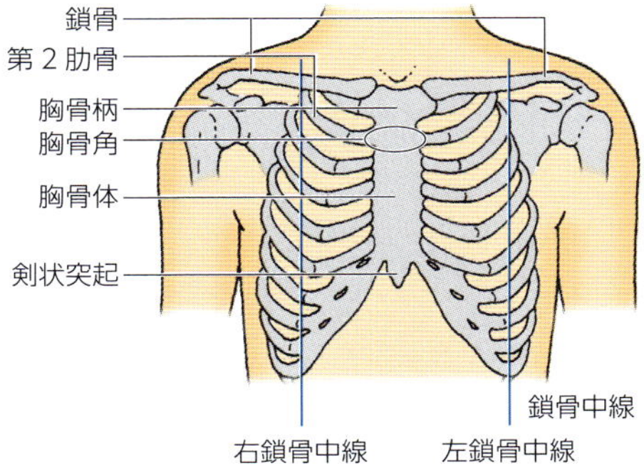

後面

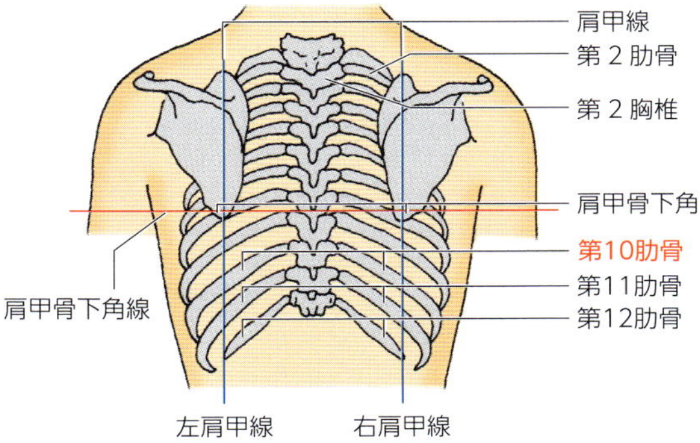

第１肋骨の下のくぼみが第１肋間である．

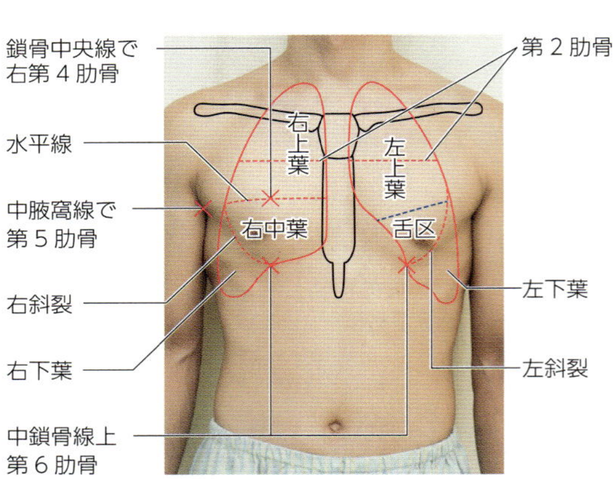

前方から見ると右上葉は第４肋骨より上部で，肺尖区は第２肋骨より上部に位置する．右中葉・左舌区は，前方で第４肋骨と第６肋骨に挟まれた部位にある．舌区は左上葉に含まれる．

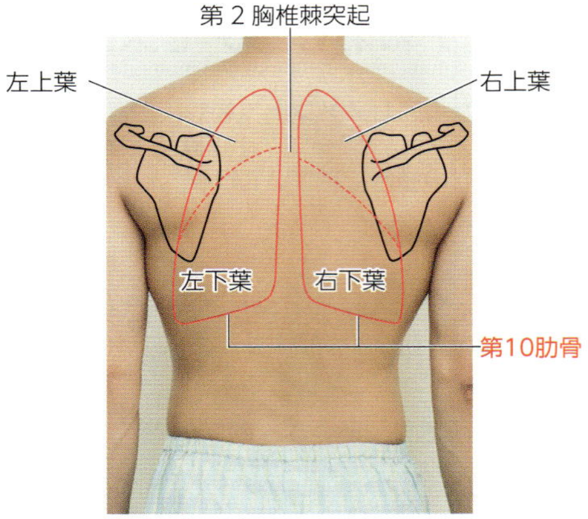

後面から見ると上葉は第２胸椎から腋窩に向かって引いた線より上部にある．その線と第10肋骨に挟まれた部位が下葉となる．

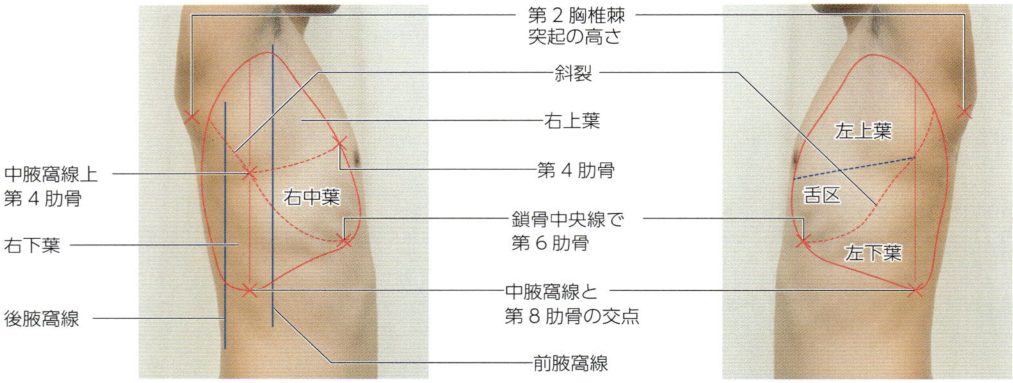

側方から見ると上葉は第４肋骨と中腋窩線の交点より上部にあり，中葉・舌区は第２胸椎と第６肋骨を結ぶ線と第４肋骨に挟まれた部位にある．下葉の下端は中腋窩線と第８肋骨の交点より上部に位置する．舌区は左上葉に含まれる．

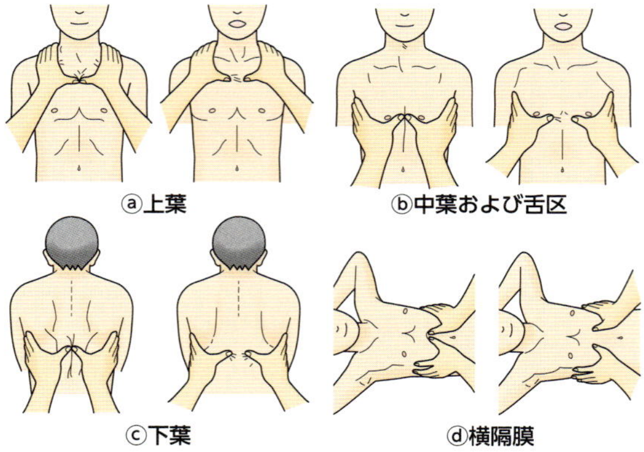

宮川哲夫．動画でわかるスクイージング：安全で効果的に行う排痰のテクニック．中山書店，2005，p.66.

- ⓐ上葉，ⓑ中葉および舌区，ⓒ下葉，ⓓ横隔膜の動きは図のように手を置き，吸気，呼気において左右対称的に動くか，可動範囲はどうか，動くタイミングはどうか，同時に同程度動くかを調べる．
- 病変のある部位の動きは減少している．
- 中枢気道に痰のある場合には，手に呼気時のラトリング（ガラガラ）の振動や，吸気時のロンカイ（グー）の振動を感じるが，末梢気道に起因するラ音では感じない（図5.6-1）．

3．聴診

寝たきりの療養者を聴診するポイントを以下に示す．

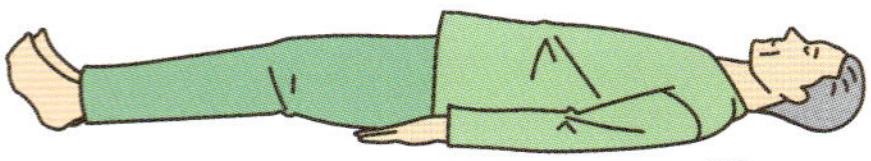
仰臥位

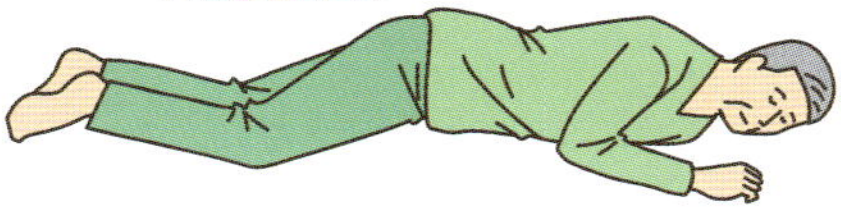
3/4 腹臥位

- ベッドマットを手で押し下げ，聴診器をその隙間に入れて背側の呼吸音を聞き，体位を側臥位か 3 / 4 腹臥位にして同じ部位を再度聴診する．
- 胸水，無気肺では，仰臥位の背側の肺胞呼吸音は，全く聞こえない．
- 肺炎あるいは間質の水であれば，吸気時にファインクラックル（図5.6-1）が聞こえるが，間質性疾患では吸気終末に向かい徐々に増大して聞こえる．肺炎では，吸気相全域にわたって同じ強さで聞こえる．

側臥位

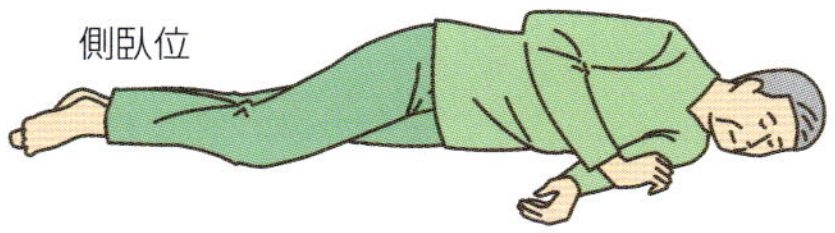

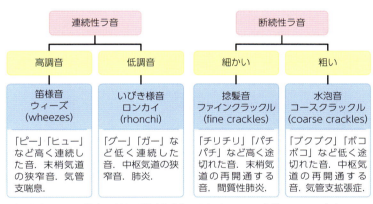

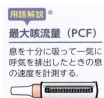

- 患側を上にした側臥位で同じ部位の呼吸音を聞き，肺胞呼吸音が大きく聞こえてくると間質の水か胸水であると判断する．無気肺では肺胞呼吸音は聞こえてこない．
- 水は体位を変えると即座に変化し重力の影響を受けるが，痰ではすぐに変化しない．
- 気管分岐部より上の気道に痰があると，呼気時のコースクラックルや吸気時のロンカイ（図5.6-1）が肺野全体に聞こえ，末梢気道の音は聞こえないため，中枢側の痰を除去してから再度聴診する．
- 頸部と胸部で同じロンカイが聞こえたときは，上気道を確保して再度音を聞き，舌根沈下によるものか，声門より下のものかを判断する．
- 排痰ケア実施後も聴診を行い，気道分泌物が除去されたか確認する．

連続性ラ音		断続性ラ音	
高調音	低調音	細かい	粗い
笛様音 ウィーズ (wheezes)	いびき様音 ロンカイ (rhonchi)	捻髪音 ファインクラックル (fine crackles)	水泡音 コースクラックル (coarse crackles)
「ピー」「ヒュー」など高く連続した音．末梢気道の狭窄音．気管支喘息．	「グー」「ガー」など低く連続した音．中枢気道の狭窄音．肺炎．	「チリチリ」「パチパチ」など高く途切れた音．末梢気道の再開通する音．間質性肺炎．	「ブクブク」「ボコボコ」など低く途切れた音．中枢気道の再開通する音．気管支拡張症．

宮川哲夫．図５：副雑音の分類．副雑音と聴診のポイント．ナース専科．2006，36（12），p.47．一部改変．

図5.6-1　ラ音の分類

副雑音の分類

副雑音のうち，肺内に由来する異常呼吸音をラ音という．ラ音には，ある一定時間以上持続するラ音を指す連続性ラ音と，持続時間の短い不連続なラ音を指す断続性ラ音がある．また，頸部聴診で正常では嚥下音の後，呼気音が聞かれ，嚥下後ガラガラという音が聞かれると誤嚥を疑う．

4．咳嗽の評価

咳の評価には，湿性咳か乾性咳か，咳の頻度，強く深い咳が可能か，気管圧迫法や吸引チューブによる咳嗽反射の有無，**最大咳流量**＊（peak cough flows：PCF，またはcough peak flow：CPF）を評価する．

PCF の評価にはピークフローメーターをフェイスマスクに付けて測定する．喀痰可能な PCF は 160L/ 分（2.7L/ 秒）以上[2]，気道感染時は 270L/ 分（4.5L/ 秒）以上必要[3]である．

用語解説＊

最大咳流量（PCF）

息を十分に吸って一気に呼気を排出したときの息の速度を計測する．

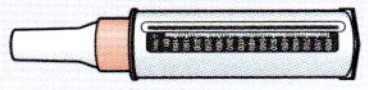
ピークフローメーター

3 援助の実際

体位排痰法

排痰ケアにはさまざまな方法があるが，最も実施されているのは**体位排痰法**である．すべての排痰ケアに必要な排痰の生理学と喀痰レオロジー*から考えると，換気の改善が最も重要である．

障害された気道クリアランスの改善には，末梢気道と中枢気道の痰の移動を考えなければならない．末梢気道の痰を中枢気道に移動させるためには，気管支拡張閾値圧*（critical opening pressure）を超えた末梢気道へのエアーエントリーの改善*と呼気流量の増加が重要である．

＊気管支拡張閾値圧：気管支が開通する閾値圧．

> 用語解説*
> **喀痰レオロジー**
> 喀痰の物理的特性．

> 用語解説*
> **エアーエントリーの改善**
> 痰が詰まって空気が入りにくくなっている気管支を広げ，その末梢に空気を入れること．

粘液栓痰（プラグ痰）が気管支を閉塞し肺胞が虚脱する．

吸気により気管支が拡張し，吸気圧，吸気流量，吸気量が増大する．

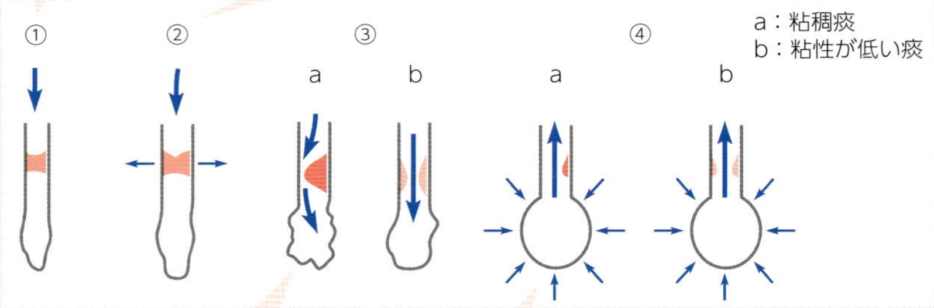

気管支拡張閾値圧を超える圧が加わると，痰が破れて末梢気道（肺胞内）に空気が入り，虚脱した肺胞が膨らむ．

呼気流量が吸気流量を10％超えれば，あるいは呼気流量30～60L/分以上あれば，気道分泌物は中枢側へ移動する．

宮川哲夫．動画でわかるスクイージング：安全で効果的に行う排痰のテクニック．中山書店，2005，p.50一部改変．

軽打法

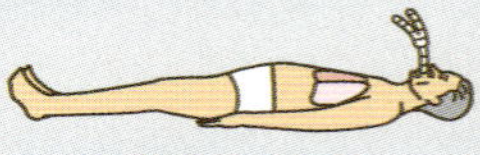

a：仰臥位 S_1, S_3, S_8
仰臥位…肺尖区，前上葉区，前肺底区

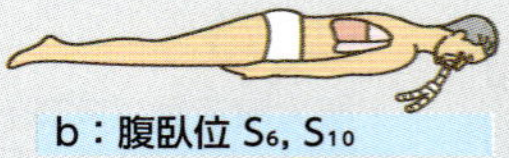

b：腹臥位 S_6, S_{10}
腹臥位…上・下葉区，後肺底区

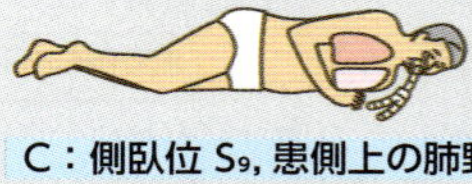

C：側臥位 S_9, 患側上の肺野
側臥位…外側肺底区，患側上の肺野

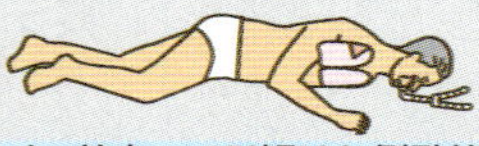

d：前方へ45°傾けた側臥位
S_2, S_6, S_{10}
前方へ45°傾けた側臥位…後上葉区（上・下葉区，後肺底区）

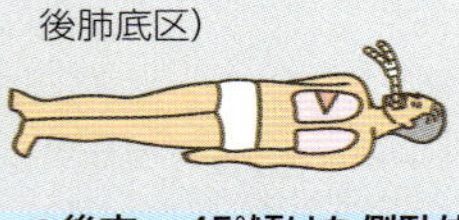

e：後方へ45°傾けた側臥位
S_4, S_5
後方へ45°傾けた側臥位…中葉・舌区

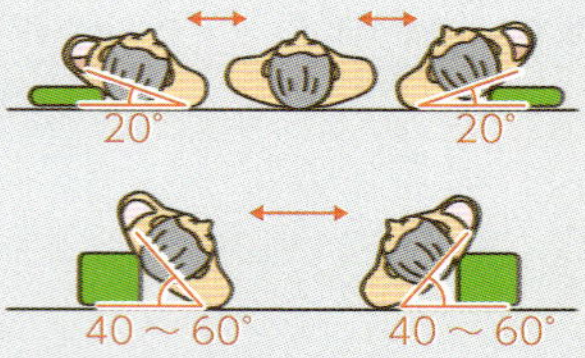

f：
20°の側臥位では十分な排痰効果は得られない．40～60°の側臥位が必要

軽打法は一秒量を有意に低下させるため行わない．また，無理な排痰体位をとらず，不安定な症例には修正した排痰体位（頭低位を除き）を用いる．

コンテンツが視聴できます（p.2参照）

動画でチェック
体位排痰法

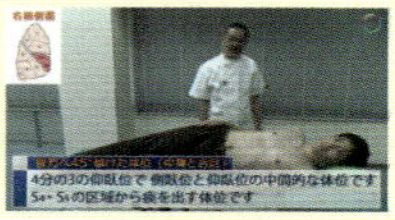

a～e　宮川哲夫．動画でわかるスクイージング：安全で効果的に行う排痰のテクニック．中山書店，2005，p.98．
f　宮川哲夫．"効果的な排痰法を教えて？"．人工呼吸器とケアQ＆A．岡元和文編．第2版，総合医学社，2010，p.209．

咳による排痰

中枢気道からの痰の除去には咳が重要で，咳による痰の除去は第4～5分岐部より中枢側の痰に有効である．咳の呼気流量は気道の断面積に反比例し，早い乱流を起こし高い剪断《せんだん》力を生み出す（速度＝流量/気道断面積）．

気管支拡張薬・痰溶解薬などの吸入療法の併用

体位排痰法に気管支拡張薬・痰溶解薬などの吸入療法を併用する．呼気陽圧（セラペップ®），振動呼気陽圧（エアロビカ®，VibraPEP®），高頻度胸壁振動法（スマートベスト®），肺内パーカッション換気（IPV®，PAC®-35），バッグバルブマスクの加圧換気などの併用も排痰に有効である．

排痰体位とスクイージング

a
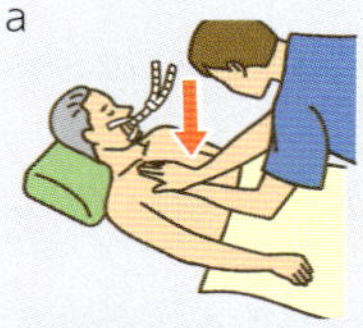
上葉，第4肋骨より上の前胸部

b
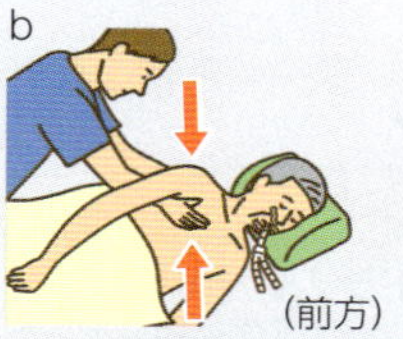
（前方）

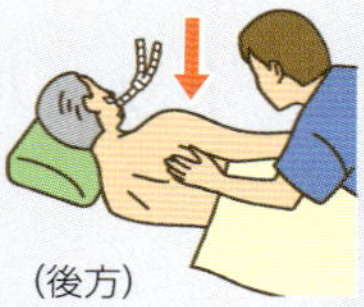
（後方）

中葉，前方は第4と第6肋骨に挟まれた部位．後方は肩甲骨の下角

c
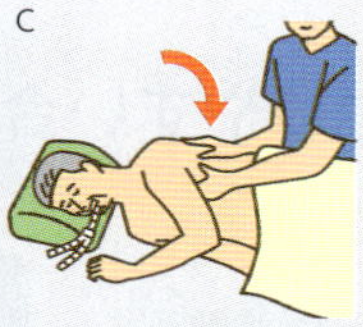
下葉，中腋窩線と第8肋骨の交点より上部の側胸部

d
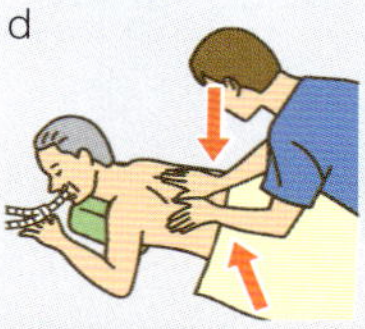
後肺底区．中腋窩線と第8肋骨の交点より上部の側胸部と第10肋骨より上の後胸部

e
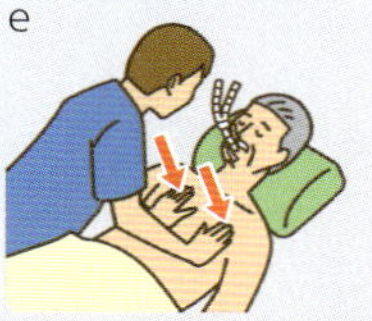
中枢．第4肋骨より上の両前胸部

排痰体位はその他の気道クリアランス法に併用すべきであり，排痰部位の胸郭に対しスクイージング（呼気圧迫法）を行う．スクイージングでは呼気の始めに優しく圧迫を加え，呼気終末には圧を少し強くし，最大呼気位まで呼気を絞り出すように圧迫を加え吸気は妨げないようにする．痰の移動を促進するため振動法（バイブレーション）やスプリンギング*を併用する．

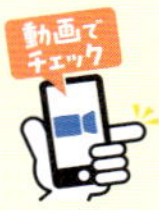

スクイージング

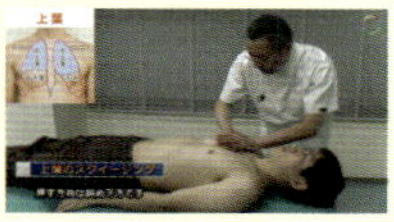

用語解説 *

スプリンギング

肋骨のバネのような動きを併用する．呼気時に胸郭を圧迫し，吸気の始めは胸郭の拡張を抑え，胸の広がりを感じたら急に手を放す．

宮川哲夫．呼吸ケアナビガイド：治療・ケアの手順がひと目でわかる！．中山書店，2013，p.68を一部改変．

その他の方法

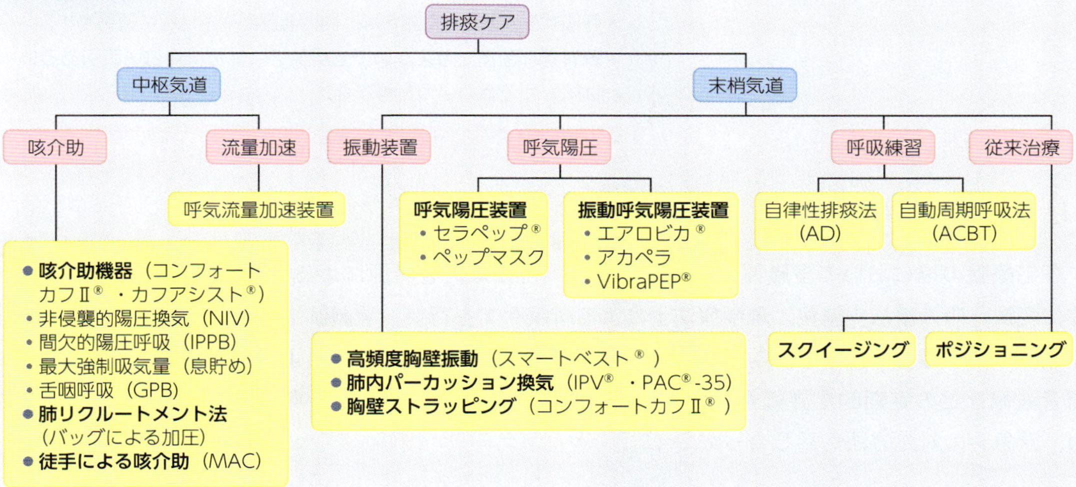

痰が中枢気道に移動してくると，咳や声門を開いて強制呼出させる手技により（ハフィング），**吸引**を行う．神経筋疾患・脊髄損傷・脳性麻痺・脳卒中などで咳がうまくできない場合には，エアスタック法（自力かbagging）や機械的咳介助装置（カフアシスト®，コンフォートカフⅡ®）を用いる，徒手による咳介助などを行う．

唾液の垂れ込みでは，低圧持続吸引器やカフ上部吸引チューブと内部吸引チューブの付いているもの，唾液吸引用チューブ，あるいは吸引カテーテルに針金を入れて形を整えたりして工夫する．

排痰ケアを実施する際の看護の留意点

- 療養者や家族に説明し，同意を得る．
- 部屋の湿度を保ち，排痰しやすい環境を整備する．
- 療養者に水分補給を促し，分泌物を排出しやすくする．
- 排痰時に限らず，可能な限り寝たきりの時間を短くして座位の時間を保持し，自力での咳嗽力を保持する．
- 療養者の状態に応じて，前述の手技を組み合わせて実施する．
- 排痰ケアの実施中だけでなく，実施後の呼吸状態を観察・アセスメントする．

4 排痰ケアで生じやすい合併症・トラブル

1 合併症

合併症として，低酸素血症，気管支攣縮，不整脈，頭蓋内圧の上昇，疼痛，血圧の変動，肺内出血，外傷，嘔吐などがある．

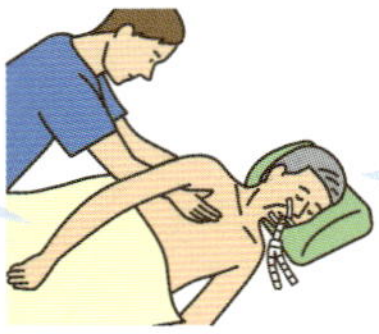

2 トラブルへの対応

排痰ケア実施中はモニタリングを行い，血行動態や酸素化の悪化（呼吸数 10 回 / 分・心拍数 20 回 / 分・血圧 30 mmHg 以上の変化，不整脈，呼吸困難，疼痛，意識レベル，SpO_2 ＜ 85%）では中止する．

5 療養者・家族への支援

1 日の生活の中で痰がいつ喀出されるかをアセスメントし，自力で可能か，介護が必要かにより排痰法を選択する．また，緊急時の対処方法を習得しておく．

家族への指導ポイント

- 介護力に見合ったケアを促し，段階を踏まえて指導していく．
- 排痰ケアが必要なときのアセスメントのしかたを指導する．
- 毎日の生活のリズムに排痰ケアを組み入れる．
- 喀痰による窒息が起きたときの緊急時の対応方法を指導する．
- 呼吸状態が悪化した場合は，訪問看護師や主治医に連絡をする．
- 療養者に苦痛を与えないで喀痰ケア（体位排痰法・吸引あるいは咳）ができるよう指導する．

6 多職種との連携

在宅療養の場において多職種が関わっている場合には，看護師による清拭，体位変換，吸入療法実施後，理学療法士による排痰ケアを行い，看護師や理学療法士による吸引を行うと，効率良く排痰ケアができる．また，医師による肺超音波像などの定期的な評価も必要である．喀痰で窒息する可能性もあるため，緊急時の対処方法も話し合っておく．

引用・参考文献

1) 福原俊一．臨床のためのQOL評価と疫学．日本腰痛学会雑誌．2002，8（1），p.31-37.
2) Bach, J.R. et. al. Criteria for extubation and tracheostomy tube removal for patients with ventilatory failure. A different approach to weaning. Chest. 1996, 110（6），p.1566-1571.
3) Tzeng, A.C. et. al. Prevention of pulmonary morbidity for patients with neuromuscular disease. Chest. 2000, 118(5), p.1390-1396.

重要用語

排痰ケア	体位排痰法	吸引
呼吸のフィジカルアセスメント	スクイージング	

7 気管カニューラ管理

学習目標

- 気管カニューラ装着中の療養者の観察ポイントがわかる．
- 在宅における気管カニューラの管理方法，療養者・家族への支援がわかる．

1 在宅における気管カニューラ管理の意義・目的

気管カニューラは気道を確保するための器具で，外科的気管切開術あるいは経皮的気管切開術を行った療養者に，気管切開孔を介して留置し，呼吸管理を行っている．対象は，長期の呼吸管理が必要な呼吸不全の療養者や，意識障害や上気道閉塞，頻回な誤嚥性肺炎，神経難病により呼吸機能不全となった療養者などである．

気管カニューラによる管理のメリットは，①安定した呼吸環境を維持できる，②痰の吸引が容易，③呼吸がしやすいことであるが，デメリットとしては，①呼吸で取り入れる空気の湿度・温度が保てない，②気管切開で開けた穴からホコリや菌が体内に入りやすい，③医療ケアが必要で患者や家族の精神的負担や介護負担がある，④そのままでは声が出せない，⑤外観が気になることが挙げられる．

2 気管カニューラ管理におけるアセスメント

気管カニューラ装着中の観察ポイントと考えておくべき合併症を次に示す．

観察ポイント：バイタルサイン（血圧・脈拍・体温・呼吸・意識状態）
異常：発熱，肺の副雑音の有無，呼吸困難感・呼吸数変動・酸素飽和度の変動・痰の量の増加と色調の変化
考えておくべき合併症：肺炎・気道感染

観察ポイント：皮膚の状態
異常：固定ひも（バンド）の締め具合，結び目による圧迫痕の有無，ガーゼの分泌物による汚れの量と性状，出血の有無，頸部～胸部，背部の皮膚の異常（発赤・腫脹・熱感の有無）
考えておくべき合併症：皮膚潰瘍・かぶれ，気管孔の肉芽

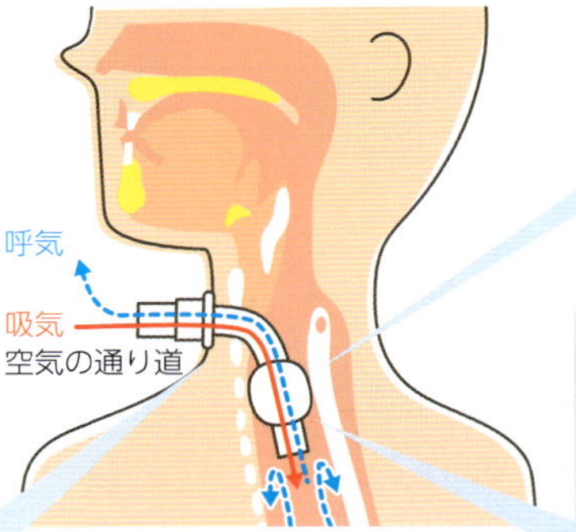

観察ポイント：痰の状態
異常：粘稠痰であるか，もしくは排痰がない，気道の狭窄音・呼吸困難感の増加・血圧の変動
考えておくべき合併症：気道閉塞・カフの破れ

観察ポイント：気管カニューラの位置
異常：気道から空気が漏れている，痰や分泌物でガーゼに付着する，吸引チューブが入りにくい，カフエア注入時に抵抗がある，酸素飽和度が回復しない
考えておくべき合併症：カニューラが抜けかかっている，カニューラのサイズが合わない，カフが抜けている，カニューラによる気管壁の圧迫がある

3 援助の実際

気管カニューラの種類と特徴

カニューラ		特徴
材質別	金属	• カフがないため，唾液が流れ込む可能性がある
	フッ素樹脂・シリコンゴム	• 素材が軟らかいため，挿入時に皮膚損傷しやすい • カフや吸引口がついているため，唾液の流れ込みを防ぎ，カフ前後の痰や唾液を吸引しやすい
構造別	単管	• 閉塞した場合，カニューラ交換の必要がある
	二重管	• 二重で厚みが増すため，単管よりも内腔が小さくなる
カフ付き・カフなし	カフ付き	• 長期の呼吸管理が必要な場合（意識障害・肺炎や慢性閉塞性肺疾患などの呼吸機能不全・呼吸不全など）に使用する • カフで固定しているため，自然抜去しにくいが，カフ圧による皮膚圧迫から潰瘍形成の可能性がある • カフ前後の分泌物の誤嚥に注意が必要である
	カフなし	• 小児に使用することが多い • 成人では，自発呼吸が常時あり誤嚥の恐れのない患者に使用する • カフがないために自然抜去に注意が必要である
用途別	スピーキングカニューラ	• 意識障害がなく嚥下機能の良好な療養者が発声用バルブを装着し，呼気を上気道に送ることで発声が可能になり，QOLの向上にもつながる • 発声練習は段階的に行い，徐々に慣れてもらうことが必要となる

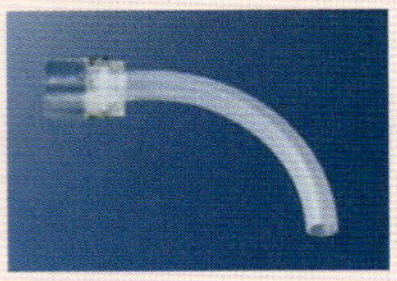

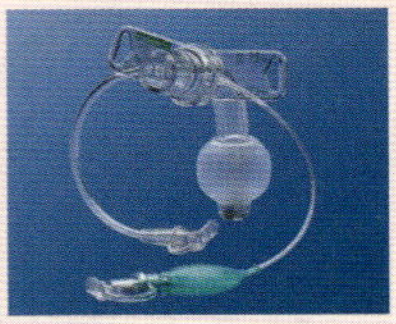

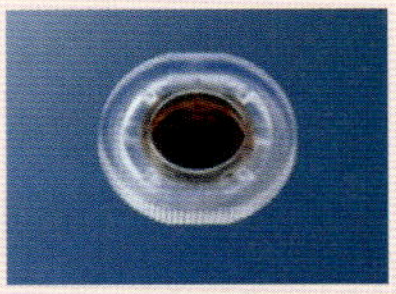

〈© 2024 KOKEN CO., LTD.〉

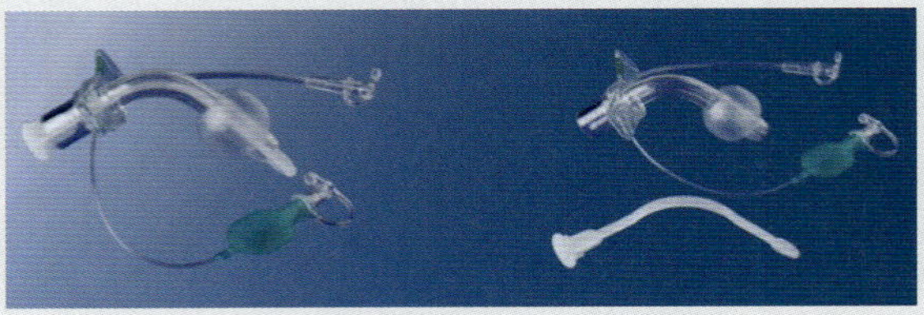

通常の気管カニューラ（内筒なし）が単管であるのに対し，内筒がある二重構造の気管カニューラ（二重管タイプ）がある．複管タイプは，呼吸状態の改善にあたり発声練習をすることが可能である．

〈© 2024 KOKEN CO., LTD.〉

plus α

小児の場合の気管カニューラ使用の注意点

小児の気道は短く，体位により容易に気管カニューラの深さが変化する．そのため，カフ付き気管カニューラのカフが膨らんだ状態で気管カニューラが移動した際には，声門損傷や気管壁損傷に留意する必要がある．

気管カニューラの管理方法

バンドによる固定

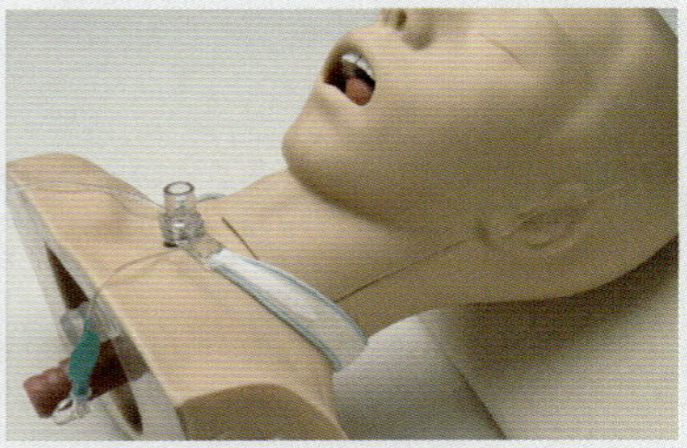

気管カニューラは抜去防止のため頸部にバンド，またはひもを用いて固定する．強く締めすぎると圧迫や擦れ，潰瘍など形成する可能性があるため，毎日装着し直して観察する．

〈© 2024 KOKEN CO., LTD.〉

気管カニューラ装着部はカニューラタイやネックカバーを装着することで保護し，外見上，気にならなく過ごすこともできる．

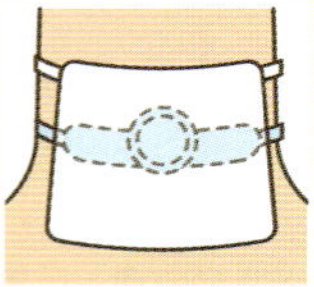

》カフの調整

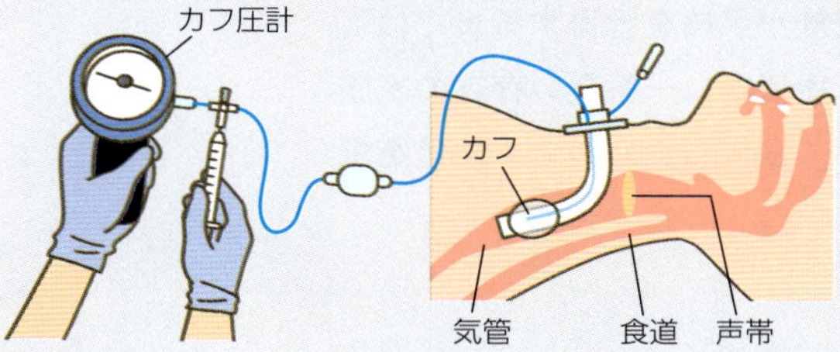

気管カニューラを固定する**カフ**は，抜去を防ぐだけでなく，上部からの唾液や食べ物などの流れ込みを防ぐ役割がある．カフ圧計の内圧を上げてから接続する（適正なカフ圧は20～30 cmH_2O）．

動画でチェック

気管カニューラの交換

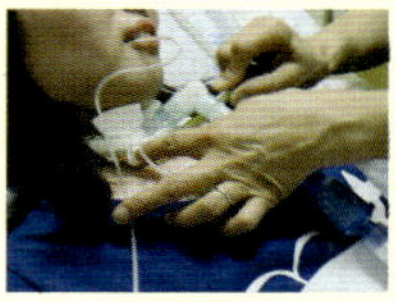

》気管カニューラの交換方法（訪問看護師）

医師もしくは特定行為に係る看護師が実施する．

必要物品の準備：新しい気管カニューラ，滅菌Yガーゼ，アルコールガーゼ，注射器（カフエア確認用），固定用のひもまたはバンド，固定用テープ，吸引用具一式

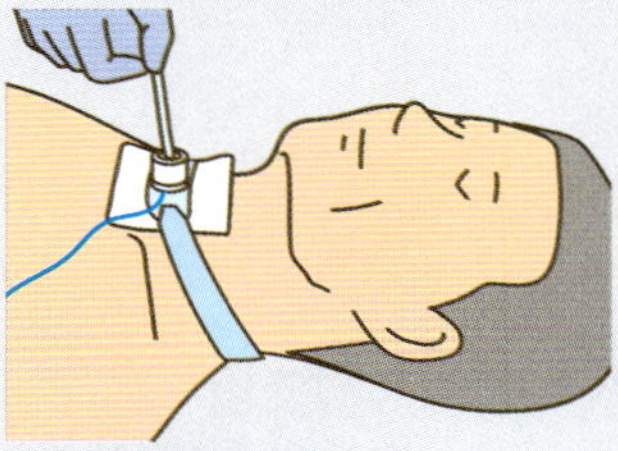

❶手指を消毒する．
❷交換用の新しい気管カニューラのカフに空気を入れ，カフの亀裂や異常がないかを確認する．確認後，固定用のひもを通しておく．
❸痰を吸引しておく．痰が残っているとケア中に噴出することがあるため注意する．

気管カニューラを固定している固定用のひもまたはバンドに著しい汚れがある場合は，外して交換する．

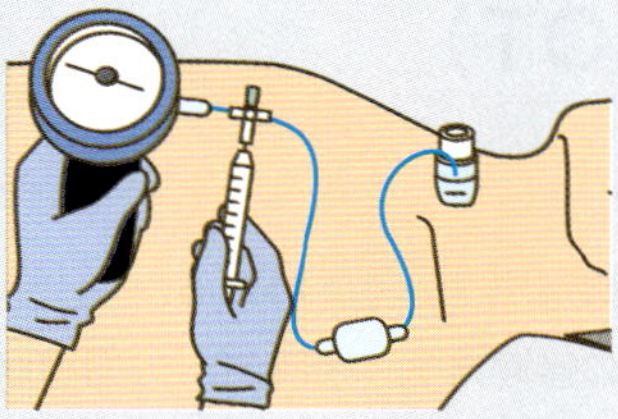

❹抜けないように気管カニューラをしっかり押さえながらYガーゼを外す．
❺新しい気管カニューラをゆっくり挿入し，カフ圧計を使用しながらゆっくりとエアを入れる．

汚れがひどいときは，アルコール綿で気管切開部をきれいに拭き取る．

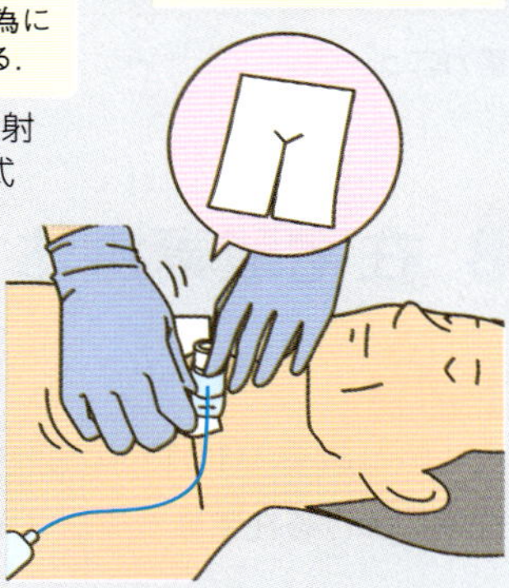

❻新しい滅菌Yガーゼの切り込み部分を不潔にしないように気管カニューラに沿わせてあてる．
❼固定用のひもまたはバンドで気管カニューラを固定する．指2本は入る程度の強さにする．
❽聴診器で両肺音を聴取し両肺にエアが入っていることを確認する．

》気管カニューラのセルフケアと管理（療養者・家族・介護者）

❶ ガーゼ交換

気管カニューラ挿入部を保護するため滅菌Yガーゼを使用するが，汚染した状態でいると感染や悪臭，皮膚トラブルの原因となるため，交換し清潔を保つ．

❷ 加湿管理

気管切開は，気道に入ってくる空気に湿度と温度を与える必要があるため，**人工鼻**を使用したり，室内に加湿器や濡れたタオルを干して部屋の乾燥を防いだりする．

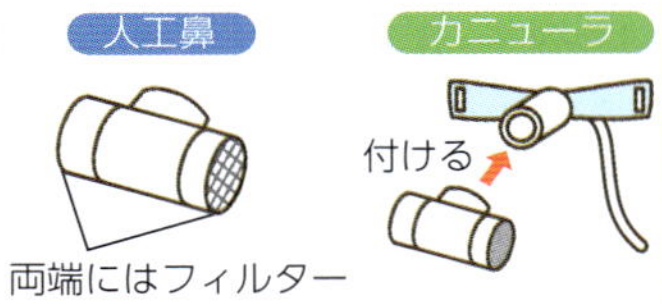

❸ 入浴方法

気管に湯が入ったり，蒸気で目詰まりするリスクを伴うことがあるため，原則として入浴は避けることが望ましい．どうしても入浴する際は，脇の下までとし，気管カニューラ・気管切開孔から湯が入らないようタオルなどで防いでから入浴する．

❹ 口腔ケア

嚥下機能が低下することから，唾液が気道内に流れ込みやすいため，口腔内の清潔を保ち，肺炎を予防する必要がある．

❺ 排痰のケア

咳嗽の方法や自力の排痰により気管カニューラの感染を減らすことができるため，呼吸リハビリテーションで排痰方法などを習得する必要がある．

4 療養者・家族への支援

呼吸管理は生命に直結するケアであるため，家族が手技を習得するまでは責任の重さから神経質になってしまうこともある．療養者に一番近い存在の家族であるからこそ気付くささいな変化にも耳を傾け，励まし，いつでも助けを求めてよいことを伝え，支援していく必要がある．

重要用語

気管カニューラ　　気管切開　　カフ　　人工鼻

8 在宅酸素療法（HOT）

学習目標

- 在宅酸素療法（HOT）中の療養者の観察ポイントがわかる．
- 在宅における在宅酸素療法（HOT）の管理方法，療養者への指導がわかる．

1 在宅酸素療法の意義・目的と対象者

在宅酸素療法（home oxygen therapy：**HOT**）は，慢性呼吸不全*などの療養者に対し，酸素吸入を行う治療で，1985（昭和60）年の健康保険適用以降急速に増加し，現在HOT療養者は約18万人に達している[1]．HOT実施の目的は，安定した病態にある療養者に在宅で酸素投与を行い，在宅療養・社会復帰を可能とすることである．

用語解説＊

慢性呼吸不全

動脈血中の酸素分圧が60mmHg以下になることを呼吸不全と定義しており，二酸化炭素分圧の増加を伴わない場合（45mmHg）をⅠ型呼吸不全，45mmHgを超える場合をⅡ型呼吸不全という．このような呼吸不全が1カ月以上続く状態を慢性呼吸不全という．

2 在宅酸素療法におけるアセスメント

HOTについて理解し，適切な管理と状態を把握する必要がある．

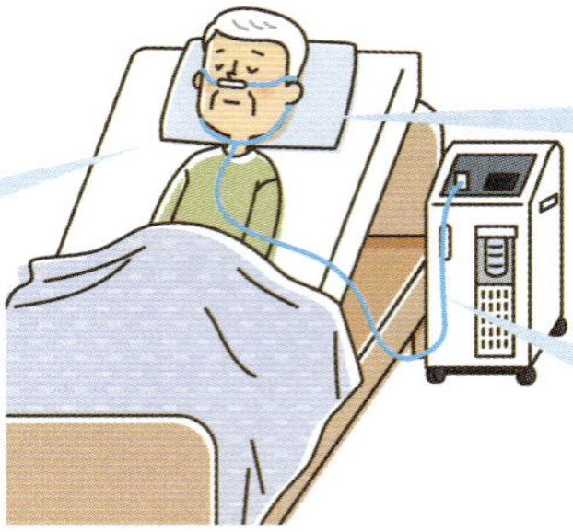

観察ポイント：バイタルサイン（血圧・脈拍，呼吸状態：呼吸数・リズム・呼吸困難の有無），経皮的酸素飽和度（SpO_2）
観察ポイント：感染徴候の有無，精神的苦痛などの有無，チアノーゼの有無
観察ポイント：酸素流量は適正であるか，カニューラは正しく装着されているか，屈曲や閉塞はないか

3 援助の実際

HOTに用いられる機器の特徴・選択

酸素供給装置には，さまざまなタイプのものがあるが，療養者の病態や処方流量，行動範囲などを考慮して主治医の指示のもと使用する機器を選択する．また，病状により希望する酸素濃縮装置を使用できないこともある．

動画でチェック
酸素供給装置

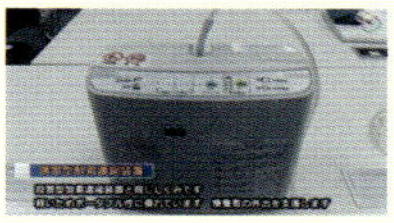

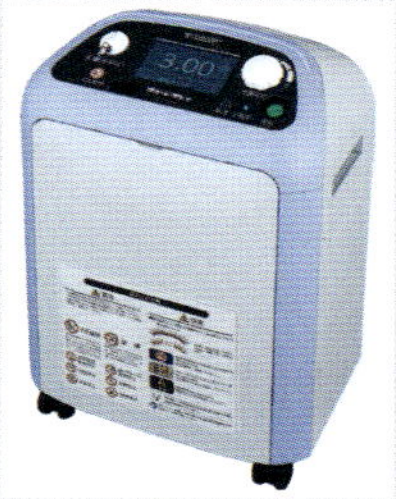

❶ 酸素濃縮装置

空気中の窒素を吸着して濃縮した酸素を発生させる．酸素濃縮装置は，室内に据え置きして使用する．室内の移動時は酸素吸入時に使用するチューブを用いて吸入する．酸素吸入量は主治医の処方指示により決定し，酸素濃縮装置の機種も吸入量によって決定する．

〈写真提供：フクダ電子株式会社〉

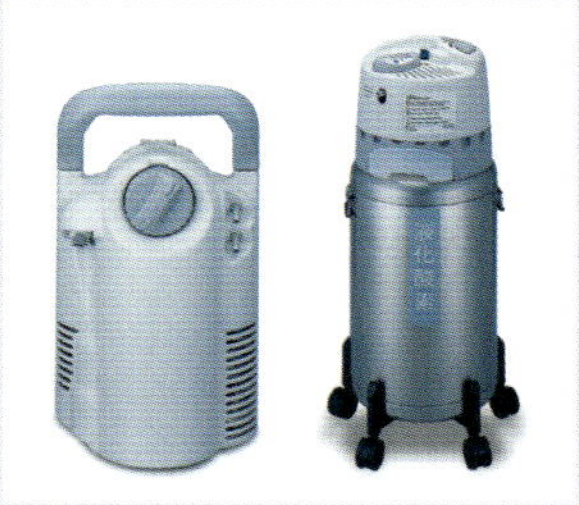

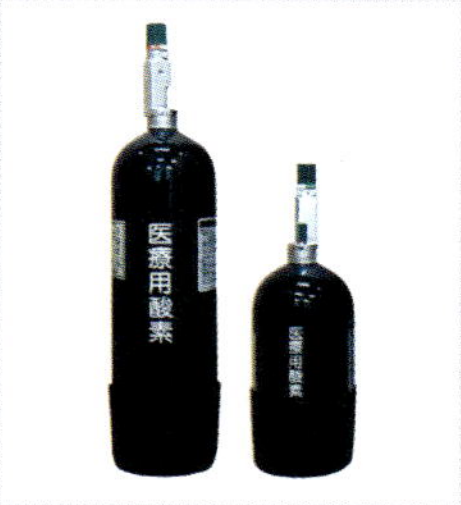

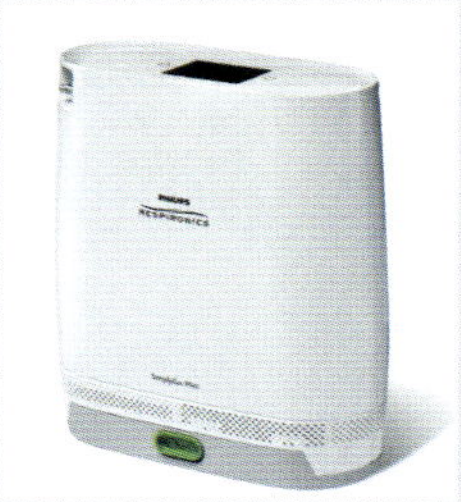

❷ 液化酸素装置

−183℃で液化した酸素で電力が不要である．導入に際しては，20日前までに都道府県への届け出が必要である．比較的病状が落ち着いていて，移動が多い療養者に使用することが多い．液体酸素は，自然気化により徐々に残量が減っていくため，使用前は必ず残量を確認する．

〈写真提供：ケアメディカルジャパン株式会社〉

❸ 携帯酸素ボンベ

外出時や酸素濃縮装置の故障など，緊急時に用いる．各ボンベは充填式となっており，処方流量やボンベサイズにより使用時間が異なるため，使用開始前に使用可能時間を把握しておく．

〈写真提供：エア・ウォーター株式会社〉

❹ 携帯酸素濃縮装置

ポータブル性に優れており，移動時はバッテリーを使用して酸素吸入を行う．比較的病状が落ち着いており，移動が多い療養者に使用することが多い．

〈写真提供：株式会社フィリップス・ジャパン〉

訪問看護師による日常生活の指導

》自己管理

毎日体調の自己管理を行うよう指導する．急性増悪の予防と対応は早期発見と対処が特に重要であるため，徴候となる症状への対応を指導する．

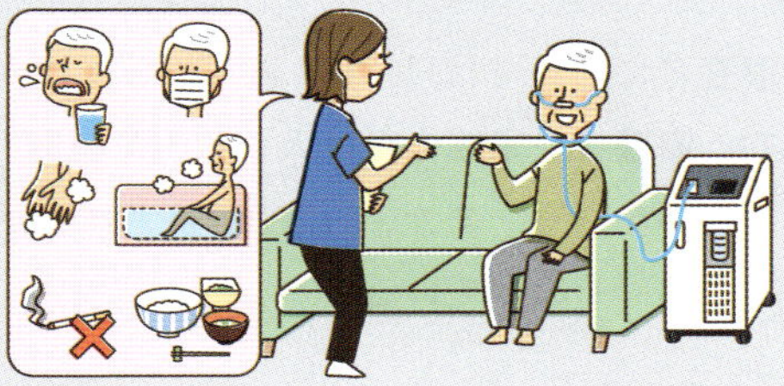

日常生活の注意点

❶ 感染予防
- 手洗い，うがい，マスクの着用で感染を予防する．
- 部屋の湿度を適度に保ち乾燥に注意する．
- インフルエンザワクチンや肺炎球菌ワクチンの予防接種を受ける．
- 口腔内を清潔に保つことで肺炎などの予防につながる．

❷ 禁煙
- 呼吸困難感をより引き起こすことがあるため，喫煙している療養者には禁煙指導を行う．
- 同居の家族に喫煙者がいた場合，禁煙に協力してもらう．

❸ 入浴
- 湯舟に浸かる際は，水圧による呼吸の負担を避けるため半身浴が望ましい．

❹ 栄養管理
- 栄養状態の悪化は急性増悪と深く関係するため，十分な栄養を摂取し，適正な体重を維持することを指導する．
- 一度に多く摂取すると呼吸困難感が増強するため，分割食や間食を勧める．

4 在宅における安全管理と援助

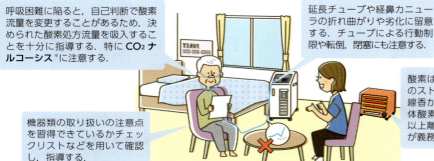

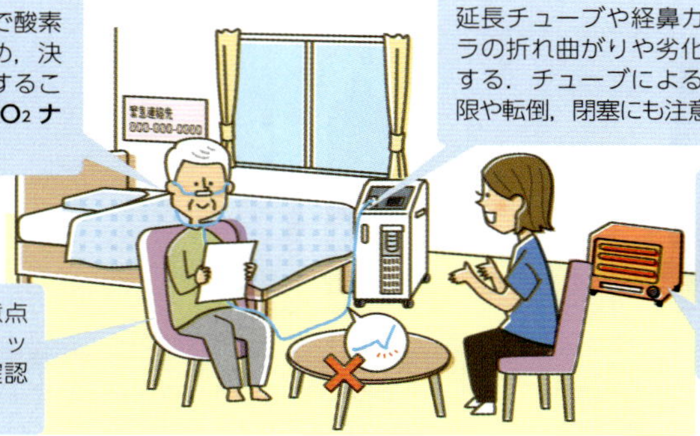
呼吸困難に陥ると，自己判断で酸素流量を変更することがあるため，決められた酸素処方流量を吸入することを十分に指導する．特に CO_2 ナルコーシス*に注意する．
延長チューブや経鼻カニューラの折れ曲がりや劣化に留意する．チューブによる行動制限や転倒，閉塞にも注意する．
酸素は支燃性物質のため，裸火のストーブや仏壇のロウソクや線香からは2m以上離れる．液体酸素充塡時は，火気から5m以上離すことと，消火器の設置が義務付けられている．
機器類の取り扱いの注意点を習得できているかチェックリストなどを用いて確認し，指導する．

緊急時の対応
災害時・緊急時に備えて，医療機関・主治医，訪問看護ステーション，酸素供給業者の連絡先を目につきやすい場所に掲示しておく．また，救急用カード（氏名・在宅酸素療養中であること・酸素吸入量・医療機関・主治医・酸素事業者・電話番号）を携帯するよう指導する．

> **用語解説***
> **CO_2 ナルコーシス**
> 呼吸の自動調節機構に異常が生じて，肺胞の換気が不十分となった場合に二酸化炭素（CO_2）が体内に蓄積される病態を CO_2 ナルコーシスという．CO_2 ナルコーシスの初期症状は，呼吸促拍や頻脈，発汗，頭痛などで，進行すると意識レベルの低下が起こり，傾眠から昏睡に至ることがある．

5 療養者・家族への支援

療養者にとってはHOTは必ずしも受け入れやすいものではないことに留意して，療養者や家族の受け入れ状況を確認しながら，その人の生活に沿った教育・指導を行う．また，HOT療養者同士が集い交流する患者会もあり，情報交換の場にもなっている．

引用・参考文献

1) 在宅酸素市場：「在宅移行患者」に加え，「自宅療養中の患者」への実施で急増．ガスメディキーナ．2021，26，p.44.

重要用語

在宅酸素療法（HOT）
酸素供給装置
CO_2 ナルコーシス

9 在宅人工呼吸療法（HMV）：非侵襲的陽圧換気療法（NPPV）

学習目標

- 非侵襲的陽圧換気療法（NPPV）中の療養者の観察ポイントとリスクがわかる.
- 在宅における非侵襲的陽圧換気療法（NPPV）の管理方法，療養者・家族への支援がわかる.

1 在宅における非侵襲的陽圧換気療法の意義・目的

在宅人工呼吸療法（home mechanical ventilation：**HMV**）は，在宅で人工呼吸による補助換気を行う治療法で，マスクを用いる非侵襲的陽圧換気療法（NPPV）と気管切開下間欠的陽圧換気療法（TPPV）がある．**非侵襲的陽圧換気療法**（non-invasive positive pressure ventilation：**NPPV**）は，気管切開を行わず鼻や口にマスクを装着して補助換気を行う．そのため，嚥下・食事・会話の機能が保持でき，療養者本来の咳嗽反射や気道の加温加湿機能が損なわれることがない.

➡ 人工呼吸器の原理・構造の詳細は，ナーシング・グラフィカ『基礎看護技術Ⅱ』10章参照.

NPPVの一般的な適応は，①意識が清明で協力的である，②循環動態が安定している，③気道が確保できている，喀痰の排出ができる，気管挿管が必要でない，④顔面の外傷がない，⑤マスクの装着が可能である，⑥消化管が活動している（閉塞がない）療養者で，在宅においては，高二酸化炭素血症を伴う慢性呼吸不全の療養者に対して，主に就寝時に用いられている.

NPPVの長期効果としては，①入院回数・入院日数の改善，在宅生活期間の延長，②QOLの向上，③動脈血液ガスの改善，④生活予後の改善が挙げられる.

2 非侵襲的陽圧換気療法におけるアセスメント

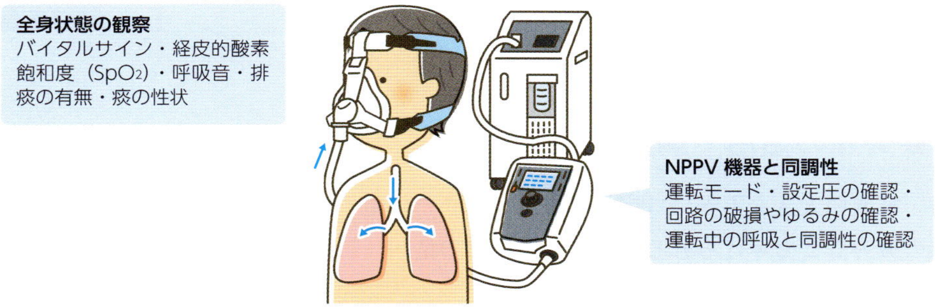
全身状態の観察
バイタルサイン・経皮的酸素飽和度（SpO_2）・呼吸音・排痰の有無・痰の性状
NPPV 機器と同調性
運転モード・設定圧の確認・回路の破損やゆるみの確認・運転中の呼吸と同調性の確認

3 在宅における安全管理と援助

消耗品の管理
- 消耗品であるマスクやチューブは破損などに備えて2セットは準備しておく.

NPPV 使用時の合併症
- 陽圧をかけることにより，胃に空気が流れ込み腹部膨満感などが起こる可能性がある.
- 重篤な合併症としては誤嚥性肺炎・低血圧・気胸の報告があるため，バイタルサインや呼吸困難感など十分な観察が必要である.

マスク関連のトラブル
最も多いものがマスク使用によるトラブルである．マスク装着に伴う不快感や圧迫による皮膚の発赤・びらん，空気漏れによる目の乾燥（ドライアイ）などがあるため，必要時マスクのサイズや種類を検討することも考慮する.

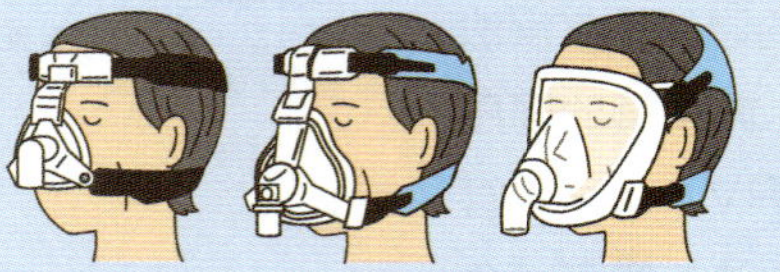

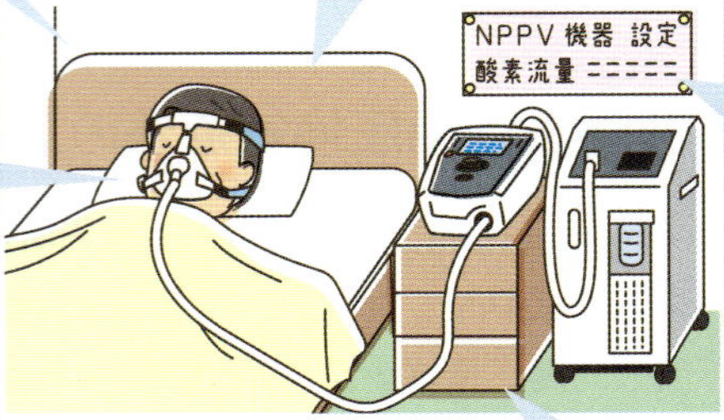

NPPV 機器の管理
- 在宅で長期に使用する NPPV 機器は，軽量で扱いやすいものが主流となっている.
- NPPV 機器の設定や酸素流量は目につく場所に掲示し，いつでも確認できるようにする.

緊急時の対応：連絡先リストの作成
- 災害時や緊急時に備えて，かかりつけ医・訪問看護ステーション・NPPV 機器の業者・電力会社の連絡先リストを作成する.

緊急時の対応：機器の確認
- 使用している NPPV 機器のバッテリーの充電機能を把握し，必要に応じて外部補助電源を確保することも考慮する.
- 停電からの復旧後は，機器の設定モードなどが初期化されている可能性もあるため確認する.
- 再使用時はバイタルサイン・呼吸状態を確認する.

4 療養者・家族への支援

在宅療養者とその家族への支援については，次のことに留意する.

①自己中断防止のため，NPPV 療法の目的と必要性を繰り返し説明する.
②療養日誌を活用し，日々の体調を記載する習慣をつけ，体調の変化に気付けるように指導する.
③機器のトラブルや災害発生に備え，緊急時の対応方法や必要物品の備えについて確認する.

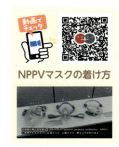

NPPVマスクの着け方

5 社会資源の活用・調整

療養者・家族の大きな不安には症状の悪化のほか，停電や災害，機器の故障，家族の疲労なども挙げられるため，介護保険の活用（訪問介護員，入浴サービス，ショートステイ），福祉面（レスパイト入院）での支援も重要である.

重要用語

在宅人工呼吸療法（HMV）　　非侵襲的陽圧換気療法（NPPV）

10 在宅人工呼吸療法（HMV）：気管切開下間欠的陽圧換気療法（TPPV）

学習目標

- 気管切開下間欠的陽圧換気療法（TPPV）中の療養者の観察ポイントとリスクがわかる．
- 在宅における気管切開下間欠的陽圧換気療法（TPPV）の管理方法，療養者・家族への支援がわかる．

1 気管切開下間欠的陽圧換気療法の意義・目的

気管切開下間欠的陽圧換気療法（tracheostomy positive pressure ventilation：TPPV）とは，気管切開孔から挿入した気管切開チューブを介して，人工呼吸器により呼吸の換気補助を行う治療法である．療養者が無呼吸状態や，疾患により自発呼吸が微弱または呼吸困難時に呼吸を補助する目的で使用する．

2 気管切開下間欠的陽圧換気療法におけるアセスメント

全身状態の観察
- バイタルサイン・末梢冷感・チアノーゼ

呼吸状態
- 人工呼吸器との同調性・経皮的酸素飽和度（SpO_2）・呼吸音・深さ・痰の有無

人工呼吸器の作動状況
- 回路からのリーク（漏れ）・外れ・屈曲・吸気弁・呼気弁の故障・電源異常（ゆるみ）

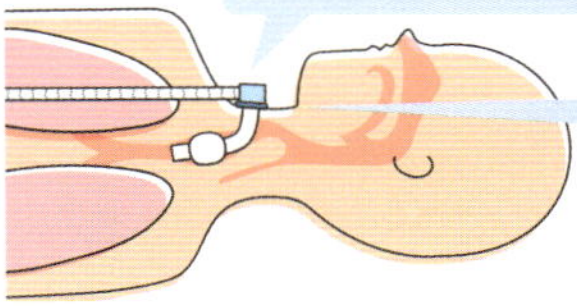

気管切開部の観察
- 発赤・疼痛・出血の有無

3 在宅における安全管理と援助

気道粘膜損傷の危険性
- 療養者は，鼻腔・口腔内での加温・加湿ができず乾燥した空気が気道内に入ってくるため，自己排痰が困難となり，強すぎる吸引により気道粘膜損傷を引き起こす危険性もあるため注意が必要である．

人工呼吸器の特徴と使用方法
- 在宅で使用しやすいよう操作が簡便で，バッテリー容量の強化などがされている．
- 酸素を併用する場合は，酸素濃縮装置を接続して使用する．

機器の定期的なメンテナンス

人工呼吸器の基本的な点検項目には以下が挙げられる．
- 外観点検：回路のねじれ・ゆるみ・接続部の漏れ
- 作動点検：正常に作動しているかどうか
- 電気的安全点検：プラグのゆるみ・外れ

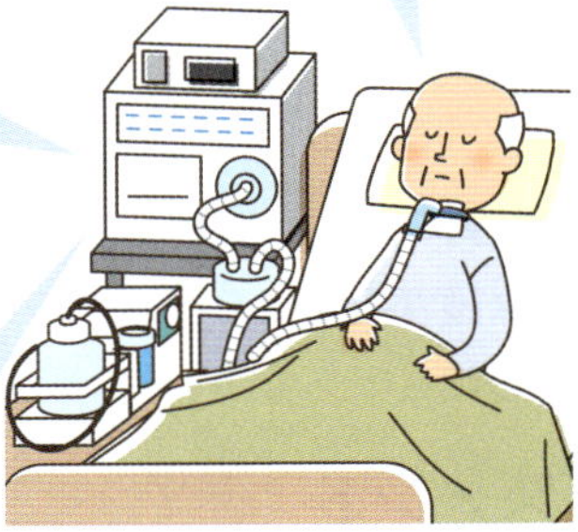

療養者周辺の環境整備
- 生活環境や動線に配慮しながら，必要物品の配置場所の統一を行う．
- 療養者に関わるすべての人が同じサポートができるよう，連絡ノートを活用したり，見える場所にサポートの手順を掲示するなど工夫する．

緊急時の対応

停電や災害などのトラブル発生時に落ち着いて対応できるよう準備しておく
- 緊急連絡先リストの作成と更新
- バッグバルブマスク・呼吸回路一式・足踏式吸引器の準備など
- 災害用伝言ダイヤルや電力会社，消防署に人工呼吸器を使用していることを届けておく．

4 療養者・家族への支援

TPPVは，療養者の動きやコミュニケーションが制限され，療養者・家族共に負担や不安を生じやすいため，日常的にサポートを必要とする．家族が疲労やストレスを蓄積しないよう，介護状況を確認しながら社会資源を活用するなど配慮が必要である．

plus α

介護職の痰の吸引

2012（平成24）年4月から「社会福祉士及び介護福祉士法」により介護福祉士および一定の研修を受けた介護職員などにおいては，医療と看護の連携による安全確保が図られていることなど，一定の条件の下で「痰の吸引等」の行為を実践できる．

5 社会資源の活用・調整

TPPVを行いながら行政や医療機関，ショートステイの活用やレスパイト入院などのフォーマルな社会資源だけでなく，家族やボランティア，近隣の人々などのインフォーマルな社会資源の活用を勧めることも検討する．

重要用語

気管切開下間欠的陽圧換気療法（TPPV）

11 排尿ケア

学習目標

- 在宅での排尿ケアの方法，トラブルとその対応について理解できる．
- 在宅での排尿ケアの管理と療養者・家族への支援について理解できる．

1 在宅における排尿ケアの意義・目的

在宅において，排尿の失敗は療養者・家族の身体的・精神的・経済的負担が大きい深刻な問題であり，療養者・家族のニーズに応じた**排尿ケア**の選択が重要である．医療者・介護者の都合で，安易な膀胱留置カテーテルやおむつの着用は慎むべきだが，身体機能や介護力の低下によりこれらを選択せざるを得ない状況もある．

在宅での排尿ケアの目的は，排尿障害にまつわるトラブルの予防と早期発見・対応により，療養者の尊厳を守り介護者の負担を軽減することで，安心かつ快適な生活を維持できるよう支援することである．

2 排尿ケアにおけるアセスメント

- **全身状態**：発熱（38℃以上）の有無，血液データ（WBC・CRP）の確認，水分摂取量
- **尿**：量，性状（色調　臭気　浮遊物，混濁，血液・凝血の有無），尿漏れの有無
- **身体機能**：股関節の開脚制限，痛みの有無，体位・体位保持状況
- **社会的環境**：介護力，療養者・家族の理解力，社会資源活用の有無，療養者・家族の経済状況

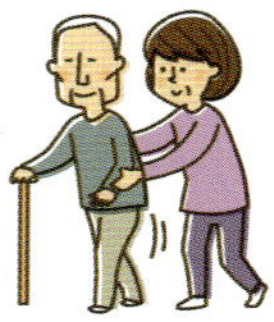

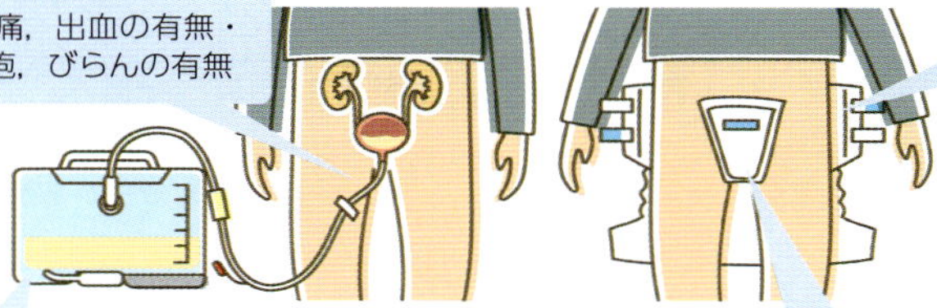

カテーテルの状態
・尿道口：発赤，腫脹，疼痛，出血の有無・固定部の皮膚：発赤，水疱，びらんの有無
おむつの状態
・皮膚状態：たるみ，乾燥，浸軟，紅斑，発疹，かゆみ・痛みの有無
カテーテルの状態
・カテーテル：閉塞，屈曲，固定（女性：大腿部，男性：腹部）の状態
・蓄尿バッグの配置状況
おむつの状態
・おむつ・尿取りパッド：種類，交換頻度，交換の実施者・実施状況，清潔ケア実施状況

3 リスクマネジメント

1．カテーテル管理

トラブル	原 因	予防と対応
尿路感染	• 尿路への細菌侵入（図5.11-1）	• 処置前に陰部洗浄をする • カテーテル接続部，蓄尿バッグ排出口の汚染を防ぐ • 蓄尿バッグを膀胱より下に置く • 親水性銀コーティングのカテーテルを選択する • 膀胱洗浄は，血塊や浮遊物により頻回な閉塞がない限り実施しない
紫色蓄尿バッグ症候群	• 長期留置，慢性便秘，尿路感染の重なり	• 上述の尿路感染対策に準じる • 排便コントロール
尿道損傷	• 尿道内でのカテーテルの固定や無理な挿入 • 自己抜去	• 滅菌水を注入して抵抗がある場合，挿入の深さを確認する • カテーテルの固定を確認する
膀胱刺激症状（カテーテル周囲からの尿漏れ）	• 尿道，膀胱の刺激，尿路感染などが膀胱の無抑制収縮（膀胱の勝手な収縮）を誘発 • 屈曲，ねじれによるカテーテルの閉塞	• 親水性銀コーティングのカテーテルや太さを検討する • 固定位置を調整する • 滅菌水の量，薬物療法について主治医と相談する
膀胱萎縮	• 長期留置による膀胱容量の減少	• 可能な限りカテーテル抜去を検討する
尿路結石	• 尿中に排泄された物質の結晶化	• 水分摂取を促し，尿量を確保する
固定部皮膚障害	• テープによる皮膚障害	• 低刺激性のテープに変更する • 交換のたび、固定位置をずらす

plus α

カテーテルの種類

シリコーンコーティング：粘膜刺激，浮遊物や結石形成が少ない．3週間以上使用可
親水性コーティング：粘膜刺激が最も少なく，細菌付着に抵抗性あり
親水性銀コーティング：粘膜刺激が最も少なく，結石予防や尿路感染に有効
オールシリコーン：内腔が広く浮遊物や結石形成が少ない．3週間以上使用可

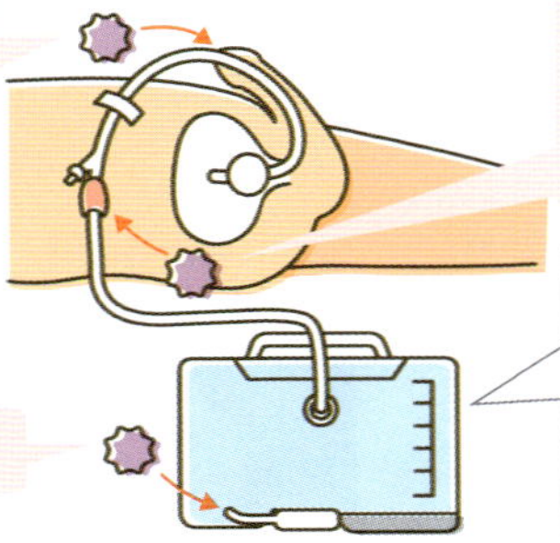

・カテーテルの挿入時に尿道口や外陰部から
・尿道カテーテルと尿道の隙間から
・カテーテルと排液チューブから
・カテーテル内のバイオフィルムの形成
・蓄尿バッグ排泄口から

紫色蓄尿バッグ症候群（purple urine bag syndrome：PUBS）
尿路感染に加え，便秘を生じている場合に，蓄尿バッグが紫色に変色する状態．

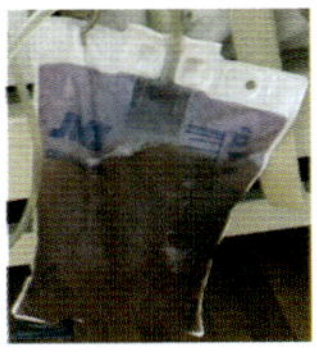

図5.11-1　尿路への細菌侵入

2．おむつ管理

トラブル	原　因	予防と対応
失禁関連皮膚障害*（IAD）	• 排泄物の長時間の付着，おむつ着用による高温湿潤環境	• 清拭剤はノンアルコール，オイル成分・保湿成分配合のもの，洗浄剤は弱酸性のものを選択する • 洗浄剤での洗浄は１回／日とし，ほかは愛護的に拭き取る • 洗浄後，保湿剤を塗布する • 全面通気性、弱酸性素材のおむつ・尿取りパッドに変更する
尿漏れ	• 尿量や交換頻度に合わないおむつ・尿取りパッドの使用 • 不適切なあて方	• 排尿日誌を活用する • 尿量・介護力に応じたおむつ・尿取りパッドを選択し，あて方を確認する

用語解説*

失禁関連皮膚障害

尿または便（あるいは両方）が皮膚に接触することによって生じる皮膚炎である．皮膚炎とは，湿疹，おむつ皮膚炎，アレルギー性接触皮膚炎，物理化学的皮膚障害，皮膚表在性真菌感染症を含める．

plus α

撥水クリーム

失禁があり皮膚トラブルのリスクが高い療養者には，撥水効果のある皮膚保護剤を使用し，皮膚への刺激や浸軟を予防する．クリーム，オイルタイプがある．

4 援助の実際

カテーテル管理

膀胱留置カテーテル

生活環境で処置するため，看護師の利き手で操作ができる状況とは限らない．環境を整えて清潔野を確保し，安全かつ正確に挿入することが重要である．また，処置時は不必要な露出と羞恥心への配慮を忘れない．

動画でチェック

膀胱留置カテーテルの管理

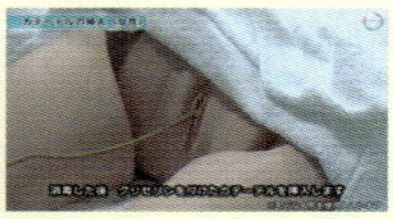

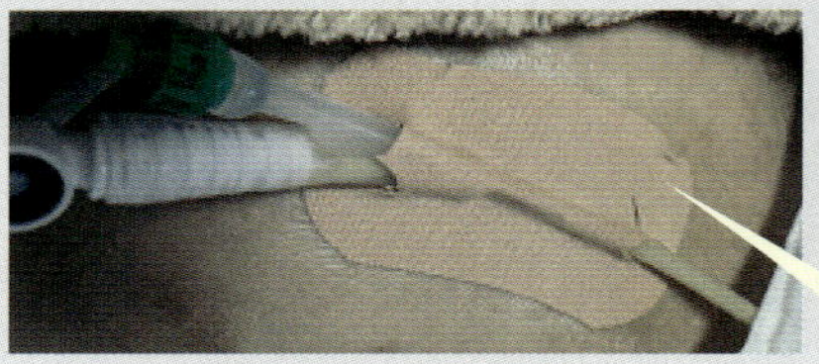

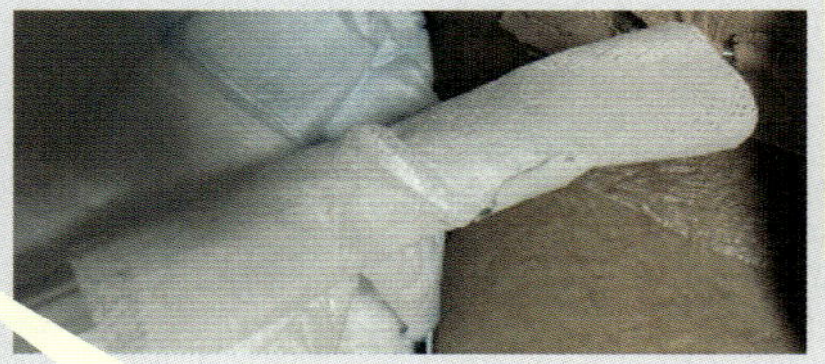

❶寝衣・寝具の汚染予防のため，おむつを身体の下に敷く．体位保持が困難な場合は，家族に介助を依頼するか，クッションなどで体位を調整する．物品は療養者の足元にスペースを確保し清潔に広げる．
❷カテーテルを固定し，接続部をガーゼで包み皮膚に直接当たらないようにする．

カテーテルを浮かせ，テープとテープを接着させるオメガ留めで固定する．使用するテープは四方の角を丸くカットし，テープの浮きや剝がれ防止のため，オメガ留めをしたテープの上に，切り込みを入れたテープを重ねて貼る．

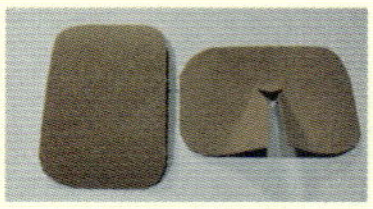

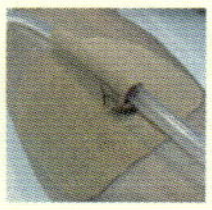

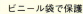

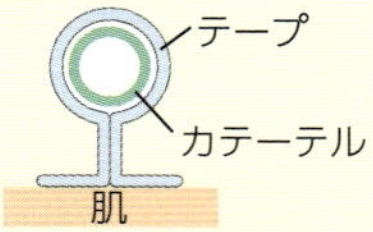

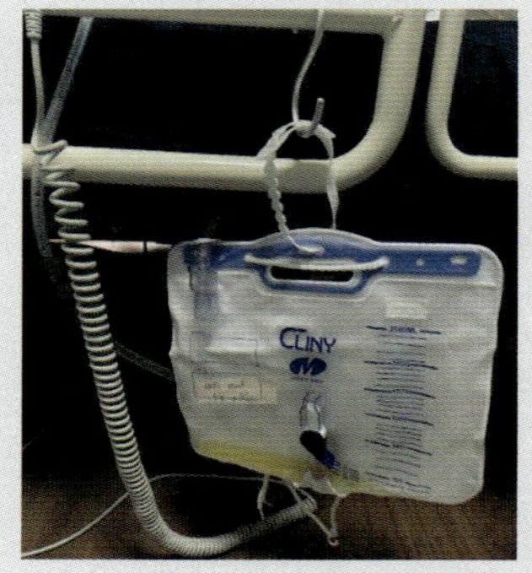

❸蓄尿バッグは膀胱より下に置く．排出口が床につかないようにS字フックなどを用い，ベッド柵に掛けて高さを調整する．または，ビニールなどで覆い保護する．

ビニール袋で保護

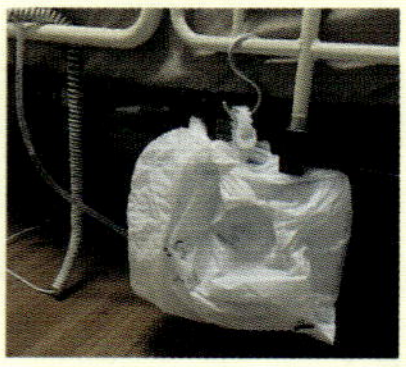

清潔間欠自己導尿（CIC）

清潔間欠自己導尿（clean intermittent catheterizaition：**CIC**）の導入においては，下部尿路機能だけでなく，身体機能，認知機能，経済状況を考慮する．また，在宅では療養者が主体的に取り組めるよう導尿姿勢やトイレを含むCICを行う環境の工夫が必要である．しかし，年齢や症状の悪化に伴いCICが困難になった場合は支援方法の検討が必要である．

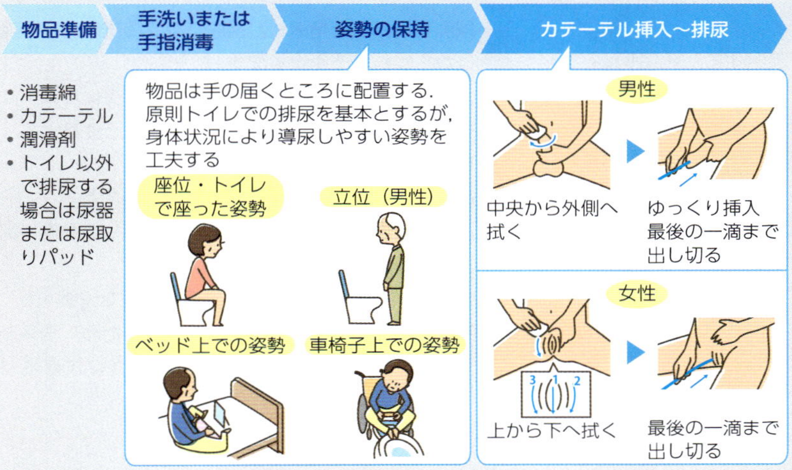

plus α

脊損の排尿

脊髄損傷による下部尿路機能障害で排出障害がある場合の標準治療はCICである．CICにより膀胱内の残尿を排出することは，尿路感染や腎機能障害の予防につながる．特に頸髄損傷は四肢麻痺などの症状があり完全麻痺でのCICの可否は損傷部位（男性はC5，女性はC6）によって異なるため，残存機能や家族の支援の状況を踏まえ，排尿管理方法を検討する．

膀胱瘻

膀胱留置カテーテルに比べ，尿道損傷や尿路感染のリスクが低いため選択される場合がある．挿入手技は膀胱留置カテーテルに準じるが，基本的には医師もしくは特定行為に係る看護師が実施する．

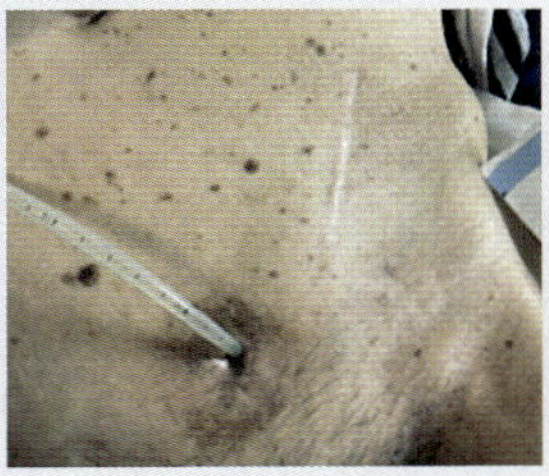

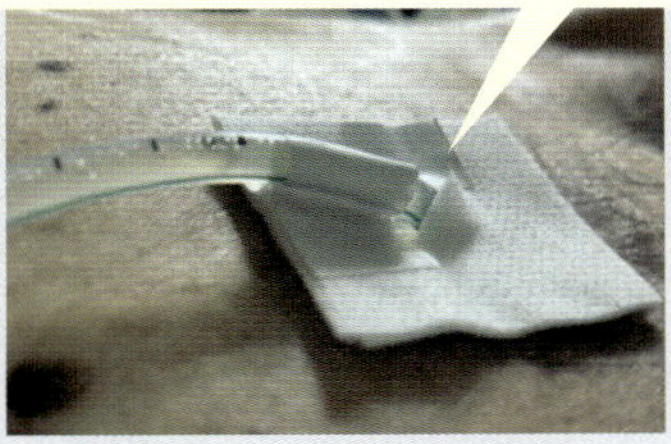

挿入部に滅菌Yガーゼをあて，カテーテルが閉塞・屈曲しないようオメガ留めで固定する．

おむつ管理

尿漏れは療養者の不快感と家族の大きな負担につながる．次のポイントを押さえ，漏れないおむつのあて方を修得する．

女　性

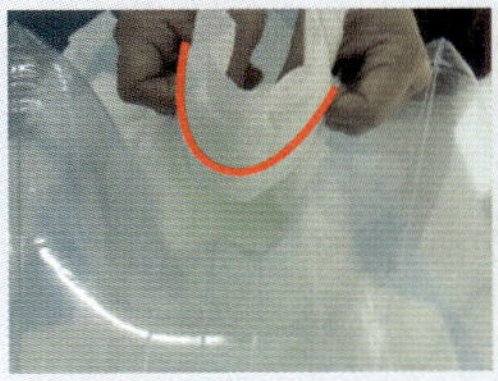

男　性

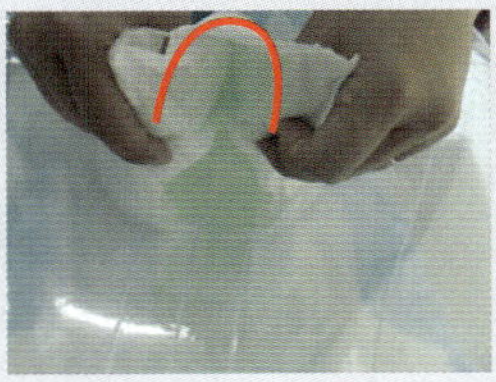

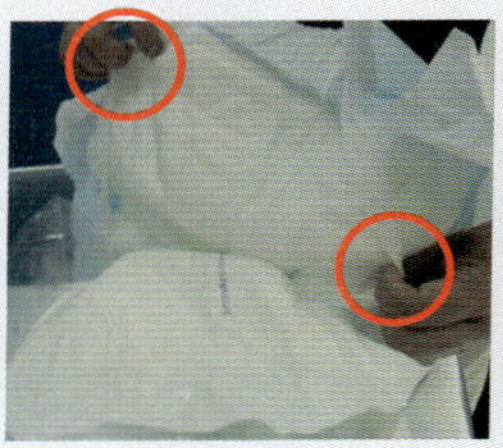

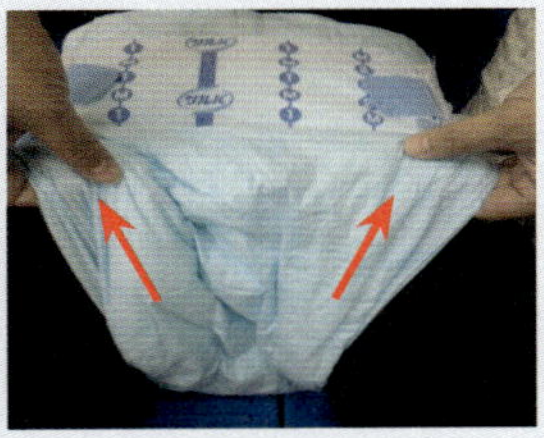

❶尿取りパッドをテープ付きおむつのギャザーの中にしっかり収める．
❷尿取りパッドのギャザーに指を引っ掛けて尿道を覆うようにあてる．
❸おむつのギャザーに指を引っ掛けてギャザーがしっかり立つようにあてる．
❹下のテープ→上のテープの順に留める．
❺最後は，テープ付きおむつと尿取りパッドのギャザーに指を引っ掛け，鼠径部から腸骨に向かって引き上げ，鼠径部に沿わせる．

5 療養者・家族への支援

排尿ケアに伴う不安を傾聴し，療養者・家族の理解度を見極め，実施可能なケアを提案・指導する．

尿路感染

- 尿路感染の原因，症状を説明する．
- 可能な限り毎日，尿量，尿の性状，水分摂取量，発熱の有無，腹部膨満感などを観察するよう伝える．また，異常時の訪問看護ステーション，主治医への連絡方法について説明する．
- 1日1,000mL以上の水分摂取の必要性と摂取量を確保するための方法を提案・説明する．

カテーテル管理

- カテーテルの圧迫・屈曲に注意するよう伝える．
- カテーテル内に尿が停滞しないように蓄尿バッグへの誘導方法や配置について指導する．
- 尿廃棄の方法を指導し，蓄尿バッグの排出口が不潔にならないよう注意を促す．
- 入浴時は，接続部を外さず，蓄尿バッグにビニールをかけるなどして，湯につからないよう注意する．

おむつ管理

- 皮膚トラブルの有無を観察するよう伝える．
- おむつ交換の方法を実践しながら説明し，家族のあて方も確認する．
- 陰部・殿部の清潔・保湿・保護の必要性を説明する．特に，洗いすぎは皮膚トラブルを招くため，洗浄剤を使用する陰部洗浄は1回/日，ほかは拭き取りで対応するよう伝える．

6 社会資源の活用・調整

カテーテルは病院から支給されるが，ガーゼやテープなどの衛生材料は自己負担となる．おむつは自治体の支給制度を利用できる場合がある．社会資源についての情報提供や活用方法を提案し，療養者と家族のニーズに沿った排泄ケアの実現に向けて，実施可能な方法の検討と支援の調整，他職種との連携を図ることが看護師の役割である．

引用・参考文献

1）日本創傷・オストミー・失禁管理学会編．新版 排泄ケアガイドブック．第2版，照林社，2021．
2）本間之夫編．排尿・排便トラブルQ&A：排泄学の基本と応用．日本医事新報社，2009．
3）押川真喜子監修．写真でわかる訪問看護アドバンス．新訂第2版，インターメディカ，2023．
4）日本排尿機能学会ほか編．脊髄損傷における下部尿路機能障害の診療ガイドライン．中外医学社，2019．

重要用語

膀胱留置カテーテル　膀胱瘻　清潔間欠自己導尿

12 ストーマ管理

学習目標

- ストーマの種類と特徴，種類別の排泄物の違いと処置の方法が理解できる．
- ストーマの異常やトラブルを速やかに把握し，適切な対応ができる．

1 在宅におけるストーマ管理の意義・目的

ストーマには**消化管ストーマ**と**尿路ストーマ**があり，消化器と泌尿器に発生した腫瘍（大腸癌や膀胱癌など）や，炎症性疾患（潰瘍性大腸炎や結核性尿道炎など），外傷や先天性障害により排泄経路の変更が必要となった場合に外科的治療で造設される（表5.12-1）．

ストーマ造設による排泄経路の変更は，ストーマ装具からの排泄物の漏れやにおいなど，療養者の日常生活や社会生活に影響を及ぼす．在宅でのストーマ管理は，皮膚トラブルの予防ケアと早期発見，セルフケアや社会生活のサポートにより，QOLを維持・向上することを目的とする．また，腫瘍による腸閉塞の治療など緩和ストーマ*を造設する場合もある．

用語解説*
緩和ストーマ
切除不能な進行がんによる消化管や尿路の閉塞に対する対症療法として造設されるストーマが増えている．

表5.12-1　ストーマの種類

	種　類	特　徴
消化管ストーマ	結腸ストーマ	S 状結腸（左下腹部）または横行結腸（上腹部）に造設される
	回腸ストーマ	回腸（右下腹部）に造設される．腸内容が液状で皮膚障害を起こしやすい
尿路ストーマ	回腸導管	回腸の一部を使ってストーマが造設されるため，尿だけでなく粘液も排泄される
	尿管皮膚瘻	尿管を腹壁に露出させ尿を排泄する．カテーテルを留置する場合もある
	腎瘻	腎盂に経皮的にカテーテルを挿入し，尿を持続的に排泄する
	膀胱瘻	恥骨上部から膀胱に造られた瘻孔から尿を持続的に排泄する．カテーテルを留置する場合もある

2 ストーマ管理におけるアセスメント

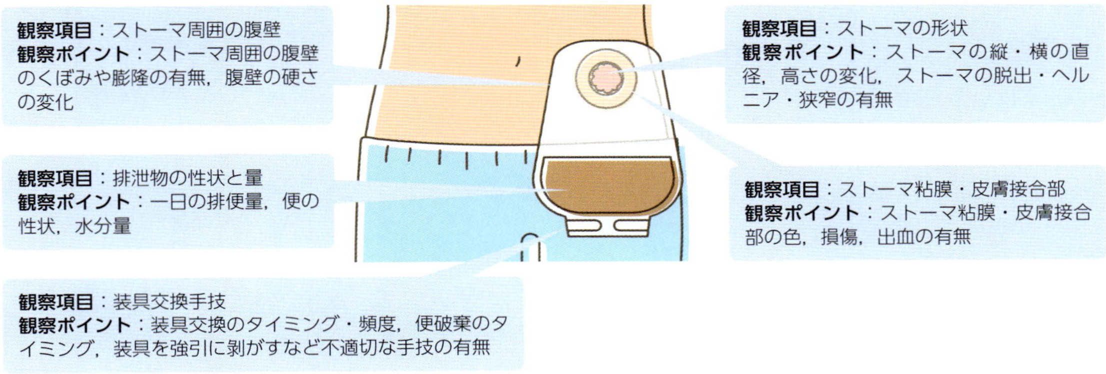

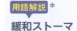

3 リスクマネジメント

1．晩期合併症の観察とケア

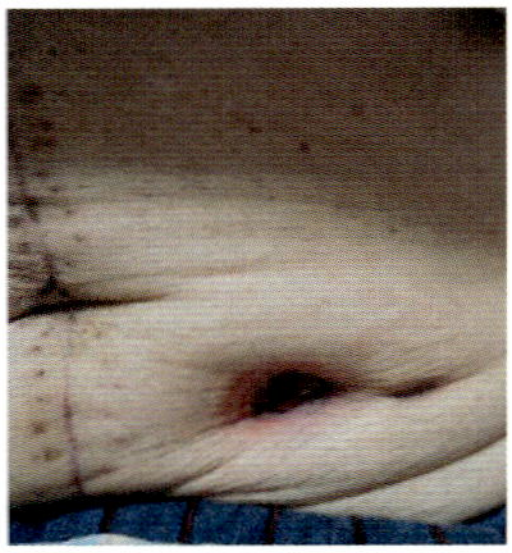

狭窄
【リスク】ストーマがお腹に引っ込んで見えなくなった状態で，腸閉塞や腎障害を起こすリスクがある．尿管ストーマから噴水状に勢い良く尿が出たときは狭窄を疑う．
【対応】消化管ストーマの場合は，フィンガーブジー（指で孔を広げること）で排便を促すことができる．

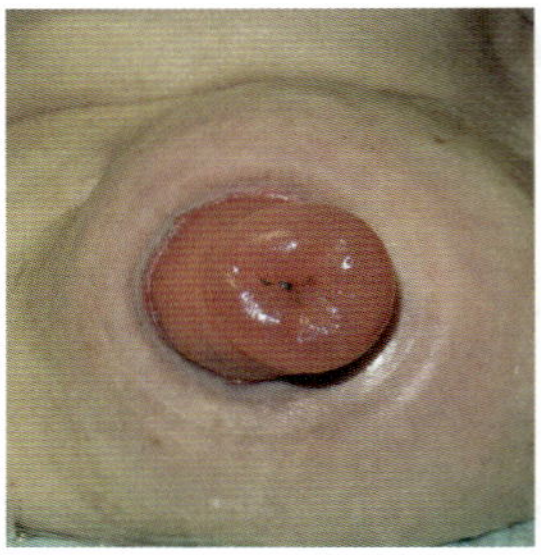

傍ストーマヘルニア
【原因】体重増加，腹水，腸閉塞，腹直筋の筋力低下などにより，筋膜に開けた孔から腸が押し出されてストーマ周囲の皮膚が膨らんだ状態になる．
【対応】体重管理や便秘予防をする．腹圧がかからない運動をしたり，咳込む際は手のひらでストーマを押さえたりする．装具を変更したり，ストーマ保護ベルトを使用する．

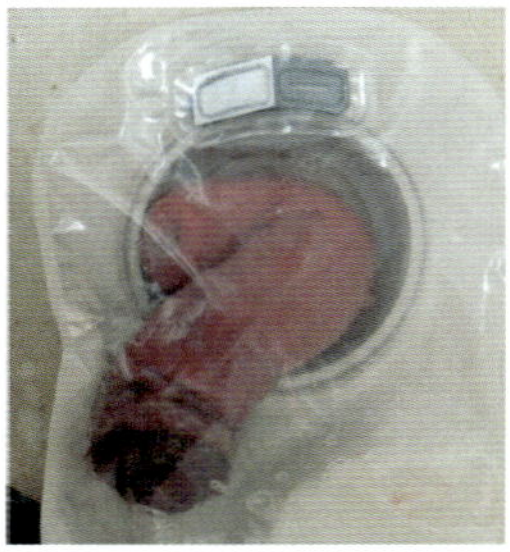

ストーマ脱出
【リスク】双孔式の消化管ストーマで起きやすい．脱出が長いとストーマへの血液循環不良で壊死する恐れがある．
【対応】ストーマの浮腫，潰瘍，血色不良は要注意．脱出したストーマ粘膜に練状皮膚保護剤を多めに塗布して保護する．潰瘍ができた場合は，粉状皮膚保護剤を使用する．ストーマ袋に空気を入れてストーマ粘膜が袋と擦れないようにする．

〈写真提供：森知佐子．ストーマ脱出．傍ストーマヘルニア／阪本純子．ストーマ狭窄．消化器ナーシング．2023，28（2），p.9-66〉

2．ストーマ周囲皮膚障害の観察と予防・対応

皮膚障害の部位と原因
ストーマ近接部：排泄物の付着，練状皮膚保護剤の刺激，凸面型面板の圧迫
予防・対応：皮膚保護剤から5mm程度溶けている状態が適正で，溶ける度合いを見て装具交換の間隔を短くするか，練状皮膚保護剤を多めに使用するかを検討する．面板の孔は適度な大きさに調整する．

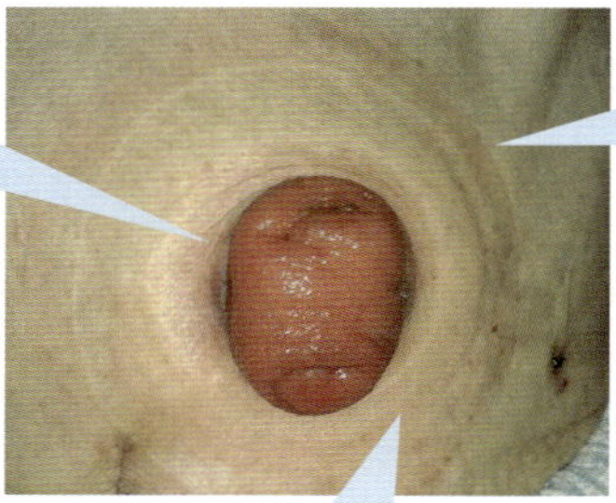

皮膚障害の部位と原因
皮膚保護剤貼付部外：皮膚保護剤周縁の物理的刺激，医療用テープ・ストーマ袋・ベルトなどの接触，医療用テープによる閉鎖環境
予防・対応：肌に合う皮膚保護剤の装具に変更する．装具交換の間隔を調整する．装具交換の方法や皮膚の洗い方を見直す．ストーマ袋が皮膚をこすらないようにする．

皮膚障害の部位と原因
皮膚保護剤の粘着部：皮膚保護剤の組成，皮膚保護剤貼付による閉鎖環境や剥離・刺激，排泄物のもぐり込み
予防・対応：装具はしわができないように皮膚を伸ばして貼る．体重・体型の変化に合わせて装具を見直す．

4 援助の実際

ストーマの装具交換

ストーマの装具交換は，療養者・家族が行う装具交換の手技確認や，装具から便が漏れたときの対応方法の指導など，療養者・家族のセルフケアの状況に応じて実施する必要がある．

動画でチェック
ストーマ装具の交換

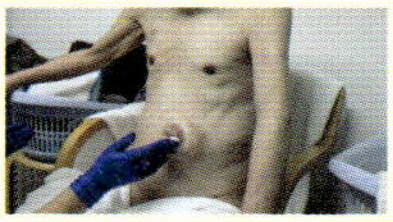

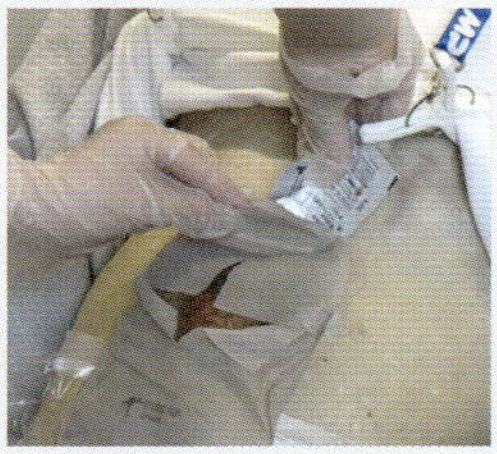

❶装具の除去
リムーバーを垂らし，皮膚を指で押さえながら装具を剝がす．

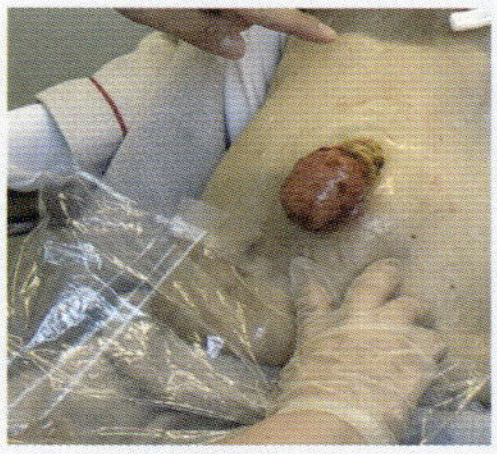

❷ストーマの観察と計測と装具のカット
腸粘液や便汁が排泄されたら，皮膚に付着しないようティッシュなどで拭い，ストーマを観察・計測し，装具をカットする．

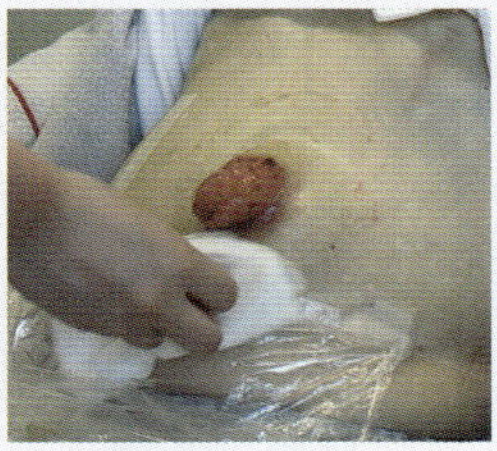

❸ストーマ周囲の皮膚の洗浄
ストーマ周囲の皮膚を石けんで洗浄し，ストーマと皮膚の接合部の汚れを取る．その後微温湯で流し，水分は押さえてしっかり拭き取る．

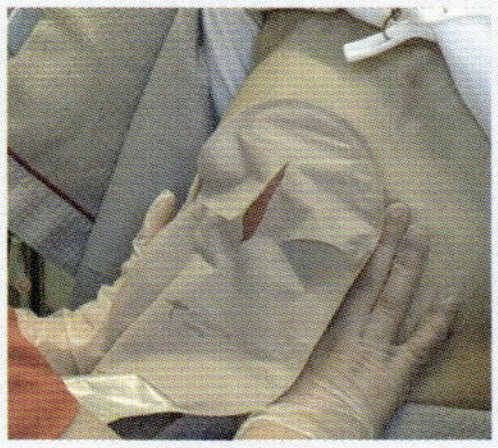

❹装具の貼用
腹部のしわを伸ばして装具を貼用し，密着性を高めるため，しばらく手で押さえる．

5 療養者・家族への支援

1 生活指導

ストーマ保有者が，適切なストーマ管理を行いながら，「**障害者差別解消法***」の施行により社会活動や趣味が制限されることなく，安心して社会生活 が送れるよう支援する必要がある．

皮膚のケア
- 装具交換の際は，ストーマ周囲の皮膚を清潔に保ち，機械的な刺激を避け，感染を予防する．
- 皮膚の状態に合わせた皮膚保護剤や洗浄剤について，ストーマ外来や訪問看護師に相談する．

食事・排泄
- **結腸ストーマ**：食事内容によって便の性状・におい，ガスの量が変わるため，排便状況に応じて食事を調整する．
- **回腸ストーマ**：水分や電解質の吸収が不十分になるため，ミネラルを含む水分を摂取する．繊維質を多く含む食品はストーマをふさぐ可能性があるため，細かく刻んで調理する．
- **尿路ストーマ**：尿路感染予防のため，一日の尿量が 1,500 ～ 2,000 mL 程度になるよう水分摂取量を維持する．

用語解説 *
障害者差別解消法
2016（平成28）年施行．ストーマ保有者などの障害者に対して，公衆浴場での入浴拒否といった不当な差別的取り扱いを禁止し，「合理的配慮」を提供することが役所や企業に義務付けられた．

入浴

- **結腸ストーマ**：排便のない時間帯に装具を外して入浴できる．
- **回腸・尿管ストーマ**：持続的に排泄物が排出されるため，装具を装着したまま小さくたたんで入浴する．

＊温泉や銭湯など公衆浴場では，入浴用のストーマ袋を利用したり小さくたたんでタオルで覆ったりして入浴することができる．

睡眠

- 就寝前にトイレで排泄物を破棄し，ストーマへの圧やストーマ袋からの漏れを防ぐ．
- **結腸ストーマ**：明け方に排便が多い．
- **回腸ストーマ**：水様便で量が多い場合は，高分子吸収体をストーマ袋の中に入れ，便をゼリー状にして漏れを防ぐ．
- **尿路ストーマ**：就寝中は蓄尿袋を接続し，ストーマ袋の破裂を防ぐ．

就業・就学

- 学校の先生や会社の担当者などの理解や協力が得られるよう，ストーマ管理について説明する．
- 漏れたときのために交換用の装具を携帯し，交換するトイレ・設備をあらかじめ確認しておく．

外出（旅行）

- 旅行の計画時に，移動手段（電車，バス，飛行機など）によって交換用装具・物品の携帯方法を工夫する．
- **オストメイト対応トイレ**を使用する．あらかじめ外出先の設備の状況を把握しておく．
- 尿路ストーマの場合は，レッグバッグ（脚に装着して蓄尿する袋）の使用で350～900mL程度を蓄尿できる．
- 旅行中の予定の交換回数より２～３枚予備を用意する．
- **自動車運転の場合**：シートベルトでストーマを圧迫しないよう，タオルなどで保護する．
- **飛行機の場合**：発着前後の排泄物の破棄，消臭スプレーの携帯，はさみが持ち込めないためあらかじめカットした装具，長時間腹部の圧迫を避けるための座席の確保（身体障害者手帳の提示で配慮が受けられる）などの準備をする．

運動

- 健康維持のため，腹圧のかからない体操やウオーキングなど適度な運動を行う（水泳も可能）．
- 運動により多量に発汗した場合は，装具の面板の粘着力が低下するため，交換を通常より早めて行う．

plus α

オストメイト対応トイレの検索

「オストメイトJP」のサイトには全国の対応トイレが掲載されている.「オストメイトなび」のアプリでも検索できる.

ヘルプマークの携帯により，オストメイト対応トイレを安心して利用できる．ヘルプマークは，市区町村の窓口で配布している.

2 災害への備え

災害に備えて日ごろから交換用装具やケア物品，装具情報や身体障害者手帳（コピー）などを準備しておく．年に一回は点検し，新しい物品に替えておく．**洗腸**＊を行っている場合は，災害時は自然排便法を準備しておく必要がある．

緊急避難用のセットの準備

①装具：10セット（面板の孔をカットして開けておく）
②ウエットティッシュ（石けんや水が使用できない場合に皮膚を拭く）
③キッチンペーパー
④不透明なビニール袋（装具の廃棄用）
⑤チャック付き袋：数枚（使用済みの装具を密閉し，においを抑える）
⑥ストーマの種類と装具情報の携帯（ストーマの種類・サイズ，使用装具の会社名，製品番号，製品名，代理店・日本オストミー協会の連絡先）
⑦身体障害者手帳（コピー）

用語解説＊

洗　腸

灌流排便法，強制排便法，洗腸排便法といい，ストーマから600～800mLのぬるま湯を注入し，強制的に排便させる方法．定期的な排便により「いつ排便するかわからない」という不安を軽減できる.

6 社会資源の活用・調整

1 身体障害者手帳の申請・交付

ストーマ保有者は，身体障害者手帳の交付を受け障害福祉サービスが利用できる．ストーマ装具・用品などの購入は日常生活給付費が支給され，業者から購入することができる．また，手帳の交付により，公共運賃・料金の割引や税金の減免の対象となる．

2 ストーマ外来や訪問看護の利用

退院後のストーマ管理に関する相談は，ストーマ外来の看護師の支援が受けられる．また，手技獲得やトラブル時の対応，装具の交換ができなくなったときなど，医療保険または介護保険のいずれかによって訪問看護の利用ができる．

3 患者会

同じ病気やストーマ保有者の集まりで，団体や地域が運営している患者会がある．病気や生活の悩みの相談や，新しい情報の入手などピアサポートを受け生活に役立てることができる．

引用・参考文献

1) ストーマリハビリテーション講習会実行委員会編．ストーマリハビリテーション基礎と実際．第3版，金原出版，2023.
2) 日本ストーマ・排泄リハビリテーション学会ほか編．消化管ストーマ関連合併症の予防と治療・ケアの手引き．金原出版，2018.
3) 松浦信子ほか．快適！ストーマ生活：日常のお手入れから旅行まで．第2版，医学書院，2023.

重要用語

ストーマ　　晩期合併症　　ストーマ周囲皮膚障害

13 在宅経管栄養法（HEN）

学習目標

- 在宅における経管栄養法の知識が理解できる．
- 在宅における経管栄養法の療養者・家族への支援が理解できる．

1 在宅における経管栄養法の意義・目的と対象者

経腸栄養の方法には，経口法とチューブを用いる経管栄養法がある．**在宅経管栄養法**（home enteral nutrition：**HEN**）は，療養者・家族の活動性が確保され，社会参加が可能になるなどQOLの向上が見込まれる．また，家族の介護負担の軽減を図ることができる．栄養剤にかかる費用は，在宅中心静脈栄養法（home parenteral nutrition：HPN）より1／2 ～ 1／3程度安価に抑えられ，経済的なメリットもある．

plus α
経管栄養法のその他の対象者
幽門狭窄や上部小腸閉塞・狭窄などに対して，減圧目的で実施することがある．

経管栄養法の対象となる療養者は，摂食嚥下障害，繰り返す誤嚥性肺炎，咽頭・喉頭・食道・胃噴門部などの狭窄，クローン病などの炎症性腸疾患が挙げられる．一方，腸管の完全閉塞や吸収障害がある場合，消化管出血，難治性の下痢などでは禁忌である．

経管栄養法は，チューブを入れる部位により，経鼻，胃瘻，腸瘻に分かれる．ここでは主に経鼻と胃瘻による方法を解説する．

plus α
腸管は免疫臓器

腸には免疫細胞の約 70 %が集まっており，経腸栄養により腸管を刺激すると，全身の免疫能が賦活化される．

2 経管栄養法におけるアセスメント

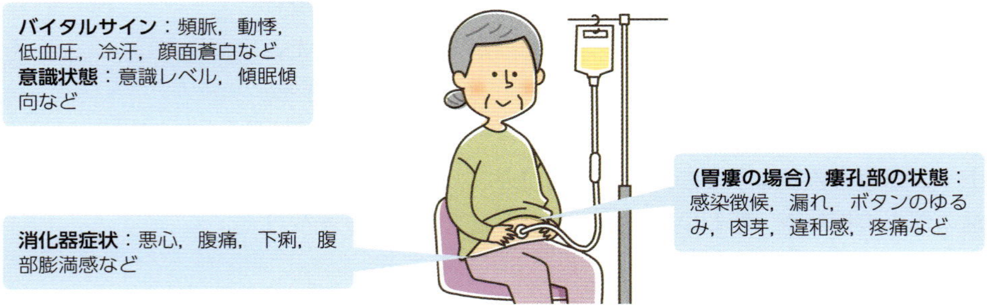

バイタルサイン：頻脈，動悸，低血圧，冷汗，顔面蒼白など
意識状態：意識レベル，傾眠傾向など
（胃瘻の場合）瘻孔部の状態：感染徴候，漏れ，ボタンのゆるみ，肉芽，違和感，疼痛など
消化器症状：悪心，腹痛，下痢，腹部膨満感など

3 リスクマネジメント

1．経管栄養のトラブルの種類と観察項目

トラブル・合併症			主な原因	対処法
経鼻経管栄養法		チューブ固定による皮膚トラブル	• チューブによる鼻翼圧迫 • 固定テープによる角質剥離	• 鼻翼から離して固定する • 固定方法の工夫（固定位置をずらす，保護テープの使用）
	胃瘻（PEG）	下痢	①注入速度が速い ②注入量が多すぎる ③栄養剤が低温である ④浸透圧が高い，または栄養剤の希釈 ⑤食物繊維不足 ⑥細菌汚染	①注入速度を遅くする ②1 回量を減らす，注入回数を増やす ③冷蔵庫保管の場合は早めに取り出して常温に戻す ④浸透圧の低い栄養剤に変更する ⑤食物繊維が添加されている栄養剤を用いる ⑥清潔なルートや容器を使用し，2 週間に一度は交換する．栄養剤は開封後すぐに使い切り，使い回しや作り置きはしない
		腹部膨満感，悪心・嘔吐	• 下痢の①～③と同じ ④注入時の不適切な体位	• 下痢の①～③と同じ ④投与中・投与後は暫時 30 ～ 45° 程度に上半身を挙上する
		チューブ自己（事故）抜去	• チューブ挿入による不快感や，胃瘻周囲皮膚トラブルの痛み．チューブが邪魔など無意識によるもの • 不穏状態や理解不足 • 衣類の引っ掛けなど強い外力が加わる • 胃瘻の場合は，バンパーの劣化	• 経鼻の場合，皮脂などで固定がゆるむため清潔を保つ • 胃瘻周囲の皮膚状態を毎日確認する • チューブが本人の邪魔にならないよう固定する • チューブが引っ張られないように衣類などに確実にチューブを固定する ＊胃瘻自己（事故）抜去のとき：抜去後 2 ～ 3 時間で瘻孔が閉鎖し始めるため，応急的にチューブを挿入し，かかりつけ医に連絡する．

胃瘻（PEG）	バンパーの埋没	同一部位での皮膚や胃壁への過度な圧迫やチューブのずれ	• ストッパーと皮膚の間隔が 1 ～ 1.5cm 程度あり，カテーテルが滑らかに回転，上下する状態が適切である • 1 日 1 回以上，360° 以上回転させる．回転させる場合は，カテーテルを軽く胃内に押し込んで回す
	不良肉芽（ⓐ）	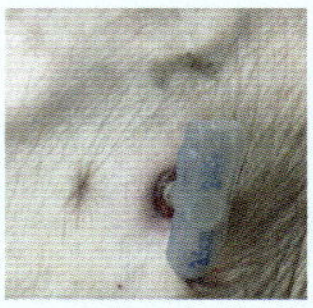 ⓐ不良肉芽 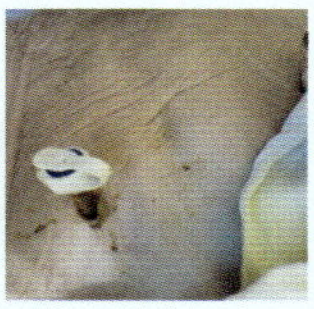 ⓑ瘻孔感染	• 肉芽が小さく，痛みや出血がない場合は経過をみる • ステロイド軟膏を用いて肉芽の消退を促す • 皮下組織への物理的な刺激を避けるため，化粧パフやスポンジなどを使用する • カテーテルを垂直に保つようにし，胃内部の虚血を防ぐ
	スキントラブル 瘻孔感染（ⓑ） 瘻孔開大	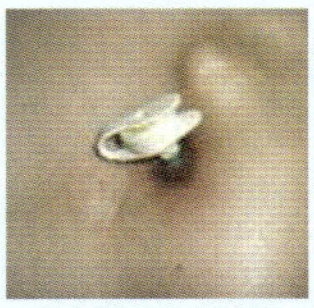	• 定期的にスキンケアを行い清潔を保つ • 皮膚保護剤などを用い，消化液が皮膚に付着しないようにする • 毎日，瘻孔周辺や皮膚を観察し，発赤，腫脹，熱感，発疹，瘙痒，湿潤，滲出液など異常を発見した場合，かかりつけ医に連絡する
	胃潰瘍（ⓒ）	ⓒ胃内部の虚血状態から発赤状態	• バンパーやバルーンが持続的に圧迫しないよう固定に注意する

4 援助の実際

在宅経管栄養法の方法

経管栄養法は，チューブの挿入経路によって経鼻栄養法と瘻孔栄養法に分けられる．

瘻孔栄養法はその造設部位によってさらに分類されるが，経皮内視鏡的胃瘻造設術（percutaneous endoscopic gastrostomy：**PEG**）による胃瘻が最も一般的で，そのほかに腸瘻がある（表5.13-1）．

また，簡易懸濁法*を用い，チューブを通じて経口薬を投与することもできる．

表5.13-1　経管栄養の方法

	経　鼻	胃瘻・腸瘻
適　応	• 嚥下困難，経口摂取が困難な場合 • 食欲不振，消化管の術後など • 経腸栄養が短期の場合（4 週間未満）	• 口腔，咽頭，喉頭，食道の通過・機能障害 • 中枢神経障害で経腸栄養が長期（4 週間以上）にわたる場合 • 経鼻法では胃内容物が逆流してしまう状態のとき
メリット	• 一時的な栄養補給に適している • チューブの挿入が簡便である	• 自己（事故）抜去などのトラブルが起こりにくい • 経口摂取と併用できる • 咽頭部の刺激がないため，嚥下リハビリテーションや言語訓練が行いやすい • 誤嚥性肺炎を防止できる • ADL が制限されない • 洋服で隠すことができる
デメリット	• 装着時の不快感がある • 見た目が良くない	• 胃瘻周囲の皮膚トラブルが起こりやすい

plus α

PEG の適応

- PEG に耐えられる全身状態である．
- 4 週間以上の生命予後が見込まれる成人・小児．
- 正常な消化吸収機能を維持している．

用語解説 *

簡易懸濁法

錠剤・カプセル剤はそのまま55℃の湯に入れ10分間放置し，溶かして崩壊させる．

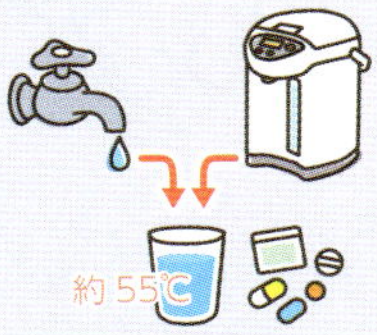

栄養剤の選択

経腸栄養剤

経腸栄養剤は，「医薬品」と「食品」の二つに大別される（表5.13-2）．

表5.13-2　医薬品の経腸栄養剤と濃厚流動食（食品）の違い

		医薬品（経腸栄養剤）	食品（濃厚流動食）
法　規		医薬品医療機器等法	食品衛生法
保険適用		あり	なし
医師の処方		必要	不必要
個人購入		不可能	可能
注　入		長い（1～2 時間 / 回）	短い（5～15 分 / 回）
患者負担	入院時	薬剤費として法的負担率を負担する	入院食事・療養費として自己負担分を支払う
	外来・在宅	薬剤費として法的負担率を負担する	全額自己負担

日本流動食協会．医薬品の経腸栄養剤と濃厚流動食品の違い．https://www.ryudoshoku.org/howto/use1，（参照 2024-06-27）より引用．

半固形化栄養剤

半固形化栄養剤の普及により，液体栄養剤の投与に伴うトラブル（胃食道逆流による誤嚥性肺炎，瘻孔周囲からの漏れによる皮膚のトラブル，下痢や嘔吐，高血糖など）が，回避されている．半固形化栄養剤は，生理学的な観点から，より自然な摂取形態であることから，自律神経や消化管活動の活性につながるとされる．また，注入時間短縮のため，同一姿勢回避から褥瘡悪化予防が期待できる．

近年では胃瘻からの**ミキサー食**も注目されている（表5.13-3）．

表5.13-3　半固形化栄養剤とミキサー食

	半固形化栄養剤	ミキサー食
メリット	• 粘度調整が不要 • 介護時間の短縮 • 注入後の安静は不要	• 家族と同じ献立 • 経済的である • 病態や個人の嗜好に応じた献立の選択が可能 • 経腸栄養剤で不足しがちな微量栄養素や食物繊維の補給に有効
デメリット	• 栄養剤の種類が少ない	• 粘度調整が必要

ミキサー食

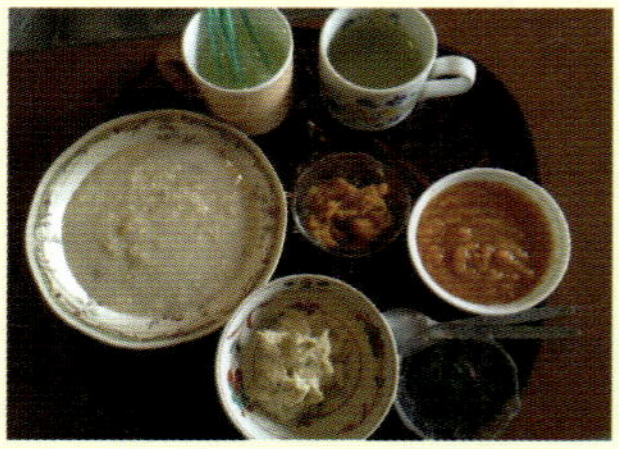

経鼻法

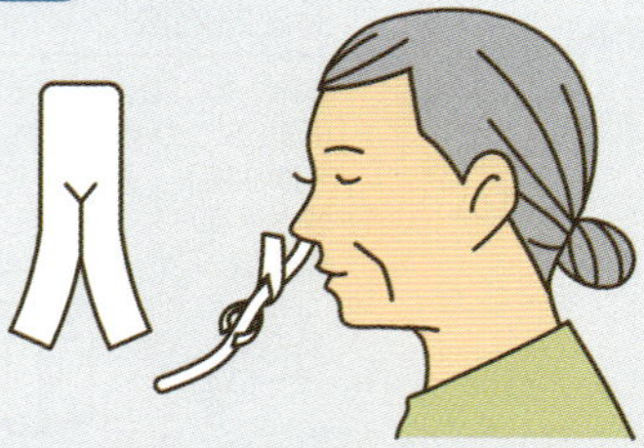

❶エレファントノーズ法によるチューブの固定：粘着包帯などに切れ込みを入れた固定用テープを用意し，チューブに巻く．

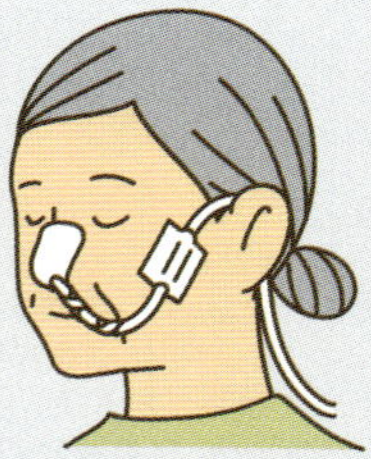

❷鼻尖・鼻翼を覆い，さらに頬に固定する．

経管栄養チューブが抜けた場合，家族の介護力に応じ，家族が再挿入できるように指導をしておく．

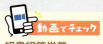

動画でチェック

経鼻経管栄養

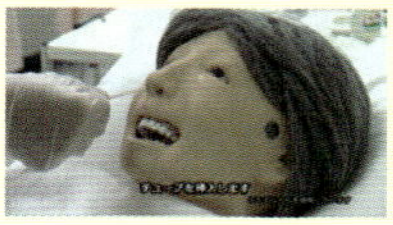

plus α　詰まりやすい薬剤

薬剤投与前に，閉塞を起こしやすい薬剤なのか確認が必要である．大建中湯，アローゼン®，酸化マグネシウム，クラビット®，フロモックス®，セルシン®，ランソプラゾール®OD 錠などがある．

plus α　微温湯注入の理由

栄養剤を入れる前に微温湯を注入するのは，胃の動きを活発にするためである．微温湯は栄養剤と比較して胃からの排出時間が2倍早いため，胃内容量が適切に保たれ，逆流や漏れが起こりづらくなる．

胃瘻法

胃瘻カテーテルの種類は，腹壁から外の形状（ボタン型，チューブ型）と胃の内側にある形状（バルーン型，バンパー型）があり，組み合わせにより四つのタイプに分けられる（表5.13-4）．

表5.13-4　胃瘻法の種類

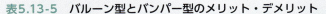

体　外	ボタン型		チューブ型	
体　内	バルーン型	バンパー型	バルーン型	バンパー型
形　状	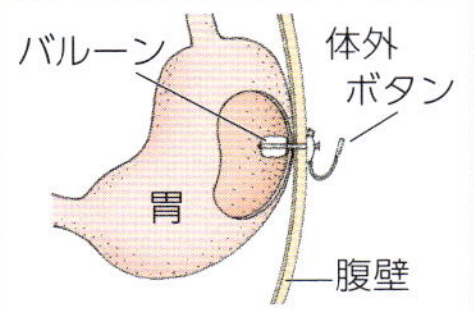	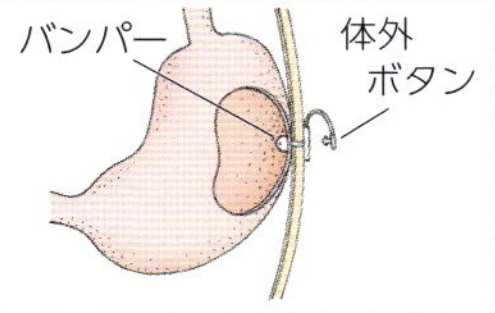	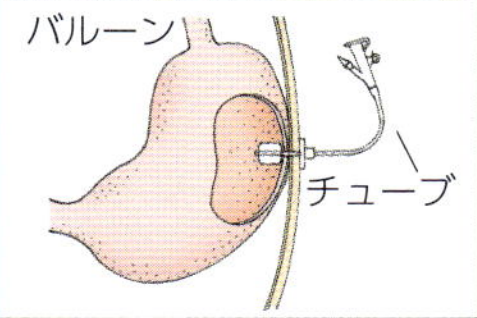	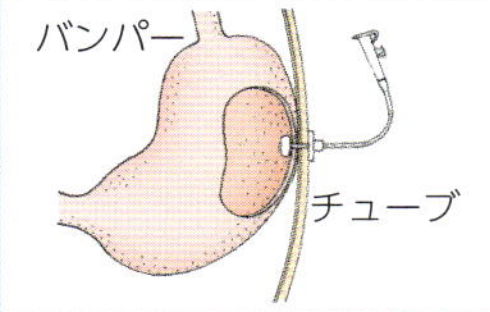
長　所	• 目立たず動作の邪魔にならないため，自己（事故）抜去がほとんどない • 栄養剤の通過する距離が短いのでカテーテルの汚染が少ない • 逆流防止装置がある		• 投与時の栄養チューブとの接続が容易である	

バルーン型のカテーテル交換は１～２カ月ごとに在宅医により実施することができ，バンパー型のカテーテル交換は，内視鏡またはX線透視下での操作が必要なため受診が必要である（表5.13-5）．

動画でチェック

胃瘻

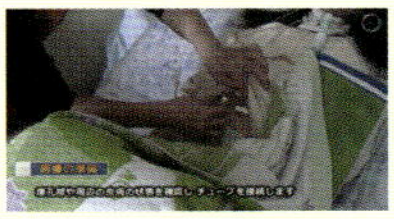

表5.13-5　バルーン型とバンパー型のメリット・デメリット

	バルーン型	バンパー型
メリット	• 交換が容易	• 交換までの期間（約６カ月）が長い
デメリット	• １～２カ月に一度の交換が必要	• 交換の際，痛みや圧迫感を感じやすい

栄養剤の注入方法

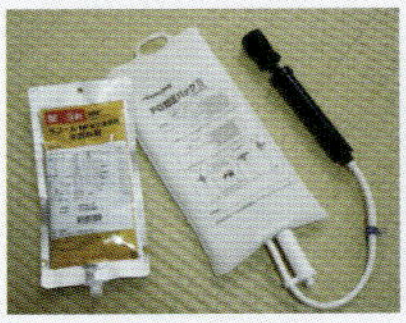

❶半固形化栄養剤と加圧バッグ．

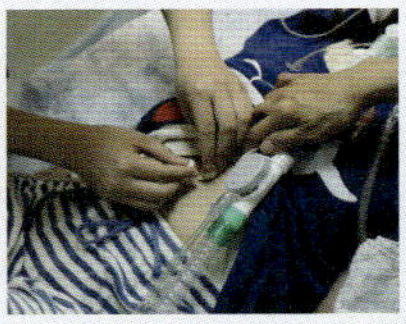

❷ボタンのキャップを開け，カテーテルを接続する．

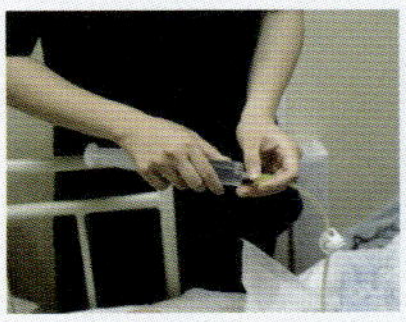

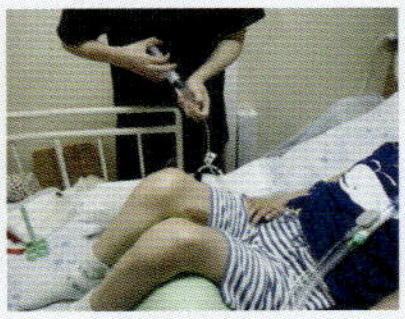

❸シリンジで微温湯を注入する．

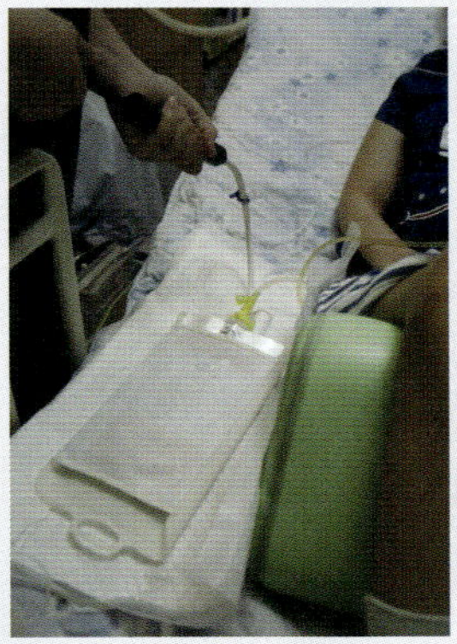

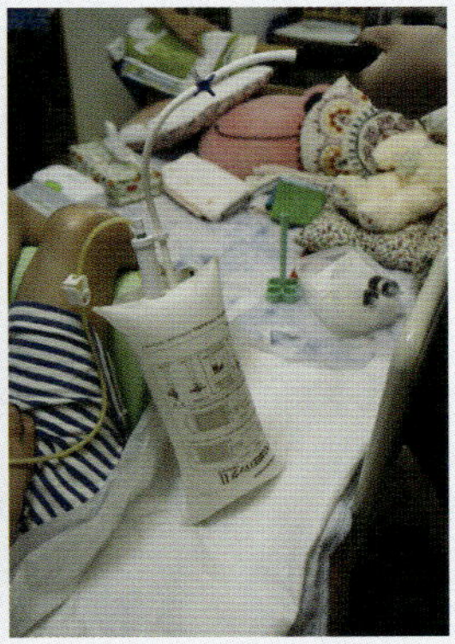

❹栄養剤を加圧バッグに入れ，手動ポンプで規定の圧まで加圧する．

小児の場合の経管栄養の注意点

- 重症児では，可能な限り上体挙上や腹臥位などの姿勢を考慮し，筋緊張が強くなりにくい姿勢をとらせる（胃食道逆流症が認められることがあるため）.
- 泣くと腹腔内圧がかかり滴下数が変わるため，注意が必要である.
- 注入中にチューブが抜けかかったり，抜けたりしたときにはすぐに注入を中止する.
- 自己抜去を防ぐため，ミトン手袋をつけるなど，注入中は目を離さない.
- 注入後時間を経た後に誤嚥症状が出現することがあるため，注入直後だけでなく，その後も継続的な観察が必要である.
- チューブ固定は，ただ頑丈に留めるだけでなく，見た目のかわいらしさも損なわないよう，安全性を確保できる工夫が必要である（髪の毛に留めるなど）.
- 食べるときに大事なことは，唾液などの消化液が出て，お腹がよく動くことである，食べる雰囲気をつくり，楽しくみんなで食べるよう心掛ける．普段と変わらない日常行為であることをアピールする.

5 療養者・家族への支援

家族や介護者が療養者とコミュニケーションをとりながら，安全に実施できるよう，必要な手技を習得してもらうことが重要である．療養者本人・家族の理解力を見極め，その力量に応じた無理のない指導を行う.

注入する速度・量・回数・内容

- 主治医の指示に基づき実施するが，療養者本人・家族や介護者の生活パターンにできるだけ合わせるようにする.
- 特別な指示がない場合は，家族と同じ食事をミキサーにかけ注入してもよい.
- 注入時は確実に注入されていることを確認する.

注入中の体位

- 座位または半座位の姿勢がよい．注入後１時間程度は，逆流を防ぐためにそのままの姿勢をとることが望ましい.
- 半固形化栄養剤の場合は，注入後の安静や体勢の制限はない.

（胃瘻の場合）瘻孔部のスキンケア

- 瘻孔部周辺の皮膚の清潔を保つ．入浴時は何も覆わず，そのままでよい.

栄養剤の管理

- 栄養剤の調製は細菌の繁殖による下痢などを防ぐため，清潔な器具を使用し，手洗いを十分に行った上で衛生的な場所で行う.
- すぐに使用しない場合は冷暗所または冷蔵庫で保管し，長時間経過したものは，使用せずに廃棄する.

チューブの管理

- 投与開始前と終了時に，微温湯を20mL程度フラッシュして，内腔になるべく栄養剤が残らないようにする.
- 食用酢を水で10倍程度希釈し，酢水ロックをすることで，内腔の衛生状態を維持する.

口腔ケア

- 口腔内の菌を減らし唾液の分泌を促進させることで，自浄作用の機能を向上させる.
- 口腔機能の低下を予防する.

トラブル・合併症の予防と早期発見

- いつもと違う状態・症状が現れたときは，ただちに主治医もしくは訪問看護師に相談する.

緊急時の対処方法と連絡先の確認

plus α

介護職員等による経管栄養の実施

社会福祉士及び介護福祉士法の一部改正により，2012（平成24）年から，一定の条件の下で介護職員が経管栄養を実施することが可能となった.

6 社会資源の活用・調整

地域では，病院から在宅まで一貫した医療，栄養管理を行うために地域一体型NST（nutrition support team，栄養サポートチーム）の活用が有効である．

また，経管栄養は，在宅成分栄養経管栄養法指導管理料（月１回）の適用となる．

胃瘻造設をめぐる議論

一般に，胃瘻による栄養法は，経口摂取が困難な療養者に行われ，栄養改善には大きな効果が認められる一方で，生命予後に対する有効性はまだ一致した見解がない．近年，この栄養法を延命治療に用いてよいのかという問題が生じている．

厚生労働省（終末期医療に関する意識調査等検討会報告書．2014）によれば，認知症や終末期で口から水分を摂れなくなった場合，国民の76.8％が胃瘻を望んでいない実態があった．日本老年医学会は高齢者の終末期医療・ケアについて，2012（平成24）年１月，胃瘻の造設などは，医療・ケアチームが慎重に検討し，患者の尊厳を損なう，苦痛を増大させるなどの可能性がある場合には，治療の差し控え・中止も考慮する必要があるという立場を示している．

食べることは楽しみでもあり，生きる力につながる行為である．したがって，胃瘻を造設したからといって，経口摂取をあきらめるのではなく，十分にアセスメントし，摂食嚥下リハビリテーションや歯科などで口腔ケアを行い，経口摂取できる機能を回復することに努めていくことが望ましい．

引用・参考文献

1) 小川滋彦．PEG（胃ろう）トラブル解決ガイド．照林社，2008.
2) 静脈経腸栄養ガイドライン．第3版，Quick Reference．https://files.jspen.or.jp/2014/04/201404QR_guideline.pdf，（参照2024-07-09）．
3) 長寿科学振興財団．胃ろうの造設とその管理についての実態調査：平成18年度厚生労働省老人保険健康増進等事業報告書概要版．長寿科学振興財団東京事務所，2007.
4) 神奈川県立こども医療センターNST．胃ろうからミキサー食注入のすすめ．2014．https://www.happy-at-home.org/pdf/20180903_1.pdf，（参照2024-07-09）．
5) 小野沢滋編著．在宅栄養管理：経口から胃瘻・経静脈栄養まで．南山堂，2016.
6) 坂本すが監修．完全版ビジュアル臨床看護技術ガイド．照林社，2015.

重要用語

経管栄養法胃瘻　PEG　半固形化栄養剤　ミキサー食

14 輸液管理（在宅中心静脈栄養法，末梢静脈栄養法）

学習目標

- 輸液管理の目的・方法が理解できる．
- 輸液管理の療養者・介護者への指導内容が理解できる．

1 在宅における輸液管理の意義・目的と対象者

在宅中心静脈栄養法（HPN）（図5.14-1），**末梢静脈栄養法**（peripheral parenteral nutrition：PPN）は，中心静脈や末梢静脈を介して必要な栄養・水分を注入し，栄養状態の改善，維持を図る方法である．

静脈栄養法は消化管が機能せず経腸栄養では十分に栄養管理ができない場合に適応となる．在宅での**輸液管理**により在宅療養が可能となり，療養者・家族のQOLの向上が期待できる場合も少なくない．また，最近では，静脈内に注射針やカテーテルの挿入ができない場合や，在宅での高齢者の脱水治療や終末期の補液を目的として皮下輸液法を行う場合もあり，在宅で長期療養するための選択肢が広がっている．

plus α
皮下輸液法の適応
皮下輸液法は，静脈内に注射針やカテーテルが挿入できない，事故抜去のリスクが高い，補液を希望しない場合に適応となる．腹壁や肋間，背部の皮下に留置針を挿入し，輸液剤を少量ずつ投与する．在宅や福祉施設での実施が増えている．

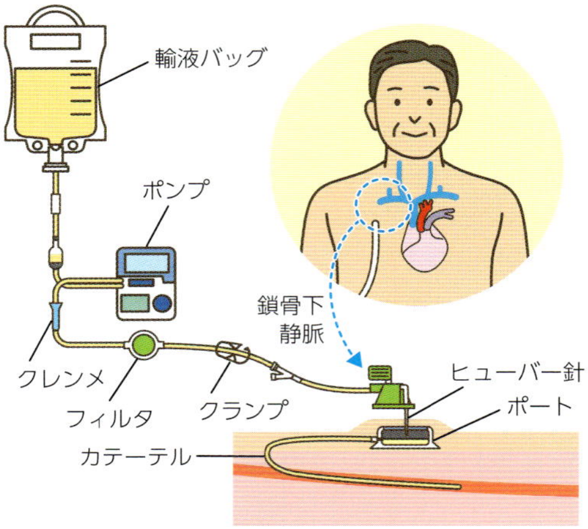

図5.14-1　中心静脈栄養法の構造

2 輸液管理におけるアセスメント

輸液管理中は，定期的な栄養状態と輸液の副作用で起こりやすい代謝合併症の観察が必要となる．栄養状態は評価ツールを用いることで長期的な変化を観察できる．

栄養状態評価の観察項目（SGA＊：主観的包括的栄養評価ツール）
【身体計測】身長，体重，BMI，上腕周囲長，上腕三頭筋部皮下脂肪厚
【身体症状】浮腫，腹水，特定の栄養素欠乏症状
【身体機能】呼吸機能，嚥下機能，ADL，活動量

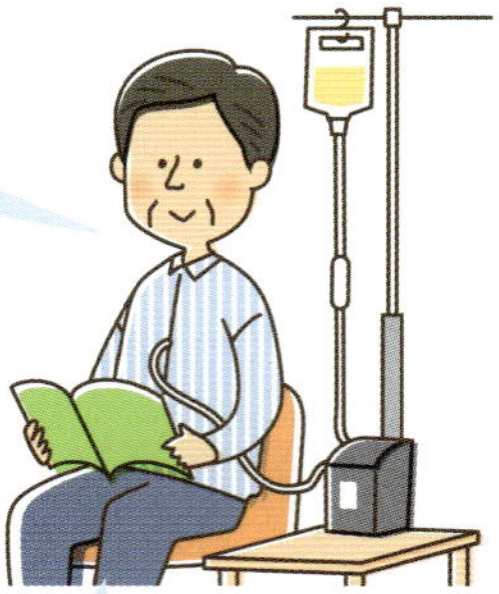

代謝合併症の観察項目
【高血糖】尿量増加，口渇，倦怠感，意識レベル低下
【低血糖】冷汗，手指の振戦，顔面蒼白，意識レベル低下，けいれん
【電解質異常】悪心・嘔吐，脱力感，知覚異常，意識障害，けいれん
【必須脂肪酸欠乏】皮膚炎，貧血，創傷治癒の遅延など
【消化器症状】悪心・嘔吐，下痢，便秘，腹痛など

用語解説＊
SGA
主観的包括的栄養評価ツール．体重減少，食事摂取の変化，消化器症状，身体機能，疾患と栄養必要量の関係，身体計測の６項目で良好，中等度低栄養，高度低栄養の３段階を評価するスケール．急性期から在宅療養まで幅広く使用できる．

3 リスクマネジメント

リスク	原　因	対　応
感染症	カテーテル挿入部や輸液ルートの接続部，輸液バッグや周辺環境の汚染などから感染する	• スタンダードプリコーション，挿入部の消毒，輸液ルートやヒューバー針などの無菌操作を徹底する • 身体の保清（皮膚，陰部，口腔など）を行う • 発熱の有無，挿入部の発赤などの感染の徴候を早期発見する
事故抜去	輸液ルートの長さが不適切で，身体に巻き付いたり引っかかったりしてカテーテルが抜けてしまう	• 挿入部付近で適度なループをつくり，フィルム材などで固定する • 挿入部の固定に負担がかからないよう，輸液ルートを衣類などにクリップや洗濯ばさみなどで留めておく
血栓症・閉塞	ロックする際に生理食塩水などでのフラッシュが不十分だったり，血液逆流を放置したりすることで血栓をつくってしまう	• フラッシュはパルシングフラッシュ法*で行う • ロック後にヒューバー針を抜く際に，シリンジに生理食塩水を1 mLほど残した状態で抜くと，微量の血液逆流を防げる • 脂肪乳化剤の注入後は決められた量の生理食塩水をフラッシュする（ヘパリンは凝集分離を起こすため使用しない） ＊パルシングフラッシュ法：断続的に生理食塩水または生理食塩水加ヘパリンを注入して，パルス（少し押して止める手技で波を生じるような動作）を繰り返して，カテーテル内に水の乱流を起こし，内腔の物理的洗浄効果を高めるフラッシュ法
血糖異常（高血糖・低血糖）	経口栄養よりも静脈栄養は糖の吸収が急速なため，輸液の開始後に急激に血糖値が上がったり，間欠注入法で輸液をしていない時間に血糖値が下がったりする	• 輸液は，滴下速度を調整しながら開始し，輸液中は高血糖症状を観察する • 間欠注入法で輸液をしていない時間に低血糖症状がみられる場合は，その対応を医師と相談する

4 援助の実際

輸液管理

在宅で行う輸液は，療養者の身体的状態や日常・社会生活などを考慮し，QOLを維持できるよう輸液経路や注入方法を選択する．

》輸液方法の特徴別の利点・欠点

❶ 中心静脈：皮下埋め込み式（ポート式）：血管挿入部から皮下挿入部にカテーテルをはわせ，前胸部の皮下に埋め込んだポートにヒューバー針を刺す．

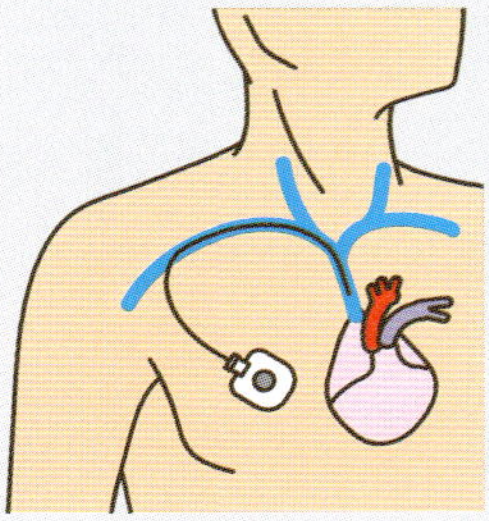

利点
• 14日以上の長期に適している．
• 入浴・水泳などに制限がない．
• ヒューバー針を外せばカテーテルが見た目にはわからない．
• 輸液を滴下しているとき以外はカテーテルが露出しないため，感染予防になる．

欠点
• 外科的手術が必要である．
• 異物を体内に入れることに対する療養者の不安がある．
• ヒューバー針の穿刺時に疼痛がある．
• ポート中心部を穿刺しないと，皮下への輸液漏れ，ポートの損傷が生じやすい．

❷ **中心静脈：体外式（皮下固定式）**：皮下挿入部から血管挿入部まで抜去防止カフ付きカテーテルを通し，10cmほどの皮下トンネルをつくる．

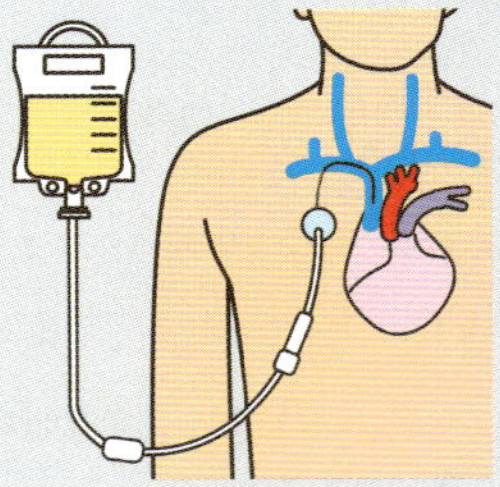

利点
- 14日以上の長期に適している．
- 挿入後2～3週間経過すると，カフが周囲の組織と一体化するため，抜去を防止しやすい．
- カテーテル挿入部と血管挿入部が離れていること，カフが装着されていることで，逆流性感染を予防しやすい．

欠点
- カテーテル挿入部の皮膚の清潔保持のため，消毒が必要である．
- 入浴，水泳などの制限がある．
- 身体的・精神的拘束感がある．

❸ **中心静脈：末梢静脈挿入型（PICC）**：肘部の静脈から中心静脈カテーテルを挿入する．

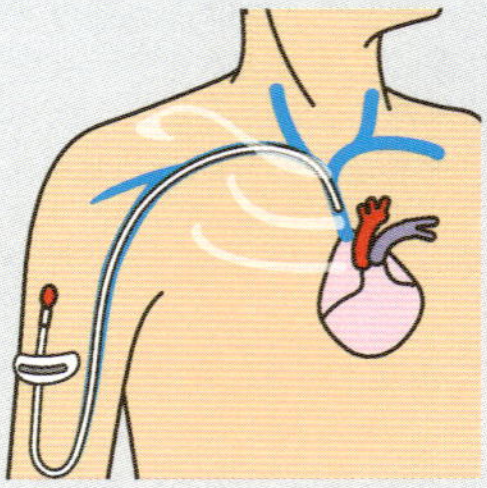

利点
- 適切な管理により長期間も可能である．
- カテーテル挿入時の合併症が少ない．
- 穿刺に伴う苦痛が少ない．

欠点
- 肘関節の屈曲により，滴下量や速度が変動しやすい．
- 血栓性静脈炎を生じやすい．

❹ **末梢静脈：末梢静脈注射**：腕などの末梢静脈から末梢静脈カテーテルを挿入する．

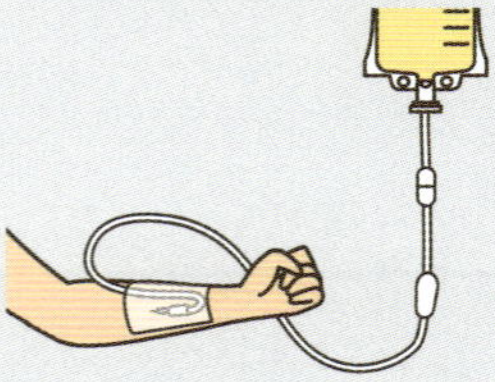

利点
- 14日未満の短期間に適している．

欠点
- 投与できるエネルギー量は1,000kcal程度が上限であるため，この方法だけでは必要な栄養補充が行えない．
- 血管炎や静脈炎を起こしやすい．
- 血管外に薬剤が漏れやすく，皮膚障害を起こすこともある．

輸液注入法の選択

種　類	方　法	適　応
持続注入法	24時間持続的に注入	耐糖能異常や心・肺・腎機能低下などで，生体への負荷を最小限にする必要がある場合
間欠注入法	一日の一定時間（8～14時間）注入するヘパリンロックを行い，輸液ラインから開放された時間を確保する	基礎疾患がない場合，療養者の活動を維持したり家族の介護負担を軽減するため，注入時間は医師と相談の上調整する

環境整備

- 療養者の行動範囲や生活リズムに合わせて，輸液バッグや注入ポンプを置く位置を決める．
- 輸液バッグは，かもいやS字フックを活用して安定した場所に置く．自宅内を移動する場合は，福祉用具貸与で点滴架台を借りて使用する．
- 注入ポンプは専用のショルダーバッグに入れ，行動制限にならないようにベッド柵などに掛けておく．

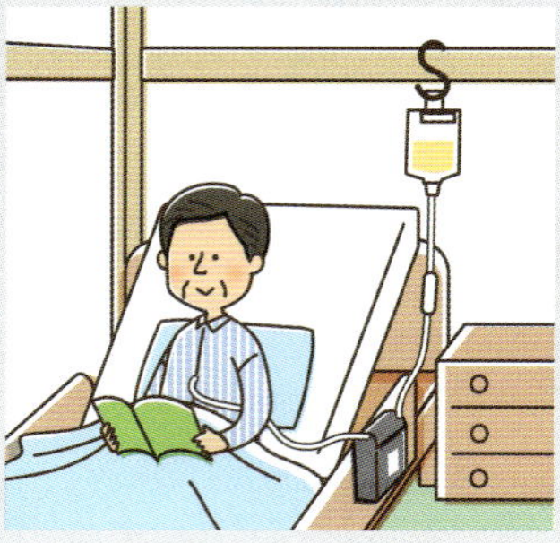

準備から注入開始までの手順と輸液の管理：皮下埋め込み式（ポート式）の場合

1 準備物品

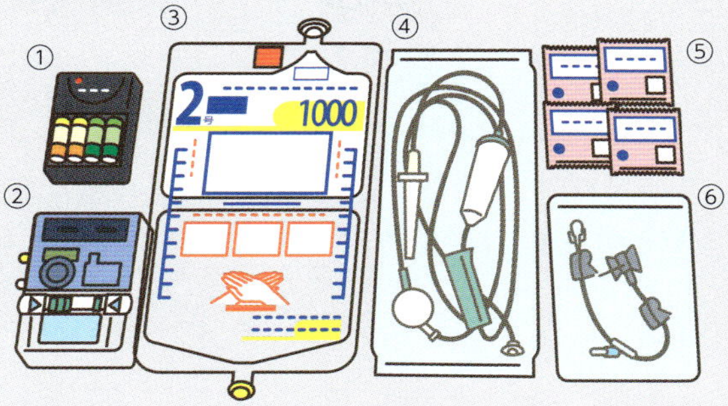

①専用充電器，電池
②ポンプ
③輸液
④輸液ルート
⑤アルコール綿
⑥ヒューバー針

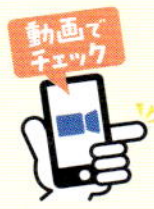

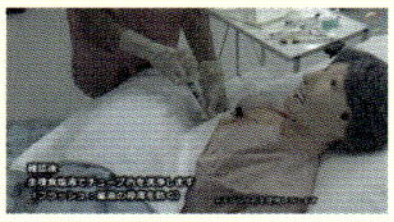

2 輸液開始までの手順

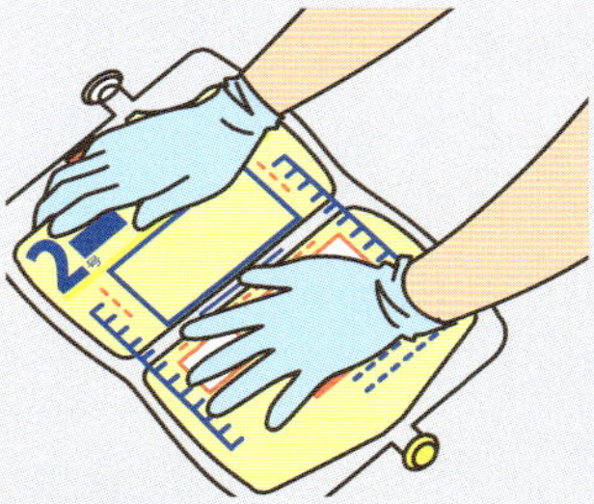

❶輸液バッグを混合する．1～2時間前に冷蔵庫から出しておく．

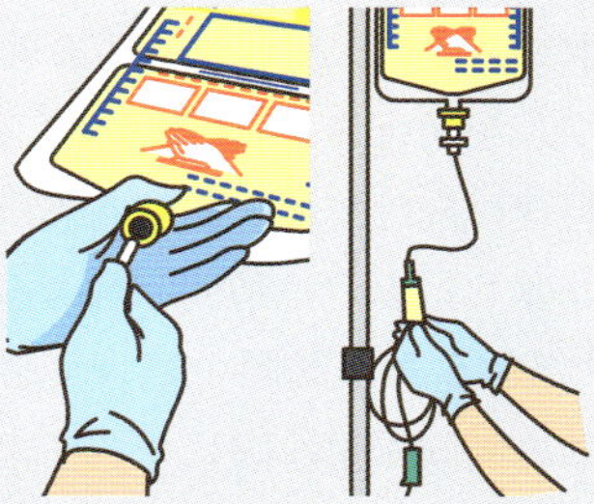

❷輸液ルートとヒューバー針を接続し，次に輸液バッグと輸液ルートを接続し，輸液ルートを輸液で満たしたらクレンメを閉じる．

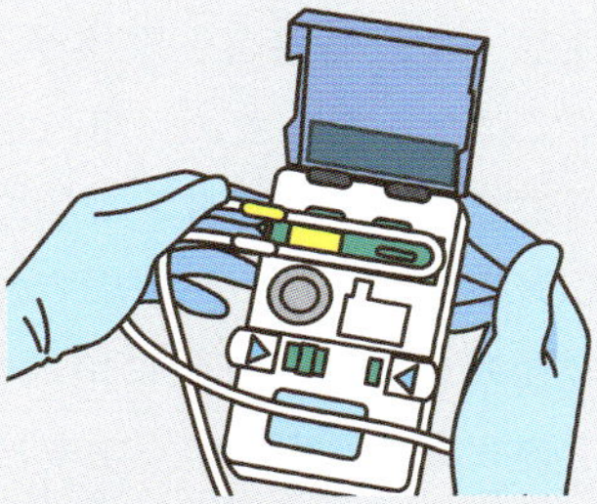

❸輸液ポンプに輸液ルートをセットする

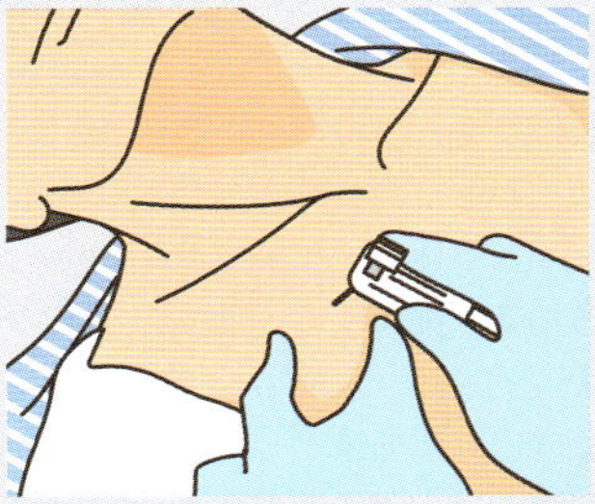

❹刺入部を消毒し，ポート部にヒューバー針を刺す．生理食塩水のシリンジを接続し逆血を確認する（消毒はクロルヘキシジンやポビドンヨードで2回行う）．

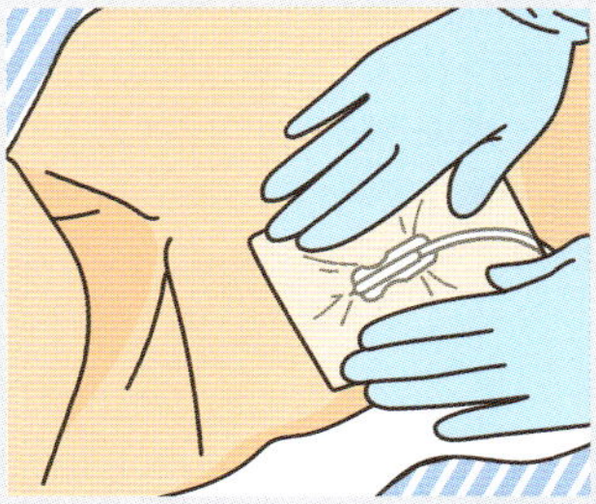

❺輸液ルートをヒューバー針のルートと接続し，ループをつくって刺入部をフィルム材で固定する．

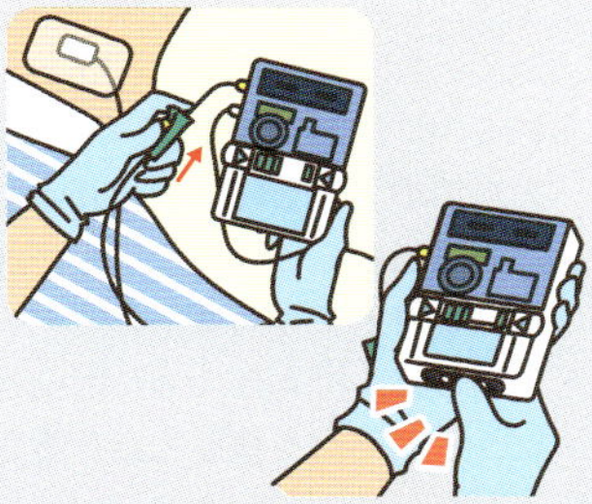

❻流量を設定し，クレンメを全開にし，輸液の注入を開始する．

❸ 輸液療法の管理

薬液の管理

- 調剤した薬液は室温で置かず，特に脂肪製剤は24時間以内に使用する．
- 高カロリー輸液製剤は，遮光袋に入れ冷蔵庫で保管し，使用の1時間前に冷蔵庫から出して室温に戻す．混合後は24時間以内に使用する．

抜針

- 終了時は，輸液ポンプの電源を切りクレンメを閉じて，（生理食塩水またはヘパリン加生理食塩水で）パルシングフラッシュでロックし，ヒューバー針を垂直に抜く．
- 抜針は看護師が行うが，療養者または家族，介護者が行えるように指導する．

輸液ルートの交換

- 持続注入法は1～2週間に1回，間欠注入法は1日1回，新しい輸液ルートに交換する．

廃棄

- 残った薬液は一般廃棄物として，自治体のルールに従って廃棄する．
- ヒューバー針は専用容器（蓋付きのビンなど）に捨て，医療廃棄物として医療機関や指定の薬局に渡す．

5 療養者・家族への支援

在宅では，療養者・家族が24時間のうちほとんどの時間で輸液の管理をしなくてはならないため，事故やトラブルを防げるよう安全対策を整えることは不可欠である．療養者・家族の自己管理に向けては，訪問看護師と何回か繰り返し実施してもらい，家族での管理が難しい場合は訪問回数を調整しながら不安の軽減を図り，安全に治療を継続できるよう支援していく必要がある．また，輸液による夜間の不眠や日常生活の制限を最小限にできるよう生活や介護への配慮を踏まえた指導が重要となる．

感染予防

- 家族が輸液ルートの交換や抜針を行う場合は，手指消毒と無菌操作について説明し，手技の確認を行う．
- 輸液中に入浴・シャワー浴を行うときは，感染予防のため挿入部を防水フィルムやビニールで覆って湯が直接当たらないようにし，湯船には肩まで浸からず，半身浴で短時間にしておく．
- 入浴後は，挿入部のガーゼ交換を行う．
- ヒューバー針を抜針したときは，通常の入浴をすることが可能である．
- 挿入部に発赤や腫脹，疼痛などの感染徴候がないか毎日観察することを指導し，感染徴候があった場合には医師に相談するよう説明しておく．

輸液ルート・輸液ポンプの管理

- 輸液ルートの閉塞予防策として，ルートが身体に巻き付いていないか，身体の下敷きになっていないかなど注意するよう説明する．特に就寝時は療養者・家族も不安になって，不眠や介護負担にならないよう支援する．
- 事故抜去の予防策として，挿入部の固定やルートの衣服への固定方法を説明する．
- アラームが鳴ったときの対処方法として，輸液ルートやクレンメ，輸液ポンプの電源などの取り扱いについて説明する．
- 手順や注意事項は，パンフレットなどを用いて家族が随時確認できるようにしておく．

6 社会資源の活用・調整

「在宅中心静脈栄養法指導管理料」が適用され，保険医療機関から医療器材や衛生材料が支給される．また，在宅患者訪問薬剤管理指導を行っている薬局（薬剤師）に薬剤や衛生材料などの調達や定期配達を依頼することも可能である．

医師，理学療法士，作業療法士，訪問介護員，医療機器（輸液ポンプ）業者などの多職種と訪問看護師がチームとして，療養者と家族を支える支援体制をとり，連携していくことが求められる．

引用・参考文献

1）日本静脈経腸栄養学会編．静脈経腸栄養ガイドライン．第3版．照林社，2013．

2）椎名三恵子ほか監修．ナースのためのやさしくわかる訪問看護．ナツメ社，2018．

重要用語

在宅中心静脈栄養法（HPN）　末梢静脈栄養法（PPN）　感染予防　代謝合併症

15 褥瘡管理

学習目標

- 在宅における褥瘡のリスク因子の特徴を理解できる．
- 療養生活に合わせた褥瘡のリスクマネジメントを理解できる．
- 在宅における多職種と連携した褥瘡管理を理解できる．

1 在宅における褥瘡ケアの意義・目的

在宅療養者は高齢で多疾患併存*が多く，療養環境によりフレイルや基礎疾患の増悪が容易に起こる．それらに伴い，**潰瘍・褥瘡***発生のリスクも高くなる．褥瘡が発生すると，療養環境が整った病院施設等と在宅では治癒の過程が大きく異なり，個々のセルフケア能力や家族の介護力（老老介護など）を含めた療養環境における整備の程度により，褥瘡は悪化し，難治性となる．

褥瘡発生により，療養者は褥瘡処置や疼痛などの身体的・精神的苦痛が生じ，ADLの縮小が伴う．家族には従来の介護に加え，褥瘡処置や体位変換，食事の工夫，医療材料費やサービスの増加などの身体的・精神的・経済的な介護負担が発生する．

在宅における褥瘡ケアは，発生のリスク評価や悪化予防・治癒に向けての支援を限られた資源（個々の療養環境・利用できるサービス）の中で工夫し，多職種と連携しながら，療養者や家族にとってより良い療養生活が送れるよう，最善を検討・提供していくことが大切である．

> **用語解説＊**
> **多疾患併存**
> Multimorbidity．二つ以上（複数）の慢性疾患が併存している状態．

> **用語解説＊**
> **潰瘍・褥瘡**
> 潰瘍：基底膜（表皮・真皮境界部，粘膜）を越える皮膚粘膜の欠損状態．浅い場合は糜爛といい，褥瘡を含めたおおむね３～４週間で改善傾向になる．潰瘍は，難治性潰瘍という．転倒による擦過傷からの潰瘍や低温熱傷，静脈還流障害（静脈うっ滞）から生じることもある．
> 褥瘡：身体に加わった外力は骨と皮膚表層の間の軟部組織の血流を低下あるいは停止させる．この状態が一定時間持続されると，組織が不可逆的な阻血状態に陥り生じる．

2 褥瘡発生のリスクアセスメントと予防

褥瘡ケアでは予防が重要である．発生機序（図5.15-1）を理解し，在宅における褥瘡の危険因子を見極めて除去することが大切である．在宅においては生活の中にリスク因子が複合しており，療養環境が大きく影響してくる．

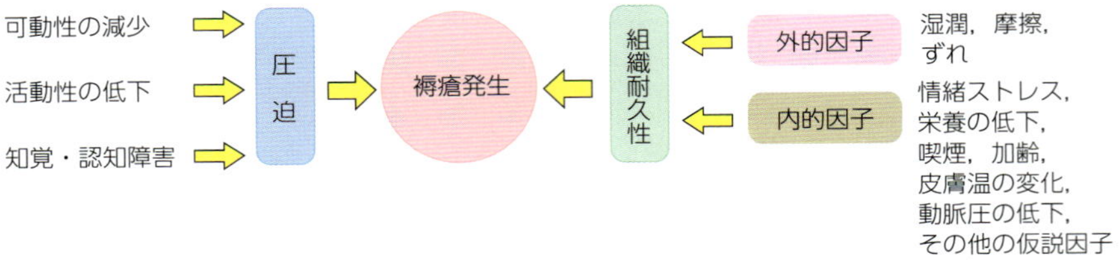

Braden and Bergstrom. 訳：真田弘美.

図5.15-1　ブレーデンの褥瘡発生の概念図

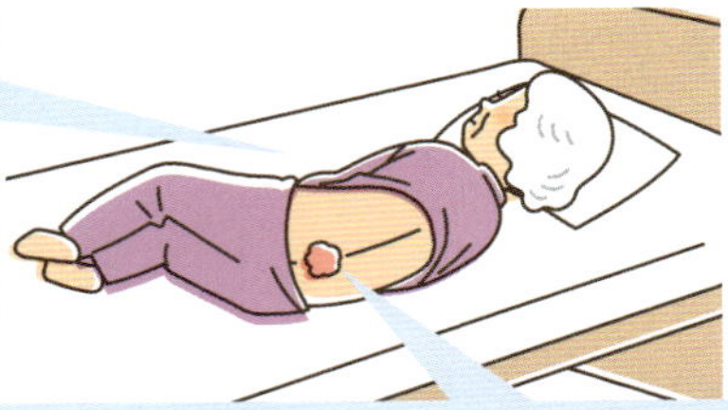

褥瘡の危険因子スケール
危険因子のアセスメントスケールとしては，ブレーデンスケール，K式スケール，OHスケール，在宅版K式スケール，厚生労働省によって示されている褥瘡危険因子評価票などがある．

褥瘡アセスメントスケール
褥瘡の状態評価では，褥瘡の重症度を把握するにはNPUAP/EPUAP分類が用いられ，重度褥瘡であればハイドロサイトなどの創傷被覆材を処方することができるため，主治医によりカルテに記載されることが多い．看護師はより状態を細かく把握するため，DESIGN-R® 2020を用いている．

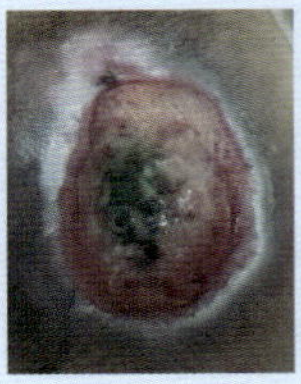

plus α
ポケットエコー
近年ではエコーを活用できる看護師〔診療看護師（NP）など〕が増えている．従来，褥瘡・潰瘍ポケット部を綿棒などで計測していたが，ポケットエコーにより血腫や褥瘡・潰瘍ポケット部などの皮下・軟部組織を的確に測定し，把握できるようになった．

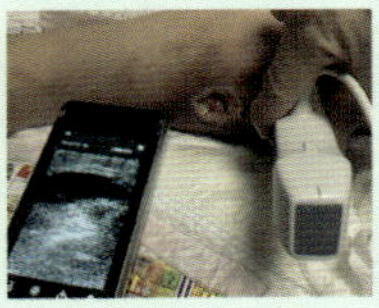

➡ NPUAP/EPUAPによる褥瘡の分類ならびにDESIGN-R®褥瘡経過評価については，ナーシング・グラフィカ『基礎看護技術Ⅱ』12章４節p.346-349参照.

3 リスクマネジメント

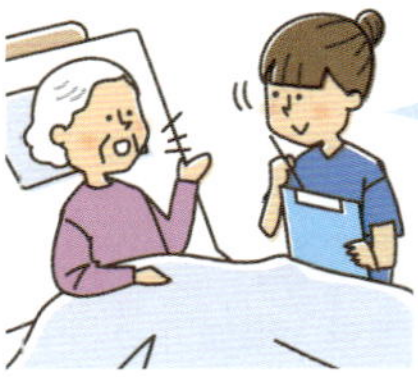

生活上のリスクマネジメント
基礎疾患，ADL，日常の過ごし方，栄養状態，排泄状況（排便性状、失禁の有無・おむつ使用の有無など），間取りや家具の配置，寝具，車椅子の種類，介護力，経済面などを総合的にマネジメントする．

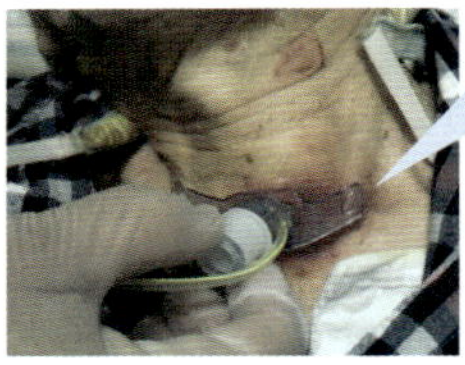

医療関連機器・介護用品関連
医療機器による圧迫や張力，摩擦などにより，褥瘡や潰瘍，スキン-テアが発生してしまうことがある．経鼻・気管カニューラや人工呼吸器，胃瘻，尿管カテーテル，天井走行リフト，車椅子など，さまざまな機器・用具の特徴を把握し，リスクマネジメントを行い，予防に努める．

4 援助の実際

褥瘡発生予防・褥瘡処置

≫ブレーデンスケールを基にした褥瘡発生予防例

ブレーデンスケールのリスク項目ごとに褥瘡を予防するための視点と具体策を表5.15-1に示す．この視点を参考に，各家庭の療養環境や生活，個々のセルフケア能力や家族の介護力などを統合し，予防策を検討していく．例として具体策を挙げている．

動画でチェック
褥瘡の実際

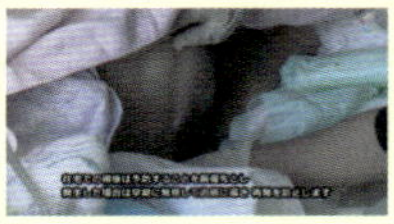

表5.15-1　ブレーデンスケールを参考にした褥瘡予防策

	状　態	予防するための視点	具体策
知覚の認知（可動性含む）	意識レベルの低下や麻痺，神経障害などにより疼痛や不快感を訴えることができない状態 可動性も制限される	麻痺や神経障害などにより知覚がない，もしくは鈍麻な除圧が行えるよう，療養環境を踏まえて検討する	• 麻痺側，障害部位に留意した体位かつ褥瘡好発部位の除圧・体圧分散を行う（体位変換枕：費用も考慮し，体型に合うようクッションやタオルを丸めて作製） • ADL に合わせた自動体位変換機能付きベッドマットなどを選択する（福祉用具からのレンタル） • 麻痺側にテレビを設置しない，もしくはベッドの向きを変更する
湿　潤	おむつの重複や防水シーツの使用，失禁・発汗による湿潤状態	湿潤環境を軽減させる方法を，ADL や介護力を踏まえて検討する	• 身体保清（訪問入浴，デイサービス入浴，ヘルパーによる清拭，寝衣・シーツ交換など） • おむつ尿取りパッドの削減（尿取りパッドの巻き方の工夫，下剤・浣腸にて排便調整，訪問看護時に排便処置（摘便など） • ヘルパー介入を排尿・排便に合わせた時間・回数とし，排泄物が付着している時間を減らす • 主治医に対して尿・便の付着による皮膚刺激・炎症を軽減するために軟膏の処方（ワセリン，アズノール®，亜鉛化軟膏など）を依頼する
活動性（可動性含む）	疾病による寝たきりや，生活スタイルによる活動性・可動性が低下した状態	疾病によるものなのか，生活スタイルによるものなのかを確認・分析し，行動変容に向けた関わり・支援を検討する ベッドの位置を変えるなど家具の配置換えやデイサービスを利用し，活動できる工夫を提案する	• 疾病によるものであれば，さらなる活動性・可動性の低下を防ぐために訪問リハビリテーション・マッサージを導入する • 生活スタイルによるものであれば，行動変容に向けた関わり・支援を行う • ベッドの位置を変えるなど家具の配置換えやデイサービスを利用し，自然に活動性が増えるような工夫を提案する • 痙縮であれば，医師へボツリヌス治療が可能であるかを相談する
栄養状態	嚥下障害や疾病による摂食・栄養不良，長期間の経管栄養などによる栄養素の偏りがある状態	栄養素の何が不足しているのか，何が問題・障害となっているのかを分析・検討する	• Harris-Benedict の式などを用いて必要栄養量を割り出す • 栄養に関する知識を指導したり，食料準備（買い出し，宅配）のサービスを導入する • 嗜好，食欲低下（ビタミンやミネラル欠乏症，味覚異常，義歯の不具合，咀嚼力，嚥下障害，意欲など）の原因，消化管の機能（アカラシア，機能性ディスペプシア，吸収不良症候群など）の問題など，何が誘因となっているかを分析する • 食事内容の改善に限界があれば，栄養補助食品や薬剤の処方を医師に相談する
摩擦とずれ	不安定なポジショニング，筋力低下，疾病による体動困難，補装具による摩擦・ずれを起こしている状態	安楽・安定したポジショニングとなっているか，身体に合った補装具であるかなどを確認する	• 大小さまざまな体位変換枕を利用し，安楽・安定したポジショニングを工夫する • ギャッチアップ時の背抜き，体位変換時の寝衣・シーツの引きつれ解除を行う • ベッドマットや車椅子用クッションの種類を検討する • 補助具は身体に合っているかを確認・調整する • 装着位置やゆるみのない適切な補装具の装着となっているかを確認する

≫ 褥瘡処置の実際

深い褥瘡の治癒を色調分類別にし，**図5.15-2** に示した．訪問看護指示書・特別訪問看護指示書に基づき，褥瘡部の観察やケアを行うが，発生因子の除去，細菌感染予防，疼痛対策など，療養者の身体的・精神的苦痛が最小限になるよう看護介入を行う．

動画でチェック
褥瘡処置の手順

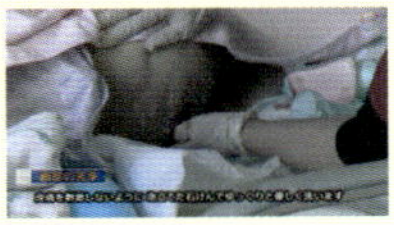

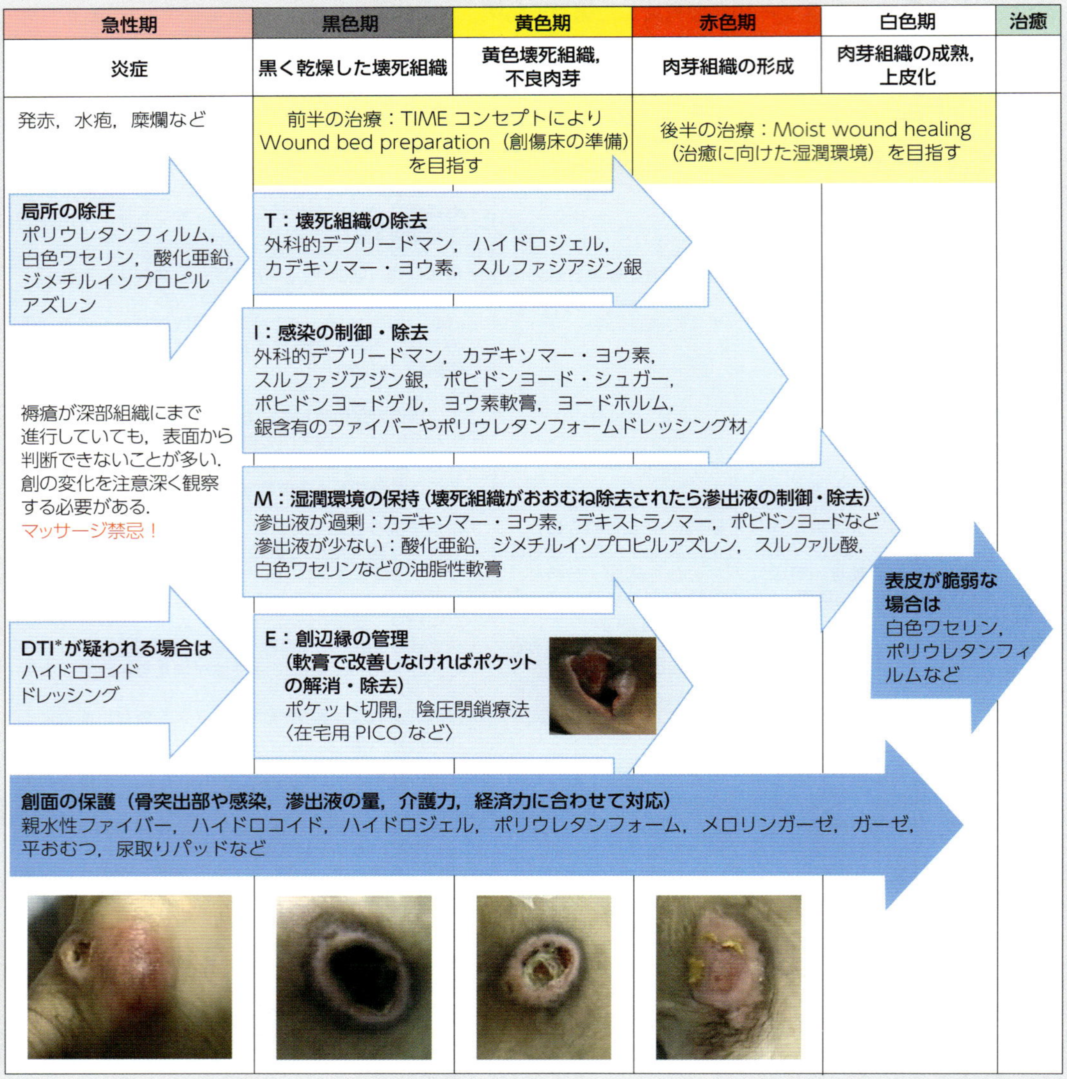

＊ DTI：deep tissue injury（深部組織損傷）

立花隆夫ほか．褥瘡治癒のメカニズム．臨床栄養．2003，103（4），p.353-356 を参考に作成．

図5.15-2　深い褥瘡の治癒に向けたアルゴリズム

plus α

高齢者の低亜鉛血症

味覚障害や食欲低下，貧血，皮膚炎など症状が多岐にわたり，加齢によるものと見過ごされやすい．褥瘡治癒には，亜鉛は重要な栄養素の一つであり，栄養補助食品などによる介入や，難治性の際は医師に相談し，服薬による補充も検討する必要がある．

スキン-テア（skin-tear）

スキン-テアは，摩擦やずれで皮膚が裂けたり剝がれたりする真皮深層までの皮膚（部分）損傷であり，高齢者やステロイドを長期服用している療養者に多く発生してしまう外傷性創傷である．日常生活の移乗動作で発生することもあるため，介護者には創傷ケアだけでなく，移乗介助の指導も必要である．

ドレッシング材で保護する際は皮膚の剝がれた方向を把握し，残存した皮膚を元の位置に戻すよう図の矢印方向にドレッシング材を貼付する．ドレッシング材の交換時は創部を拡大しないよう留意し，図の矢印方向へ愛護的に剝がす．

ガーゼで保護する際は，滲出液で創部とガーゼが固着しないよう創部には指示薬剤，ガーゼには白色ワセリンを塗布する．また，固定テープによるテープかぶれや表皮剝離を予防するため，テープは使用せず包帯で固定するなど，愛護的にケアを行う．

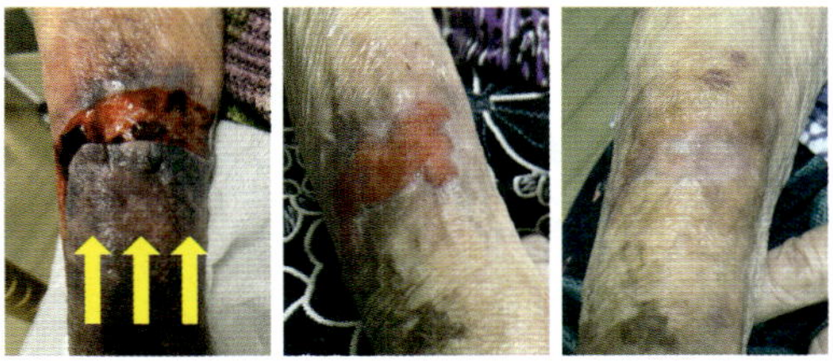

5 療養者・家族への支援

在宅では，療養者のセルフケア能力，家族の介護力を踏まえた提案・指導が重要である．

療養者・家族のアセスメント

療養者の ADL やセルフケア能力（自己での体位変換や食事摂取など）を把握し，家族の介護力は療養者の不足を補えるかをアセスメントする．

継続可能な褥瘡予防・管理方法を提案

家族が褥瘡予防・発生後の管理を続けられるよう，負担する介護や費用を考慮し，継続可能な最善の褥瘡予防・管理方法を提案する．

介護疲労・経済負担への対応

介護疲労や経済負担を考え，褥瘡管理が医療保険で行える特別訪問看護指示書による処置か介護保険の点数内で行えるサービスであるかを介護支援専門員や主治医と連携しながら検討する．

ケアの指導

褥瘡・スキンケア・排泄ケアなどの手順を介護力に合わせた方法で指導する．

悪化・介護疲労時の対応

褥瘡の悪化や感染徴候の出現，全身状態の悪化，介護疲労によるケアの継続困難などの場合は，介護支援専門員や訪問看護ステーションに連絡するよう，連絡先を療養者宅の電話前に掲示する．また，事前にレスパイト先を検索・受診する．

6 多職種との連携

在宅での褥瘡管理におけるそれぞれの職種の連携を図5.15-3に示す．褥瘡の予防を含む管理を円滑に行うために，看護師が中心となり，医師や介護支援専門員をはじめとする多職種と情報交換や方向性の共有・依頼などを行っている．

plus α

多職種との情報共有

療養者宅の『共有ノート』に各職種が伝言を書くことが多かったが，近年では，医療従事者向けの SNS でタイムリーに情報交換や報告・連絡・相談ができるようになってきている．療養者ごとの関係職種グループをつくり，チャットによる医師への相談や褥瘡の写真の共有ができる．

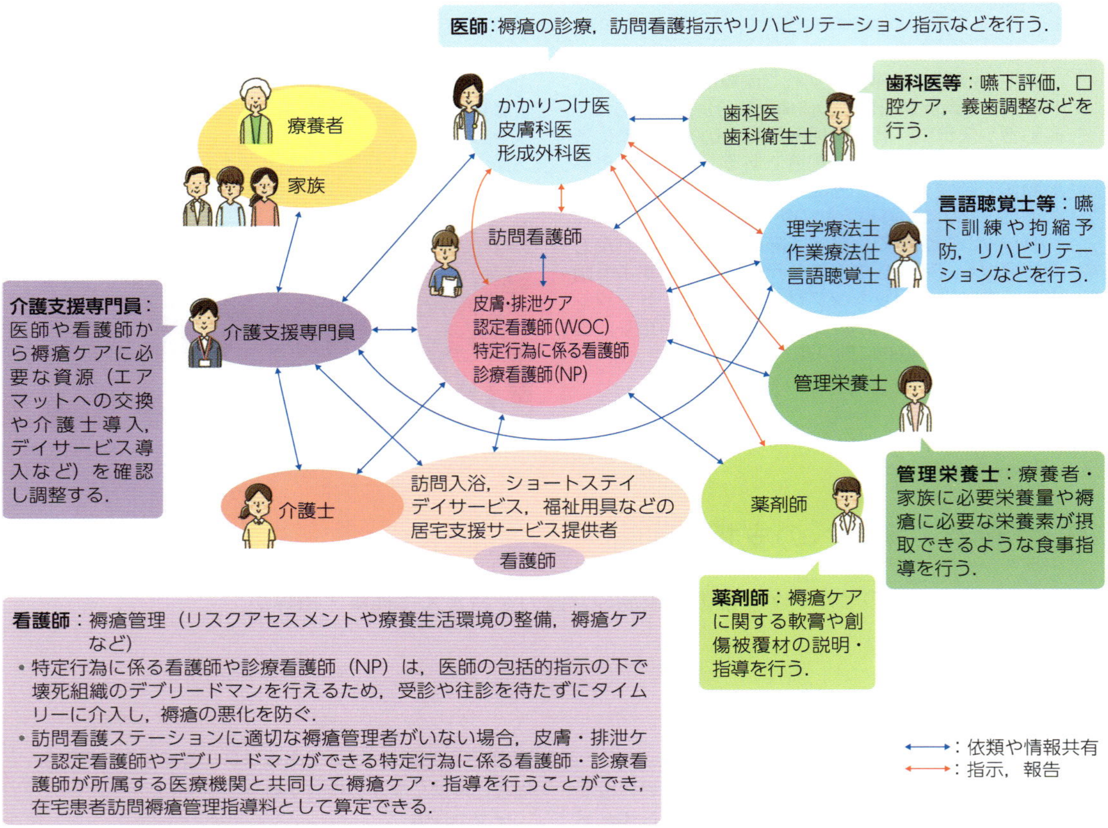

図5.15-3　多職種での連携

重要用語

褥瘡　　ブレーデンスケール　　NPUAP/EPUAP分類　　スキン-テア

16 足病変のケア

学習目標

- 足病変のリスクを知ることで，医療的フットケアの根拠と方法が理解できる．
- フットケア患者のニーズや課題を抽出し，支援方法が理解できる．
- 足病変の予防，再発や重症化予防に向けて，医療・介護従事者等の役割が理解できる．

1 足病変のケアの意義・目的と対象者

足病変とは，足のびらん，水疱，潰瘍，感染症，壊疽《えそ》，変形など，足部に発症する病変全般を指す．中でも**糖尿病足病変**（diabetic foot）は，WHOによると，「神経学的異常といろいろな程度の末梢血管障害を伴った下肢の感染・腫瘍形成，そして・または深部組織の破壊」と定義される．重篤な足病変は，ADLやQOLの低下をもたらし，生命をも脅かす危険性があり，足病変のケア・**フットケア***が必要となる．

足病変のケアの対象者は，足病変を発症している者，もしくは①脈管（動脈，静脈，リンパ管）の狭窄・閉塞・うっ滞，②神経（自律神経，感覚神経，運動神経）の障害，③免疫機能の低下，④皮膚の菲薄《ひはく》化（スキン-テア，浮腫など），⑤血液凝固能の低下，⑥関節可動域や筋力の低下，⑦心身機能の低下に伴うセルフケア能力の低下，⑧認知機能の低下，⑨前述症状が副作用として出現する薬剤の使用などを複数併せもつ者である．例えば糖尿病，下肢動脈疾患（lower extremity artery disease：LEAD），血液透析を受けている，抗がん薬治療中などの足病変ハイリスク要因をもつ者への予防的な介入がそれに該当する．

足病変のケアでは，健康な皮膚や爪を維持することによるバリア機能の保持と外傷性創傷の予防を目的とし，二次的効果として，廃用性浮腫の軽減，歩行改善，転倒予防，ひきこもり予防などを目指す．

> **用語解説＊**
> **フットケア**
> 下肢・足に対して，アセスメントの上で，清潔保持や乾燥防止など足病変の予防的方法を伝え，爪のケアや足浴など必要なケア技術，創傷や胼胝・鶏眼，陥入爪などの足病変の適切なケア方法を実践し，セルフケアの支援へとつなげ，さらに実践を評価し，次のケアへとつなげていくこと[1]．

➡ スキン-テアについては，5章15節p.211も参照．

2 足病変のアセスメント

足病変の治療とケアの要は，血流評価（足関節上腕血圧比*など），外傷予防，感染対策，栄養管理である．足病変のアセスメントでは，血流，外傷，感染，栄養の状態とともに，疾患やケアの継続との関連性についてアセスメントを行う．

1．潜在的リスクの早期発見

足をよく見ることが，本人が気付かなかった足病変や潜在的リスクをいち早く発見し，適切に対処する糸口となる．乾燥，鱗屑《りんせつ》，浸軟*，角質肥厚，皮膚の色調変化，創傷などの皮膚の状態がどの部分にみられるのかを観察する．

爪甲も同様に，色調，爪甲下角質増殖，爪甲肥厚，変形，爪甲周囲皮膚の感染徴候（発赤，腫脹，熱感，疼痛，硬結《こうけつ》など），巻き爪，爪甲剥離などを観察する．

> **用語解説＊**
> **足関節上腕血圧比（ABI）**
> ankle brachial pressure index．血流評価の重要な指標である．
> ABI＝足関節収縮期血圧÷上腕収縮期血圧
> 正常値：1.0≦ABI≦1.4（1.41以上で動脈の石灰化，0.9以下だと狭窄や閉塞が疑われる）

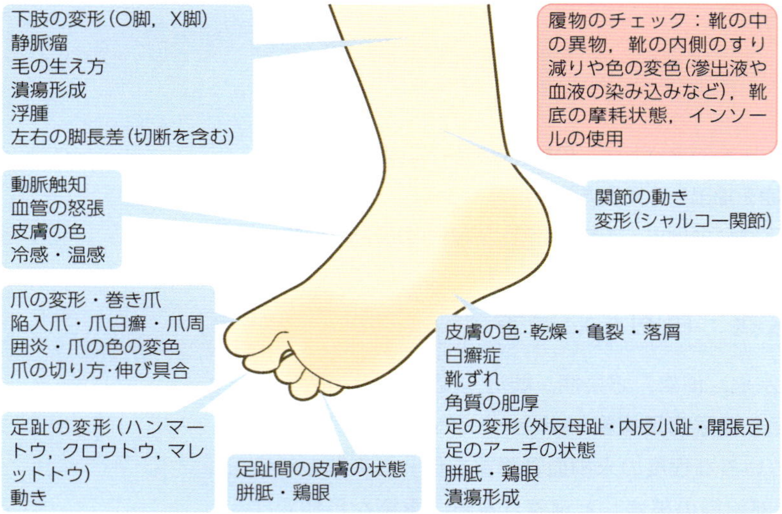

西田壽代．糖尿病足病変のアセスメント．Nurse Data．2005，26（2），p.34 を一部改変．

用語解説＊

鱗屑・浸軟

鱗屑は，角質が細かく剝がれ表皮に付着している状態で，白く，かさついて見える．浸軟は，角質に多くの水分が吸収されて白くふやけた状態．

2．記録と撮影

継続的ケアのために，足や爪の状態を必ず記録する．また，比較検討ができるように，同じ構図で写真を継続的に撮ることが望ましい．

4．ケアの継続

セルフイメージや価値観，加齢に伴う身体的変化や生活環境，社会的環境により，ケアを行っているつもりでも実際は十分に行われていないこともある．

また，家族や医療者などの第三者が行うケアの適正性，公的サービスや民間サービスの介入の有無と内容，その頻度などを情報収集し，ケアの継続の可能性を検討する．

3．疾患との関連性

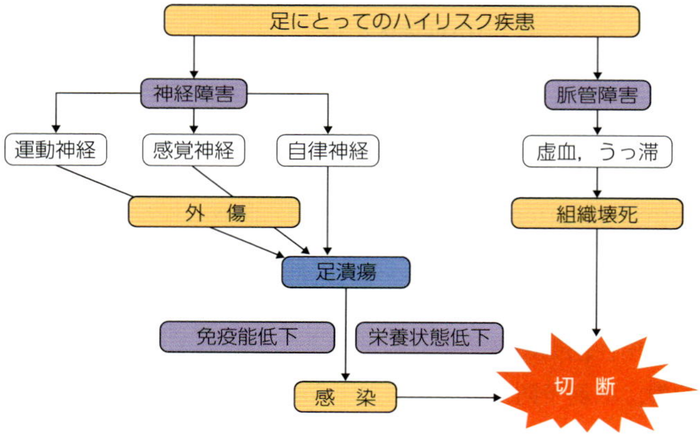

足切断に至る経緯を参考に原疾患との関連性を探る．また，診断がついていなくてもその徴候を示している場合は，リスクを予測し，予防的に関わる．特に足の創傷は，関節可動域や感覚神経の障害が発生要因となる場合があるので，併せて確認する．

3 リスクマネジメント

1．ケアや創傷処置時の注意

爪切りや角質ケアなどにより誤って出血させないよう注意する．特に血液凝固能に問題がある場合や抗凝固薬を服用をしている人を出血させた場合は，洗浄後数分間圧迫し，止血を必ず確認する．また必要時，医師に報告する．

加齢や栄養状態の低下などにより，皮膚が薄くなって外傷性の創傷が発生しやすくなる．スキン-テアなどはその一つで，いったんできると治癒までに時間を要するので十分に配慮する．

2. 合併症の早期発見・早期対処

障　害	合併症
脈管（動脈，静脈，リンパ管）の狭窄，閉塞	• 組織の壊死やうっ滞性皮膚炎などを引き起こす • 時に重篤な感染症により切断を余儀なくされることもある • 浮腫を伴う場合，皮膚の乾燥や亀裂などが起こり，それが引き金で蜂窩織炎を起こすことがある
自律神経障害	• 発汗障害を引き起こし，特に足部の角質の亀裂や胼胝《べんち》（タコ）・鶏眼《けいがん》（ウオノメ）といった部分的な角質肥厚部は硬化が起こり，角質下に潰瘍を形成してしまうことがある • 動静脈シャントの調節ができなくなり，開いたままになることで，末梢血管の血流が乏しくなる
感覚神経障害，特に知覚の障害	• 外傷に対しての防御機能が低下する
運動神経障害	• 筋腱の萎縮が起こり足関節や足趾関節の可動域が低下したり関節拘縮が起こったりする．そのため，歩行機能が低下し転倒リスクが高まる • 歩行時の足底部にかかる圧異常が起こるため，圧の高くかかる部位に胼胝・鶏眼を発症したり，外傷の原因となったりする．足底の脂肪の減少を伴うと，より重篤になる
免疫能低下	• 加齢のほか，糖尿病，膠原病，腎機能障害，悪性腫瘍などの疾患でも低下を引き起こす．それらの疾患のある人が足病変になると，骨髄炎や蜂窩織炎など，重篤な感染症に至る人もいる • 白癬症などの真菌感染に罹患しやすくなり，原疾患の治療が滞ることもある

4 援助の実際

足を見られることや触れられることへの抵抗感をもつ療養者も少なくないため，安心感や信頼感をもってもらえるような言葉掛けや態度が大切である．

加齢に伴い握力や視力，認知機能が低下している場合は，セルフケアとしてのフットケアを自立して行うことができないため，支援が必要な部分を見極めて介入する．

皮膚のケア

清潔保持

入浴以外で足を清潔にする方法には，シャワー浴，足浴，清拭などがある．足浴は，足を湯に漬けるだけではなく，洗浄剤を用いて皮膚を洗うことが望ましい．使用する洗浄剤は，低刺激性で弱酸性のものを選択する．実施後は，掛け湯やシャワーを用いて十分に洗い流す．趾間や爪甲などの入り組んだ部分の洗い残しや拭き残しがないように留意する．

湯に漬ける時間が長すぎると，皮膚が浸軟してバリア機能が低下し，創傷を形成しやすくなるため，5分程度とする．熱傷予防のため湯温を温度計で測定し，37～39℃程度とする．

また，時間や物品を簡素化するために，泡足浴という方法を推奨する．この方法だと家族にも取り入れてもらいやすい．指導は，口頭だけではなく，療養者とともに実際に行ってみると効果的である．

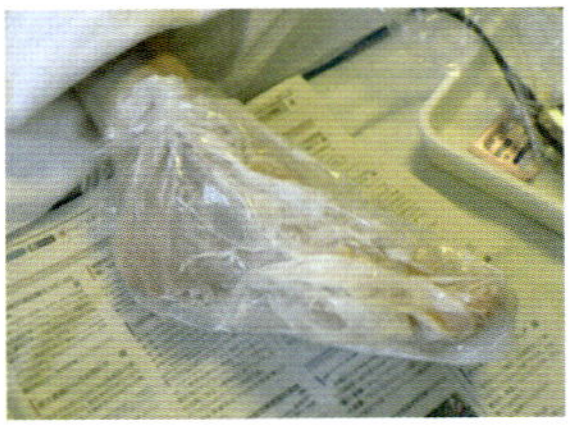

泡足浴の方法

0.5～1mLのボディソープに10～20mLの水または湯をビニール袋に入れて，水がなくなるまで袋をもみ泡立てる．足を入れて袋の上から手で隅々まで洗ったら，袋から足を出して，温タオル大きめのウェットティッシュなどで拭き取るか，ペットボトルなどに入れた微温湯で洗い流す．

保　湿

加齢や自律神経・血流の障害は，皮膚の乾燥を助長する．乾燥は微小な創傷や角質の亀裂を引き起こすため，保湿が重要な予防的ケアとなる．保湿剤は，乳液・クリーム・ゲル状のものを用い，乾燥の改善状態をみて，使用頻度や量，基剤，種類を検討する．乾燥すると割れる原因となるため，爪甲も皮膚と一緒に保湿をする．

胼胝・鶏眼

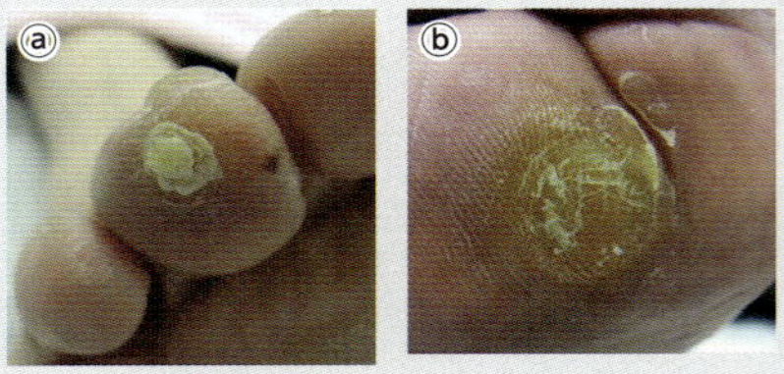

ⓐ胼胝
圧を慢性的に受け続けた部分の角質が外側に肥厚した状態．

ⓑ鶏眼
圧を慢性的に受けた部分の角質が，内側にとげ状に肥厚した状態．

感覚神経障害があると，胼胝や鶏眼があっても，痛みを感じることなく歩行を続けられるため，深部組織が損傷を受け，角質下または内部に出血痕や潰瘍ができることもある．発見したら医師に報告し，肥厚した角質を削り，その直下に潰瘍がないかを必ず確認する．

①角質用やすり（レデューサー）

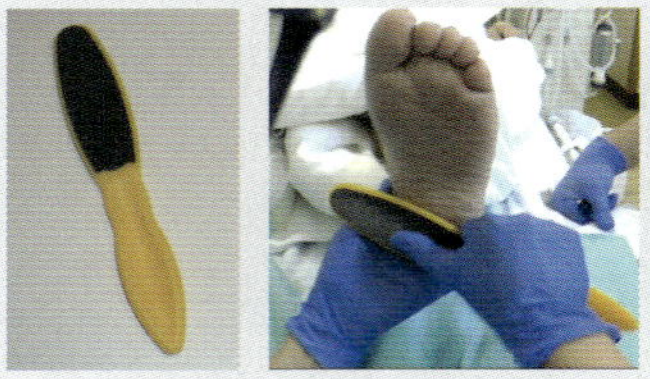

④ニッパー型爪切り

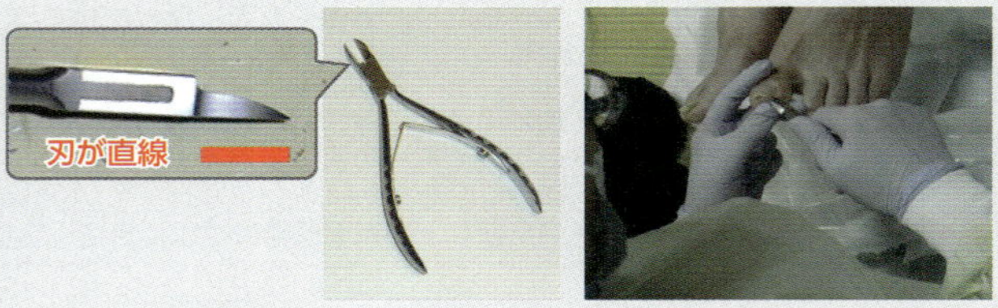

②爪用やすり

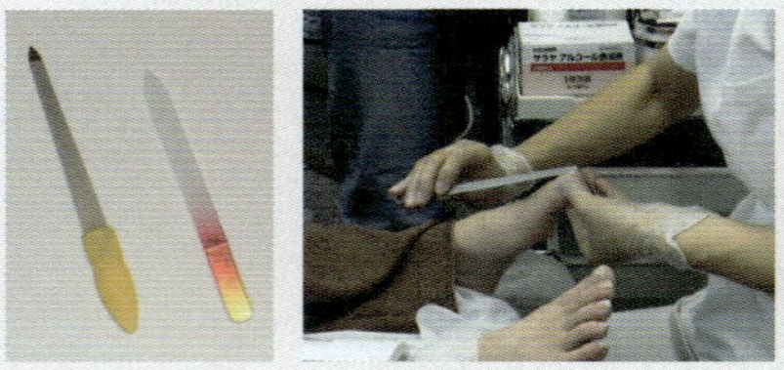

⑤グラインダー

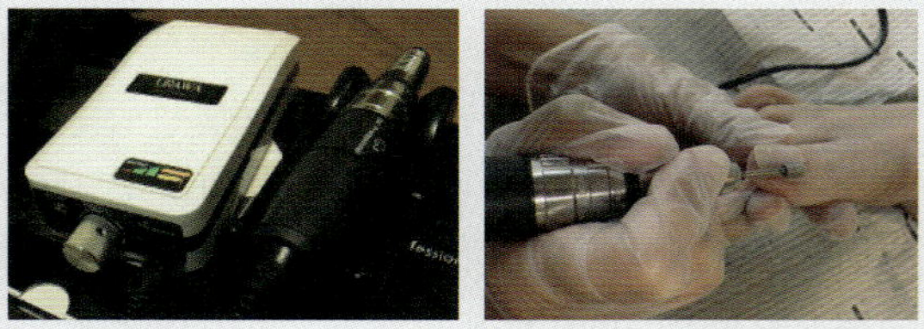

③ゾンデ

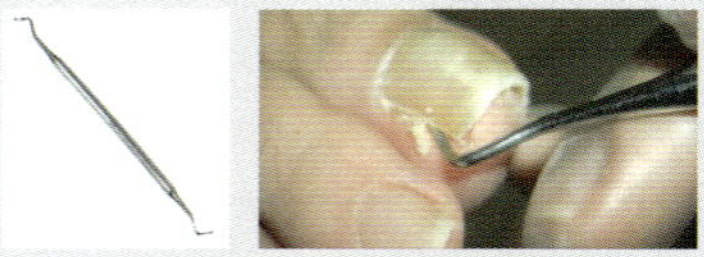

運動神経障害に伴い，関節の変形が起こると，足趾関節の背側や，趾尖《しせん》部，中足骨骨頭部に胼胝や鶏眼を形成しやすい．痛みを感じることができ，セルフケアが可能な場合は，角質用やすり（レデューサー），もしくは爪用やすりを用いて少しずつ削ってもよい．

療養者本人や家族によるケアが困難な場合は，トレーニングを受けた看護師が医師に確認した上で安全に削るか，もしくは皮膚科で処置を行う．また，圧分散を図るため，履物やインソール（中敷き）の検討をする．

肥厚した角質のケア

踵部にみられる角質肥厚は，乾燥，慢性的な摩擦などが誘因となる．適切なサイズの靴を選び，正しく履けるよう指導し，場合によってはオーダーメードでインソールを作製するなどの対策をとる．

肥厚した角質は，2週間に1回程度を目安に角質用やすり（レデューサー）などを用いて削り，その後に保湿をする．目の粗い軽石は，角質を損傷し微細な傷を多く作ることになるため，用いないよう指導する．

正しい靴の履き方

①靴ひもを解く．
②靴の中に小石などが入っていないかを確認する．
③靴の中に足を入れる．
④甲の部分にある当て布（ベロ）の部分が中に入り込んでいたら，それを出してしわがないようにする．
⑤つま先を上げ，踵をついて，靴の踵部分に踵がすっぽりと収まるようにする（椅子に座って履くとやりやすい）．
⑥靴ひもを，足のつま先にいくほどゆるめに，足首にいくほどしっかりとフィットするように調節する．
⑦靴ひもを結ぶ．
⑧歩いて踵が抜けないかを確認する．

正しい靴の履き方

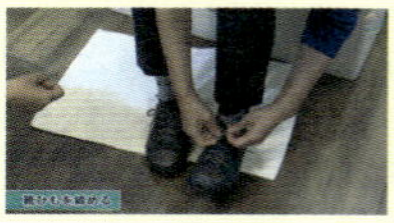

爪甲のケア

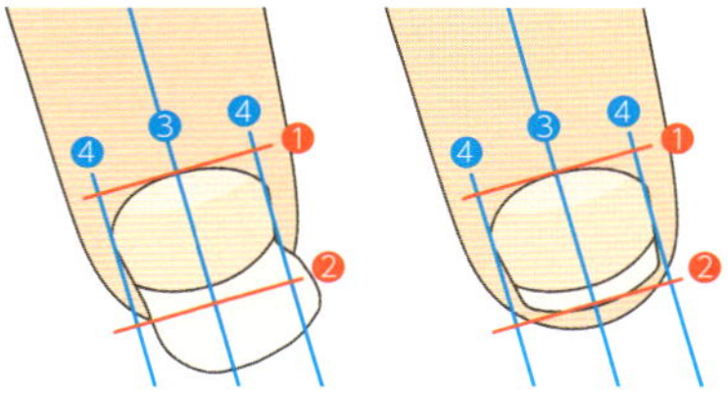

足の爪の切り方

①療養者，実施者両者の安全安楽な体位を整える．
②アルコール綿などでケアする部分を清拭する．
③水や乳液で湿らせた綿棒などで，爪周囲の固着した汚れを除去し，爪縁を目視で確認できる状態にする．
④後爪郭の爪の付け根に沿ってまっすぐの線を引く（❶）．
⑤❶と平行に爪の先端に線を引く（❷）．指の長さより0.5～1mm程度短めにする．この❷が爪甲切除の基本ラインになる．
⑥足趾の中心に線を引く（❸）．❸は❶とほぼ直角になる．
⑦❸と平行に爪縁に線を引く（❹）．❹から著しく爪がはみ出ている場合は，爪やすりで研磨するか爪切りで切除する等で形を整える．
⑧爪用やすりで，やすり面を爪の切断面に対してぴったり当ててやすり掛けを行う．
⑨やすりの掛け残しがないかを確認する．
⑩アルコール綿などで拭き取り，爪の粉を除去し汚れが残らないようにする．
⑪保湿する．

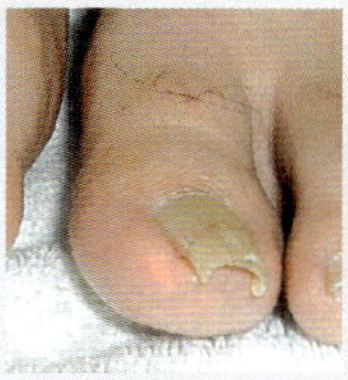
①巻き爪

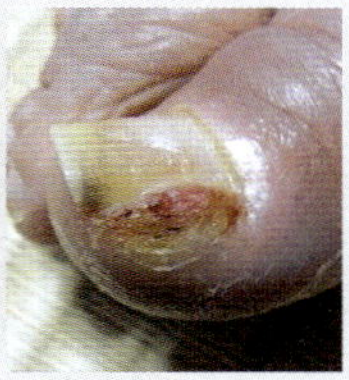
②陥入爪

足の爪をまっすぐに切ることは，巻き爪や陥入爪の予防につながる．①巻き爪は爪が縦に巻いた状態，②陥入爪は爪がとげ状に皮膚に刺さり，炎症を起こしたものをいう．深爪は皮膚を傷つける原因となり，巻き爪の誘因になるともいわれているため，必ず足を見て医療的な視点で確認を行うことが必要である．

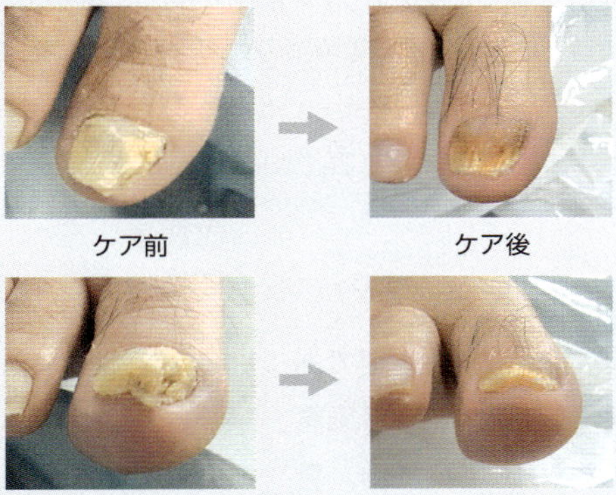
ケア前　ケア後

爪白癬の爪甲ケア

爪白癬は，進行すると爪肥厚や爪下の角質増殖により自分で爪甲を切ることが困難となる．高齢者では足に手が届かないことがあり，また視力の低下などにより自分で爪甲を切ることができない場合もあるため，代わりに実施する者を探すことも重要である．

爪を切る際は個人専用の爪切りを用意し，手を先に，足は後に行う．爪切りを共用するときは，自分が使い終わったら石けんを使って十分に洗い流し，しっかり乾いてから次の人が使うようにする．

フットウエア（履物）とインソール（中敷き）

靴の適合性は，足のトラブルを引き起こす要因となる．足を保護し，歩行動作を助けるといった靴本来の役割を果たせるよう，靴に関する基本的な知識を身に付け，療養者の生活に合ったものを選べるよう，共に考えることが大切である．

市販の靴で対応が可能な場合は，右の点に注意して購入する．

靴を長持ちさせ，かつ白癬菌などに感染しないために，靴は陰干しし，インソールが入っている場合は外して自然乾燥させ，毎日同じ靴を履かないようにする．

靴の選び方

- 靴のサイズは，趾先より1.5～2.0cm程度ゆとりがあり，足の幅がちょうどよく，踵が抜けないもの
- 踵の高さは4cm未満で，接地面積の広いもの
- 靴の内側の縫い目などが骨突出部に当たらないもの
- 足背部がしっかり覆われていて，ひもかベルトで調節できるもの

医行為ではない「フットケア」

医師法第17条，歯科医師法第17条，保健師助産師看護師法第31条などでは，医師・歯科医師・看護師などの免許を有さない者による医業を禁止している．しかし，近年の疾病構造の変化や医療・介護サービスの提供のありかたの変化などを背景に，医療機関以外の高齢者介護・障害者介護の現場などにおいて，口腔ケアや耳垢の除去などとともに，以下のようなフットケアは原則として医行為ではないとしている．

- 「爪そのものに異常がなく，爪の周囲の皮膚にも化膿や炎症がなく，かつ，糖尿病等の疾患に伴う専門的な管理が必要でない場合に，その爪を爪切りで切ること及び爪ヤスリでやすりがけすること」[2)]
- 「①軽度のカーブ又は軽度の肥厚を有する爪について，爪切りで切ること及び爪ヤスリでやすりがけすること，②下腿と足部に医薬品ではない保湿クリームを塗布すること，③軽度の角質の肥厚を有する足部について，グラインダーで角質を除去すること，④足浴を実施すること」[3)]

5 療養者・家族への支援

フットケア教育

足は通常あまり問題視されることがなく，痛みが出たときや歩行困難を感じたときに，初めてその大切さが認識される．「老いは足元から」という言葉もあるように，普段から足の大切さを認識してもらい，足病変リスクのある疾患にかかった初期の段階からフットケア教育をすることが望ましい．

適切な診療科に導く

日本では足のケアに関する公的資格が存在しないため，受診する診療科に迷うことも少なくない．例えば，足のしびれがあるときには，その原因は神経内科領域ではなく整形外科，循環器系の疾患かもしれない．そのため，アセスメントを的確に行い，適切な診療科に導くことも，訪問看護師の大切な役割となる．

6 社会資源の活用・調整

1 多職種との連携

足病変の治療とケアの要《かなめ》は，血流評価，外傷予防，感染対策，栄養管理である．そのため，循環器科，血管外科，皮膚科，形成外科，整形外科，感染管理，疼痛管理などの医師，皮膚・排泄ケアや糖尿病看護などの認定看護師，管理栄養士，薬剤師のみならず，履物の専門知識をもつ義肢装具士や，整形外科靴の知識をもつ靴職人，シューフィッター，身体の動きの専門家である理学療法士や作業療法士，介護予防運動指導員，日本フットケア・足病医学会認定資格者，保健師，メディカルソーシャルワーカー（MSW）など，公的資格者だけではなく民間資格や学会資格をもつ多職種と連携して，病院や施設，在宅，どの環境であっても，継続的に関わることができるしくみづくりを行うことが大切である．

2 制度

疾患によっては医師の診断書などの証明があれば，**靴型装具***と**足底装具***を医療保険などの適用を受けて作製することができる．医療保険などの利用は

plus α
足病変に関係するその他の職種

慢性疾患看護分野の専門看護師も，生活習慣病の予防や，慢性疾患の管理，健康増進，療養支援などに関する水準の高い看護の観点から，足病変の重症化予防に欠かせない存在である．

用語解説*
靴型装具・足底装具

整形外科的疾患の治療目的で用いる特別な靴を**靴型装具**，オーダーメードの中敷きを**足底装具**という．医師の指示書が必要で，自己負担以外の金額が医療保険から支払われる．

1年半に1回可能である（小児を除く）．日本では，このような靴が治療法の一つであることがすべての医師に認知されていない現状がある．近年はこれらの重要性が少しずつ認識され，この分野に関心をもって取り組む義肢装具士が増えつつある．

引用・参考文献

1) 日本フットケア・足病医学会編．重症化予防のための足病診療ガイドライン．南江堂，2022.
2) 厚生労働省．医師法第17条，歯科医師法第17条及び保健師助産師看護師法第31条の解釈について（通知）．2005. https://www.mhlw.go.jp/web/t_doc?dataId=00tb2895&dataType=1&pageNo=1,（参照2024-07-04）.
3) 経済産業省．産業競争力強化法の「グレーゾーン解消制度」の活用．2017. https://www.meti.go.jp/policy/jigyou_saisei/kyousouryoku_kyouka/shinjigyo-kaitakuseidosuishin/press/171120_press.pdf,（参照2024-07-04）.
4) 西田壽代．"糖尿病足病変とフットケア"．すべてがわかる最新・糖尿病．門脇孝ほか編．照林社，2011, p.297-302.
5) 西田壽代監修．新はじめよう！フットケア．日本トータルフットマネジメント学会編．日本看護協会出版会，2022.

重要用語

糖尿病足病変　フットケア　靴型装具　足底装具

17 インスリン自己注射

学習目標

- 在宅におけるインスリン自己注射の援助について理解できる．

1 在宅におけるインスリン自己注射の意義・目的と対象者

糖尿病は，インスリンの作用不足による慢性の高血糖状態を主徴とする代謝疾患群である[1]．急激かつ高度のインスリン作用不足は急性合併症を起こし，生命の危機につながるとともに療養者のQOLを低下させるため，注射でインスリンを補うことがある．

インスリン自己注射の対象者は，インスリン依存状態，高血糖性の昏睡，重症の肝障害や腎障害を合併している状態，経口薬療法では良好な血糖コントロールが得られなかったり，著明な高血糖を認めたりする患者で，かつ自己注射ができる療養者である．原則として療養者本人が注射を行うが，認知機能の低下などにより自己注射が困難な場合は家族が行うことも可能である．

インスリンを自己注射することにより，入院や毎日の通院をすることなく，社会生活を維持することが可能となる．療養者と家族のライフスタイルに合わせ，無理なく安全に自己注射を続けていけるように支援することは，QOLの維持・向上につながる．

2 インスリン自己注射におけるアセスメント

1．療養者・家族のアセスメント

インスリン自己注射を適正に実施し，良好な血糖コントロールを維持するためには，療養者および家族（介護者）の理解力，心身の状況，生活環境を常にアセスメントし，セルフケア能力に応じた支援を行う．

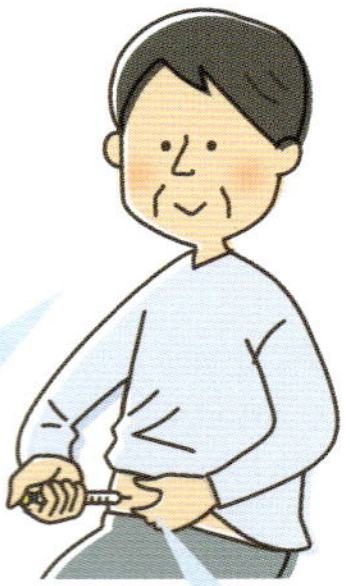

介護者・家族の状況
- 家族構成，療養者との関係性，協力者の有無
- 介護力：家族の心身の状況
- インスリン療法に関する理解と受け入れ
- 介護負担の程度，社会資源の利用状況
- 経済状態

療養者の状況
- 疾患の状態（治療方針，血糖コントロールの状況，合併症の有無など）
- 身体的機能：日常生活動作（ADL），視力，手指の機能，皮膚の状態など
- 精神的機能：認知機能，うつ症状など
- 社会的機能：仕事や社会交流の状況など

インスリン療法の管理状況
- 疾患およびインスリン療法に対する理解，意欲
- 受診状況
- インスリン自己注射および血糖自己測定の手技，記録
- インスリン製剤の管理状況（保管，予備の確保，必要物品の準備）
- 日常生活の管理状況（運動・食事療法の理解と実施）

2．注射部位のアセスメント

同一部位に繰り返し注射することにより，皮下の脂肪が肥大することによって弾性の腫瘤（リポハイパートロフィー）ができる．腫瘤部位への注射はインスリン吸収が障害され，血糖コントロールが不良となるため，注射部位を十分観察する．

腫瘤を確認した場合は，医師に相談するよう指導する．

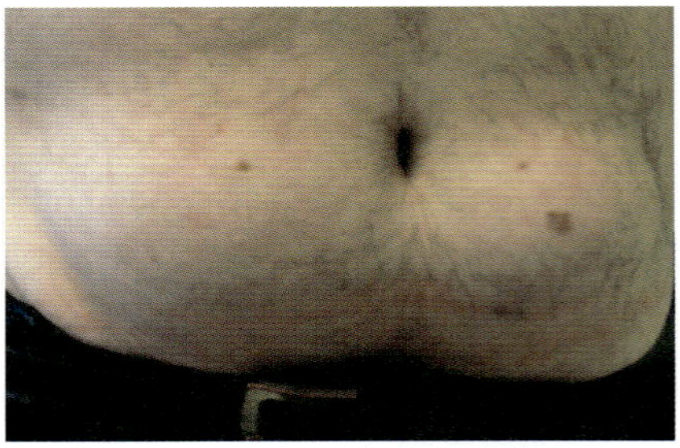

日本糖尿病協会編．インスリン自己注射ガイド．2014，p.10．https://www.nittokyo.or.jp/uploads/files/GUIDE_140515_B5.pdf（参照2024-07-04）より転載．

低血糖の誘因
- 食事：食事時間の遅れや不規則，食事量の不足，糖質の不足
- 運動：空腹時の運動，過剰な運動
- 服薬状況：薬の種類や量，タイミングの誤り
- その他：空腹時や服薬直後または長時間の入浴，アルコールの多飲

3．低血糖

低血糖とは，血糖値が正常範囲以下に低下した状態（一般には50～80 mg/dL以下）をいう．糖尿病の薬物療法中に高頻度にみられ，放置すると死に至る可能性がある．症状の出現には個人差があり，高齢者などでは自覚されない場合もある．

低血糖の発症を予防し，出現を早期に発見して重症化させないためには，療養者および家族に低血糖の誘因と症状，低血糖症状出現時の適切な対処法を，繰り返し指導することが大切である．

低血糖を起こすと，低血糖に対する恐怖心を抱き，インスリン注射を自己判断で減量や中断してしまうことがある．また，食事や運動習慣が乱れることもあり，血糖コントロールが不良になることがある．患者とともに低血糖が起こった原因を振り返り，今後の対策を考えていくことが重要である．

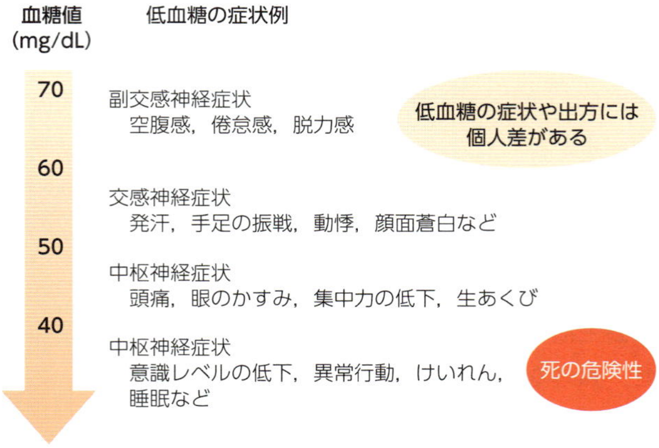

3 援助の実際

インスリン製剤の管理

インスリン製剤は多くの種類があり，その作用や目的が異なる．療養者がどの種類の製剤を使い，どのような特徴があるのかを理解し，その管理も含めて，使いこなせるように指導していくことが大切である．

インスリン製剤の管理方法

①使用中のインスリン製剤は室温（1 ～ 30℃）で保管する．直射日光や高温（30℃以上），凍結に注意する．
②未使用のインスリン製剤は冷蔵庫で保管する．凍結を防ぐため，箱に入れたままドアポケットなどの凍結しない場所に入れておく．
③使用期限に注意する．
④乳幼児の手の届かない場所に保管する．

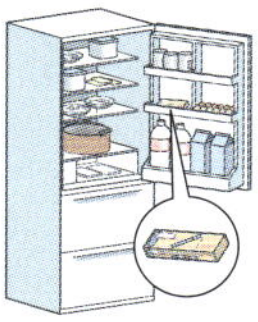

血糖自己測定（self monitoring of blood glucose：SMBG）

血糖自己測定の意義

血糖値を自己測定することにより，日常の血糖値を把握することができ，より良い血糖コントロールをすることが目的である．血糖値を測定し，決められた範囲でインスリン注射量を調節し，より厳密な血糖コントロールをすることが可能となる．また，低血糖の予防や早期対処が可能である．セルフマネジメントに向けた教育的効果も大きい．

血糖測定のタイミング・回数は，医師の指示に従って行う．測定結果は，血糖値の変動に影響するような生活の変化や自覚症状なども併せてノートなどに記録するように指導する．

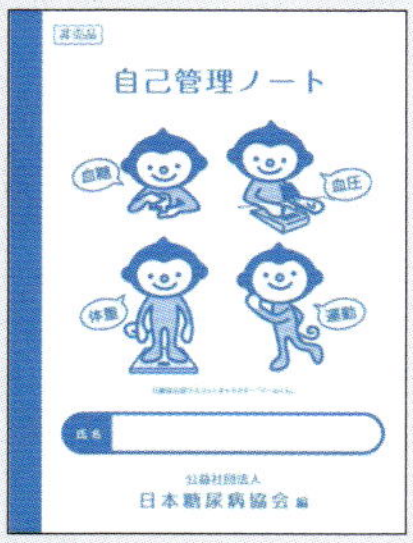

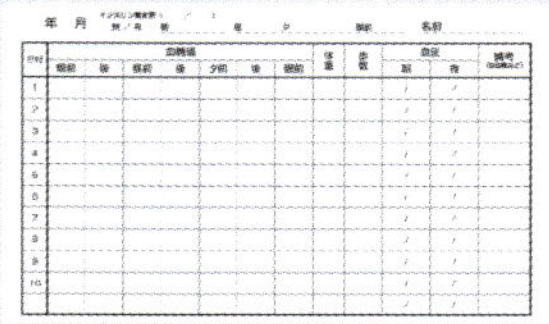

自己管理ノート

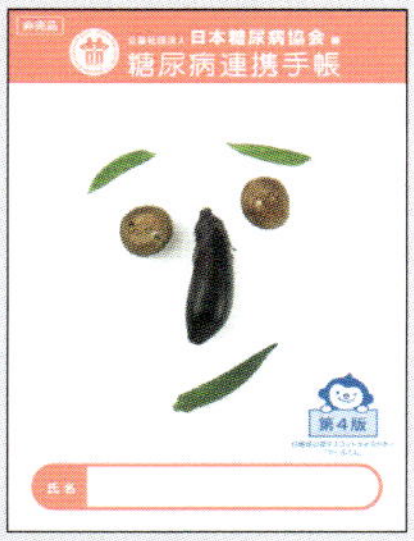

糖尿病連携手帳

日本糖尿病協会．協会グッズ一覧．https://www.nittokyo.or.jp/modules/patient/index.php?content_id=4（参照 2024-07-04）より転載．

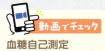

動画でチェック
血糖自己測定

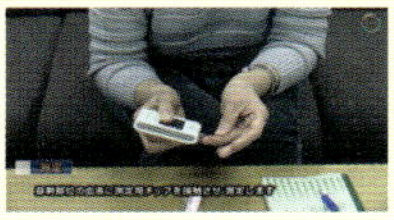

血糖自己測定の手順

❶必要物品の準備，手洗い

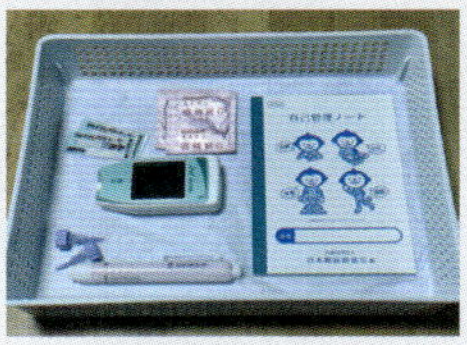

血糖測定器，測定用チップ，消毒用アルコール綿，採血用穿刺器，記録用紙を準備する．測定用チップを測定器の奥まで挿入し，穿刺器具に針を装着する．

❷穿刺する

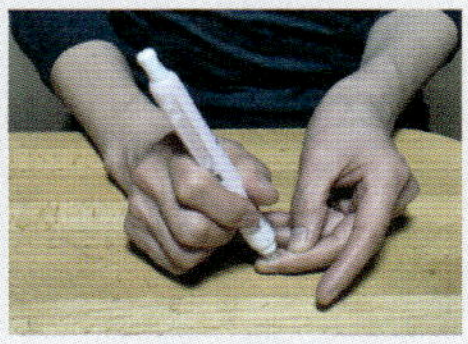

穿刺部位を消毒し，穿刺する．

❸測定する

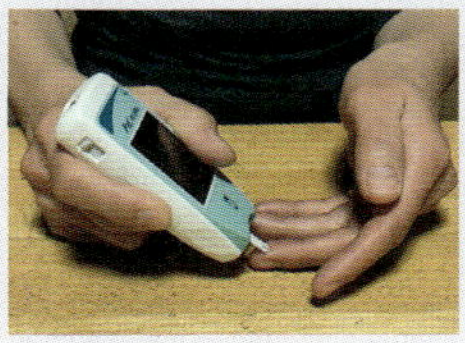

穿刺部位の血液に血糖測定器のチップを接触させ，測定する．血糖値を読み取り，記録する．

❹穿刺部位の消毒　❺出血のないことを確認して器具を片付ける

plus α

フラッシュグルコースモニタリング（FGM）

指先に針を刺すことなく，上腕に貼ったセンサーで皮下の組織間液中のブドウ糖濃度を測定する装置である．血糖値に換算してリーダー（読取装置）に最長 14 日間記録でき，1 日の血糖値の推移が可視化される．2017（平成 29）年から保険適用となっている．

インスリン自己注射の実際

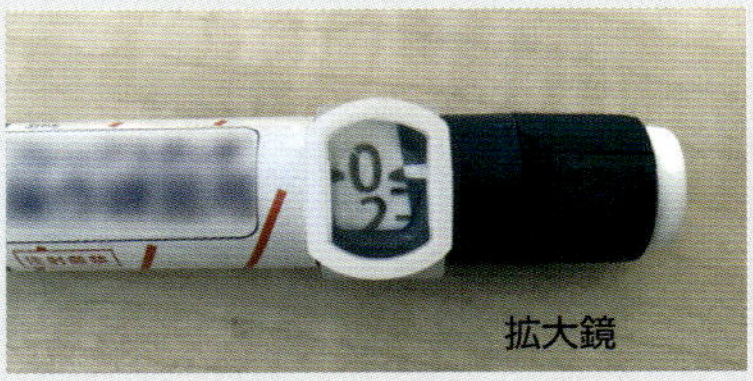

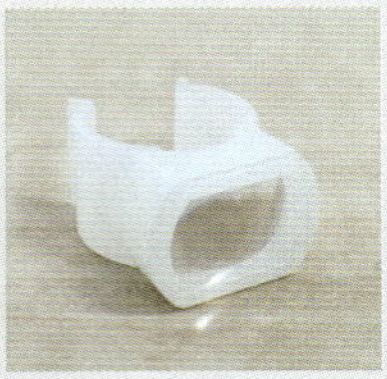

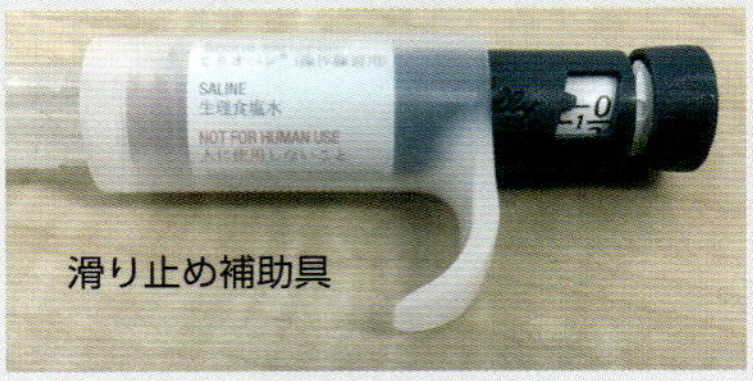

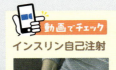

動画でチェック

インスリン自己注射

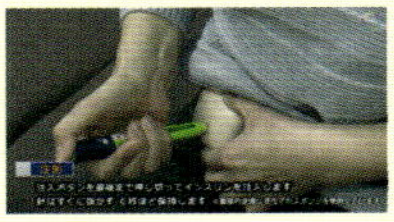

❶ インスリン注射器具

インスリン注射器具にはさまざまなタイプがある．療養者の身体機能に合わせて選択されるが，状態の変化に応じ適正に使用できるように調整していく必要がある．特に高齢者は，視力や手指の微細運動機能が低下し，器具を取り扱いづらくなる．また，視覚障害者は白がまぶしくて見づらい場合がある．滑り止め補助具やダイヤル部分に装着する専用のルーペ（拡大鏡），数字部分が「白黒反転」になるデザイン設計の器具の利用を支援する．

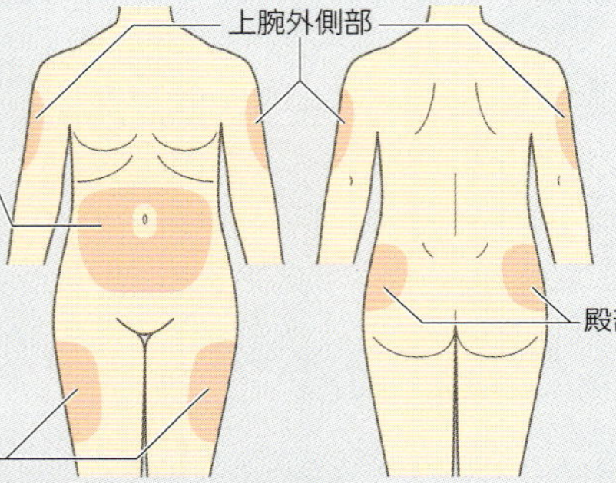

吸収速度：腹部＞上腕外側部＞殿部＞大腿外側部
それぞれの注射部位において毎回 2 ～ 3 cmずらし，注射位置をローテーションする．
日本糖尿病協会編．インスリン自己注射ガイド．2014，p.4 より作成．

❷ インスリン注射と注射部位

インスリン注射は原則として皮下に行う．脂肪がある部位であればどこでも問題ないが，注射部位や条件によりインスリン吸収速度に差がある．面積が広く，吸収速度が速く，運動による吸収速度に影響を受けることの少ない腹壁が推奨されている．

注射は，腹部なら腹部，殿部なら殿部と，同一部位において毎回2～3cmずつずらしてローテーションして行う．

❸ 自己注射の手順

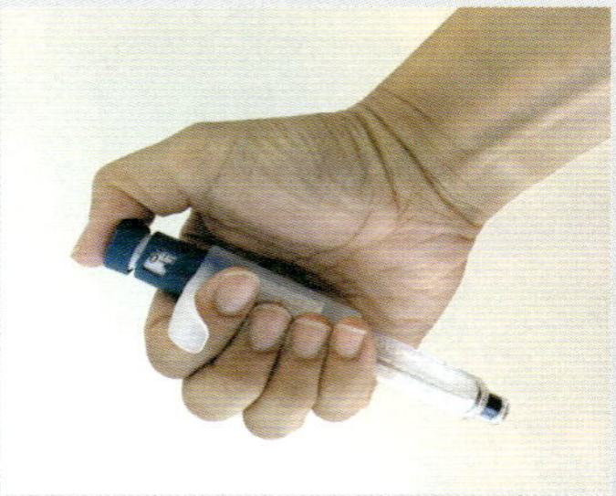

注射前にダイヤルが 0 になっていることを確認する．

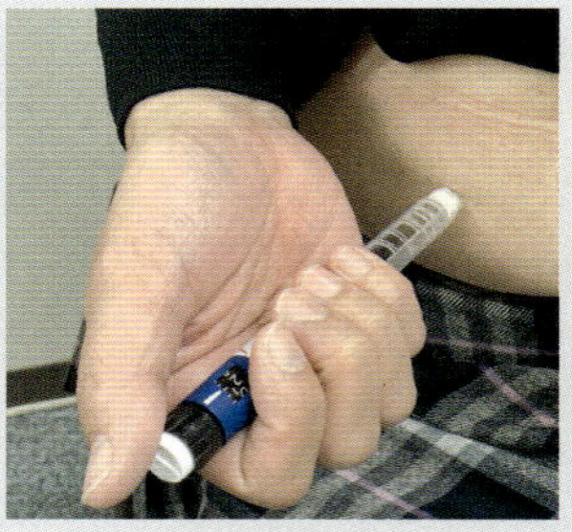

注射針を皮膚に直角に刺し，注入ボタンを最後まで押し切る．

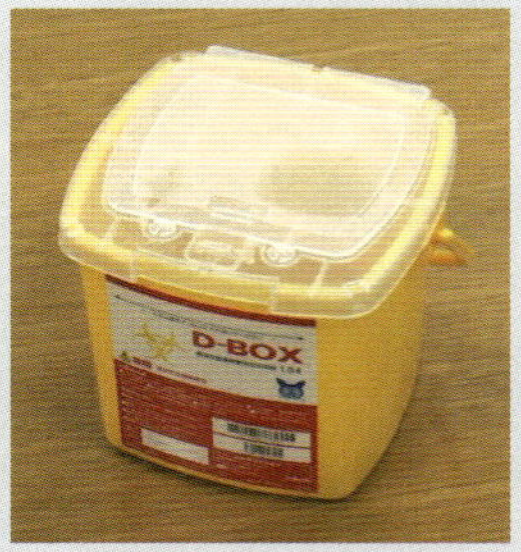

使用済みの注射針は容器に入れ医療機関に持参して廃棄してもらう．

4 インスリン自己注射に生じやすいトラブル・対処

1．低血糖

インスリン療法中は，インスリン注射の量やタイミングが不適切であったり，食事量が少ない，食事時間のずれ，過剰な運動や空腹時の激しい運動などにより，低血糖を起こしやすい．低血糖が起きたときの対処方法や低血糖の備えを日ごろから確認しておくことが大切である．低血糖を繰り返し起こす場合には，主治医に相談する．

低血糖時の対処方法
- 症状を感じたら，指示されたブドウ糖などを摂取し，安静にする．
- 運転中の場合は，すぐに自動車を停めて対処する．
- 低血糖が起こったら，医師に報告する．

低血糖への備え
- 低血糖出現時に摂取するブドウ糖などの必要量を事前に主治医に確認し，常時携帯する．
- 低血糖の症状や出現時の対処について，療養者本人だけでなく，家族や身近な人に伝えておく．
- 外出先での低血糖時周囲の人や医療関係者に糖尿病であることを知ってもらい，適切な処置につながるように．糖尿病患者用（緊急連絡用）IDカードなどを携帯する（図5.17-1）．

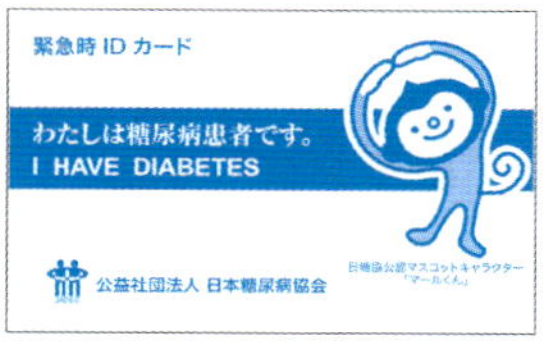

スマートフォン用のアプリ版もある．英文カードもあり，海外旅行時に持参するとよい．

日本糖尿病協会．協会グッズ一覧．https://www.nittokyo.or.jp/modules/patient/index.php?content_id=4（参照 2024-07-04）より転載．

図5.17-1 糖尿病患者用ID（緊急連絡用）カード

2．シックデイ

糖尿病の治療中に，発熱や下痢，嘔吐，または食欲不振のため食事が普通にできない状態を**シックデイ**という．血糖値が普段と比べて大きく変化しやすく，コントロールが難しくなる．著しい高血糖や低血糖，糖尿病ケトアシドーシスなど重篤な状態に陥ることがある．

シックデイのときには，主治医に連絡して指示を受けることが原則である．シックデイの対応について，日ごろから主治医に指示を受けておくように促すとともに，基本的な対応を一緒に確認しておくことが大切である．

シックデイの基本的な対応
- 自己判断でインスリン注射や治療薬を調整せず，主治医に連絡し，指示を受ける．
- 安静と保温を心掛ける．
- 十分な水分を摂取する．
- 食欲がない場合でも絶食せず，消化や口当たりの良い物で水分・炭水化物をできるだけ摂取する．

5 療養者・家族への支援

定期的な手技の確認

在宅でのインスリン自己注射の導入は，療養者と家族のライフスタイルに合わせた手技を共に考え，適切に行えるように支援していく．慣れてくると自己流に変化していく場合があるため，定期的に手技を確認し，安全に継続できるように指導することが必要である．

トラブルへの対処法の指導

低血糖症状やシックデイの出現時には，落ち着いて適切に対処できるように，日ごろから療養者・家族に原因や症状および対処方法を繰り返し指導しておくことが大切である．

災害時の備えに関する助言

災害時の備えについても日ごろから助言しておくとよい．

plus α 災害時の備え

緊急時でもインスリン注射は中断しない，予備の薬は2週間分以上常備しておくことを指導する．常時携帯するものは，インスリン製剤（予備も含む），注射器，注射針，アルコール綿，血糖測定器，測定用チップ，ブドウ糖などの補食，水分，必要な飲み薬，糖尿病連携手帳，保険証，糖尿病患者用IDカードなど．

6 社会資源の活用・調整

1 多職種連携

入院中はインスリン自己注射の手技を習得できているように見えても，いざ在宅での生活が始まるとうまくいかない場合がある．また，認知症などによって認知機能が低下すると，ADLが低下する場合もある．聴覚や視覚，また．感覚，知覚の低下に加え，家族や支援者の見守り・協力が得られない場合は，インスリン自己注射による治療が難しいこともある．一方，多職種が連携し，しっかりとしたサポート体制をとることで，１人暮らしで認知症を患っていても，自己注射を行って在宅で療養できる場合もある（➡７章１節p.252も参照）．

plus α

小児のインスリン自己注射

近年，中学生・高校生を含む小児において２型糖尿病が増加しているが，インスリン自己注射による治療は１型糖尿病に多い．小児の糖尿病の治療目標は，糖尿病でない子どもたちと同じ発育，QOLの維持が第一である．また，インスリン自己注射による治療は，日常生活の自立，微細な運動機能の発達，読み書きができるなど，成長発達段階を見極めて進めていく．

2 医療資材の管理

使用した注射器や針は，自治体によって処理方法が違うため，かかりつけの医療機関や薬局に確認して，周囲の人たちの安全面にも配慮する．また，外出時や非常時，災害時に備えて，予備を用意しておくことも重要である．

3 患者会・家族会

全国各地に１型糖尿病の患者会・家族会があり，カウンセリング，サマーキャンプ，情報提供，政策提言などの活動を行っている[2]．また，糖尿病患者とその家族，医師，看護師，栄養士などの医療スタッフで組織される友の会などもあり[3]，糖尿病に関する正しい知識の普及や患者同士のネットワークの場となっている．訪問看護師は，このような身近にある社会資源の情報を常に把握し，必要とする療養者に情報提供できることが望ましい．

引用・参考文献

1) 日本糖尿病学会編著．糖尿病治療ガイド2022-2023．文光堂，2022.
2) 日本IDDMネットワークホームページ．https://japan-iddm.net,（参照2024-06-24）.
3) 日本糖尿病協会．糖尿病友の会とは．https://www.nittokyo.or.jp/modules/club/index.php?content_id=2（参照2024-06-24）.
4) 日本糖尿病学会編著．患者さんとその家族のための糖尿病治療の手びき2020．改訂第58版，日本糖尿病協会・南江堂，2020.
5) 林道夫監修．糖尿病まるわかりガイド：病態・治療・血糖パターンマネジメント．学研メディカル秀潤社，2014.
6) 宮崎歌代子ほか編．在宅療養指導とナーシングケア：在宅自己注射/在宅自己導尿/在宅寝たきり患者処置（褥瘡）．医歯薬出版，2003,（退院から在宅まで，5）.

重要用語

インスリン自己注射　低血糖　血糖自己測定（SMBG）　シックデイ

18 在宅CAPD管理

学習目標

- CAPDの在宅療養の特徴が理解できる.
- CAPDの管理方法の留意点が理解できる.
- CAPDを行うことによる合併症とトラブルが理解できる.

1 在宅におけるCAPD管理の意義・目的と対象者

連続携行式腹膜透析*（continuous ambulatory peritoneal dialysis：CAPD）は，腹腔内にカテーテルを留置して腹膜を介して透析を行う方法で，療養者自身または家族や訪問看護師によって透析液の交換を行う在宅での治療法である．残腎機能があり尿が出ている療養者の場合は残腎機能を保つこともでき，生命予後が良好である．また，腹膜を利用して透析をすることで血液透析のように血液を体外循環させることがないため，心血管系の合併症のリスクが血液透析に比べて低い．処方された回数の透析をほぼ毎日行う必要はあるが，療養者の生活スタイルに合わせた透析の方法を工夫することも可能である．通院回数は月１～２回程度であり，時間的な制約も厳しくはない[2]．身体的，心理的にも質の高い生活を継続することが可能な治療法であるといえる．

CAPDの積極的な適応としては，①腹膜機能が良好である，②自己管理能力が高い，③活動性が高く社会復帰を目的として家族や職場の協力が得られるような療養者である．消極的な適応としては，①重篤な心疾患によって血液透析に耐えることができない，②シャントなどのバスキュラーアクセスの作製が困難な療養者である．

在宅で行う透析であるため，療養者のライフスタイルを維持しやすい治療法である点から，高齢の療養者が住み慣れた場所で最期までその人らしい生活を支えるための治療としても注目されている[3]．

用語解説*

腹膜透析（peritoneal dialysis：PD）

腎機能が低下した療養者が自分の腹膜を利用して血液を浄化する在宅療法．夜間に機械を使って自動的に行うAPD（automated peritoneal dialysis）と，日中に自分で数回透析液を交換するCAPDがある．

plus α

CAPDの導入の基準

血液透析と同じく，糸球体濾過量が6.0mL/分/1.73m^{2}未満の場合に導入される[1]．

2 在宅CAPD管理におけるアセスメント

1．CAPDの機序と特徴

血液より高い浸透圧の透析液を一定時間，腹腔内に貯留することで，拡散と浸透圧差を利用して血液中の老廃物や余分な水分を透析液側に移行させる．標準的なCAPDでは１回1,500～2,000mLの透析液バッグを使い，１日に４～５回の交換を行う[4]．

CAPDの利点

- 毎日行うため体内の老廃物や水分の変動が少ない.
- 血液の体外循環を行わない.
- 腹膜透析液にカリウムが流れ出ることから，食事において厳格なカリウム制限をしなくてもよい.

長期になる場合

生体の腹膜を利用して透析するため，腹膜の状態を考えて８年以上のような長期の腹膜透析は行わない[5]．腹膜機能を評価しながら血液透析を週に１回加えるような血液透析併用療法や，やがて血液透析に移行することがほとんどである．

plus α

PDファーストとPDラスト

透析導入から数年間の生存率は，腹膜透析（PD）患者のほうが血液透析患者より高いという結果があることから，残存腎機能が保たれている療養者にはまずCAPDを導入してから血液透析へ移行する「PDファースト」という考え方と，通院の必要が少なく身体的負担の小さいPDを人生の終末期に選択する「PDラスト」という考え方がある[6]．

2. アセスメント

透析の実施状況

体液の状態を体重と血圧の推移によって評価すると同時に，透析効率の評価も行う．透析効率は，血液検査データの尿素窒素(BUN)，クレアチニン，リンとカルシウムの値の推移を確認しながら，水分摂取状況や食事の内容と量について聞き取りを行い，アセスメントする．また，定期的に腹膜機能の検査を行い，腹膜の透過性の状態を評価する必要もある[7]．

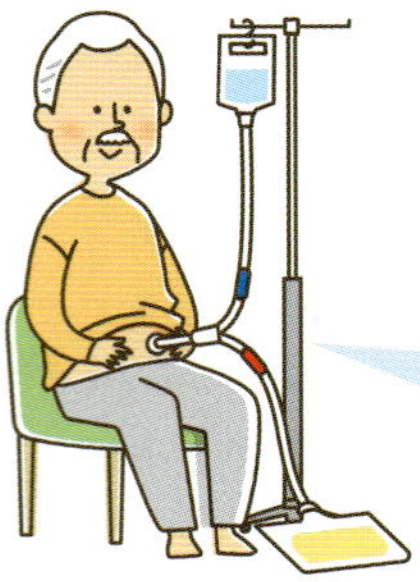

自己管理・生活状況

病院の外来受診は月に 1 ～ 2 回であり，病院の医師や看護師が療養者や家族による管理状況を把握することは非常に難しい．したがって，訪問看護師は，療養者・家族による透析液バッグの接続・交換が適切に行えているかなどの自己管理状況や，療養者・家族の生活状況と治療選択の一致などをアセスメントする．

身体状況のアセスメントでは，病院に情報を提供することも，訪問看護師に望まれる．また，看護師は腹膜透析の地域連携システム構築のコーディネーターとしても期待されている[8]．

3 リスクマネジメント

CAPDを行うことによる合併症とトラブルには，感染によるものと，腹膜への透析液貯留によるものがある．異常の早期発見のための観察ポイントは**表5.18-1**の通りである．特に感染性のものが疑われる場合は，療養者に，すぐに訪問看護師に報告するように指導し，医療機関と連携して早期治療ができるよう支援することが重要である．

表5.18-1　合併症・トラブルの症状と観察ポイント

合併症・トラブル		症　状	観察ポイント
感染によるもの	細菌性腹膜炎	排液混濁・腹痛・発熱	• バッグ交換時の清潔操作の確認 • 出口部感染の有無
	出口部感染	カテーテル出口部とその周囲の異常（感染徴候・違和感）	• 出口部の清潔管理の確認 • 出口部周囲の排膿・腫脹・発赤・熱感の有無 • 皮下トンネルへの膿貯留の有無
透析液貯留によるもの	排液異常	血性排液 排液混濁	• 細菌性腹膜炎との鑑別（症状の確認と細菌検査など） • 月経時ではないか（経血が入り込む可能性がある） • 脂肪分の多い食事を食べたか（乳びの可能性がある） • カテーテルの先端が当たっていないか（ちくちくする自覚症状，腹部 X 線撮影）
	注液困難	注液できない	• バッグ交換接続用機械の確認（故障していないか） • カテーテルの位置が正常か確認（腹部 X 線撮影） • 接続用機械の故障やカテーテルの位置に異常がなくても，注液をしても入らない（大網巻絡《だいもうけんらく》の可能性がある）
	体液変調	溢水による呼吸苦・咳 血圧上昇	• 飲水量と排液量・尿量のインアウトバランス • 数カ月から数日間の血圧の変動 • 呼吸音と SaO_2 • 心胸郭比（CTR）
	腹腔内圧上昇	臍ヘルニア 鼠径ヘルニア	• 臍の違和感・腫脹 • 鼠径部，陰部の違和感・腫脹
	腹膜機能低下	除水量の減少	• 飲水量と排液量・尿量のインアウトバランス • 腹膜の透過機能（腹膜平衡試験） • 長期間での除水量の変化 • CAPD 継続期間
	被囊性腹膜硬化症（EPS）	**軽症**：除水量の減少 透析不足 **重症**：（致死的な状況に至る） 腸閉塞や便秘 栄養障害	• 腹膜の透過機能（腹膜平衡試験） • 長期間の CAPD の継続 • CRP（軽度の炎症所見がある） • 排液中のフィブリン形成

4 援助の実際

透析液バッグの接続・交換，カテーテル・出口部ケア

透析液バッグの接続・交換や腹膜カテーテル・**出口部のケア**については，療養者・家族の理解度や手技を確認しながら，自己管理ができるように支援する．

手順の説明
※手をよく洗ってから，マスクをして準備を始めるように説明する．

①透析液バッグの準備
②腹膜カテーテルと透析液バッグの接続
③排液
④プライミング（透析液を排液バッグに流しチューブ内のエアを抜く操作）
⑤注液
⑥腹膜カテーテルと透析液バッグの切り離し
⑦排液の性状確認・除水量の測定
⑧記録（CAPDノート）
⑨後片付け

透析液バッグの接続・交換

- 透析液バッグの接続・交換には，手動で交換する方法と補助装置を用いて交換する方法がある．
- どちらの場合も透析液バッグの交換を行う際には，交換に必要な適切な場所の確保と，清掃された清潔な環境，適切な清潔操作が求められる．
- 療養者や家族は感染防止のために正しいマスクの着用と手洗いを行い，透析液バッグのキャップの取り外し，腹膜カテーテルと透析液バッグの接続，そして透析終了後に腹膜カテーテルと透析液バッグの切り離し，キャップの装着ができなければならない．
- 透析中は，排液が出ているか，注液が順調に入っているかを確認するとともに，透析終了後には排液に異常がないかの観察が必要である（表5.18-1）．

カテーテル・出口部ケア

- 感染性の合併症を予防するには，腹膜カテーテルや出口部の感染を予防することが重要である．
- 出口部に膿や滲出液，発赤や肉芽などがないか，皮下トンネルに痛みや腫れなどがないか，毎日触れながら観察する．
- 異常の発見遅れやカテーテルの抜去などはCAPDの継続を困難にするとともに，療養者の生命を脅かす結果となる．療養者や家族が正常な状態を理解し，十分な知識をもって確実にケアを実施できるよう支援するとともに，定期的に知識・技術の確認を行う．
- 異常を発見した場合の対応も説明し，理解できているかを確認する．
- シャワー浴や入浴にはカバー方法（入浴用のカバーを用いて出口部を保護する方法）とオープン方法（出口部を保護しない方法）があるが，感染予防の面からカバー方法が推奨される．
- シャワー浴・入浴後には消毒と固定を行う．

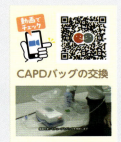

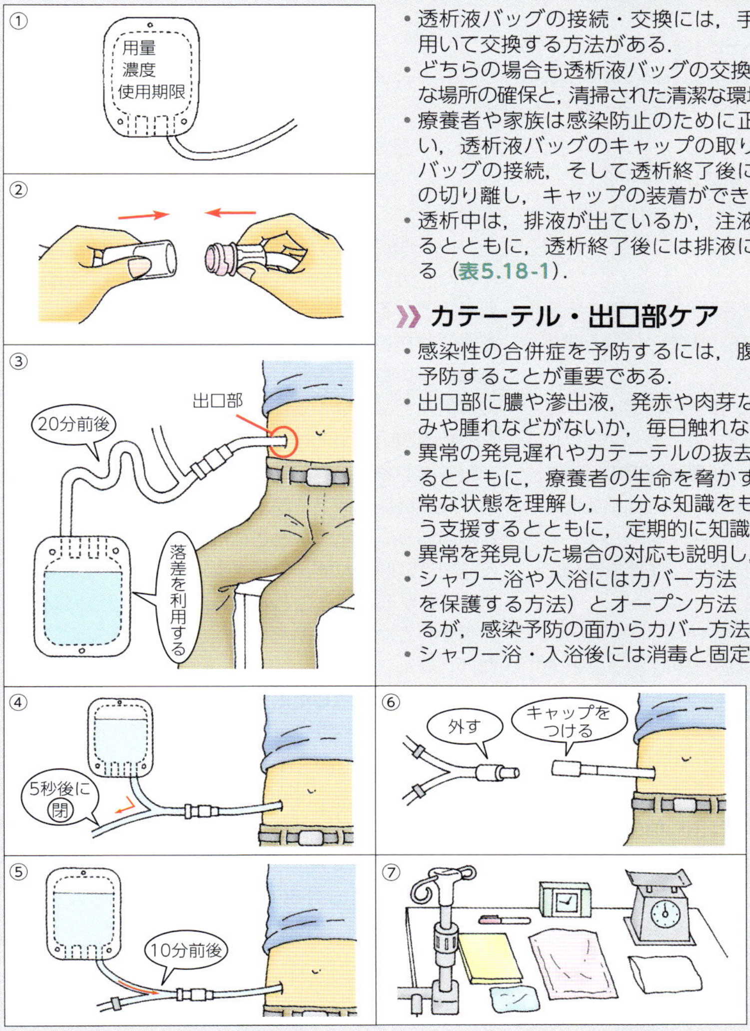

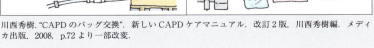

川西秀樹．"CAPDのバッグ交換"．新しいCAPDケアマニュアル．改訂2版．川西秀樹編．メディカ出版，2008，p.72より一部改変．

動画でチェック

CAPDバッグの交換

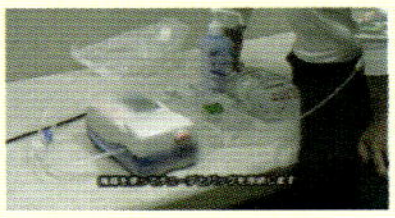

》透析液バッグの保管・管理

透析液バッグは基本的に月に１回配送されることになっている．直射日光を避けた室内で，ホコリや湿気の少ない場所に保管できているか，使用期限の近いものから使用できているか，さらに災害時の対応として７日間分の透析液バッグや交換に必要なものを準備できているか確認を行う．

a. 透析液バッグ

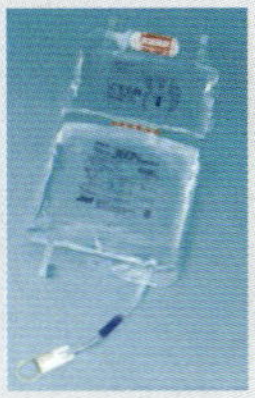

b. バッグ交換キット（テルモ無菌接合装置）

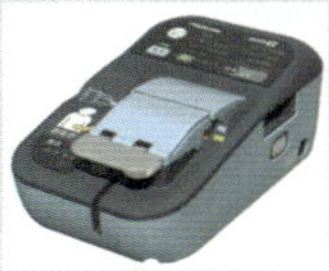

c. 接続用デバイス

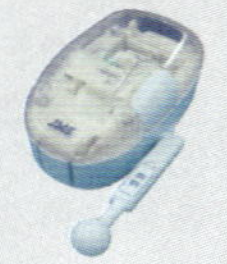

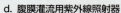

d. 腹膜灌流用紫外線照射器

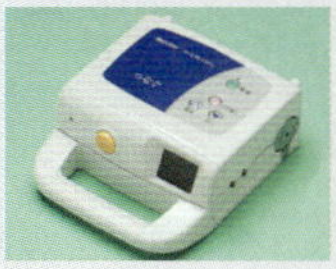

写真a提供：株式会社ジェイ・エム・エス
写真b提供：テルモ株式会社
写真c提供：株式会社ジェイ・エム・エス
写真d提供：株式会社ヴァンティブ

5 療養者・家族への支援

日常生活上の注意

透析液バッグの接続・交換や腹膜カテーテル・出口部のケアのほかに，日常生活における次の３点について自己管理ができるよう支援する．

●**身体管理**

医療機関への受診は基本的に月に１～２回であるため，療養者は毎日，体重と血圧，尿量と体温を測定して記録する必要がある．

体重は飲水量・除水量・尿量・排便の状態においてバランスが保たれているかを確認するため，血圧は心臓や血管の状態を把握するため，尿量は腎臓の働きをアセスメントするために重要である．体温は感染症などの発症を把握するためである．

療養者や家族が早期に異常に気付き，訪問看護師に報告できるように指導する．

●**運動管理**

適度な運動は肥満や脂質異常症を予防するとともに，筋力アップやストレス解消にもつながるが，貧血など体調に合わせて無理のないように行うことが大切である．

運動をする際，腹部をねじるなど腹圧を過度にかける運動は避け，汗をかいた場合には出口部のケアを行う必要がある．

●**食事管理**

食事管理としては，**表5.18-2**に示す食事療法基準がある．CAPDでは，透析液にブドウ糖が含まれていること，腹腔内に透析液を貯留するため腹部に圧迫感を感じることにより，食欲が低下する可能性がある．したがって適正なエネルギーの補給が重要である．

また，透析により，アルブミンが排液中に流出して低栄養となる危険性もあり，良質なタンパク質の摂取が重要である．しかし，タンパク質が多く含まれる食品にはリンも多く含まれ，リンの過剰摂取は骨や血管の異常などにつながるため，適量を心掛ける．

透析治療効率の管理

療養者や家族の自己管理がうまくできている場合でも，腹膜機能の低下で除水不足や透析不足を起こすことがある．このようなときには，療養者や家族の努力が結果に反映されず，自信をなくしたり無力感を感じてQOLが低下することもあるため，透析治療効率の側面からも療養者に助言をし，自己管理を支えていかなければならない．

就労・就学に応じた治療

CAPDは，時間的制約が少ないために就労・就学との両立や家事が可能である．さらに，睡眠中に自動的に透析液の交換を行い，日中の透析液交換を行わない治療法や，高分子ポリマーを浸透圧物質として使用している透析液を用いてバッグ交換の間隔をコントロールすることも可能であるため，療養者の生活パターンに応じた治療法を選択できるよう支援する．

表5.18-2　慢性腎臓病（CKD）ステージによる食事療法基準

ステージ5D	エネルギー (kcal/kgBW/日)	たんぱく質 (g/kgBW/日)	食　塩 (g/日)	水　分	カリウム (mg/日)	リ　ン (mg/日)
血液透析（週3回）	30～35 *1, 2	0.9～1.2 *1	<6 *3	できるだけ少なく	≦2,000	≦たんぱく質 (g)×15
腹膜透析	30～35 *1, 2, 4	0.9～1.2 *1	PD除水量（L）×7.5＋尿量（L）×5	PD除水量＋尿量	制限なし *5	≦たんぱく質 (g)×15

＊1　体重は基本的に標準体重（BMI＝22）を用いる．
＊2　性別，年齢，合併症，身体活動度により異なる．
＊3　尿量，身体活動度，体格，栄養状態，透析間体重増加を考慮して適宜調整する．
＊4　腹膜吸収ブドウ糖からのエネルギー分を差し引く．
＊5　高カリウム血症を認める場合には血液透析同様に制限する．

日本腎臓学会編．慢性腎臓病に対する食事療法基準．2014年版，東京医学社，2014，p.2.

6 社会資源の活用・調整

1 多職種との連携

CAPDでは感染性の合併症や注液・排液不良をはじめ，バッグ交換時のトラブルなどが発生する可能性がある．このような緊急時の対応として，訪問看護師は，療養者の受診している医療機関の医師，看護師と普段から情報共有を行うとともに，介護保険利用者の場合には介護支援専門員とも連携する必要がある．

2 資材の調達と管理

安定したCAPDの継続のためには，医療機材と薬剤の確保・管理が必要となる．療養者や家族がこれらの自己管理を適正に行えているかどうか確認するとともに，処方された透析液などに関連した連絡や調整を担う薬剤師や製薬会社などとの連携も重要である．

3 制度・社会資源の活用

特定疾病療養受療証や身体障害者手帳などを取得すると，医療費負担が軽減される．身体障害者手帳の取得では，税金の控除・減免や交通運賃の割引などとともに，障害者総合支援法による訪問介護員の派遣や福祉用具・日常生活用具の支給，就労支援などを受けることができる．またCAPDでは，障害年金を受給することができる．

これらは療養者の年齢や居住地，所得状況などにより異なることがあるため，療養者の居住地域の行政（福祉課など）とも連携して進める必要がある．

引用・参考文献

1) 日本透析医学会腹膜透析ガイドライン作成ワーキンググループ委員会. 2009年版腹膜透析ガイドライン. 日本透析医学会雑誌. 2009, 42 (2), p.281-291.
2) 浜崎敬文. 在宅透析療法. 医療機器学. 2016, 86 (1), p.12-18.
3) 片岡今日子. なぜ訪問看護が「腹膜透析」をみられるとよいのか. 訪問看護と介護. 2024, 29 (1), p.44-52.
4) 高橋三男. “腹膜透析システム”. 腹膜透析スタンダードテキスト. 中本雅彦ほか. 医学書院, 2012, p.45-65.
5) 牧野範子. “透析導入患者の看護”. 腎不全看護. 日本腎不全看護学会編. 第5版, 医学書院, 2016, p.182-186.
6) 三村洋美ほか. 要介護高齢腹膜透析療養者の訪問看護師に対する認識と訪問看護師自らの認識. 日本腎不全看護学会誌. 2007, 9 (2), p.46-56.
7) 水内恵子. “腹膜透析関連技術：腹膜透析に必要な技術・観察・ケア”. 前掲書5), p.186-190.
8) 松本秀一郎. 展開する腹膜透析の医療連携 高齢者対策：assisted PD. 臨牀透析. 2023, 39 (8), p.27-35.

重要用語

連続携行式腹膜透析（CAPD）
細菌性腹膜炎
透析液バッグ
APD
出口部感染
出口部のケア

19 疼痛管理

学習目標

- 疼痛アセスメントに基づく薬物療法やその副作用，身体的苦痛の緩和方法が理解できる.

1 在宅療養における疼痛管理の意義・目的と対象者

疼痛管理が必要な訪問看護の利用者では，がん末期療養者が最も多い．がん末期療養者以外の疼痛管理対象者は，神経難病療養者，筋筋膜性疼痛症候群など，多岐にわたる.

疼痛は，睡眠，食欲，排泄，清潔，人との交流における制限や生きる意欲の低下，心配や不安の増強など，療養者のその人らしい生活を妨げる大きな要因となる.

そのため，在宅における**疼痛管理**では，療養者・家族のセルフケア能力を最大限に引き出し，苦しみを予防し和らげることでQOLを改善させる．また，医療介護チームと共通の疼痛緩和の目標のもと，療養者の生活に応じて疼痛が緩和された時間をつくり，療養者が尊厳を最期まで保ち続けられることを目指している.

2 疼痛管理におけるアセスメント

1．疼痛の種類

一般的な疼痛は，**侵害受容性疼痛**，**神経障害性疼痛**，**混合性疼痛**の三つの種類に分けられるが，在宅療養における疼痛管理では，その他に当たるがん疼痛と心因性疼痛に対するケアが多い．

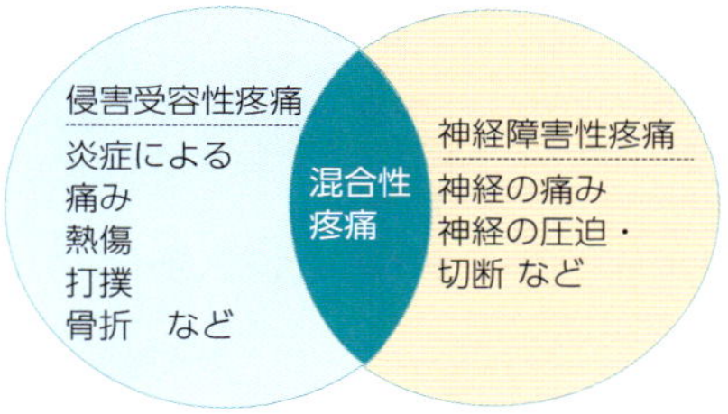

その他，以下のものなどがある．
- 心因性疼痛；心理・社会的な要因によって起こる痛み
- がん疼痛；がんに伴って起こる痛みなど

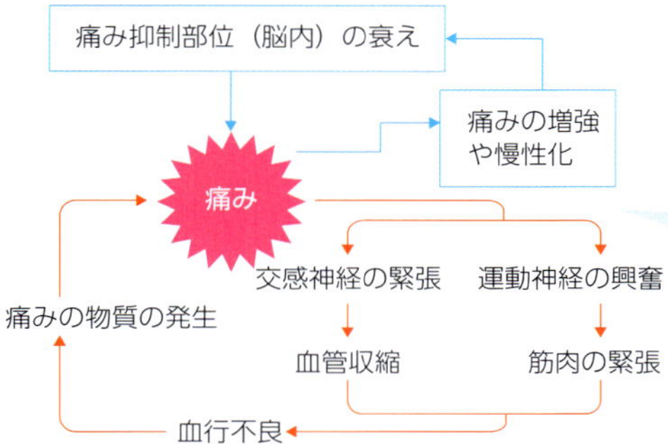

痛みを我慢したり放置したりしていると，痛みの増強や慢性化につながり，**痛みの悪循環**に陥ることがある．腰痛では，痛みに対する恐怖から物理的な痛みの原因が消失した後も，不安やストレスにより「脳の痛みを抑える働きをもつ部位」が衰え，結果として痛みが長引くことがわかっている．

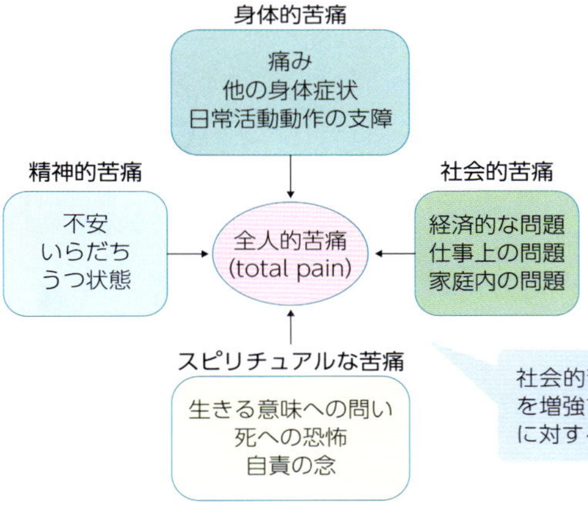

社会的苦痛やスピリチュアルな苦痛も痛みを増強するため，**全人的苦痛**（total pain）に対するケアが重要となる．

2．がん疼痛の種類と原因

がん療養者においては，がんの進行による骨転移，臓器への浸潤，神経障害の有無により，疼痛管理方法は異なるため，痛みの種類を見極めることが大切である（表5.19-1）．

表5.19-1　痛みの種類・部位・特徴

	侵害受容性疼痛		神経障害性疼痛
	体性痛	内臓痛	
部　位	局在性が明瞭（限局した痛み）	局在性が不明瞭，離れた部位に関連痛	神経分布に沿って出現
性　質	うずくような痛み 体動時に増強する骨痛	重苦しい痛み，鈍痛	持続したしびれを伴う痛み，発作的な電気が通るような痛み
特効薬	NSAIDs（非ステロイド性抗炎症薬）	オピオイド	NSAIDs もオピオイドも効きにくい，鎮痛補助薬が必要（抗けいれん薬，抗うつ薬，抗不整脈薬など）
主な原因	骨転移，皮膚転移	実質臓器の腫瘍の浸潤	脊髄圧迫，腹腔神経叢障害，脳神経叢障害

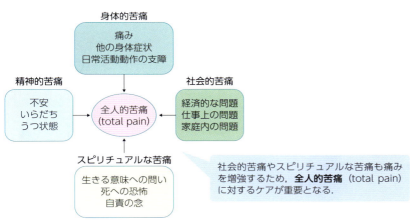

3．アセスメント項目とスケール

①痛みの強さ：痛みの感覚は個人で大きく異なるため，客観的に評価指標として，以下の尺度を選択して用いるとよい．

- Visual Analogue Scale（VAS）
- 数値による尺度（NRS）
- 言葉による強さの尺度（VRS）
- Faces Pain Scale（FPS）

➡ アセスメントツールの詳細については，ナーシング・グラフィカ『緩和ケア』2章2節2項も参照．

②痛みの部位：デルマトームなどの人体イラストを用いることで，客観的評価が可能になる．
③その他，痛みの種類，パターン，増強因子・緩和因子，日常生活への影響などを総合的にアセスメントする．

3 疼痛マネジメント

1．WHOがん疼痛ガイドラインにおける疼痛のマネジメント

鎮痛薬の使用（表5.19-2）については，療養者のさまざまな思いがあるため，基本原則に沿って対応する必要がある（表5.19-3）．また，使用に当たり，便秘や悪心への予防的対策が必須である．便秘に対して，緩下剤や大腸刺激性下剤などの予防的投与をするほか，坐剤，浣腸，摘便を行い対処する．悪心は，約２週間で耐性ができて消失するが，それまでは中枢性制吐薬を使用する．

表5.19-2　WHO がん疼痛ガイドラインの鎮痛薬リスト

非オピオイド鎮痛薬		アセトアミノフェン NSAIDs
オピオイド	弱	コデイン
	強	モルヒネ ヒドロモルフォン オキシコドン フェンタニル メサドン

日本緩和医療学会 ガイドライン統括委員会編．がん疼痛の薬物療法に関するガイドライン（2020 年版）．金原出版，2020，p.42 を転載．

動画でチェック

オピオイド（医療用麻薬）の服薬指導

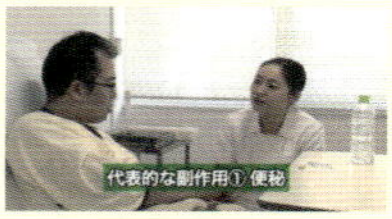

表5.19-3　がん疼痛マネジメントの基本原則

①疼痛治療の目標
②包括的な評価
③安全の保障
④がん疼痛マネジメントは薬物療法が含まれるが，心理社会的および精神的ケアも含まれうる
⑤オピオイドを含む鎮痛薬は，いずれの国でも使用できるべきである
⑥鎮痛薬は「経口的に」「時間を決めて」「患者ごとに」「細かい配慮をもって」投与する
⑦がん疼痛治療は，がん治療の一部として考えられる

日本緩和医療学会 ガイドライン統括委員会編．がん疼痛の薬物療法に関するガイドライン（2020 年版）．金原出版，2020，p.40 より作成．

2．疼痛緩和薬の投与経路の変更

経口投与が難しい場合は，貼付剤，坐剤，モルヒネの注射などに変更するほか，状況により持続皮下注射も検討する（図5.19-1）．切り替え時の用量設定に注意が必要である．

特に貼付剤は，体温の上昇で皮膚吸収が高まり，予定時間より早く薬効がなくなるため一層の注意を要する．一方で，何枚も貼り重ねることで傾眠傾向や呼吸抑制が生じ，剥がしても18～20時間は効果が残るため，医療的管理が重要となる．

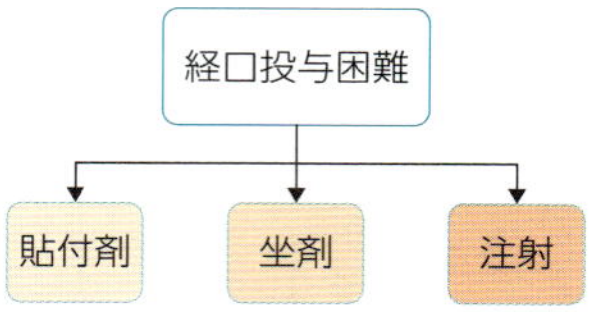

図5.19-1　投与経路の変更

4 援助の実際

がん疼痛とその他の疼痛を分けて対応する．がん末期療養者に対しては，疼痛管理の基準であるWHOがん疼痛ガイドラインに基づいた支援を基本とするが，非がん疼痛のある療養者では，原因疾患によって治療方針が大きく異なるため，個々に応じたケアをする．本書では，がん疼痛の治療を主に示す．

がん疼痛のコントロール

WHO がん疼痛ガイドラインと在宅における目標

がん疼痛マネジメントの基本原則（表5.19-3）を基盤に支援を行う．WHO における疼痛治療の目標は，「患者にとって許容可能な QOL を維持できるレベルまで痛みを軽減すること」であるが，在宅においては，療養者・家族の生活に合わせた目標を定めることが大切である．そのため，療養者・家族の価値観や生活リズムに応じた疼痛治療の目標を立て，療養者・家族に確認し，チームで共有する．

レスキュー薬の使用

- 疼痛の増強時やその前に，**レスキュー薬**（レスキュードーズ，臨時追加投与薬）の安全な使用を指導する．

動画でチェック

レスキュードーズの投与方法

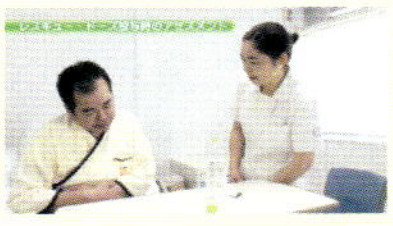

予防的な副作用への対処と安全対策

- 悪心・嘔吐，便秘など，療養者の QOL に関わる副作用は出現を待ってからの対応ではなく，副作用の出現を予測して予防的に制吐薬や下剤の服薬管理を行う．
- 急激な鎮痛薬の増量が呼吸抑制や傾眠状態を引き起こすため，計画的な服薬ができるよう管理する．腎機能や肝機能の低下している人，高齢者では，特に注意を払う．

その他の看護のポイント

- がん疼痛以外の新たな苦痛を増やさないように，輸液量，皮膚のトラブルなどを管理する．
- 全人的看護の基本として，療養者本人の社会的役割や存在意義を尊重した対応を行う．

5 療養者・家族への支援

- アセスメントツールを用いながら，療養者に痛みをうまく表現してもらう．
- 療養者・家族が疼痛緩和薬を自己管理できるように，方法を共に考え，必要な支援をする．
- 麻薬は，人目につかない扉の閉まる遮光された棚などに，他のものと区別して保管することを指導する．
- 薬剤の変更や看取りなどで残薬が生じた場合は，勝手に廃棄せず，医師または薬剤師に返却することも伝えておく．
- 社会的な役割や家族内での役割を最期まで担えるように支援する．
- 希望があれば，補完代替療法の相談に対応し，療養者・家族の安全・安楽を支援する（➡7項 p.234 参照）．

6 社会資源の活用・調整

医療チームでゴールを共通認識しておくことのほか，特に緊急時の薬剤変更においては，医師・薬剤師との連携が重要となる．

1 資材の調達と管理

レスキュー薬の処方せんは，疼痛の増強時に早急に対応できるよう，薬剤師に事前に調達してもらうようにする．麻薬の紛失や盗難時は，交付を受けた診療施設と警察に届け出るように家族に指導する．また，使用済みまたは未使用で不要となった持続注入器や麻薬は，交付を受けた診療施設もしくは薬局に持参するように伝える．

2 多職種連携と制度

身体状況や家族による介護状況の変化に応じて，介護支援専門員にケアプランを見直してもらい，看護師，薬剤師，介護職員による訪問を通して，薬剤の確実な投与や物品管理を行う．

がんの終末期の訪問看護は医療保険の適用となる．医療保険を利用して訪問回数を増やすことが可能になる．

7 補完代替療法の活用

補完代替療法（complementary & alternative medicine：**CAM**）とは，「現代西洋医学領域において，科学的未検証および臨床未応用の医学・医療体系の総称」（日本補完代替医療学会による定義）である．健康の維持・増進にCAMを活用する人がいる中，がん末期療養者が実践する例は極めて多く，医療チームには隠して療養者が使用していることも多い．療養者の安全を確保し，良き理解者となりつつ，時に活用するためにも看護師がCAMを把握する意義は大きい．

動画でチェック

補完代替療法

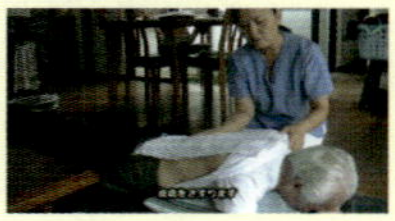

補完代替療法

分類と内容

表5.19-4 は，米国国立補完代替医療センターによる分類を参考に，日本国内で体験可能な療法や，日本人になじみのある CAM を分類したものである．

特にがんの CAM では，**アロマセラピー**が心身の諸症状を有意に改善させ，**足のマッサージ**によって疼痛や悪心が有意に低下することがわかっている．また，優しく皮膚表面をなでる**タッチケア**や**タッチング**により血中のオキシトシンが増加し，痛みの軽減や消失につながる．近年，マインドフルネスなどの瞑想が，疲労して萎縮した海馬を元に戻し，精神的な安寧をもたらすこともわかってきた．

一方で，飲み合わせにより薬効や身体に問題を生じさせたり，使用方法を誤って症状を悪化させたりすることもあるため，療養者・家族の不利益がないように注意が必要である．そして，できるだけ療養者本人がセルフメディケーションを行え（➡p.161 plus α参照），最期まで家族が療養者のためにできることを見つけられるよう支援することが大切である．

表5.19-4　補完代替療法の分類

分　類	内　容
医療体系	アーユルヴェーダ*1，中国医学，ユナニ医学*2
心に働き掛ける療法	瞑想，リラクセーション，アロマセラピー，音楽療法，アニマルセラピー，芸術療法，催眠療法
栄養に関わる療法	ハーブ療法，健康補助食品，分子栄養学（サプリメントなど），マクロビオティック*3，酵素療法
身体を整える療法	鍼灸，按摩，マッサージ，指圧，整体，カイロプラクティック，リフレクソロジー，オステオパシー*4，温泉療法，温熱療法，イトオテルミー*5
エネルギー療法	タッチ療法，霊氣，気功，ホメオパシー*6，バッチフラワーレメディ*7，電磁療法

＊1　アーユルヴェーダ：インド医学
＊2　ユナニ医学：インド・パキスタンなどイスラム圏医学
＊3　マクロビオティック：玄米，全粒粉を主食とする
＊4　オステオパシー：自然治癒力を生かした整体，施術
＊5　イトオテルミー：温熱療法の一つ
＊6　ホメオパシー：自然治癒力を利用する療法
＊7　バッチフラワーレメディ：花を利用した自然療法

導入や実施に当たっては，療養者・家族の心身の状況と施術との相性を観察する．療養者・家族の身体的・経済的に負担となることもあるため，積極的な推奨ではなく，療養者・家族を支援する一助として検討したい．

看護のポイント

①治療，緩和，副作用の軽減，不安の軽減など，療養者・家族の使用目的を確認し，CAMを使用したい気持ちを否定せず，傾聴する．

②避けたほうがよいCAMをアセスメントする．抗凝固作用が認められるサプリメントや栄養補助食品は，血小板減少者や抗凝固薬の服用者には勧められない．また，うつ症状を緩和するとされるセントジョンズワート（ハーブ）など，抗がん薬の効き目を抑えるサプリメントにも注意が必要であることを伝える．

③療養者が自己管理できる方法を共に考える．家族には，最期まで療養者のためにできる方法を共に考えたり，「さする」「そばにいる」など，家族が最期までできる方法を伝えたりする．その際，五感の中では聴覚が最期まで残るため，優しく耳元で愛情や感謝の気持ちを伝えることが，療養者の安楽につながることも伝える．

引用・参考文献

1) 日本ペインクリニック学会ホームページ．https://www.jspc.gr.jp，（参照2024-07-11）．
2) 厚生労働省がん研究助成金「がんの代替療法の科学的検証と臨床応用に関する研究班」編．日本補完代替医療学会監修．がんの補完代替医療ガイドブック．2006．https://shikoku-cc.hosp.go.jp/cam/dl/pdf/cam_guide_H20.6_forWeb.pdf，（参照2024-07-11）．
3) QLifeホームページ．https://www.qlife.jp，（参照2024-07-11）．
4) 在宅医療テキスト編集委員会編．在宅医療テキスト．第3版，公益財団法人在宅医療助成勇美記念財団．2015，p.128-137．

重要用語

疼痛管理　　侵害受容性疼痛　　神経障害性疼痛

学習達成チェック

- □ 発熱の原因・症状を理解した上で，アセスメント，経過に応じた援助を実践できる．
- □ 消化器症状を引き起こす原因・症状を理解した上で，アセスメント，療養者・家族への支援を実践できる．
- □ 在宅療養の場における薬物療法に必要な看護技術を理解し実践できる．
- □ 外来がん治療の副作用を理解し，療養の場におけるアセスメントを実践できる．
- □ 外来がん治療を受ける療養者・家族への支援を理解し，説明できる．
- □ 呼吸のアセスメントに基づく適切な排痰ケアを適切で安全かつ有効に実施できる．
- □ 気管カニューラによる合併症と観察ポイントを説明できる．
- □ 気管カニューラ装着中の療養者と家族への指導および支援方法について説明できる．
- □ 在宅酸素療法（HOT）の目的と観察ポイントを説明できる．
- □ HOT を受ける療養者の日常生活における留意点を説明できる．
- □ 非侵襲的陽圧換気療法（NPPV）の適応や効果を説明できる．
- □ NPPV を行う療養者の観察ポイントや，生じやすいトラブルの対処方法を説明できる．
- □ 気管切開下間欠的陽圧換気療法（TPPV）を行う療養者の観察ポイントや，生じやすいトラブルの対処方法を説明できる．
- □ TPPV の療養者の安全管理と援助のポイントを説明できる．
- □ 在宅における排尿ケアのアセスメントとトラブルへの対応について説明できる．
- □ 在宅における排尿ケアについて療養者・家族への援助・指導内容を説明できる．
- □ ストーマの種類と特徴，処置の方法を理解し，説明できる．
- □ ストーマの異常やトラブルの対処方法を理解し，説明できる．
- □ 在宅における経管栄養法を知り，療養者・家族を支援できる．
- □ 輸液管理の各方法の特徴を説明できる．
- □ 輸液の手順・管理方法を説明できる．
- □ 輸液管理の療養者・介護者への指導内容を説明できる．
- □ 在宅における褥瘡の発生機序を理解し，アセスメントできる．
- □ 在宅における褥瘡処置の基本的技術を理解し，指導できる．
- □ 医療で実施するフットケアの適応となる疾患や状態を挙げることができる．
- □ フットケアの役割と内容を説明できる．
- □ インスリン自己注射と血糖自己測定の指導を説明できる．
- □ CAPD を行うことの利点が説明できる．
- □ 透析液バッグの接続・交換時の注意事項が説明できる．
- □ CAPD の合併症の種類と観察のポイントが説明できる．
- □ 疼痛アセスメントに基づいた薬物療法や副作用への対処を理解し，身体的苦痛を緩和することができる．

◆ 学習参考文献

❶ 宮本雄気．在宅急変時の初期対応：医療・介護専門職のための在宅 RESCUE コーステキスト．メディカ出版，2024.

在宅療養者の発熱をはじめとする対応をシナリオ形式で解説している.

❷ 平原優美編．緊急時にどう動く？症状別在宅看護ポイントブック．鈴木央監修．照林社，2015.

在宅療養者に現れた症状からその原因や緊急性を判断するための看護師のアセスメントと看護ケアが解説されている。

❸ 赤瀬智子ほか編．臨床薬理学．第 7 版，メディカ出版，2023,（ナーシング・グラフィカ，疾病の成り立ちと回復の促進 2）.

実際の看護に求められる薬の知識や投薬上の注意を，疾患別に，充実した作用機序の図をもとに理解できる 1 冊である.

❹ 倉田なおみ編著．介護施設・在宅医療のための 食事状況から導く，薬の飲み方ガイド．社会保険研究所，2023.

嚥下機能が低下した在宅療養者などへの服薬介助について，アルゴリズムを用いて解説している.

❺ 上野誠ほか監修．がん化学療法の薬：抗がん剤・ホルモン剤・分子標的薬・免疫チェックポイント阻害薬・支持療法薬ーはや調べノート 2023・2024 年版．メディカ出版，2023.

最新の薬物療法におけるレジメンや副作用についてわかりやすく述べられている.

❻ 宮川哲夫編．呼吸ケアナビガイド：治療・ケアの手順がひと目でわかる！．中山書店，2013.

呼吸のアセスメントに基づく排痰ケアの進め方の詳細を解説している.

❼ 宮川哲夫編著．動画でわかるスクイージング：安全で効果的に行う排痰のテクニック．中山書店，2005.

スクイージングの実際を解説しており，DVD で実際の手技を学習できる.

❽ 杉元雅晴編．理学療法士のための在宅療養者の診かた．文光堂，2015.

実際の症例をもとに呼吸不全の実際を解説している.

❾ 山内豊明．フィジカルアセスメントガイドブック：目と手と耳でここまでわかる．第 2 版，医学書院，2011.

フィジカルアセスメントの基本的知識と技術が解説されている.

❿ 株式会社レアネットドライブ ナースハッピーライフ編集グループ．看護の現場ですぐに役立つ 人工呼吸ケアのキホン．長尾和宏監修．第 2 版，秀和システム，2021.

人工呼吸器の基本的な内容について見出しを見ただけでイメージがつかめ，実践ですぐ役立つ内容となっている.

⓫ 日本褥瘡学会・在宅ケア推進協会．床ずれケアナビ全面改訂版：在宅・介護施設における褥瘡対策実践ガイド．中央法規出版，2017.

褥瘡ケア以外にも，在宅でのスキンケア，排泄ケア等の工夫や，家族指導，他職種連携についてわかりやすく解説している.

⓬ ストーマリハビリテーション講習会実行委員会．ストーマリハビリテーション基礎と実際．第 3 版，金原出版，2016.

ストーマ造設から在宅療養中の管理まで，基礎的な知識からケアの実践やストーマ保有者が活用できる社会資源まで学習できる.

⓭ 快適！ストーマ生活：日常のお手入れから旅行まで．第 2 版，医学書院，2019.

ストーマをもって地域で生活を始める人のサポートに役立つ.

⓮ 岡田晋吾．早わかり PEG（胃瘻）ケア・ノート．照林社，2010.

PEG の管理方法について，わかりやすく写真や図を使って説明している.

⓯ 小川滋彦．PEG（胃ろう）トラブル解決ガイド．照林社，2008.

PEG 管理の極意がキャッチフレーズで理解でき，トラブルの解決策がフローチャートでわかる.

⓰ 日本静脈経腸栄養学会編．静脈経腸栄養ガイドライン．第 3 版，照林社，2013.

対象や医療の提供の場に合わせた栄養療法について，エビデンスに基づいた最新の内容を学習できる.

⓱ 角田直枝編．よくわかる在宅看護．改訂第 3 版，学研メディカル秀潤社，2020.

在宅看護で行う医療的ケアについて，知識から技術までイメージしやすく解説され，実践に活用しやすい.

⑱ **日本褥瘡学会．褥瘡ガイドブック．第 3 版，照林社，2023.**

褥瘡の予防・管理の全てを写真やイラストでわかりやすく解説している.

⑲ **溝上祐子編．褥瘡・創傷のドレッシング材・外用薬の選び方と使い方．第 2 版，照林社，2021.**

場面別の選び方や使用方法が具体的に提示されている．限られた日数の訪問看護では重宝する知識.

⑳ **西田壽代監修．新はじめよう！フットケア．日本トータルフットマネジメント学会編．日本看護協会出版会，2022.**

足の症状から病変がわかるだけでなく，ケアの実際を動画で見られるなど，フットケアに関し広く深く網羅した内容となっている.

㉑ **西田壽代監修．実践！介護フットケア 元気に歩く足のために．講談社，2021.**

介護に役立つフットケアの知識と実技のコツを，イラストを使って紹介．高齢者が，いつまでも元気に自分の足で歩けることを目指す.

㉒ **西田壽代監修．フットケア：看護ケアに役立つ．vol.3，DVD 版．医学映像教育センター，2016.**

患者の足を守るために必要なフットケアの正しい手技の理解と実践に役立つ.

㉓ **西田壽代監修．看護におけるフットケア．DVD 版．ビデオ・パック・ニッポン，2011.**

看護師が行えるフットケアの基礎知識・技術の習得に最適．日本視聴覚教育協会の職能教育部門で，優秀作品賞を受賞.

㉔ **林道夫監修．糖尿病まるわかりガイド：病態・治療・血糖パターンマネジメント．学研メディカル秀潤社，2014.**

糖尿病の病態生理や治療，ケア，指導などについて，イラスト入りでわかりやすく解説されており，糖尿病患者への療養支援の総合的理解に役立つ.

㉕ **鈴木千晴監修．写真でわかる透析看護アドバンス．インターメディカ，2023,（写真でわかるアドバンスシリーズ).**

CAPD に関する基本的な知識と技術について学習できる.

㉖ **日本腎不全看護学会編．腎不全看護．第 6 版，医学書院，2021.**

腎不全患者のケアについて解説されており，療養支援の基本となる内容である.

㉗ **日本緩和医療学会ガイドライン統括委員会編．がん疼痛の薬物療法に関するガイドライン 2020 年版．金原出版，2020.**

がん疼痛に対する薬物療法の標準的治療が示されている.

㉘ **全国訪問看護事業協会．訪問看護が支える在宅ターミナルケア．日本看護協会出版会，2021.**

がんを中心に非がんを含めて，在宅ターミナルケア実践に必要な視点や知識が事例を交えて紹介されている.

㉙ **日本緩和医療学会編．専門家をめざす人のための緩和医療学．改訂第 2 版，南江堂，2019.**

がん，非がん，小児を含め緩和ケアを必要としている人の病態，アセスメント，治療，ケアが網羅されている.

6 在宅看護における安全と健康危機管理

学習目標

- 在宅看護における危機管理の原則と基本を理解する.
- 在宅療養の場におけるリスクの特徴を理解する.
- 日常生活の場で発生する可能性のある事故や問題に対する予防策を語ることができる.

1 在宅看護における危機管理

危機管理という概念は，経済学，心理学，公衆衛生学および意思決定理論など多くの分野において使われる．金融や流通などの経済危機管理，情報セキュリティー技術に関する情報危機管理，さらに，地方公共団体の直面する財政状況や不祥事なども危機管理の対象とされている[1]．

1 在宅療養の場で起こり得る事故の予防と対応

在宅ケアに携わる看護師は，在宅療養を望む療養者と家族から，安全で質の高いケアの提供が求められている．そのため，看護師は日常の支援の中で，療養者や家族の健康危機の予測とアセスメントを行い，事故予防と安全管理という**危機管理（リスクマネジメント）**を実施している．しかし，実際に事故が全くなくなったという病院や療養施設は存在しない．では，リスクマネジメントは何を目指しているのだろうか．

➡ リスクマネジメントについては，5章1節p.150参照．

リスクマネジメントとは，「リスクをなくすための活動」ではなく，むしろ，「リスクはさまざまに存在することを意識した活動」であり，その活動によって，「リスク発生によって被る・与える損失を予防，もしくは最小限のものとする」ことが，リスクマネジメントの目的と解釈されている[2]．

リスクをなくすための活動の悪い事例としては，重度の認知症でリスクの高い状態の高齢者を拘束したり，薬で眠らせたりするなどがあり，実際にこれまでも病院で行われてきた．過去には，精神疾患をもつ人を家族が自宅で監禁し，他者に危害を与えないようなことがされていた．現在は，このような行き過ぎた行為が公に行われることはないが，「リスクをなくすための活動」として，脳血管障害後の麻痺をもった患者が自由にトイレに歩いて行けないような管理がされ，自立の妨げにつながることがある．

特に在宅療養においては，「危ないからダメ」という禁止ばかりのリスクマネジメントでは，個人の生活を制限し，QOLが低下し，生きる意味を見失う人もいる．そこで，「『生活の質，人生の質』をよくするリスクマネジメント」として，時に「死」を覚悟した「生きること支援」も必要だとされることもある[2]．そもそも，日常生活は誰にとっても“リスクばかり”であり，また，私たちの生活のしかた，嗜好，快・不快，幸・不幸は個別性が強く，他人が決めつけることではない[2]．そして，このような考えの下に，リスクを認識しながらも，本人の主体的な気持ちを大切にして，「覚悟して支援する」ことが大切なのである[2]．

全国訪問看護事業協会によると，在宅療養中に起こり得る事故として，転倒，骨折，熱傷など，さまざまな事故が報告されている[3]．

これらの事故には，生命の危険に直結する大事故も含まれている．療養者の特性を把握し，本人の希望を大切にした上で，個別の対策をとることが必要で

plus α

医療安全

医療機関において，管理者の指導の下，医療安全のための組織的な管理業務が確実に行われなければならず，組織全体として積極的に取り組まなければならない．そのためには安全管理の理念や指針の設定，職員への周知徹底は非常に重要である．部門や職種を越えて安全管理のための組織・委員会を設置し，体制を整備することが求められる[4]．

plus α

医療安全推進の取り組み

厚生労働省は医療安全推進のために，2001（平成13）年から医政局総務課に医療安全推進室を設置し，積極的に医療安全に取り組んでいるが，事故がなくなることはない．企業と比較すると医療現場におけるインシデント報告は驚異的な数となっており，問題解決に至っていない．

ある．

1 ヒューマンエラーの予防

ヒューマンエラーとは，意図しない結果を生じる人間の行為をいう．ヒューマンエラーは，人間の注意力には限界があり，疲労や加齢，勘違い，慣れからくる思い込みなどによって引き起こされる．ヒューマンエラーを防ぐためには，まず，人間は間違いを起こすものであるという前提に立つことが必要である．

医療現場で繰り返し同じような**インシデント***が発生しているのも，事故を個人の問題ととらえていることに大きな問題があり，対策として，事故が起こる理由を理解し，理に適《かな》った事故防止策を立てて実行することが大切である．

人間は間違いを起こすものであると認識し，その上で，ヒューマンエラーを防止するための適切な対策（ダブルチェックや声出し確認など）を講じ，万一起こってしまった場合には被害を最小限に抑えて拡大させないための手順などを理解しておくことが不可欠である．また，ヒューマンエラーが起こった場合には，どうして起こってしまったのか，原因を究明して分析し，再発防止策を講じることも重要である[5)]．

2 組織全体での対応

ヒューマンエラーを考えるとき，前にも述べたように，「事故を個人の問題ととらえることが大きな問題」なのであり，事故が起きたときこそ，組織の問題としてとらえ直し，相談しやすい環境づくり，業務量の見直しやワークライフバランスへの配慮を行い，事故が起こりにくい職場をつくり上げていく必要がある．

3 ヒューマンエラー防止策

「理に適ったヒューマンエラー防止策」としては，次の四つのステップ(strategic approach to error prevention and mitigation by4：4STEP/M)が紹介されている（**表6-1**）．

STEP Ⅰは，「やめる（なくす）」ということであり，在宅においては，不必要な薬をやめることや危険な薬剤を認知能力が低下した療養者の近くに置かない，などが挙げられる．

STEP Ⅱは，「できないようにする」「わかりやすくする」「やりやすくする」「知覚させる」「予測させる」「安全優先の判断をさせる」「能力をもたせる」ということが具体的戦略とされている．在宅においては，訪問看護師のスキルアップに加え，療養者・家族自身にセルフケアしてもらうために，薬を一包化

用語解説* **インシデント**

厚生労働省では，「日常診療の場で，誤った医療行為などが患者に実施される前に発見されたもの，あるいは，誤った医療行為などが実施されたが，結果として患者に影響を及ぼすに至らなかったもの」と定義している．医療現場では「ヒヤリ・ハット」と称される[4)]．

plus α **アクシデント**

医療事故に相当する用語であり，医療に関わる場所で医療の全過程において発生する人身事故すべてを含む．具体的には，患者だけでなく医療従事者が被害者である場合，医療行為と直接関係のない転倒・転落などもアクシデントに含まれる．なお，アクシデントの中でも，その発生原因に医療機関や医療従事者に過失があるものを医療過誤という．

表6-1 理に適ったヒューマンエラー防止策：4STEP/M

STEP Ⅰ	危険を伴う作業遭遇数を減らす（minimum encounter）
STEP Ⅱ	各作業においてエラー確率を低減する（minimum probability）
STEP Ⅲ	多重のエラー検出策を設ける（multiple detection）
STEP Ⅳ	被害を最小とするために備える（minimum damage）

河野龍太郎．医療におけるヒューマンエラー なぜ間違える どう防ぐ．医学書院，2004，p.63．より作成．

したり，大切なことを大きな文字でわかりやすく紙に記して壁に貼ったり，療養者・家族の能力に応じた知識を提供したりする．

STEPⅢは，「自分でエラーを発見させる」「エラーを検出する」である．在宅においても，看護師同士や本人・家族と共に，薬をダブルチェックしたり，緊急時の対応を指さし確認したりする．また，大切な物の置き場や毎日のケアの順番を決めておくことなどが挙げられる．

STEPⅣは，「エラーに備える」である．転落の危険のある療養者には，ベッド柵の使用はもちろん，ベッド自体も低くしておき，転落しても大きなけがを負わなくてすむようにする．また，室内は電気コードなどを整理し転倒のリスクを減らすだけでなく，転倒しやすいポイントにすぐにつかまれるような手すりを置くことや床材を工夫することも大切である．また，事故が起きたときの連絡や療養者・家族への丁寧な説明などの対応策も重要である．

2 在宅医療におけるリスクの特徴

1 医療上のリスク

在宅における医療行為は療養者の病状や状況に合わせてさまざまであるが，病院における場合とは異なったリスクとその対策に注意しなければならない．

在宅における医療上のリスクとして，大きく二つが挙げられる．一つは医療機器を使用する療養生活でのリスク，もう一つは医療資材を使用する，また，特定行為に関連するリスクである．

➡ 特定行為については，ナーシング・グラフィカ『地域療養を支えるケア』２章２節 用語解説参照．

人工呼吸器などの医療機器を使用する場合では，機器に発生するトラブルとその対応，解決に導くことが必要になる．最近は，在宅療養者やその家族が使いやすいように，小型で操作や手入れが簡単な機器が多く開発されている．療養者の状態に合ったものを選ぶことができる半面，トラブルが発生した場合に対するリスク管理が日ごろから必要である．また，カテーテルなどの医療ケアに必要な資材では，不十分な固定から起こる事故抜去や療養者自身による自己抜去，さらには清潔管理の不徹底による感染症の発症などのリスクを伴う．これらは生命の危機に直結しかねないリスクであることを認識しなければならない．

➡ 災害時のリスクについては，ナーシング・グラフィカ『地域療養を支えるケア』８章４節を参照．

在宅では，医療職でない在宅療養者本人やその家族が，このような医療機器や医療資材を使用し，医療行為を実施するため，看護師の関わりは非常に重要となる．機器や資材の使用方法を伝えるだけでなく，安全のための助言，療養者を取り巻く人々や多職種との連携，また支援体制の構築に努めなければならない．

plus α

療養環境の整備

療養生活に必要な場合は補助具の使用や住宅改修を検討する．車椅子で移動できるスペースの確保，段差の解消，無理のない動線確保のための部屋の改造など，リスク軽減と安全のために可能なものを，社会資源の利用も含めて検討するとよい．

2 療養環境上のリスク

環境は，療養生活に大きく影響する重要な要素である．居宅での療養の場合，病院のような住環境・設備，明るさ，温度，湿度などの環境が整わないことが多い．

したがって，住環境・設備では，部屋の広さが十分でない，段差が多い，移動の妨げになる大きな家具など，転倒のリスクが考えられる．実際に転倒により骨折し，介護が必要になるケースは非常に多い．また，温度・湿度が適切でないと，季節によらず脱水や熱中症を起こしやすい．

特に在宅では，これらの点を意識して，看護師は居宅環境をアセスメントし，療養者や家族に適切な助言をすることが大切である．

➡ 住環境については，３章３節p.87参照．

3 家族関係上のリスク

ドメスティック・バイオレンス（DV），虐待，自殺などは，日常的に起こり得る問題であり，健康危機といえる．DV，虐待は育児においてもリスクが高い．近年では独居高齢者の増加，高齢者同士あるいは，認知症患者同士の介護など，超高齢社会における家族形態の変化により，家族内での介護におけるマンパワー不足と，地域住民同士の関係性の希薄化などで，互助が難しく機能しにくい．いずれも，身体的・心理的な余裕を失い，かつ相談する人もいない環境で起こりやすく，在宅介護・療養においてもリスクとして認識しておかなければならない．

近年増加傾向である児童虐待の要因には，経済的困難，家庭内暴力，親の精神的健康問題，社会的孤立などをはじめ，子ども自身の病気や障害などによる育てにくさなどがあり，複数の要因が絡まり合うことで，虐待のリスクが高まる．虐待の徴候としては，子どもの身体的な傷やマルトリートメント*，子どもの異常な行動や情緒の変化，身長体重などの停滞や減少などが挙げられる．地域や在宅で活動する看護師は，生活の場に入りながらケアを行うため，マルトリートメントや虐待の徴候に気づきやすい立場にある．疑わしい場合には，施設内あるいはほかの専門機関等に相談するなど，ケアの中で感じた違和感を見過ごさない姿勢が重要である．これは，児童虐待のみならず，高齢者や障害者の虐待においても求められる，専門職としての責務といえよう．

plus α

児童虐待相談所対応ダイヤル

児童虐待の相談窓口としては，各自治体の家庭児童相談室や保健センター，保健所，児童相談所，福祉事務所などがあり，24時間対応の児童虐待相談所対応ダイヤル（#189）も設置されている．匿名での相談も可能である．

➡ 高齢者虐待については，ナーシング・グラフィカ『地域療養を支えるケア』７章６節参照．

用語解説 *

マルトリートメント

子どもや高齢者、障害者などの弱者に対する不適切な扱いや虐待、ネグレクト（放置）などを指す。虐待より広い概念で、心理的・身体的な悪影響を与え、健康や福祉を損なう行為全般を含む。

4 災害時のリスク

近年，日本では，かつて見られなかったような気候変動，大規模な地震が頻発している．災害時に特別な支援や配慮が必要となる高齢者，障害者，乳幼児，妊婦，外国人，病気をもつ人などを災害時要配慮者といい，この中に在宅療養者の多くが含まれる．これらの人々は，避難や情報収集，医療ケアの面で特別な支援が必要となるため，平時からの備えや支援体制の構築が重要である．近年，自治体や地域コミュニティーでは，災害時要配慮者リストの作成，避難所のバリアフリー化，情報の多言語化など，包括的な支援体制の整備に努めている．

また，大規模災害時には，自ら避難することが困難な高齢者や障害者などに被害が集中しやすい．このような経験を踏まえ，2021（令和3）年より災害対策基本法が改正された．これらの高齢者や障害者を避難行動要支援者とし，どこに・誰と・どう避難するか，などをあらかじめ決めておく個別避難計画の

plus α

事故の危険因子（リスク）

事故を起こす危険因子には，内的要因と外的要因がある．例えば右不全麻痺の療養者が居宅の段差につまずき転倒事故を起こした場合，内的要因としては右不全麻痺による右下肢の運動制限，外的要因としては段差が解消されていない住宅環境が考えられる．このように，複合的な危険因子が作用することでリスクが高くなり，放置すると事故につながる．

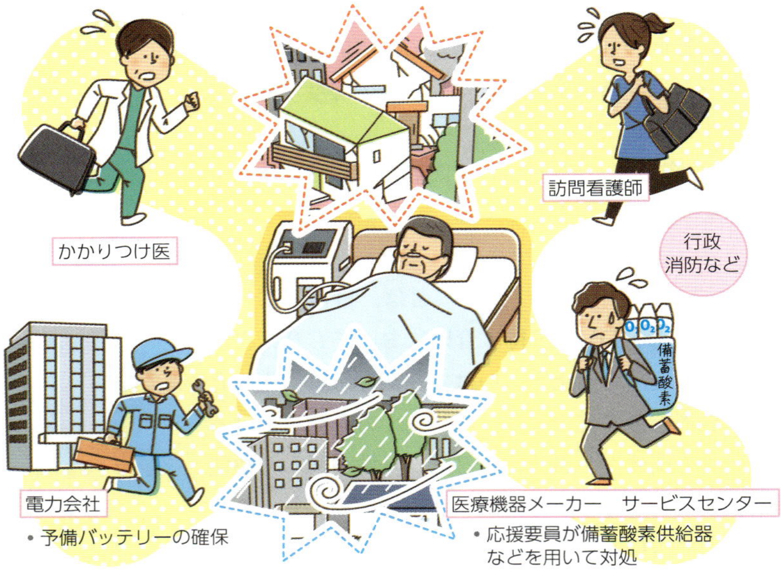

図6-1　災害時の停電への備え

作成が市町村の努力義務となった．

実際に，災害に伴って生じる停電，ガス・水道の不通といったライフラインの途絶により，生活上の不便が生じると，在宅療養者には大きなリスクとなる．発災直後の避難だけでなく，続く避難生活について想像し，できる限りの対策を講じておくことが求められる．例えば，療養者が使用する医療機器の多くは電気が必要であり，常日ごろからの災害時への対策は欠かせない．療養や生命の維持に必要な機器や用具の確保も同様である．具体的には，医療機器メーカー，サービスセンターの連絡先や連携方法を明確にし，備蓄のための酸素供給装置を準備したり，電力会社との連携によって予備電源を確保したりしておくなど（**図6-1**），トラブルを予測した事前の対応策が重要である．また，医療ケアに必要な資材，お薬手帳の整備，服用する薬剤の確保も含め，安定した医療ケアを継続できるよう，支援を検討することが必要である．

コンテンツが視聴できます
（p.2参照）

動画でチェック

在宅療養における災害対策

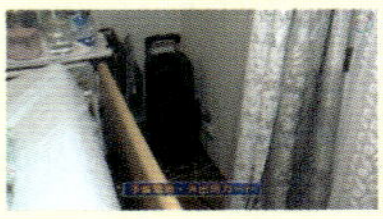

plus α

在宅避難

最近では，避難所の混雑緩和や感染症まん延防止の観点から，自宅が安全であり，ライフライン（電気・水・ガスなど）が機能している場合には在宅避難が推奨されている．したがって，避難所に避難する場合，在宅避難をする場合など，療養者本人と家族の意向をあらかじめ確認し，記録に残す，関係者間で情報を共有するなどの平時からの備えが必要である．

2 日常生活における安全管理

2023（令和5）年の日本人の死因順位（確定数）は，①悪性新生物，②心疾患，③老衰，④脳血管疾患，⑤肺炎，⑥誤嚥性肺炎，⑦不慮の事故である．不慮の事故の半数以上は居住施設を含む自宅内で起きており，内訳は多い順から「転倒・転落・墜落」「不慮の溺死及び溺水」「不慮の窒息」である[6]．

在宅療養者では，心身の障害や認知機能の低下により，**日常生活**における不慮の事故が発生しやすく，それによって自分らしい生活が営めなくなるリスクが高い．したがって，不慮の事故を未然に防ぐことが重要である．

また，在宅療養者の多くが高齢者であり，「熱傷・凍傷」，「熱中症」，「感染症」，「閉じこもり」の問題が生じやすい．そこで，日常生活における**安全管理**として，①家屋環境の整備，②転倒・転落の防止，③誤嚥・窒息の防止，④熱傷・凍傷の防止，⑤熱中症の防止に加え，⑥感染症の防止，⑦閉じこもりの予防について，説明する．

1 家屋環境の整備

家屋環境の整備は安全管理の基本であり，安全な家屋はさまざまな危険から療養者・家族の身を守ってくれるシェルターとしての働きももつ．家屋のある地域の環境や家屋の耐震が十分であれば，大規模地震災害時に直接死を免れることも可能になる．

➡ 家屋環境については，３章３節p.87参照．

動画でチェック

高齢者の住環境整備

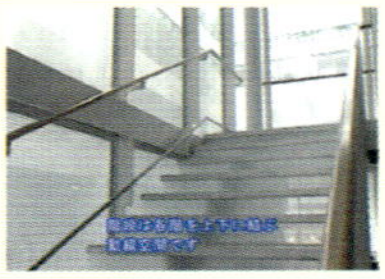

また，家屋環境を整備することで，在宅療養者の活動範囲の拡大による尊厳の保持や心身・社会的自立が促進される．もし，社会的交流をもちにくい住環境であれば，生活空間の狭小化が進み，閉じこもりの原因となったり，自宅内で事故が生じても気づかれにくかったりする．そのため，①坂道・階段・交通量などの自宅周辺の環境，②気温・降雨降雪量などによる屋外環境，③自宅の間取りや環境などの把握と整備が必要となる．

療養者の年齢や疾患の進行状態に応じて，自室から居間，トイレ，浴室への移動が安全にできるようなコード類や物の整理，手すりや段差対策のための福祉用具の導入や住宅改修を検討するとよい．

2 転倒・転落の防止

高齢者の不慮の事故の中でも，上位の事故として「転倒・転落・墜落」が挙げられる．内訳は「スリップ，つまづき及びよろめきによる同一平面上での転倒」が半数以上，次いで「階段及びステップからの転落及びその上での転倒」となっている．

動画でチェック

居宅における高齢者の転倒

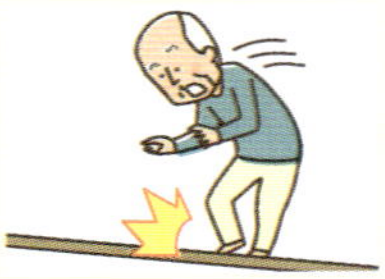

「スリップ，つまづき及びよろめきによる同一平面上での転倒」は自宅でも起こりやすいため，滑りやすいスリッパや敷物の変更，床の段差をなくす工夫やよろめいたときにつかむことのできる手すりを家屋内に設置することを検討するとよい．また，「階段及びステップからの転落及びその上での転倒」に対しては，階段に手すりをつけ，階段に滑り止めの床素材を貼るほか，階段を使わなくてもすむような生活の工夫も検討するとよい．

訪問看護のケア中では「転倒・転落」の事故が最も多い[7]．「転倒」は，車椅子やベッドの移乗・移動，リハビリテーション訓練時，トイレや入浴等の介助時に起こりやすい．足腰の弱った高齢者の車椅子への移乗中の転倒や，脳梗塞の療養者の杖歩行中の転倒など，訪問看護師１人でも介助できるだろう，またとっさにでも体重を支えられるだろう，という過信や間違った判断により生じる．

➡ 転倒・転落防止策については，３章３節p.88参照．

看護・介護の専門職が起こしやすい事故は，介護を行う頻度の高い家族にとってはさらに起こしやすい事故といえる．そこで，療養者・家族に，具体的な予防対策を伝え，家族の価値観に応じて社会資源を活用できるよう支援する．例えば，床上の寝具よりベッドのほうが車椅子への移乗時の安全を確保しやすいことや，溺水のうちの７割は浴室で発生していることから，療養者の状態や機能に応じた手すりを浴室に設置するなどを伝えるようにする．

ところで，療養者が自分らしく生活すると，活動量が増え，「転倒・転落」のリスクも増す．もしも，安全確保の観点から療養者の行動を常に制限・抑制すれば，自分らしい生活も制限され，寝かせきりにすれば「転倒・転落」のリスクは少なくなるが，自分らしさも奪われる．そこで，自分らしく安全に生活できる環境をつくりつつ，「転倒・転落」の際の緊急対応として医療機関や救急車を呼ぶ方法を家族や訪問介護員（ホームヘルパー）が理解しておく必要がある．

3 誤嚥・窒息の防止

➡ 誤嚥・窒息の防止については，４章１節p.108参照.

誤嚥・窒息事故は，高齢者に多く発生する．特に，脳梗塞や神経疾患では，嚥下障害や咳嗽反射の低下により誤嚥・窒息のリスクが高まる．そのため，肺炎を起こさないような食事の姿勢や食事介助の方法などを，本人，家族，訪問介護員に伝えるとともに，緊急時の見分けかたと対応方法も伝えておく必要がある．

対応方法としては，窒息が生じた際には，異物を指で掻き出す方法のほかに，背部叩打法や腹部圧迫法を用いるようにし，意識がないような重篤な場合は直ちに救急車を呼ぶように伝える．また，むせることなく誤嚥をしている場合もあるため，肺炎の徴候があれば，早期に医療機関への受診につなげる．

義歯や薬の包装容器を誤飲すると，食道に穴が開く事故につながることもあるため，精神疾患患者や認知機能が低下している療養者では，誤飲しないように配慮したり，包装容器を工夫したりする．

一方，訪問看護の最中に誤飲させてしまう事故もある．例えば，経鼻経管栄養法を実施中の療養者に対し，管を胃ではなく気管に挿入し栄養剤を注入してしまう場合である．このような事故は経験を積んだ看護師でも起こすことがあるため，原理原則にのっとったケアを提供するよう心掛けることが大切である．このことはケアに慣れた家族でも同様であり，家族の手技を適宜確認することも大切である．

4 熱傷・凍傷の防止

認知機能の低下や精神疾患による認識の障害，糖尿病や神経疾患による感覚鈍麻などは，熱傷・凍傷*を引き起こす要因になる．認知機能の低下や感覚鈍麻により，入浴中，熱い湯に浸かっているうちに意識を失い，給湯器の追いだ

用語解説*

熱傷・凍傷

熱傷・凍傷とは，温熱・寒冷刺激による皮膚損傷を指す．特に熱傷は，日常生活において最も頻度の高い外傷の一つであり，広範囲の熱傷は生命に関わる重大な傷病である．

き機能で湯を沸かしていて広い範囲の熱傷を負う事故や，適温の湯たんぽに足を近づけすぎて低温熱傷を負う事故が生じる．

そのため，追いだき機能があり温度設定ができるタイプの浴槽を選択するとよい．すでに設置されている場合は，家族や介助者による入浴中の気配りが必要になる．また，湯たんぽの使用を避け，低温の電気あんかや電気カイロに変えるように伝える．しかし，どれほど注意していても熱傷は起こるものである．そのため，事故が起こった場合の適切な対応方法を，あらかじめ家族や訪問介護員に伝えておくことも大切である．

熱傷では，熱の影響を取り除くためすぐに水道水で冷やし，医療機関を受診するか，広範囲であれば救急車を呼ぶ．ただし，氷を肌に直接長時間当てると，過度な冷却で凍傷を起こす場合もあるので注意する．

訪問看護中でも，麻痺のある療養者に使った湯たんぽによる熱傷や，リフト入浴中の追いだきで高温の湯が出てきて，背中の熱傷などが生じることがある．また，胃瘻から白湯を注入する際，間違えて熱湯を注入しないように注意喚起していく必要がある．経験を積んだ看護師であっても，感覚鈍麻のある療養者に対しては特に注意する必要がある．

5 熱中症の防止

熱中症は，高温多湿な環境に長くいることで，徐々に体内の水分や塩分のバランスが崩れ，体温調節機能がうまく働かなくなり体内に熱がこもった状態をいう[8]．熱中症による死亡の約８割が65歳以上の高齢者であり，発生場所は住居が多いと報告されている[9]．熱中症を引き起こす要因は，環境・身体・行動に分けて考えることができる[10]．

環境要因は，気温が高い，湿度が高い，風が弱いなど，身体要因は，高齢者，乳幼児，糖尿病，精神疾患，低栄養状態，下痢状態など，行動要因は，激しい労働や運動などである．これらの三つの要因によって体内に著しい熱が生じ，暑い環境に体が十分に対応できず，熱中症を引き起こす可能性が高まっていく．

基礎疾患がなくても，高齢者であれば熱中症のリスクは高いが，在宅療養者では糖尿病による感覚鈍麻や精神疾患による認知の障害，認知症などが重なると，熱中症のリスクはさらに高まる．暑さを感じることができず，エアコンのない部屋で一日中過ごす人や，夏でもこたつを使う人もいる．このように，在宅療養者のすべてが身体要因をもっている状況であるため，高温多湿などの環境要因が重なると，数時間の草むしりという行動要因や，水分補給をせずじっと家の中にいるという行動要因で，熱中症になるリスクが生じるのである．

そこで熱中症の防止のために，療養者が環境要因と行動要因に配慮できるよう工夫する必要がある．環境要因では，気温が急に高くなる時期に，適正な温度と湿度にするよう注意喚起をするとよい．行動要因では，長時間にわたって

plus α

熱中症の防止対策

①日常的なバイタルサインの測定，皮膚などの全身状態観察
②水分出納の確認と，定期的な水分・塩分の摂取とその指導
③温度・湿度の確認と環境整備：扇風機やエアコン，こまめな換気，遮光カーテン・すだれなどの使用
④うつ熱の防止：通気性の良い，吸湿・速乾の衣服・寝具の使用，保冷剤，氷などによる身体の冷却（長時間の使用は禁忌）
⑤外出時の日傘や帽子の着用，適度な休憩
⑥早期発見・早期対処：発汗，体温上昇，低血圧，頻脈，倦怠感，頭痛，嘔吐，立ちくらみ，失神，錯乱，乏尿などの訴えや症状の有無

➡ 熱中症については，５章２節p.153も参照．

屋外にいることを避け，風の吹く涼しい場所で定期的に水分補給をするように伝える．また，多量の汗，筋肉痛，めまい，頭痛などの熱中症の症状を，療養者本人・家族，訪問介護員に伝えておき，水分補給ができない場合は医療機関に連絡し，意識がない場合は直ちに救急車を呼ぶように伝える．

6 感染症の防止

訪問看護でもスタンダードプリコーションが基本であり，手指衛生を基本に，手袋，ガウン，ペーパータオルを１人の療養者に一つ用意する．胃瘻《いろう》，輸液，痰の吸引，膀胱留置カテーテルなど，医療ケアにおいてはそれぞれに適した清潔操作で感染症を予防できるため，療養者・家族，訪問介護員の手技を適宜確認する．そして，口腔内の清潔や陰部洗浄などで，感染症のリスクを低減できるため，療養者・家族などに実施するよう伝える．

また，角化型疥癬《かいせん》のように強い感染力がある感染症の療養者訪問は，１日のルートの最終にするなど訪問の順番にも配慮し，訪問看護師が感染症を媒介しないようにする．角化型疥癬では使い捨てのエプロン・手袋・シューズカバーを用いるが，血圧計（特にマンシェット）や体温計，聴診器などはその療養者専用で使用することが望ましい．そして，家族や訪問介護員も，ダニを外にもち出さないように指導する．なお，通常の疥癬では，エプロン・手袋・シューズカバーは不要であり，それぞれの感染症に応じた対応が必要となる．

このように，感染力によって対応が異なるため，感染症を疑う場合は，まずは医療機関で正確に調べてもらうことが大切である．その上で，療養者や家族の気持ちに寄り添い，早く治癒するよう適切な医療ケアを続けつつ，感染の拡大を防止する．

かぜやインフルエンザなどの感染症の防止では，療養者の家族，医療従事者や訪問介護員，その他，ボランティアなどが感染症をもち込まないように，手洗いはもちろん，体調が悪い人は療養者に近寄らないようにしてもらうことも大切である．

➡ 感染予防については，３章５節p.95参照．

plus α

感染対策の変化

もともと易感染状態の療養者にはマスクの装着を必須とする一方で，認知症療養者等には顔がマスクで隠れることによる不安等の問題を回避するよう配慮していた．しかし，人命にかかわる感染症下では，すべての訪問で原則マスクを装着する．

動画でチェック

在宅療養における感染予防

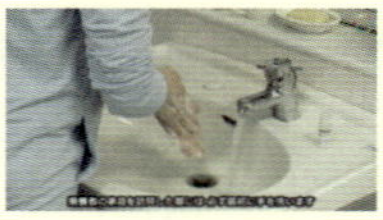

動画でチェック

新型コロナウイルス感染症蔓延時の訪問看護

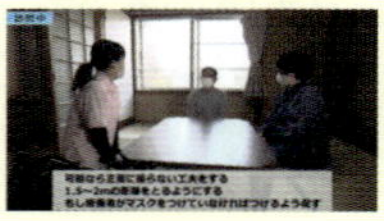

7 閉じこもりの予防

閉じこもりは，生活の行動範囲が狭小化することで活動性が低下し，廃用症候群となり心身両面の活動力を失っていく状態をいう．その結果，寝たきり状態に進行したり，孤立して自分らしい生活を営めなくなったりするため，予防が必要となる．

仕事を辞めたのちに新たな生きがいを見いだせず，仕事以外のコミュニティーに入れない場合にも生じる問題であるが，脳血管疾患等による障害や難病で後天的に障害者となった場合，そのリスクはさらに高まる．今まで得意だったことができなくなり，趣味や活動が制限されるだけでなく，「普通」の活動がスムーズにできなくなった自分を人に見せたくないため，さらに活動が縮小していく．受診などで外出する機会があっても，歩行や会話がスムーズにできず失敗体験が続くと，次第に自信をなくして閉じこもり状態が進んでいく．

そこで，ICFなどの概念を用いて，活動や社会参加を可能にする支援も行い，個別に閉じこもりを予防する取り組みを進めるようにする．まず，疾患の治療やリハビリテーションにアプローチし，現状の維持と状況の改善を目指して専門職と**連携**して支援する．その上で，本人のやりたいことができるように，適切な福祉用具を導入し，自分にもできるという自信につながる体験や社会参加の体験を増やし，役割を維持したり新たに創出したりする．特に社会参加では，インフォーマルな社会資源の活用で自分自身に合った活動に参加できる可能性が高まる．看護支援では多職種と連携しつつ，療養者・家族がインフォーマルな資源を取り入れてもよいと思えるような働き掛けも必要である．

➡ ICFについては，1章2節p.27参照．

引用・参考文献

1) 田中正博．実践 自治体の危機管理．時事通信社，2003．
2) 宮崎和加子編著．在宅ケア リスクマネジメントマニュアル．第2版，日本看護協会出版会，2016．
3) 全国訪問看護事業協会．そこが知りたい！ 事故事例から学ぶ訪問看護の安全対策．日本看護協会出版会，2006．
4) 厚生労働省．医療安全推進総合対策：医療事故を未然に防止するために．https://www.mhlw.go.jp/topics/2001/0110/tp1030-1y.html，（参照2024-07-05）．
5) 松下由美子ほか編．医療安全．第4版，メディカ出版，2021，（ナーシング・グラフィカ，看護の統合と実践2）．
6) 厚生労働省．令和5年人口動態統計（確定数）の概況．https://www.mhlw.go.jp/toukei/saikin/hw/jinkou/kakutei23，（参照2024-09-21）．
7) 全国訪問看護事業協会．事故事例から学ぶ訪問看護の安全対策．第2版，日本看護協会出版会，2013．
8) 厚生労働省．熱中症予防のために．https://www.mhlw.go.jp/file/04-Houdouhappyou-10901000-Kenkoukyoku-Soumuka/nettyuu_leaflet26.pdf，（参照2024-07-05）．
9) 厚生労働省．平成27年我が国の人口動態：平成25年までの動向．https://www.mhlw.go.jp/file/06-Seisakujouhou-10900000-Kenkoukyoku/necchusho25_1.pdf，（参照2024-07-05）．
10) 環境省．熱中症予防情報サイト．https://www.wbgt.env.go.jp，（参照2024-07-05）．
11) 河野龍太郎．医療におけるヒューマンエラー なぜ間違える どう防ぐ．第2版，医学書院，2014．
12) 日本看護協会編．医療安全推進のための標準テキスト．2013．https://www.nurse.or.jp/nursing/home/publication/pdf/guideline/anzensuishin_text.pdf，（参照2024-07-05）．
13) 厚生労働省．閉じこもり予防・支援マニュアル（改訂版）．2019．https://www.mhlw.go.jp/topics/2009/05/dl/tp0501-1g.pdf，（参照2024-07-05）．

重要用語

リスクマネジメント	日常生活	健康危機管理
ヒューマンエラー	安全管理	防災・減災
インシデント	連携	

学習達成チェック

- □ 在宅看護における危機管理の原則と基本を説明できる．
- □ 在宅療養の場におけるさまざまなリスクの特徴を説明できる．
- □ 日常生活の場において起こり得る事故や問題に対する予防策を説明できる．

◆ 学習参考文献

❶ 宮崎和加子編著．在宅ケア リスクマネジメントマニュアル．第２版．日本看護協会出版会，2016．
実際の事故事例をもとに，生活の場のリスク評価・対処方法を示しつつ，療養者の「生活の質」や「人生の質」にも注目した，愛のあるリスクマネジメントマニュアル．

7 事例で学ぶ在宅看護の技術

学習目標

- さまざまな事例から，療養者と家族や，その取り巻く環境と状況に応じた在宅看護の実際を学び，実践に生かすことができる．
- 在宅における療養者とその家族の生活上の課題を検討できる．
- 在宅療養者とその家族の状況に応じた生活支援の方法と技術を検討できる．
- 医療ケアを必要とする療養者やその家族に，状況に応じた安全な管理方法を検討・提案できる．
- 療養者とその家族が望む在宅療養生活を実現するためのケアマネジメントの展開について検討できる．

1　在宅での自己管理を続けている独居の糖尿病療養者

事　例

Aさん，64歳，男性．

私は，地域包括支援センターの看護師です．

地域の民生委員から，近所に１人暮らしの糖尿病の方がいるので様子を見てほしいと依頼があり，家庭訪問をすることにしました．訪問日は，月に１度，遠方に住んでいる長女がAさんの様子を見に来る日に設定しました．

Aさんは，糖尿病のコントロールが悪いため１週間の教育入院*を経て，先月から在宅でのインスリン自己注射を開始しています．長女は「父は，最近，視力が低下してきているようで，注射を自分でちゃんと打っていけるのか心配です」と話しました．

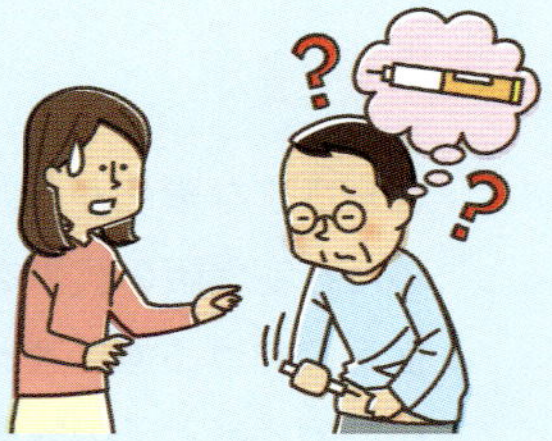

訪問時に把握したAさんの情報は次の通りです．

➡ 糖尿病については，2章1節9項p.57参照．

用語解説＊

教育入院

病気に対する知識や好ましい生活習慣を身に付けるために，病院に短期間入院して集中的に指導を受ける教育プログラム．糖尿病では，栄養管理をはじめインスリン自己注射の方法やフットケア，服薬管理などを学ぶ．

1　Aさんの状況

1　現病歴

40歳ごろに２型糖尿病と診断され，食事療法，運動療法，経口薬で経過をみていたが，コントロール不良のため，先月から血糖自己測定（SMBG）と**インスリン自己注射**を開始した．糖尿病の食事の注意点，血糖自己測定の方法，インスリン自己注射の方法については，教育入院で習得した．

➡ インスリン自己注射については，5章17節p.219も参照．

直近の血液検査の結果は，HbA1c 10.2%，空腹時血糖値150mg/dL，食後２時間血糖値200mg/dLであった．

インスリンの１日の投与量は12単位で，毎食直前に超速効型を３単位ずつ，就寝前に持効型溶解インスリンを３単位との指示である．定期受診は，在宅主治医（かかりつけ医）を２週間に１回の頻度で受診している．

2　家族構成

独居．妻とは３年前に死別した．長女（37歳）は他県で結婚し家庭をもっており，月１回程度様子を見に来るが，子どもがまだ小さいため頻繁に来ることは難しい（図7-1）．

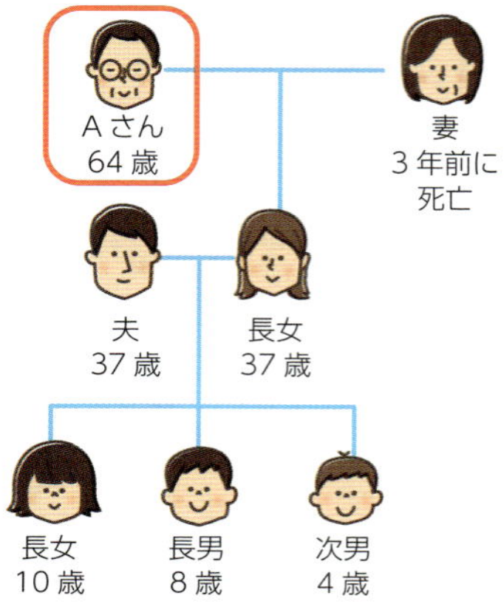

図7-1　Aさんの家族

3　身体状況

体重60kg，BMI 19，体重はこの半年で3kg減少した．

ADLは自立．認知症なし．

３カ月前ごろから目がかすむようになったが，大きな文字であれば読むことができる．しかし，悪天候や夕方の外出時には足元や周囲が見えづらく，１人での外出が不安になってきた．両下肢のしびれも強くなってきている．訪問時に確認すると両下肢に冷感があり，足の趾先に白癬《はくせん》が認められた．

4 生活状況

警備の仕事に就いていたが，視力低下や下肢のしびれが出てきたので，３カ月前に退職した．

食事は，妻が存命中にはエネルギー摂取量などに気を付けてくれていた．３年前に妻が亡くなってからは，外食や惣菜を購入し，毎晩晩酌をするようになり，気ままに暮らしていた．教育入院後しばらくは，自炊を試みたり，外食も減らすようにしていたが，最近では，買い物に行くのがおっくうになってしまった．そこで，民生委員に勧められて配食弁当（糖尿病食）を利用し始めた．不足する食材や日用品は，１週間に１～２回，近所のコンビニエンスストアで調達している．

訪問時，自己注射の様子を観察すると，「このダイヤルのところが，眼鏡をかけても，ぼやけてよく見えないんだよね」とつぶやきながら，何度も確認しながら操作している．

注射の手技は問題なく，スムーズに実施できていた．

コンテンツが視聴できます（p.2参照）

動画でチェック

インスリン自己注射

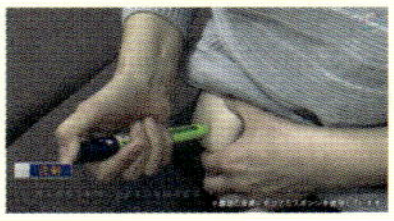

設問

問１－１　Ａさんの視力低下がインスリン自己注射の実施に，どのような影響を与える可能性があるか，検討しなさい．

問１－２　Ａさんが，インスリン自己注射を確実かつ安全に継続できるよう，利用できる社会資源（サービス）は何か．その目的と支援内容について述べなさい．

問１－３　Ａさんには視力低下，下肢の血行不良や神経障害がある．自宅内で生じるリスクの高い事故は何か，また，その防止策も述べなさい．

➡ 解答・解説はp.293.

2 初回訪問後３カ月の状況

Ａさんの視力低下は，糖尿病網膜症によるものと診断された．そこで，要介護認定を申請し，要支援２の認定を受け，サービスを利用し始めた．今後は，身体障害者手帳の申請も行う予定である．

訪問看護師が火曜日に訪問すると，Ａさんは，先週末からかぜ気味で，食欲がなかったのと倦怠感で，ゴロゴロして過ごしていたと話す．Ａさんから，「どうにも動く気がわいてこなくて…．最近，地震など災害が続いているから，こんなふうに具合が悪いとなおさら不安が募るよね」「インスリン注射してる糖尿病の患者って，災害に備えてどんなことをしておけばいいのかなぁ」と尋ねられた．

1 社会資源の活用状況

介護保険で要支援２と認定され，以下のサービスを利用し始めた．

- 介護予防訪問看護：週２回，30分未満．健康観察，自己注射の状況確認など
- 介護予防・日常生活支援総合事業の訪問型サービス：週３回（生活援助；

plus α

糖尿病の管理（服薬）

糖尿病の薬物療法には，インスリン自己注射と経口血糖降下薬がある．経口血糖降下薬には血糖値を全体的に低下させるSU薬（スルホニル尿素薬），BG薬（ビグアナイド薬），インスリン抵抗性改善薬がある．また，主に食後の血糖値を改善させるものとして，α-グルコシダーゼ阻害薬，速効型インスリン分泌促進薬があり，状態に合わせて処方される．いずれの場合も，食事療法と運動療法を併用していくことが重要である．血糖降下薬の作用が強く現れた場合は低血糖を起こすこともあるので，ブドウ糖の入ったジュースなどを常備しておくとよい（➡５章17節 p.223も参照）．

買い物，調理），２週に１回（通院等乗降介助）

2 身体状況

Ａさんは，チェックした血糖値を毎回ノートに几帳面に記録している．血糖値の変動幅は120～200mg/dLの範囲内に収まっている．

ADLは自立しているが，最近では，時折足を引きずるようにして，家具を伝いながら室内を歩く様子がみられている．

3 生活状況

外出は天気の良い日中にするようにし，病院での受診には訪問介護員（ホームヘルパー）に同行してもらっている．今後は，身体障害者認定を申請し，安全杖の支給などのサービスを受ける予定である．

設問

問1－4 独居で糖尿病によりインスリン自己注射をしているＡさんに対し，大震災などの災害に備え，どのような防災対策を指導するか，述べなさい．

➡ 解答・解説はp.293.

2 在宅で老老介護を開始する高齢の療養者

事例

Bさん，81歳，男性．

私は，訪問看護ステーションの訪問看護師です．

○年９月，数カ月前に自宅で転倒し，大腿骨頸部骨折により人工骨頭置換術を受けたBさんが，間もなく退院予定であると，病院の退院支援看護師から連絡を受けました．Bさんは３年前にパーキンソン病と診断されています．

Bさんは今回の入院中に要介護認定を申請し，要介護３と認定されました．

Bさんは妻との２人暮らしで，退院後は自宅で生活する方向です．

そこで退院前に，Bさん，妻，病棟主治医，病棟看護師，理学療法士，退院支援看護師，介護支援専門員（ケアマネジャー），訪問看護師が集まり，合同カンファレンスを行いました．その結果，２泊３日の試験外泊を行い，外泊中に介護支援専門員，理学療法士，訪問看護師が訪問することになりました．

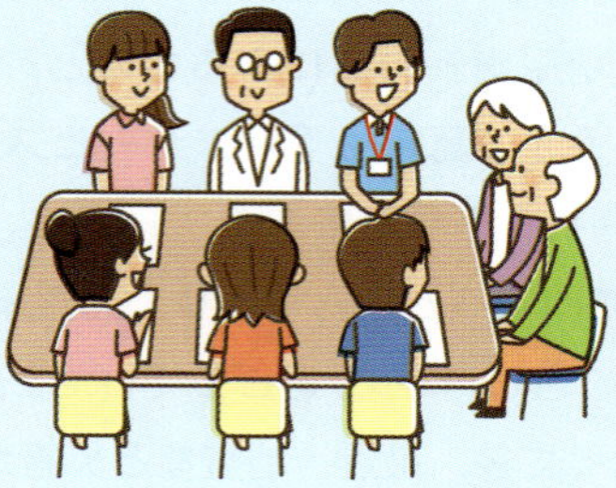

➡ パーキンソン病については，2章1節4項p.47も参照．

1 退院前のBさんの状況（試験外泊）

1 現病歴

小刻み歩行気味であるため，自宅内で角を曲がり切れずに転倒してしまった．救急車で搬送され，大腿骨頸部骨折と診断されて人工骨頭置換術を行った．

2 既往歴

3年前にパーキンソン病と診断されている．すくみ足，小刻み歩行，軽い振戦があるため，服薬で経過を観察中である．主治医は，現在入院中の総合病院の神経内科医であり，月に1度タクシーで20分かけて受診していた．

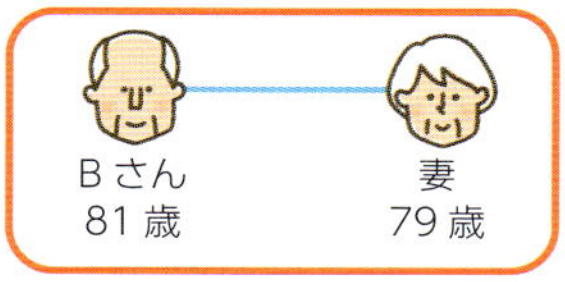

図7-2　Bさんの家族

3 身体状況

認知症はない．

現在のADLは，障害高齢者の日常生活自立度（寝たきり度）判定基準でランクB-1相当である．

➡ 障害高齢者の日常生活自立度（寝たきり度）判定基準については，ナーシング・グラフィカ『地域療養を支えるケア』4章1節参照．

院内では，椅子からベッドへの移動は自力で行えるが，床や高さの低い椅子からの立ち上がりは介助がないと難しい．歩き出しに時間がかかる（すくみ足）が，手すりにつかまればゆっくりと歩行ができる．排泄も洋式便器ならば可能である．

入浴用福祉用具（補助椅子など）を用いて，介助を受けて入浴している．

4 家族構成

妻（79歳，無職）との2人暮らし．子どもはおらず，近隣に近親者もいない（図7-2）．

妻は関節リウマチにかかっており，介護保険で要支援1と認定されている．

5 試験外泊時の状況

Bさん夫婦は，退院時，介護支援専門員と理学療法士とともにタクシーで自宅まで帰った．

タクシーから降りて自宅に入ろうとしたBさんは，入院で筋力が低下したのか，玄関ポーチまでの段差で足元がふらつき，それを支えようとする妻と2人で転倒しそうになった．ようやく自宅内に入ると，Bさんは「無事に帰って来られてよかった．懐かしいにおいだ」とうれしそうに話す．Bさんが落ち着いたところで，介護支援専門員と理学療法士で，自宅内でのBさんの動作・動線を確認した．

普段，最も長く過ごすのは居間のソファであり，Bさんの座位姿勢に問題はなく，起居も可能であることを確認した．BさんのADLを一つひとつ確認していき，課題は玄関に段差があり踏み越しにくいこと，浴室の浴槽がまたげないこと，介助がないと入浴が難しいこと，廊下に手すりがないことであると把握した．

試験外泊2日目，昼前に訪問看護師が訪問した．Bさんは「久しぶりにくつろげた．でも，入院する前のようにはできないことが結構あって，少し不安になってきたよ」と話す．不安なことは，和式布団からの起居で，一つひとつの動作に時間がかかり，特に夜中にトイレに行くのが大変だったと言う．Bさんの話を，横で妻はうなずきながら聞き，「こうやって試していると，結構不便なところが見つかるもので…．だんだんにコツがつかめるといいけれど」とつぶやいた．

試験外泊３日目，いったん病院に戻ったＢさん夫婦に**退院支援看護師**が様子を聞いた．Ｂさんは，「やっぱり自宅が一番．と言いたいところだが，病院のように環境が整っていないので，不便があることがわかった．家の中を直さなければいけないなと，昨晩，妻と話していたんです」と話した．

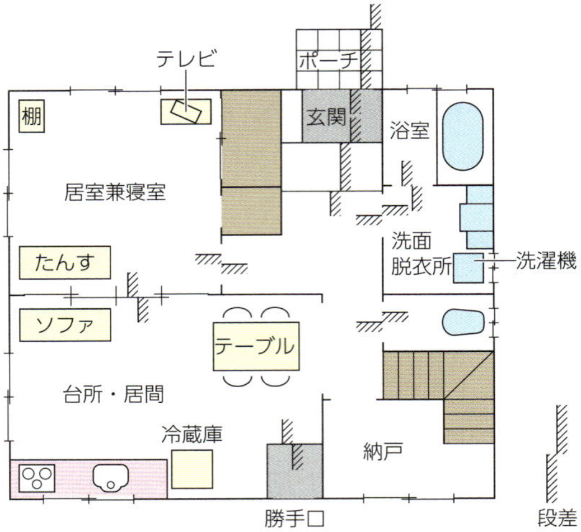

図7-3　Bさんの自宅１階の間取り図

6 住居環境

自宅は急峻な坂を上り切った高台にある２階建ての戸建て（持ち家）である．

玄関ポーチには段差がある．家屋内は，古い木造住宅のため，全体に段差があり（図7-3），特に廊下は狭く薄暗い上，手すりなどはない．浴槽は，またぎが高く，術後のＢさんの状態ではまたぐことは困難と思われる高さである．寝具は，これまで訪問看護師からはたびたび介護用ベッドを勧められたが，落ち着かないと，夫婦そろって和式布団を使用している．

➡ 退院支援看護師については，１章１節 p.20用語解説も参照.

7 社会資源の活用状況

パーキンソン病により，これまで介護保険で要介護１と認定されていたが，今回の入院により変更申請を行い要介護３となった．

入院前は，訪問看護を週１回（健康観察，リハビリテーション）で利用していた．

plus α

パーキンソン病の治療薬

パーキンソン病の治療薬は薬物療法の長期化によって効果が低下し，身体の震えなどが発症する．次第にこの症状の発生期間のサイクルが短くなり，やがて薬剤の効果を失う（ウェアリングオフ現象）．また，薬物の内服にもかかわらず，突然スイッチがオフになったように薬剤の効果がなくなったり，薬剤の効果が表れたりする（オンオフ現象）．このようにパーキンソン病の治療薬の使用は非常に難しいため，主治医やかかりつけ薬局の薬剤師とよく相談しながら進めていくことが重要である．

設問

問２－１　Ｂさんと妻の介護状況を踏まえた上で，Ｂさんの日常生活で最も優先度が高い支援は何か，その具体的な計画を立案しなさい．

2 退院後３カ月の状況

Ｂさんは，介護保険を利用して住宅改修を済ませてから退院した．

退院して３カ月が経った．退院後，Ｂさん宅への訪問看護が週２回のペースで行われている．Ｂさんは生活のペースができ，妻の介護でなんとか生活が継続できている．

1 身体状況

退院指導で受けた人工骨頭置換術後の脱臼防止については，きちんと理解し，守って生活している．

一方，最近では，振戦の頻度が多くなっている．また，水分摂取や食後にむせが強くなり，会話時には流涎《りゅうぜん》も生じるなど，嚥下困難の症状が認められた．

設問の解答・解説は
こちら⬇

2 生活状況

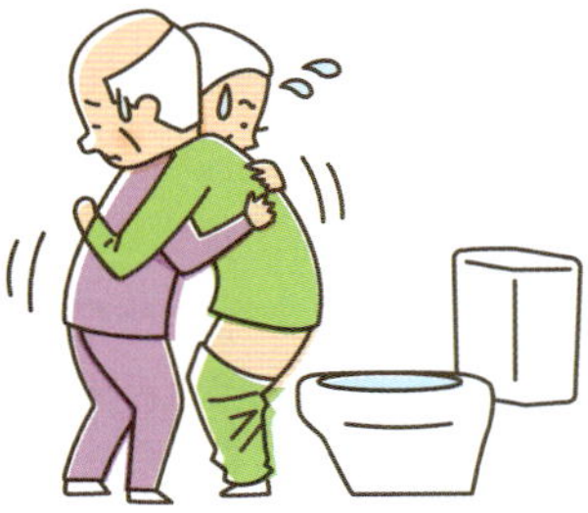

妻は献身的に介護をしている．関節リウマチの症状は安定しているが，慢性的な痛みがあると話す．

妻に生活状況を確認すると「1日中，トイレの世話をしている感じで…．特に夜中，必ず1回はトイレに連れて行くけれど，それですっかり目が覚めてしまうので，毎日寝不足気味」「これからの季節，寒さが厳しくなるので，夜中のトイレは嫌ね」と話す．

Bさん夫婦は共働きで，定年まで公立学校の教員を勤め上げたので，2人合わせて月45万円程度の年金支給と，ある程度まとまった貯蓄がある．

3 社会資源の活用状況

1 Bさんに対するサービス

- 訪問看護：週3回．入浴介助，健康観察，リハビリテーションなど
- 訪問介護：週2回．身体介護，居室の清掃，洗濯，排泄介助
- 福祉用具：介護用ベッド，外出用車椅子，トイレ用手すり，入浴用の福祉用具
- 住宅改修：浴槽をまたぎの低いものにし，玄関と室内の要所に段差解消器具を設置した．

2 Bさんの妻に対するサービス

- 訪問介護：週1回（買い物）

4 本人と家族の思い

Bさんは「やはり自宅はいい．だけど，今以上に病気が進むと，もっと妻に負担をかけてしまう．共倒れしてしまうのではないかと不安で仕方ない」と話す．

近隣には近親者など，副介護者になるような人がいない．「このまま自宅で生活し続けることができるのだろうかと不安になり，民生委員に相談したところ，“さこうじゅう”（サ高住*）って言ったかな？介護を受けながら生活できるマンションがあると聞いたので，この家を売り，夫婦でそういうところに移ることで安心して生活できるのではないか」と話す．

用語解説*

サ高住

高齢者の居住の安定確保に関する法律（高齢者住まい法）に規定される，介護・医療と連携し，高齢者の安否確認や生活相談などをサービスとして提供するバリアフリーの住宅（サービス付き高齢者向け住宅）の略称である．常時介護が必要でない高齢者を対象とし，プライバシーやその人の生活のペースを守りながら，安心して生活できるメリットがある．

設問

問2－2 老老介護が継続できるよう，Bさんの妻に必要な支援を検討しなさい．

問2－3 Bさんが自宅で安全に生活するために必要な住環境の改善点を挙げ，それぞれの改善策がBさんの生活にどのように役立つか，説明しなさい．

設問の解答・解説はこちら⬇

3 被虐待が疑われる認知症高齢者

事例

Cさん，76歳，女性.

私は，訪問看護ステーションの看護師です．〇年7月初旬，地域包括支援センターの主任介護支援専門員からCさん宅への同行訪問の依頼がありました.

Cさんは，季節外れの服装で路上にいるところを近所の人が見つけ，民生委員を通じて地域包括支援センターに連絡がありました．その後，近医を受診し，Cさんはアルツハイマー型認知症と高血圧と診断され，要介護認定申請をしたところ要介護1と判定されました．物忘れがあり，最近では1人で外出すると自宅に戻れなくなることが続いているとのことで，薬の飲み忘れもあるようです.

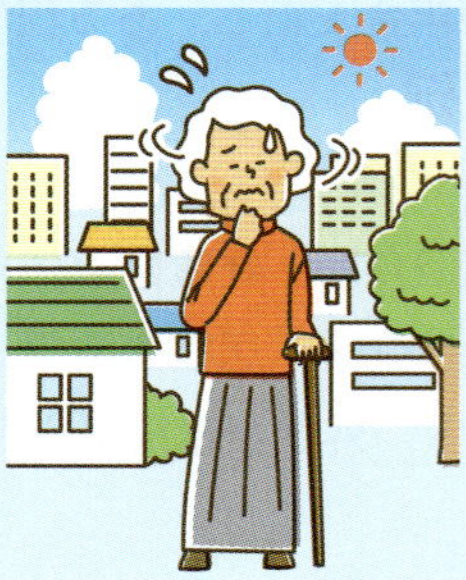

Cさんは，独身の長男との2人暮らしで，平日は日中独居となります.

主治医から週に1回の訪問看護の指示があり，状態観察と服薬管理のため訪問することになりました.

plus α

認知症の行方不明者

認知症またはその疑いによるものが原因で行方不明になり警察が届け出を受理した人は19,039人に上り（2023年），年々増加している[1)]．遺体で見つかった人は491人である.

➡ 認知症については，2章1節2項p.44参照.

1 Cさんの情報（初回訪問）

Cさん宅への初回訪問には，**地域包括支援センター**の**主任介護支援専門員**が同行した．訪問では，Cさん本人と，訪問看護サービスの契約のために休暇を取っていた長男に会うことができた.

1 現病歴・既往歴

アルツハイマー型認知症の診断である.

認知症の程度は，改訂長谷川式簡易知能評価スケール15点である．Cさんは夫との死別後から認知症の症状が現れ始め，物忘れやつじつまが合わない話をすることが多くなっていった．2カ月ほど前から，長男が仕事から帰宅すると，繰り返し同じことを尋ねたり，洋服だんすの衣類を出し入れしたり，季節に合わない服装をする行動がみられたりするようになったという．そのころは，1人で外出しても，きちんと帰宅できていた．路上で保護されたのは先月が初めてで，そこでようやく受診し，診断がついたとのことであった.

高血圧の既往歴があり，60歳ごろから降圧薬を服用している.

最近では，認知症の中核症状改善薬（アリセプト®）と降圧薬が医師から処方され，朝のみ服用しているが，長男が声を掛けるのを忘れると服用できない.

2 身体状況

認知症高齢者の日常生活自立度判定基準はランクⅡaである.

移動などに支障を来すような運動機能障害はないが，ADLは部分的な介助が必要である.

plus α

認知症老人徘徊《はいかい》感知器

徘徊をする高齢者が部屋や家の外に出たときに，家族に知らせる機器である．高齢者の危険を防止し，介護者の身体的・精神的負担の軽減を目的とする.

➡ 認知症高齢者の日常生活自立度判定基準については，ナーシング・グラフィカ『地域療養を支えるケア』4章1節参照.

最近では，食事をしたかどうかわからない，物をしまった場所がわからないなど，物忘れがあり，つじつまが合わない言動が目立つようになった．

3 生活状況

長男によると，Ｃさんは，日中はほとんど横になってうとうとしており，夜もよく眠れているようである．昼食は長男が買い置きしたものを食べている．入浴は，長男が帰宅後に入るように促しており，排泄は自分でできる．

4 家族構成

夫は３年前に他界し，48歳の独身の長男と２人暮らしである（図7-4）．長男は会社員で，営業部門のため出張が多く，帰宅が遅くなることが多い．夫が他界してからは，近所の人や親族との付き合いはほとんどない．

5 本人と家族の思い

長男は「道に迷って，人様に迷惑をかけるなんて…」とＣさんが路上で保護されたことに対して憤っていた．また，「これまで２人でやってこられたのだから，他人の世話にならなくてもなんとかやっていけるはずだ．こんな母の姿を人に知られるなんて恥ずかしい．お金も余計にかかるし，他人が家の中に入ってくるのは本人が嫌がると思う」と，介護保険サービスの利用に対し，消極的な様子がうかがわれた．

長男が訪問看護師と会話をしている間，Ｃさんの表情は硬く，うつむいたままであった．

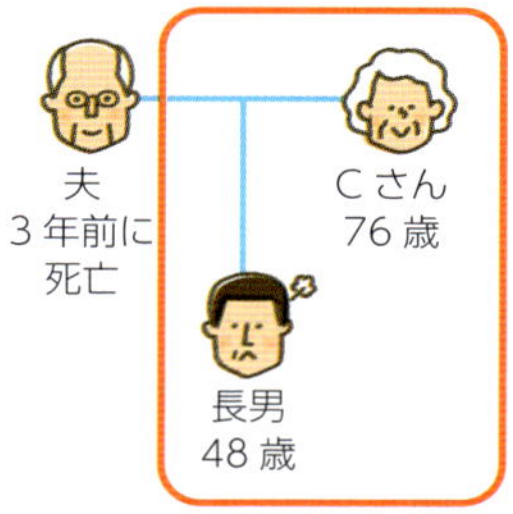

図7-4　Cさんの家族

設問

問３－１　Ｃさんと息子に対し，優先すべき看護のポイントを述べなさい．

問３－２　初回訪問において，Ｃさんの長男にどのような声掛けをしますか．

> **plus α**
> **認知症の人を支える取り組み** [2)]
> 認知症についてはさまざまな施策が推進されているが，次のような支援や人員の育成，普及が取り組まれている．
> **認知症カフェ**：認知症の人の家族に対する支援の推進の一つである．通所介護施設や公民館の空き時間を活用し，利用者が主体的に活動する．認知症の人は楽しめる場所として，家族はわかり合える人と出会う場として，また，専門職や地域住民は交流の場所としての効果がある．
> **認知症サポーター**：認知症に関する正しい知識と理解をもち，地域や職域で認知症の人や家族に対してできる範囲での手助けをする人．2024年6月末現在で約 1,534 万人と報告されている [3)]．
> **認知症地域支援推進員**：認知症の人ができる限り住み慣れた環境で暮らし続けることができるよう，認知症施策や事業の企画調整を行う，地域包括支援センターの保健師・看護師など．

2 初回訪問後６カ月の状況

ある日，訪問看護師が訪問すると，部屋の奥から長男の怒鳴り声が聞こえた．家の中からは尿と便のにおいがし，長男がＣさんの失禁に対して「今日はご飯を食べさせないからな」と叱責しているようであった．

Ｃさんは汚れた下着姿で困った表情をして立ち尽くしていたため，訪問看護師はＣさんを浴室に誘導し，汚れた体を洗い流して更衣の介助をした．

訪問看護師は，別室で後始末をしていた長男のそばに行き，一緒に後始末を行った．

1 身体状況

２カ月ほど前，Ｃさんがかぜをひいて数日寝込んでしまった．以降，尿や便の失禁がみられるようになり，夜間に家の中を徘徊《はいかい》するようにもなった．

設問の解答・解説はこちら⬇

訪問時の血圧は140/90mmHg前後で安定している．本人が，高血圧の自覚症状を訴えることはない．

失禁の世話の際に全身を観察したところ，腕と体幹に，強く握られたか，つねられたようなあざが複数認められた．

2 生活状況

長男は，仕事で疲れて帰宅した後にＣさんの世話をし，最近では，夜中も徘徊で眠れない生活が続き体調を崩していた．また，Ｃさんのたびたびの徘徊で，仕事中も呼び出されることが多くなり，介護に専念するため，先月，会社を退職した．介護に慣れてきたら，在宅ワークを始めるつもりだと話す．現在は，Ｃさんの国民年金と長男の退職金と貯金を切り崩して生活をしているとのこと．

一方で，長男は，このところ，母が夜中に家の中をうろうろすることが続いたので，部屋から出られないよう鍵をかけた，失禁も続いていて腹が立ち，昨日の午後から水分を与えていないと話した．

3 社会資源の活用状況

先月，介護保険の変更申請をして，要介護２と認定され，以下のサービスを使用している．

- 訪問看護：週１回．健康観察，服薬確認など
- 訪問介護：週３回．身体介護：入浴・排泄介助，生活援助：買い物・洗濯・調理

4 本人と家族の思い

Ｃさんに話し掛けると，おどおどした様子で，小さい声で震えながら「ごめんなさい…．ごめんなさい」と繰り返しつぶやくばかりであった．

長男から話を聞くと，「母が尿や便を漏らしたり，夜間に起こされたりで，ゆっくり眠れないし気が休まらない．おむつを履かせるようにしたが，すぐ外してしまい，また追いかけて，押さえつけて履かせるの繰り返しで．わざと自分を困らせるためにやっているのではないかと腹が立つ．自分は，会社を辞めてまで世話をしてやっているのに，人の気持ちも知らないで…」と怒りながら話す．また，しばらくすると「そうはいっても，しっかりして優しい母だったんでね…．息子として，できる限りのことはしてやりたい．それにしても，自分の母がこんなになるなんて…」とポツリと話す．

plus α

介護による離職

介護が原因で仕事を辞める介護離職者は，年間10万人以上といわれている．中でも働き盛りで，企業の中核を担う40代，50代の労働者が多い．国は育児・介護休業法による「介護休業制度」「介護休暇制度」「介護のための勤務時間の短縮等の措置」などの周知徹底を図り，介護を行う労働者の就業継続を促進し，離職の防止に取り組んでいる[4]．

設問

問３－３ 息子によるＣさんへの，虐待のリスクアセスメントをしなさい．

問３－４ 被虐待が疑われるＣさんに対し，サービス担当者による地域ケア会議の開催を提案したい．どのような目的で，どんなメンバーを招集するか，述べなさい．

問３－５ Ｃさんの安全とQOLの確保，長男の介護負担軽減を踏まえたケアプランを立案しなさい．

設問の解答・解説はこちら⬇

4 在宅での生活を希望する脳梗塞後遺症のある高齢者

事　例

Dさん，82歳，女性．

私は，訪問看護ステーションの訪問看護師です．

○年5月，病院の退院支援看護師から，脳梗塞後遺症による左片麻痺のあるDさんが，リハビリテーションの期間を経て，間もなく退院予定であるとの連絡を受けました．

Dさんは今回の入院中に要介護認定を申請し，要介護3の認定が出ています．

Dさんも家族も，自宅に戻り，生活することを希望しています．

Dさんは，夫を10年前に亡くしてから，長男夫婦と同居しています．現在，長男は海外赴任中，その妻は会社員，長女は他県に在住です．

そこで，退院前に病院において，退院前カンファレンスを行うことになりました．出席者は，Dさん，長男の妻，長女，病棟主治医，病棟看護師，理学療法士，退院支援看護師，在宅主治医（かかりつけ医），介護支援専門員，訪問看護師でした．この退院前カンファレンスで，病棟主治医から2泊3日の試験外泊の提案があり，訪問看護師は試験外泊中に一度訪問することになりました．

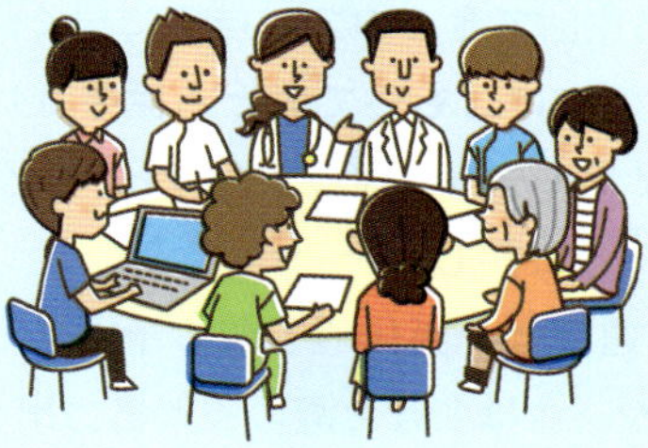

➡ 退院支援看護師については，1章1節p.20用語解説も参照．

1 退院前のDさんの状況

1 現病歴・既往歴

3カ月前に脳梗塞を発症，その後遺症による左片麻痺と，左半側空間無視の状態が認められている．退院後は，脳梗塞の再発予防のため，降圧薬と抗血栓薬の内服を継続する．受診は，近所の在宅主治医（かかりつけ医）が2週間に1回の訪問診療をする予定である．

そのほかには，認知症などの既往歴はない．

2 身体状況

院内では，左下肢に装具を着け，右上肢で手すりや杖を使用すれば，室内を歩行することができる．外出時は車椅子を使用する．

食事はテーブル上に配膳すれば，右手で，視野に入る範囲は，自力摂取できる．

排泄時はナースコールで看護師を呼び，装具を着けてもらい，看護師の見守りでトイレまで杖歩行している．リハビリテーションの効果でトイレ内の動作（ズボンなどの上げ下ろし，陰部・殿部を拭くこと）もほぼできるようになってきている．

入浴時は，洗髪と背部・右上肢・足先を洗うこと，浴槽への出入りは介助が必要である．

plus α

外泊中の入院患者に対する訪問看護

退院後に訪問看護を受けようとする入院患者が，在宅療養に備えて一時的に外泊（1泊2日以上）をするとき，以下①～③の対象者には医療保険で訪問看護を行うことができる．

①末期の悪性腫瘍，神経難病等厚生労働大臣が定める疾病等の対象者
②特別管理加算（気管カニューラや留置カテーテル等）の対象者
③その他在宅療養に備えた一時的な外泊に当たり，訪問看護が必要であると認められた対象者

➡ 半側空間無視については，2章1節6項p.53参照．

3 家族構成

長男（55歳，会社員）は海外赴任中，長男の妻（55歳，会社員）は平日勤務で朝８時ごろに家を出て，帰宅は20時前後になる毎日である．長女（51歳，自営業）は車で２時間ほどの隣接県に在住しているが，自営業で忙しく，時折様子を見に来て手伝う程度しか協力できそうにない（図7-5）．

退院のめどが立ち，長男の妻は休日になると病院を訪れ，左下肢の装具の着け方などについて，Ｄさんとともに熱心に退院指導を受けている．

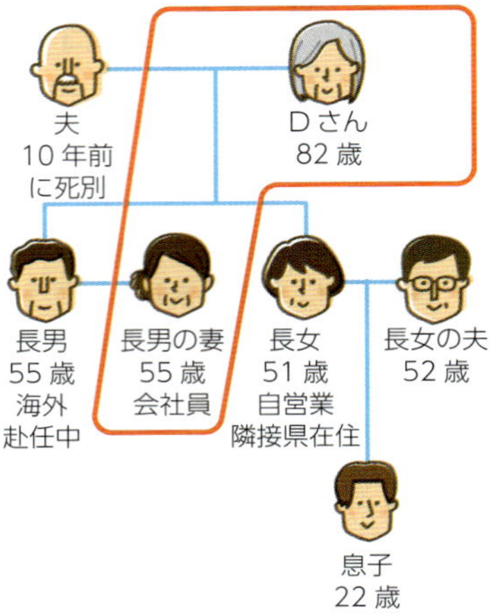

図7-5　Ｄさんの家族

4 本人と家族の思い

退院支援看護師がＤさんと長男の妻に話を聞いた．Ｄさんは，「日中１人で気ままに生活できるので，自宅に早く帰りたい」と言う．一方で「家の中にこもって誰とも話さないと寂しいわね」「私，いろんなサークルに通ってたけど，病気になってしまったから，もうだめね」と寂しそうに話した．

長男の妻は，退院後１週間は介護休暇を取る予定にしている．その後も頑張って介護するつもりだが，今は会社を辞めると言い出せないくらい多忙な状況にある．左半身麻痺と左半側空間無視のあるＤさんを「家に１人で置いていくのは，正直，転倒などが起きそうで心配」と話す．また，自身にも持病の腰痛があるので，Ｄさんの入浴介助には不安があるとのことだった．

設問

問４－１　「障害高齢者の日常生活自立度（寝たきり度）判定基準」（厚生労働省）に照らすと，現在のＤさんの状態はどのランクと判断できるか，述べなさい．

問４－２　試験外泊で確認すべき点を挙げなさい．

問４－３　Ｄさんの状況を踏まえ，退院後にどのような看護ケアが必要か述べなさい．

➡ 障害高齢者の日常生活自立度（寝たきり度）判定基準については，ナーシング・グラフィカ『地域療養を支えるケア』４章１節参照．

設問の解答・解説はこちら⬇

2 退院後１週間の状況

退院して１週間が経ち，Ｄさんの体調は安定している．これまでは長男の妻が介護休暇をとってなんとか生活が継続できたが，今後は通常勤務に戻ることになる．

退院後，Ｄさん宅への訪問看護が週２回のペースで行われることになった．訪問看護師は身体状態の観察，室内での上下肢の運動の補助を行い，**訪問介護員**は入浴介助を行うことになった．

1 身体状況

降圧薬と抗血栓薬の内服を継続しており，血圧は収縮期血圧が120 mmHg台，拡張期血圧60 mmHg台で，安定している．

寝返りは，右上肢でベッド柵につかまり自分で行うことができるが，起き上がりは，電動ベッドの背もたれを上げる機能を利用している．左下肢の装具を装着すれば，ベッド柵につかまり自力で立ち上がることができる．また，右手で杖を持ったり手すりにつかまったりして，室内を数メートル歩行することができる．

食事は食卓へ移動し配膳された食事を自力で摂取することができるが，起きて装具を着けるのがおっくうになってきたと話す．

排泄は，装具を着けてトイレまで歩行するのに時間がかかるので，時間を見て，トイレに行くようにしているが，間に合わなくなりそうで慌ててしまうこともある．

左半側空間無視があるため，物の置き場所がいつもと違っていると認識できず，転倒まではしないが，壁に患側をぶつけてあざができるといったことが起きている．

2 社会資源の活用状況

要介護３の認定を受け，以下の介護保険サービスを利用している．

- 訪問看護：週２回．健康観察，服薬管理，生活リハビリテーション*
- **訪問リハビリテーション**：作業療法士による日常生活動作のリハビリテーション
- 訪問介護：週３回．身体介護：入浴・排泄介助
- 福祉用具（レンタル）：介護用ベッド，外出用の車椅子，トイレ用の手すりの設置

3 １日の過ごし方

Ｄさんは朝７時ごろに目を覚ます．夜間にトイレに行くと目が覚めてしまい，なかなか寝付けず，日中もテレビを見ているといつの間にかうとうとすることが多くなった．

発病する前のＤさんは，友達宅の訪問や買い物など外出することが好きだった．訪問看護師や訪問介護員が来て，おしゃべりをするのが最近の楽しみになっている．長男の妻に負担をかけたくはないが，時々でも外出したいというのがＤさんの希望である．しかし，最近ではベッド上で過ごすことが多くなっている．

用語解説*
生活リハビリテーション
その人の能力を生かせるように日常生活の介助方法を工夫することで心身機能の維持・改善を図る．例えば座って食事をとる，トイレで排泄をするなど，その人に合った１日の生活リズムをつくり，できるだけベッドから離れて生き生きとした生活を送れるようにすることである（➡３章４節 p.91 も参照）．

設問

問４－４ 左半側空間無視があるＤさんに対し，自立と事故防止の観点を踏まえ，どのように生活空間を整えるか，述べなさい．

問４－５ 日中独居で，閉じこもりがちになっているＤさんに対し，どのような支援が可能か．以下の点について述べなさい．

設問の解答・解説はこちら⬇

7 事例で学ぶ在宅看護の技術

（1）訪問看護師として，生活リハビリテーションおよび事故防止の視点を踏まえ，看護計画を立案しなさい．

（2）Dさんの状況を踏まえ，どのようなサービスを導入すればよいか，その目的とともに検討しなさい．

5 最期まで自宅で過ごしたい終末期のがん療養者

事 例

Eさん，75歳，女性．

私は，訪問看護ステーションの訪問看護師です．急性期病院連携室のメディカルソーシャルワーカー（MSW）から，Eさんの退院後の在宅医療の依頼がありました．

Eさんは，背部痛，心窩部痛を感じて近医を受診しました．そこで受けた腹部エコー検査で膵尾部に腫瘤を認めました．同時に，血液検査でも腫瘍マーカーの上昇がありました．その後，基幹病院を紹介され，腹腔鏡検査が施行されました．検査の結果，StageⅣの膵体部癌と診断されましたが，その時点で切除不能，動脈浸潤であり，化学療法の治療が開始されました．その後，体調により入退院を繰り返していましたが，がん性疼痛と腫瘍随伴性膵炎があり，化学療法をいったん中断し，入院となりました．Eさんは「どうしても家に帰りたい」と希望し，今後は外来で化学療法の継続を行うこととなりました．

Eさんは在宅での疼痛緩和と化学療法の支持療法が必要と判断され，二人主治医制*となりました．

MSWが面談し，在宅医，訪問看護ステーション，介護支援専門員を決め，退院時カンファレンスを開き，訪問看護師である私も参加しました．

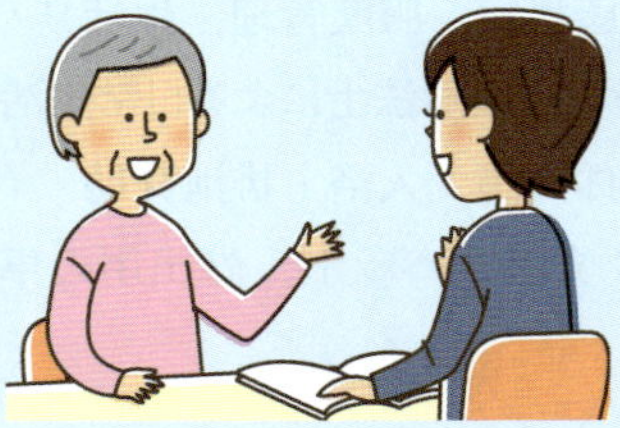

➡ がんについては，2章1節5項p.50参照．

➡ 外来がん治療については，5章5節p.165参照．

用語解説*
二人主治医制
療養者１人に対し，基幹病院の医師と地域のかかりつけ医が互いに連携し，共同で治療を行う．

1 緊急入院～退院

1 現病歴，既往歴

Eさんは膵臓癌の末期状態である．既往歴はない．

2 身体状況

身長158cm，体重45kg．元気なときより8kgの体重減少，ADLは動きはゆっくりであるが，現在のところ自立である．経口摂取量は減少してきている．

3 生活状況

Eさんは60歳ごろまで介護の仕事をしていた．今は年金で暮らしている．自宅は市営団地の2階である．

4 家族構成

夫とは随分前に離婚している．子どもは40歳代の息子が2人．それぞれ独立しており，結婚し子どももいる．2人とも自動車で15分ほどのところに住んでいる（図7-6）.

5 本人と家族の思い

Eさんは夫と離婚後は苦労しながら2人の息子を育てた．現在は息子たちにも家族があり，自分のことは自分で行い気ままに1人暮らしを続けていた．病気がわかってからは，2人の息子が通院時に付き添ってくれ，感謝している．

しかし，元々病院があまり好きではなく，生活に支障が出てから受診し，入退院を繰り返している．今回も1人暮らしであることから，入院している基幹病院では転院を勧められたが，どうしても家に帰りたいと思っている．

2人の息子は，自身も妻も働いており，自分たちの子どもにもまだ手がかかるため，常時の介護は到底難しいと思っている．しかし，入院中のEさんから「転院ではなく，家に帰りたい」と電話がかかってきており，自分たちの負担の不安を感じながらも，母親の希望をかなえてあげたいと思っている．

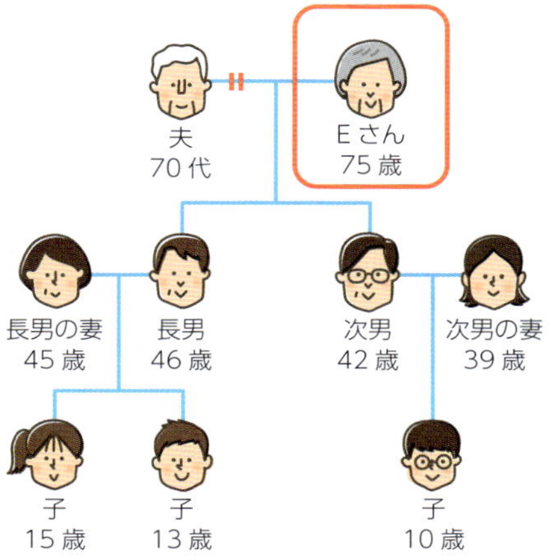

図7-6　Eさんの家族

設問

設問の解答・解説は
こちら⬇

問5－1　Eさんが在宅療養に移行するために必要な条件とは何か，述べなさい．

問5－2　末期がんのEさんが，在宅療養するときに利用できる制度や社会資源を挙げ，その概要を説明しなさい．

問5－3　Eさんの退院直後の看護計画を立案しなさい．

2 退院後6カ月の状況

Eさんは，全身状態が次第に低下してきて，基幹病院での化学療法も中止となった．在宅医から2人の息子に「先週できていたことが，今週はできなくなっています．これを考えると，残りの時間は週単位だと思います．これからは緩和ケアを行い，最期のときまで苦痛を取り除く治療をします」と説明があった．

1 身体状況

PS（パフォーマンスステータス）*が3に下がり，経口摂取量もさらに減り，外来での化学療法も中止となった．Eさんは在宅医と相談し，PSが下がる少し前からポートよりカフティー®ポンプ*を利用して高カロリー輸液を施行していた．今では経口からの水分摂取量も少量となり点滴が頼りとなっている．

訪問看護師はEさんの自宅でHPNの管理をしながら，シャワー浴の介助を行い，スキンケアとして保湿剤をEさんの全身に塗布した．Eさんは「さっぱりする，気持ちいい」と笑顔で喜んでいた．

用語解説* **PS**

がん療養者の全身状態の指標の一つで，日常生活の制限の程度を0から4までの5段階で表したもの．（➡2章1節5項p.50も参照．）

用語解説* **カフティー®ポンプ**

携帯型輸液ポンプ．装着した指定のチューブセットを上流側から下流側に向かってローラーでしごくことによって指定量の送液を行う，蠕動式ローラーポンプである．

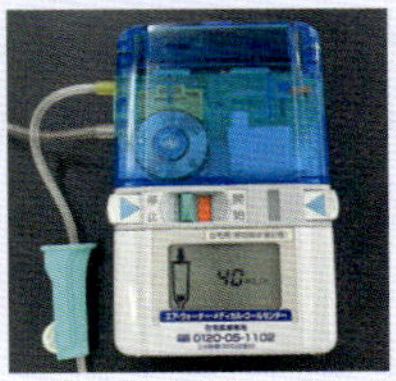

2 医療状況

疼痛緩和では，オキシコドン徐放錠の内服とレスキュー薬はオキシコドン散を使用していた．しかし，薬の管理が難しくなり，また，薬の飲みづらさが出現したため，フェンタニル貼付剤に切り替えた．服薬管理は在宅薬剤師が「在宅患者訪問薬剤管理指導料」を算定し行っている．また，訪問看護師は毎日訪問し，貼付剤の交換や，在宅医と連携しオピオイドコントロールを行っている．

➡疼痛管理については，5章19節p.230参照．

3 生活状況

PSが低下したＥさんは，日中も介護保険でレンタルした電動ベッドで横になっていることが多くなってきた．毎日の訪問看護師の来訪をとても楽しみにしている．訪問看護師は，入浴が体力的に負担になってきたＥさんに対し，ベッド上で洗髪，清拭，更衣，手浴，足浴などを行い清潔を保持し，スキンケアも行い，Ｅさんが心地良く過ごせるよう援助を行っている．

4 本人と家族の思い

Ｅさんは，元々１人暮らしで，病状が進むにつれ「看護師さんが帰ったら寂しい」との言葉も聞かれた．Ｅさんは「自宅に帰ってきて本当に良かった．息子たちに好き勝手に無理を言えて，先生や看護師さんがこんなに来てくれていろいろなことをしてくれて．つらいときもあるけど，今が一番幸せ．入院したままだったら私はもういないと思う．今入院している人たちに，退院してもこんなにお世話してもらえるから家に帰ったほうがいいよって教えてあげたい」と話し，再入院の意思は全くない．それに対し訪問看護師は，本人の意思を尊重し毎日訪問すること，ずっと家で療養できることを伝え続けた．また，２人の息子から，時々介護の方法などの相談が訪問看護師にあったが，母親の意思を尊重する気持ちは変わらなかった．

5 家族の状況

２人の息子は，交代でＥさんの受診の付き添いをしていた．その後も，Ｅさんから銀行などに行きたいと頼まれると，時間を作って連れて行ったり，できる範囲で孫たちと，Ｅさんの好きな食べ物を買ってきて一緒に食事をしたり，今まで以上にＥさんと濃厚な時間を過ごした．訪問看護師から，Ｅさんの看取りが近くなったことを告げられたときは，Ｅさんの自宅に泊まり込み，世話をした．

6 社会資源の活用状況

❶医療保険

- 訪問診療：月２回　適宜往診も行う
- 訪問看護：週７日
- 薬剤師による訪問（在宅患者訪問薬剤管理）：月２回

❷介護保険

３カ月前に要介護認定申請をし，要介護３の認定を受けた．

- 訪問介護：週７日．身体介護：モーニングケア，排泄ケアなど

● 生活援助：買い物，掃除，調理など
● 福祉用具貸与：特殊寝台，特殊寝台付属品（エアマット）

設問

設問の解答・解説はこちら⬇

問5－4　オピオイドの種類，投与経路を述べなさい．また，WHOがん疼痛ガイドラインにおける疼痛マネジメントの４原則を述べなさい．

問5－5　今後，Ｅさんが臨死期を迎えるに当たり，家族や関わるチームスタッフにどのような看取り指導を行うべきか，またそのときの訪問看護師のあるべき姿勢を述べなさい．

問5－6　Ｅさんの息子に対して行うグリーフケアについて述べなさい．

6 在宅での生活に不安を抱きつつ退院するALS療養者

事 例

Fさん，50歳，男性．

私は，訪問看護ステーションの訪問看護師です．

Fさんは，２年前から上肢の脱力感が現れ，数カ月前からは足がもつれ，段差のない所でもつまずくようになりました．近医から大学病院の神経内科を紹介され，今回の入院となりました．数週間かけて行った検査の結果，Fさんは筋萎縮性側索硬化症（ALS）であると診断されました．

Fさんは主治医から，ALSとは「徐々に運動機能が失われる病気で，最終的には呼吸筋が機能しなくなります．発症からの余命は３年から５年といわれていますが，人工呼吸器を装着すれば寿命まで生きることもできます．人工呼吸器を装着するかどうかは，ご家族と十分に話し合って決めてください」と説明されました．さらに，できるだけ良い栄養状態を確保するため，早期の胃瘻造設，将来的な呼吸困難に備えての気管切開についても，説明されました．

病状や治療について説明を受けたFさん夫婦は，住み慣れた自宅で療養することを強く希望しています．その一方で，Fさんの妻は，ここ最近で急激に症状が進行したので，このまま家に帰っても大丈夫なのかと不安も抱いています．また，Fさんも妻も，気管切開や人工呼吸器装着，胃瘻については，「そのときになったら考える，今はまず家に帰りたい」と希望しています．

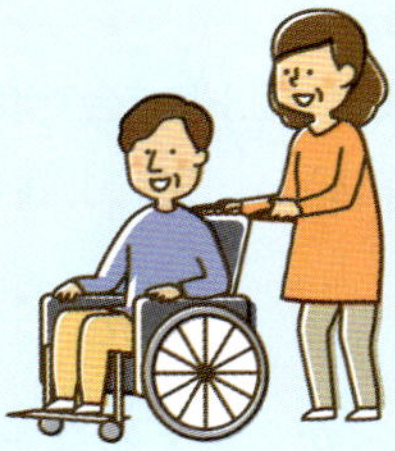

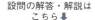

今回，Fさんが入院している病院の退院支援看護師からの依頼で，私も合同カンファレンスに出席することになりました．

1 Fさんの情報

1 現病歴・既往歴

Ｆさんは，学生時代は陸上の長距離選手で，インターハイでも活躍したスポーツマンである．

２年前から手に力が入りにくくなり，ペンや箸を落とすようになった．五十肩かと自宅近くの整形外科を受診したが，問題は見つからず，しばらく放置していた．ところが，数カ月前から上肢だけでなく下肢にも脱力感が現れ，段差のない所でもつまずくようになった．心配になったＦさんが，再び近医を受診したところ，すぐに大学病院の神経内科の専門医を紹介され，今回の入院に至った．入院中にさまざまな検査を行った結果，ALSの確定診断となり，主治医からの説明も受けた．

入院中にもＦさんの症状は急速に進行し，上下肢の筋力低下が進み，嚥下時のむせ，呂律《ろれつ》が回らないなど，球麻痺*症状も出現し始めた．

既往歴は特にない．

動画でチェック

ALS療養者からのメッセージ

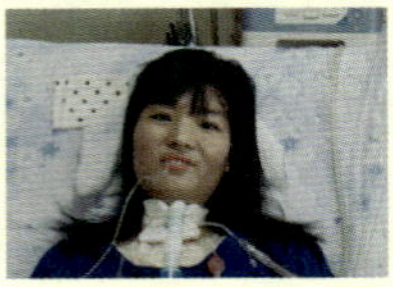

用語解説 *

球麻痺

延髄と橋にある運動神経核が障害されて起こる．嚥下障害のほか，発語，発声，呼吸，循環にも障害を来す．

2 身体状況

身長175cm，体重68kg．

現在は，上肢，下肢共に筋力低下のため，ADLは全介助状態であり，移動は車椅子を利用する．

球麻痺症状により，嚥下時のむせや飲み込みにくさが出現し，経口摂取が次第に困難になってきている．また，呂律が回らない，会話中の流涎《りゅうぜん》，発声までに時間がかかるようになり，声量も小さく聞き取りにくくなってきた．

呼吸も，座位を長時間とり続けると息苦しさが出てくるようになり，息苦しさで夜間に覚醒することが多くなってきた．

3 生活状況

Ｆさんは，IT関係の三つの会社の経営者で，会社経営は順調である．経済的な心配は現在のところない．

自宅は持ち家で，マンションの上層階である．

4 家族構成・家族の状況

妻（50歳，図書館司書）と長男（23歳，会社員）の３人暮らし．長女（27歳，会社員）は結婚し，夫，１歳になる長男と，隣接する市に住んでいる（図7-7）．

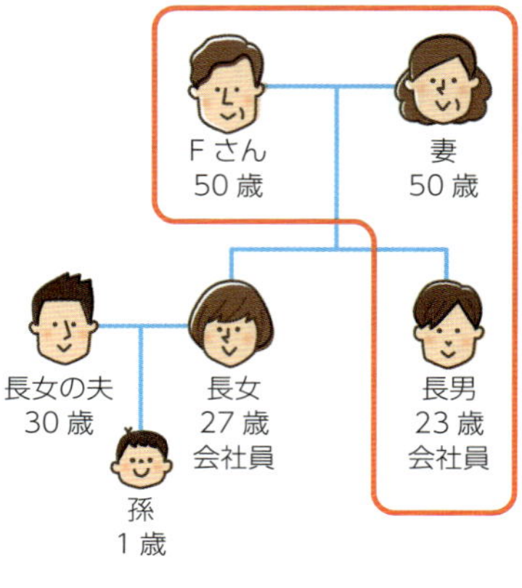

図7-7　Fさんの家族

5 Fさんの思い

Ｆさんは，入院前に取引業者から「そんな足取りで大丈夫か」と言われ，仕事を続けることに限界を感じていたところで，今回の入院となった．そのため，会社を早急に整理する，あるいは後継者を立てなければならないと考えている．

病気に対しては，「やりたいことができないばかりか，呼吸さえも自分でできず，寝たきり状態となることに生きる価値を見いだせない」と話す．また，「今までは会社の事業を拡大し，社員の成長や家族の幸せのために生きてきたが，**人工呼吸器**を装着する選択をして生き永らえても，なんのために生きればよいのかがわからない」と言う．そして，「胃瘻も気管切開も，今はまったく考えられない」「早く家に帰りたい」と話す．一方で，「家族の気持ちはうれしいが，家族の自由な時間を奪い，自分の介護のために家族が疲弊することは避けたい」「自分がいなくなった後，妻が経済的に困窮しないかが心配だ」と話す．

Ｆさんの妻と子どもたちは，「できるだけ長生きしてほしい」「生きていてくれるだけでいい」と言う．妻は，Ｆさんの在宅介護のために仕事を辞めようと考えている．長男と長女は，できるだけ母親に協力したいと考えているが，仕事や育児があり，実際には難しいと思っている．

設問

問6－1　Ｆさんの退院に当たり開催される合同カンファレンスの目的と，招集すべきメンバーならびにそれぞれの役割を述べなさい．

問6－2　Ｆさんが在宅療養を開始するに当たり，利用可能な制度を挙げ，その概要を説明しなさい．

設問の解答・解説はこちら⬇

2 在宅療養移行期の状況

退院までに，Ｆさんと家族を交えた合同カンファレンスを数回行った．この経過の中で，保健所保健師の同行で訪れたALS患者会での先輩患者との出会いが，Ｆさんに大きな変化をもたらした．人工呼吸器を装着しながら情報通信技術（ICT）を活用して会社を経営している人，社会資源を大いに利用して完全な「他人介護」を受けて家族に仕事を続けてもらっている人など，先輩患者の姿を目の当たりにして，Ｆさんは「新たな生きる意味」を見いだすことができるようになった．そして，呼吸管理や胃瘻による栄養管理は，単に生き永らえるためではなく，むしろＦさんらしく生き抜くために必要なものであるということを，Ｆさんも妻も少しずつ考えられるようになった．

➡ ICTについては，p.85コラムを参照．

そこで，退院に備え，入院中に要介護認定の申請を行うとともに，胃瘻造設術の実施と，夜間に呼吸補助装置（BIPAP®）*の使用を開始することになった．「それでも，まだ人工呼吸器装着については考えられない」と言うＦさんを見守りつつ，Ｆさんの在宅療養を支えるために保健医療福祉専門職のチームが組まれ，退院を迎えた．

用語解説*
呼吸補助装置（BIPAP®）
鼻マスク式などで，気管切開などの侵襲なく呼吸を補助する人工呼吸補助装置．

退院しておよそ３カ月間は，球麻痺症状は徐々に悪化し，飲み込みや会話のしづらさが進み，息苦しさもたびたび出現した．それでも妻の献身的な介護もあり，社会資源を利用しながら，Ｆさんは穏やかに過ごすことができていた．

しかし，１カ月前に軽い咽頭炎が生じたのをきっかけに，呼吸困難が進行した．Ｆさんは短期間の再入院をし，胃瘻造設と**気管切開**手術を経て人工呼吸器を装着し，再び在宅療養に戻った．

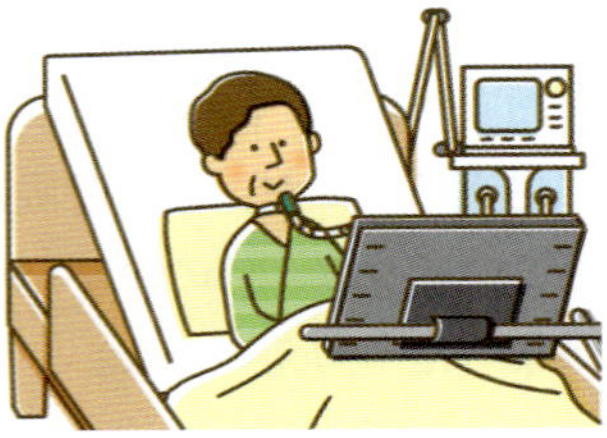

1 身体状況

ADLは全介助である．食事は，胃瘻からの経管栄養と経口摂取を併用している．排泄は，おむつを使用するようになった．

コミュニケーションは，気管切開をしたため，発語でのやりとりは困難であるが，問い掛けに対し，文字盤と顔面の表情と眼球の動きで意思表示をしている．

胃瘻も気管切開部も皮膚トラブルはなく，全身状態はＦさんなりに安定している．

2 生活状況

Ｆさんは，インターネットでニュースを見たり，日記を書いたりと自分なりに毎日の過ごし方を見つけ出そうとしている．「これまで忙しくて観られなかった映画を観たり，電子書籍を読んだりと，これでも結構忙しい」と意思伝達できるくらい表情筋でのパソコン操作にも慣れてきた．

Ｆさんが経営していた三つの会社のうち，二つは会社の役員に譲り独立させた．残る一つについては，対外的な役割を役員に委譲し，ＦさんがICTを活用し経営管理と意思決定をすればよいように整えるなど，前向きに生活している．

3 介護状況

平日の日中に，訪問看護と，介護保険による訪問介護，訪問入浴を組み合わせて利用している．

主介護者である妻は，Ｆさんを家で１人にはできないと，退院を機に退職した．妻は，訪問看護師の支援を受け，口と胃瘻からの食事介助にも慣れ，胃瘻の管理やおむつを用いた排泄のケアもスムーズに行えるようになってきた．しかし，夜間でも痰の吸引や体位の調整のため頻回に起きているので，不眠状態が続いている．訪問看護師が訪問した際，妻は明らかに疲労困憊《ひろうこんぱい》の様子で，血圧を測定すると150/95mmHgであった．

長男は，休日や夜間にＦさんの介護を手伝うことはあるが，休日出勤もあり，介護者の役割を期待することは難しい．長女は，時折様子を見に来たり，毎日の電話で母親をいたわってくれるが，仕事と育児で忙しく，直接的な支援は期待できない．

4 本人と家族の思い

Ｆさんは，インターネットを通じてALSの患者たちと交流する中で，自分も患者会で何か役割を担ったり，積極的に外出したいと意欲的になってきた．

妻は，Ｆさんの前向きな生活に安心感を覚えていたが，一方で，「私自身は，毎日が無我夢中で，明日のことは考えられない．一日でいいからゆっくり布団で眠りたい」と話す．

5 社会資源の活用状況

❶医療保険

- 訪問診療：月 1 回
- 訪問看護：週 3 回，2 時間程度/回
  健康観察，呼吸管理，胃瘻管理，医療機器管理，清拭等

❷介護保険　要介護 5

- 訪問介護：週 5 回，2 時間/回　身体介護：排泄ケア，痰の吸引等
  生活ケア：居室の清掃，洗濯等
- 訪問入浴：週 1 回
- 福祉用具貸与（特殊寝台）

❸障害者総合支援法　身体障害者認定（手帳）1 種 1 級

設問

設問の解答・解説は こちら⬇

問 6 − 3　F さんの在宅療養が長期にわたることを前提に，主介護者である妻の介護負担軽減など，在宅での支援をどのように進めていけばよいか．フォーマル，インフォーマルサービスの利用の観点から，支援方針を述べなさい．

問 6 − 4　F さんに，地震などの大きな災害への備えについて指導したい．そのポイントを具体的に述べなさい．

7 事故により中途障害者となった成人男性

事　例

Gさん，30 歳，男性．

私は，訪問看護ステーションの看護師です．○年 5 月，相談支援専門員*からGさんのサービス担当者会議への呼び掛けがありました．

Gさんは 4 年前に事故に遭って頸髄損傷（C_6）があり，身体障害者 1 種 1 級と認定されています．四肢に麻痺がありますが，大きなものであれば把持は可能です．

1 カ月前，これまでGさんを介護してきた母親（57 歳）が関節リウマチと診断されました．これを機にGさんは 1 人暮らしを始めるため，排便コントロールや褥瘡の予防などの目的で訪問看護に入る予定です．

相談支援事業を通して相談支援専門員が把握し，申し送りを受けたGさんの情報は次の通りです．

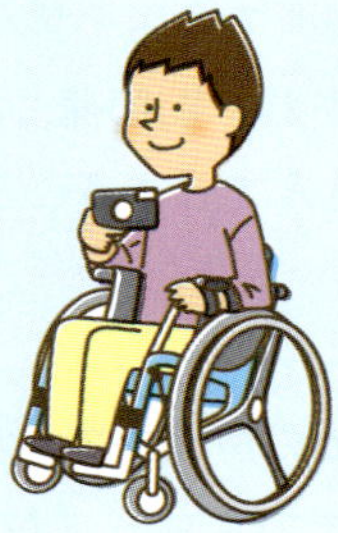

用語解説*

相談支援専門員

障害者（児）等の相談に応じ，助言や連絡調整などの必要な支援を行うほか，サービス利用計画の作成を行う有資格者である．障害者総合支援法や児童福祉法に基づく相談支援事業（計画相談支援・障害児相談支援・地域移行支援・地域定着支援）を実施する場合，相談支援専門員の配置が必要とされている．資格を得るためには，障害者の保健・医療・福祉・就労・教育の分野における相談支援・介護等の実務経験と研修修了の要件が必要である（平成 18 年厚生労働省告示第549号「指定相談支援の提供に当たる者として厚生労働大臣が定める者」）．

1 Gさんの情報

1 現病歴

頸髄損傷（C_6），四肢麻痺．4 年前，通勤途中に交通事故に遭って救急搬送

され，大学病院に２カ月入院した．退院後はリハビリテーション専門病院に約半年入院して生活訓練を受け，自宅環境を整えた後，退院し，主として母親の介護を受けながら在宅で生活をしていた．

plus α

頸髄損傷（C_6）

脊髄損傷は，損傷を受けた部位により，残る障害が異なる．頸髄のC_6を損傷した場合，手首の背屈（手の甲側へ曲げること）は可能だが，肘を自力で伸ばすことができない．日常生活の目安としては，更衣，自己導尿，ベッド・車椅子間の移乗，車椅子の駆動，自動車の運転が可能であることなどが挙げられる．

2 身体状況

四肢麻痺ではあるが上肢は不完全麻痺であり，知覚障害がある．

非常に細かい作業や力仕事などは困難であるが，補助具を使用すればパソコンのキーボード入力は可能である．肘を跳ね上げられる車椅子を使用し，ベッドと車椅子の座面の高さを合わせれば，スライディングボードを利用してベッドから車椅子への移乗も１人で行うことができる．

食事は自助具を使用し，自力摂取できている．調理は難しいが，食器洗浄器の操作は可能である．

排泄障害のため便意がなく，腸蠕動運動も低下しているため，下剤の使用に加え，定期的に浣腸と腹部マッサージを行うなどの排便コントロールが必要である．また，時折尿閉が生じるため，定期的に自己導尿を行っている．

母親に，排泄や清潔，更衣など部分的に介助をしてもらっている．

3 日常生活状況

Ｇさんは，企業の障害者雇用枠で非正規職員として雇用されている．職場は車で15分程度のところにあり，特殊に改造された自家用車を利用して，１人で通勤している．

車いすツインバスケットボールのチームに所属しており，休日は練習や試合に積極的に活動している（図7-8）．写真撮影の趣味もあり，自身のホームページで写真を公開するとともに，ホームページを通じて同じ障害をもつ人の相談にも乗っている．

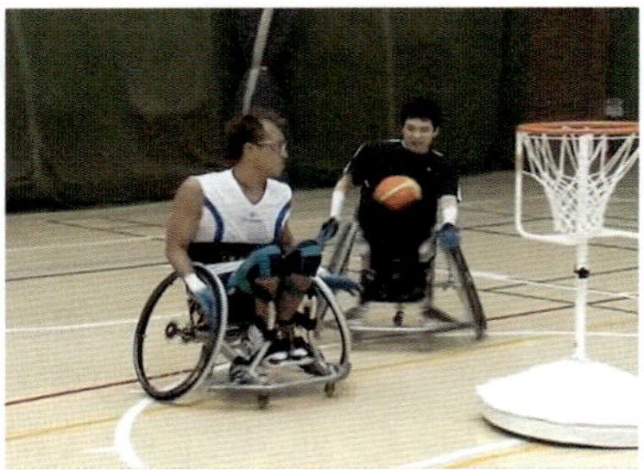

〈写真提供：大阪市長居障がい者スポーツセンター公認クラブ・大阪グッパーズ（車いすツインバスケットボールチーム）〉

図7-8　車いすツインバスケットボール

4 家族構成

Ｇさんと両親の３人暮らしである（図7-9）．父親（55歳）は自宅から徒歩５分ほどの場所で商店を営んでいる．母親（57歳）は関節リウマチと診断され，関節痛，手のこわばりなど，苦痛症状が生じており，寝込んでしまうことも多い．体調の良い時は商店を手伝っている．

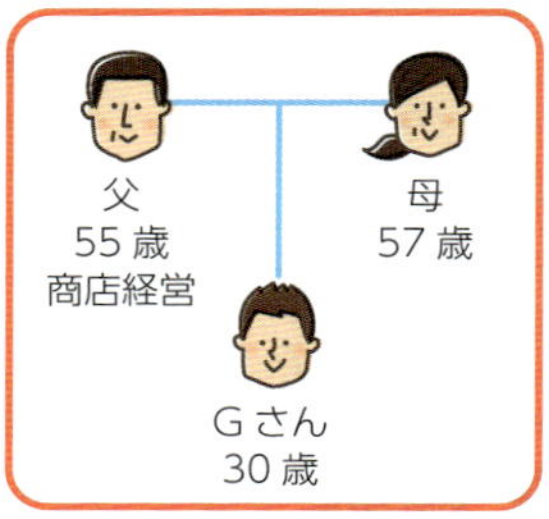

図7-9　Ｇさんの家族

5 住宅環境

自宅は持ち家で，２階建ての戸建てである．Ｇさんの居室は１階にあり，玄関前から駐車場までスロープが整備されており，車椅子で自由に移動できるようになっている．浴室にはリフトが設置されており，介護者１名での入浴が可能である．

6 経済状況

受傷前の職場は遠方であったため，入院中に退職した．現在は，ハローワークで紹介してもらった企業の障害者雇用枠で非正規の事務職として勤務している．通勤中の受傷であったことから，労災の給付金を受給している．両親の収入もあり，世帯として経済的な問題はない．

7 社会資源の活用状況

❶**身体障害者手帳**　１種１級

❷**障害者総合支援法**　障害支援区分５

- 日常生活用具（障害者用の自家用車，電動ベッド，車椅子，スライディングボード，褥瘡予防用具：ベッド用のエアマットと車椅子用のクッション）
- 住宅改修助成
- おむつ代補助

8 本人と家族の思い

Ｇさんは自立心が強く，「もう30歳なので，いつまでも親元で甘えていないで，自立したい．母親の病気がわかったのも，ある意味，いいタイミングだ」と話し，実家を離れ１人暮らしを始めるつもりである．すでに自宅から徒歩５分ほどの距離にマンションを見つけてあるとのこと．

１人暮らしを始めるにあたり，年を取っていく両親に負担をかけないよう，障害福祉の制度を利用して，今後の生活を組み立てていきたいと考えている．特に気になる点は，排便コントロールで，仕事中に便が漏れる感じが不快であり，においも気になってストレスとなっている．週３回程度，これまで通りの方法での排便コントロールを希望している．

両親は，マンションが近所であることに安心し，本人が望むことならチャレンジさせたいと応援するつもりである．

設問

問７－１　Ｇさんが在宅で福祉サービスを利用するための根拠となる法律は何か．また，サービスの申請窓口はどこかを述べなさい．

問７－２　脊髄損傷者の在宅における排泄ケアの管理・指導のポイントを述べなさい．

（１）排尿ケア

（２）排便ケア

設問の解答・解説は
こちら⬇

2 １人暮らし開始後２カ月の状況

１人暮らしを始める前に，Ｇさん宅でサービス担当者会議を実施した．Ｇさんの望む生活を実現するため，障害者総合支援法に関わるサービスなど，各種関係機関の間で役割分担を行った後，Ｇさんとおのおののサービスの契約を行った．

サービスを利用しながらのＧさんの障害者用マンションでの１人暮らしは，２カ月が経過した．１人暮らしを始めたことで，さらにＧさんの生活範囲は広がり，日々充実しているようであった．時折，両親が様子を見に来て，Ｇ

plus α

基幹型相談支援センター

障害者（児）を対象に，総合的な相談業務や成年後見制度利用支援事業を地域の実情に応じて実施する場所である．身近な地域の相談支援事業者で対応できない個別事例への対応や，地域の相談支援の中核的な役割（地域の相談支援専門員の人材育成，広域的な調整，虐待対応など）を担っている．

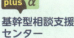

さんなりに頑張っている姿を確認し，安心しているようである.

初夏を思わせるような陽気の週初めのある日の夕方，訪問看護師が訪問すると，いつもは車椅子で出迎えてくれるＧさんが，珍しくベッドに横になっていた.

1 身体状況

１人暮らしを始めてから60kgだった体重が57kgになった.

バイタルサインを測定すると，体温37.2℃，脈拍数92回/分，呼吸数20回/分，血圧98/50mmHg，SpO_2 98%．訪問日は，外気温28℃．居室内は，Ｇさんが仕事に出掛けている間，窓を閉め切っていたため，室温30℃であった．全身状態のアセスメントから，うつ熱傾向と考えられたため，環境調整と全身清拭を行い，水分摂取を促した．訪問看護師の退室時に再検査すると，体温は36.6℃に下がっていた.

便がおむつに少量付着していたため，腹部を温めながらマッサージを十分に行い，浣腸を行ったところ，やや硬め～軟便が多量に排出された.

車椅子で日常生活を送るＧさんは**褥瘡**ができやすく，これまでに何回か悪化させ，入院して形成手術を行ったことがある．Ｇさんも褥瘡でまた入院になるのは嫌だと，普段は除圧のために定期的にプッシュアップ*を行っている．また，訪問時には仙骨部・殿部をデジタルカメラで撮影し，皮膚の状態を本人に確認してもらうようにしている．この日は，仙骨部から殿部の広範囲にステージⅠ（NPUAP分類）程度の発赤が認められた．写真を見たＧさんは，「昨日，友達と写真を撮りに行った帰り，高速道路の渋滞にはまってしまって，狭い車内で３時間くらい身動きができなかったからかな」と話す.

➡ 褥瘡管理については，5章15節p.207も参照.

用語解説*
プッシュアップ
座った状態で椅子の座面やアームレスト（肘掛け）に左右の手をつき，お尻を浮かせる動作.

2 生活状況

平日の朝に30分間，巡回型の居宅介護を利用し，モーニングケアと簡単な朝食の準備を手伝ってもらい，出勤する．夜も同様で，イブニングケアとして巡回に来てもらっている.

買い物は，宅配などを活用し，援助はほとんどいらないが，調理や掃除などの家事は，すべて母親が担っていたこともあり，十分に行えていない．炊飯はするが副食は買ってきた惣菜に頼り，また，外食も増えている．Ｇさんは，「実家のありがたさが身にしみる」と笑って話す．週末に居宅介護を利用し，家事の練習を始めたところである.

休日は，車いすツインバスケットボールの練習後に，メンバーと映画や居酒屋に行くのがＧさんの楽しみである．これまでは両親に心配をかけまいとあまり遠出はしなかったが，最近では，写真を撮るために，友達と長距離のドライブにも出掛けているようである.

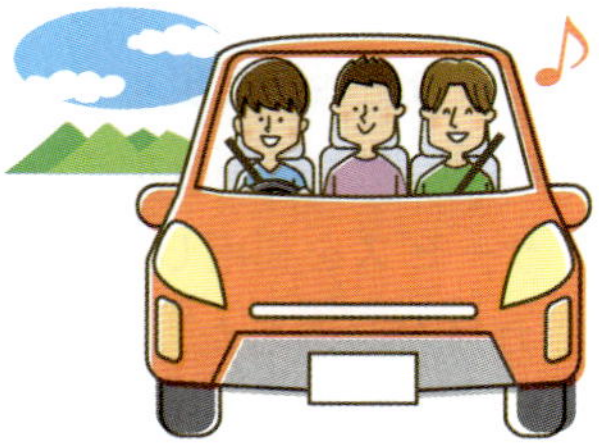

3 社会資源の活用状況

❶医療保険

- 訪問診療：在宅療養支援診療所から月２回

- 訪問看護：週３回．17 ～ 18時の60分未満．健康観察，排泄コントロール，爪切り，褥瘡の確認，療養上の相談など

❷福祉

- 居宅介護：週11回．１日２回，朝・夕で月～金曜日，土曜日午前１回．平日はモーニングケアとイブニングケア，入浴介助，調理，週末は調理の訓練，洗濯など

設問

設問の解答・解説はこちら⬇

問７－３ 脊髄損傷者の体温調節の特徴を踏まえ，うつ熱や熱中症の予防について，Ｇさんに対する日常的な体調管理や指導のポイントを述べなさい．

問７－４ 車椅子で日常生活を送るＧさんの褥瘡予防について，訪問看護師としてどのように指導を行うか，Ｇさんの社会参加やQOLの観点も踏まえ，述べなさい．

3 緊急携帯への連絡

休日に「車椅子からベッドに戻り休もうとしたが，頭痛と発汗があり，何かいつもと違うので見に来てほしい」とＧさんから緊急携帯に連絡があり訪問した．バイタルサインを測定すると，体温36.1℃，脈拍数58回/分，呼吸数14回/分，血圧182/74mmHg，SpO_2 98%．血圧が高く，上半身のみに発汗がみられ，鼻づまりを訴えている．１時間半ほど前に自己導尿し，尿量もあり，排出された尿もきれいだったとのこと．昨日の訪問看護で排便も多量にみられており，特に腹部の膨満もなかった．

念のために殿部の様子を観察しようとズボンを下げたところ，右坐骨部にズボンとおむつが食い込んでおり，暗紫色となっている．ズボンとおむつによる強い圧迫で褥瘡ができたと考えられた．本人はズボンを引き上げた覚えはあるが，食い込むほどとは思わなかったとのこと．導尿後１時間半以上はこのままの状態で車椅子に座っていたと考えられる．

褥瘡はできたばかりで上皮がしっかりしているが，今後壊死している部分が融解してくる可能性があること，範囲は広くないがある程度深くまで損傷を受けている可能性があることなどを伝えた．血圧上昇や頭痛，上半身の発汗，鼻づまりなどの症状は自律神経の過反射によるものと考えられたので，ベッドアップして上体を上げて様子をみることとした．訪問診療医に連絡し，翌日に臨時で往診に入ってもらうこととなった．ズボンとおむつの食い込みがなくなり落ち着いたのか，血圧も140/62mmHgと落ち着き，発汗や頭痛などの症状も緩和されたため，この日はこのまま様子をみることとなった．Ｇさんは「たった１時間半の油断でこんなことになるなんて…」と，褥瘡ができてしまったことにショックを受けていた．

設問の解答・解説は
こちら⬇

設問

問7－5 自律神経過反射について述べなさい．また，Gさんの自律神経過反射の原因と考えられることを述べなさい．

8 在宅での生活を希望する精神障害者

事例

Hさん，28歳，男性．

私は，精神科病院の訪問看護部に勤務する看護師です．病棟看護師から，5年間入院していたHさんが2カ月後に退院するとの報告を受けました．

Hさんは，22歳の時に被害妄想と幻聴の症状が強くなり，統合失調症と診断され，入院しました．現在，幻聴の症状はあるものの，服薬により症状の出現は抑えられている状態です．人との関わりを苦手としますが，服薬管理をはじめとするセルフケアは自立しており，症状が安定していることから退院することになりました．

➡ 精神疾患については，2章1節3項p.46参照．

父親は3年前に亡くなっており，母親と姉がいますが，2人ともHさんと折り合いが悪く，入院中はほとんど面会がありませんでした．Hさん自身も母と姉も，退院後，一緒に生活をすることを拒んでいます．主治医からは共同生活援助（グループホーム）*に入所することを勧められましたが，1人暮らしをしたいというHさんの希望により，以前住んでいた自宅に戻ることになりました．

私は，退院前指導として，Hさんと精神保健福祉士の3人で自宅を訪問しました．

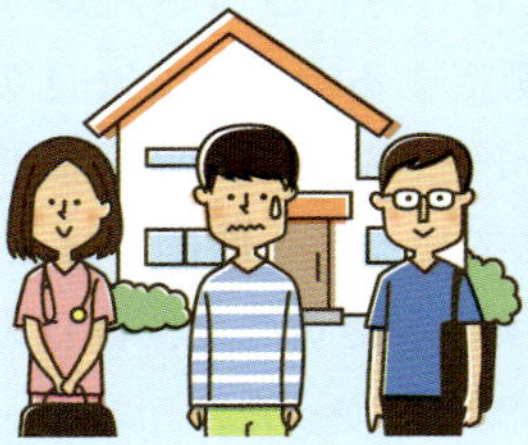

用語解説*
共同生活援助（グループホーム）
障害者総合支援法における自立支援給付のうちの「訓練等給付」の一つである．共同生活を行う住居で，相談や日常生活上の援助を行う．

1 Hさんの情報

1 現病歴・既往歴

大学受験に失敗し，それをきっかけにうつ傾向，閉じこもりとなる．22歳のときに「誰かが見張っている．脳にセンサーを仕掛けられた」など妄想や独語が現れ，母親に付き添われて精神科を受診し，統合失調症と診断された．直後は，1日のほとんどを自宅で過ごし，薬物治療をしながら通院をしていた．しかし，「薬には脳を操作する物質が混じっている」と言って服薬を拒否するようになった．25歳のときに父親が死亡，その後，さらに被害妄想や幻聴の症状が強くなり，不穏・不眠状態も続いたため入院となり，現在に至る．

退院後は，抗精神病薬の服薬治療をしながら，自宅の最寄り駅から5駅の片道40分かかる病院を2週に1回，定期的に受診する予定である．

既往歴は特になし．

2 身体状況

現在は幻聴の症状があるものの，服薬により症状は安定し，独語や被害妄想はほとんどみられない．薬物治療に対して「これを飲むことで落ち着いている」と理解し，この1年間，院内で服薬自己管理ができている．

3 住宅環境

自宅は親の持ち家の戸建てである．最寄り駅から徒歩10分くらいの距離にあり，近所にはスーパーマーケットやコンビニエンスストアなどが複数ある．

4 性格

子どものころからおとなしく，人と積極的に関わる性格ではない．初めて会う人と接するときは，過度に緊張する．

5 家族構成

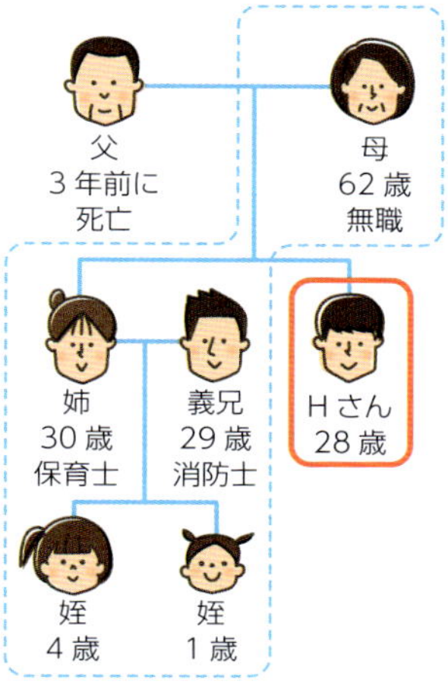

図7-10 Hさんの家族

家族は，母親（62歳，無職）と姉（30歳，保育士），義兄（29歳，消防士）と2人の姪（4歳，1歳）である（図7-10）．父親は3年前に心筋梗塞で死亡した．母親は，父親の死後，孫の世話のために隣町の姉夫婦宅に同居するようになった．

Hさんが精神科病院に入院当初，母親が見舞いに来たことがあったが，それ以降ほとんど面会はない．

6 本人と家族の思い

Hさんは退院を機に，デイケアに通いながら1人で自立して暮らしてみたいと希望している．1人暮らしが落ち着いたら，通信制の大学に入学して，建築関係の勉強をしてみたいと考えている．

母親は，Hさんの被害妄想や幻聴が顕著であったころの印象が強いようで，退院について「自分の子どもだけど，何を考えているかわからない．また，家で変なことを言い出したらと思うと耐えられない」と話す．また，1人暮らしに対しても，「そりゃ，母親ですから，近所に迷惑をかけていないか，時々様子くらいは見に行くと思いますけど」と話す．

姉夫婦は，Hさんの退院に対して「娘たちが怖がるから」と，Hさんと会うことを拒否しており，Hさんがこのまま病院で生活することを希望していた．

7 経済状況

障害年金（2級）で年間約80万円程度を受給している．また，多くはないが，父親がHさんのために残した遺産があり，当面の生活は問題ない．

8 社会資源の活用状況

❶**精神障害者保健福祉手帳**　2級，自立支援医療

❷**障害年金**　2級

設問

問8－1　Hさんの退院前指導で訪問する目的を述べなさい．

設問の解答・解説は
こちら⬇

問8－2　次の社会資源について，Hさんが地域で1人暮らしを始める際にどのように利用できるか，説明しなさい.

（1）精神障害者保健福祉手帳

（2）障害者総合支援法

（3）障害年金

2 退院後4カ月の状況

Hさんは，順調に退院を迎えることができた.

Hさんは，定期的な外来受診，障害者総合支援法による自立支援医療制度の訪問看護，デイケアなどを利用しながら，穏やかに過ごすことができていた.

Hさんの状態が安定しているので，退院して3カ月が経過したころ，訪問看護は病院の訪問看護部から自宅近くの訪問看護ステーションに引き継がれ，週1回の訪問となった.

訪問看護ステーションの看護師による初回訪問では，Hさんは言葉数が少なくうつむきがちであった．しかし，訪問回数を重ねるごとに訪問看護ステーションの看護師にも，日常の出来事や野良猫を飼い始めたことなど，自発的に会話をするようになった.

ある日，病院の訪問看護部に，Hさんがここ2回ほど，予約をしていた外来を受診しなかったとの連絡が入った．確認すると，デイケアも2週間ほど休んでいるようである．訪問看護部から訪問看護ステーションに連絡を入れ，Hさんの様子を見てもらうよう依頼をした.

訪問看護師が午前11時ごろに訪問し，チャイムを押したが，Hさんが出てこない．自宅はカーテンが閉められ，中の様子をうかがうことができないので，電話をすると寝起きのままの姿で玄関口までやって来て，「朝まで起きていて….まだ寝かせておいてほしい」と話した．訪問看護師が室内に上がらせてもらうと，室内は雑然とし，カップめんの空き容器が散乱していたので，Hさんの話を聞くことにした.

1 身体状況

「動くのがしんどい」と表情が硬く，意欲低下・無気力・無為自閉など陰性症状の出現をうかがわせる状態であった.

➡陰性症状については，ナーシング・グラフィカ『精神障害と看護の実践』1章3節も参照.

2 生活状況

退院してしばらくは定期的な通院や服薬ができていた．食事は近所のスーパーマーケットやコンビニエンスストアで買ってきた物を食べ，洗濯や部屋の片付けもなんとか自立して生活できていた.

残薬を確認すると，飲み忘れが続いているようなので，Hさんに確認すると「薬を飲むと頭がぼうっとして眠くなったり，手が震えたりしてしまうので，人前になんて出られない」「自分はもう元気なので，薬は飲まなくて大丈夫」と話す．

さらに話を聞くと，飼っていた猫がいなくなり，必死で近所を探したが戻ってこないことが落ち込みのきっかけになっているようであった．それ以降，昼夜逆転の生活になったり，服薬を中断したりし始めたようである．

食事は，お腹が空かなければ，何も食べない日もあると話す．

１日中，居間でテレビやパソコンをぼうっと見ているか，少し気力がある日はパソコンでゲームをして過ごしている．

3 本人と家族の思い

Ｈさんは，自立のためにアルバイトをして，将来は就職もしたいと思うが，思うようにできない自分にも，環境にも腹が立つと話す．「いろいろ，自信がないから，怖くて一歩が踏み出せない」と訴える．

母親は，月に２～３回程度，食べ物を差し入れに来てくれているようだが，孫の世話があるからと，ほとんど会話もせず帰宅してしまうようである．

4 社会資源の活用状況

- 受診：２週間に１回の外来受診
- 訪問看護：退院直後は病院の訪問看護部から週３回の訪問．現在は，地域の訪問看護ステーションから週１回
- デイケア：週２回

動画でチェック

地域で生きる
～働く場所～

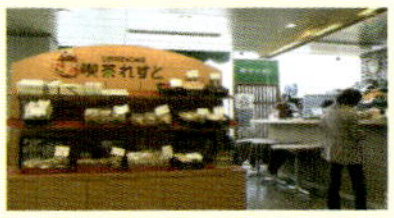

設問

問８－３ 現在のＨさんの状態に応じ，訪問看護目標・計画を立てなさい．

問８－４ Ｈさんの地域生活を支えるためにどのようにサービスを組むとよいか，述べなさい．

問８－５ 精神疾患のあるＨさんの社会参加や就労支援について，今後，どのような段取りで進めていくとよいか，述べなさい．

設問の解答・解説はこちら

9 地域で生活する重症心身障害児

事例

Ｉちゃん，６歳，女児．

私は，訪問看護ステーションに勤務する訪問看護師です．

○年１月からインフルエンザ脳症*で○×大学病院に入院していたＩちゃんが，６カ月の入院生活を経て，在宅生活に移行することになりました．

Ｉちゃんの在宅移行に向け，退院前カンファレンスが行われました．出席者は，Ｉちゃんの両親，主治医，病棟看護師，退院支援看護師，小児科外来看護師，訪問看護師，地域の医療的ケア児・者支援センターの医療的ケア児コーディネーター，障害相談支援専門員，市町村保健センター保健師，役場の障害福祉担当ケースワーカー，居宅介護事業所の担当者です．カンファレンスでは，主治医と担当看護師から，これまでの経過と現在の病状・ケアの状況について一通りの説明がありました．訪問看護師からは，

用語解説*

インフルエンザ脳症

主に５歳以下の乳幼児に発症し，インフルエンザ発病後の急速な病状の進行と予後の不良を特徴とする．A香港型流行の年に多く，日本人を含む東アジア人の子どもが罹患しやすい．毎年100～300人が発症し，死亡率は約8～9%，25%の子どもに後遺症が残っている[5]．

医療保険を適用し，重度障害の制度を併用して利用することを提案し，訪問看護ステーションから月～金曜日に毎日，１日最大３回の訪問が可能で，週３回までの２時間程度の長時間訪問看護では，母親の外出中に呼吸器ケアや吸引，リハビリテーションなどを行えるとの具体例を示しました．障害相談支援専門員からは，両親の困りごとの相談のほか，定期的に担当者会議を開催し，サービス内容や役割分担の調整が可能であることを説明しました．市町村障害担当・福祉事務所やケースワーカーからは，大学病院受診時の居宅介護や入浴，市の単独事業としての移送など，障害者総合支援法によるサービス利用についての説明があり，何か起こった場合の相談窓口として医療的ケア児等支援センター*があることを伝えました．また，療育センターでは，療育全般と補装具やリハビリテーションに関する相談ができ，必要に応じて自宅訪問することが可能であることを伝えました．それぞれの視点で質問と意見交換を行い，役割分担を行いました．このカンファレンスに同席した両親は，地域でさまざまな支援が受けられることを知り，不安は大きいものの，安心して退院できると喜んでいました．

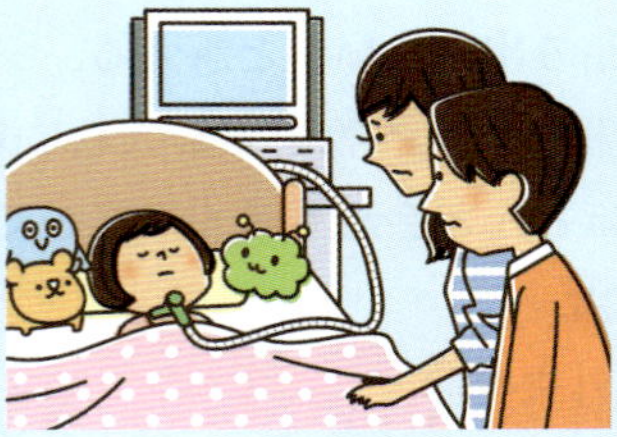

数回の試験外泊を経たＩちゃんは退院を迎え，私は初めての家庭訪問を行いました．

plus α

訪問看護師の情報収集

Ｉちゃんのようなケースで退院前に訪問看護師が収集すべき情報は次の通り．夜間の睡眠状況，吸引時間の最大可能間隔，短時間の人工呼吸器離脱は可能か，また人工呼吸器の離脱可能時間，吸引チューブ挿入の長さ，肉芽や出血などの注意事項，チューブの管理方法，経腸栄養の形態，微量元素や食物繊維の補給の方法，目の保護などの処置，褥瘡などのリスク，リハビリテーションの方法と形態，けいれんの有無とその対応方法など．

用語解説*

医療的ケア児等支援センター

医療的ケア児（者）およびその家族に対する相談や助言を行うことができ，医療的ケア児コーディネーターが配置されている．

1 Ｉちゃんの現状

1 現病歴

診断名は，インフルエンザによる急性脳症，遷延性意識障害である．

Ｉちゃんは，１月中旬に咳嗽・鼻汁が出現，翌朝に体温38.5℃となり，近医を受診して鎮咳去痰薬と解熱薬（アセトアミノフェン）のみが処方された．自宅で経過をみていたが，母親が夕食の支度をしている間に，ベッドから転落，尿・便失禁もあり，問い掛けに反応がなく，大学病院の救急外来を受診した．搬送時の体温は40.1℃であり，診察の結果，インフルエンザＡ型と診断された．また，グラスゴー・コーマ・スケール（GCS）E1V1M4で，眼球左方偏位，左上肢屈曲位で硬直していた．**けいれん**が持続していると判断され，気道確保，人工呼吸など集中治療を開始し，抗インフルエンザウイルス薬の投与，ステロイドパルス療法を行った．どうにか一命は取りとめたものの，高度の脳浮腫により脳損傷が脳幹に達しており，Ｉちゃんには遷延性意識障害が残り，人工呼吸器からの離脱は困難となった．

➡ 医療的ケア児については，2章1節1項p.42参照．

両親には，主治医から「脳障害が広範囲に及んでおり，自力での呼吸が弱いので，気管に呼吸のための穴を開けます．今後，人工呼吸器を外すことはできません．また，食事も自力では難しいので，胃に穴を開ける手術をし，流動食を送り込むチューブをつけることになります」と説明がなされた．

Ｉちゃんは，約６カ月の入院で，気管切開と胃瘻《いろう》造設の手術を受けた．両親は，胃瘻や経管栄養，吸引や人工呼吸器の管理の指導を受け，手技を一通り習得できたことから，在宅に移行することとなった．

2 医療状況

自発呼吸が微弱なため，気管切開をし，人工呼吸器を装着している．退院後は，人工呼吸器を病院からリースすることになっている．加えて，医師から，胃瘻による在宅経管栄養法，抗けいれん薬の服用が指示されている．

退院後は，大学病院の外来を月１回受診し，近所の小児科医からの往診を月２回受ける予定である．

3 身体状況

身長108cm，体重15kg．体格はやや小さめであったが，生来健康であった．

現在，ADLは全介助であり，**超重症児**と判定されている．

➡超重症児については，p.42 plus αも参照．

自発呼吸は微弱である．

発汗が少なく，うつ熱になりやすい．

意識障害があり，意思疎通は困難であるが，不快なときは声を上げ，身体を緊張させる．Ｉちゃんの好きな音楽を聴かせたり，弟の声がしたりすると呼吸が速くなり，眼球を動かすなどの反応を示す．

全身の筋緊張が強く，不随意運動がみられる．抗けいれん薬の投与でけいれんは落ち着いているが，足は尖足気味，四肢の関節拘縮が現れ始めている．目は閉眼が不十分で，角膜保護のために眼軟膏を使用，夜間はアイパッチを併用している．

唾液の垂れ込みなどの嚥下障害がある．

4 家族構成

父（37歳，会社員），母（32歳，専業主婦），弟（４歳，幼稚園児）の４人暮らし（図7-11）．祖父母は，父方，母方とも同じ市に住んでいるが，どちらも仕事や持病を抱え，頻繁に手伝いに来ることは困難である．

父親は，平日は朝７時ごろに出勤し，夜10時前後に帰宅する．週末は休みで，子どもと公園で遊ぶなど，子煩悩な面がある．弟は送迎バスがある幼稚園に通っている．Ｉちゃんの入院中，弟のバス停への送迎は，同じマンションに住む弟の友達の母親が手伝ってくれていた．

5 住宅環境

自宅は持ち家，３LDKのマンションで３階にある．マンションにはエレベーターがあり，室内はバリアフリーである．Ｉちゃんの退院に備え，障害福祉の制度を使い，ベッドと褥瘡予防用具，吸入器を備えた．母親は，Ｉちゃんの様子にいつも目が届き，Ｉちゃんが家族の雰囲気を感じられるようにと，リビングの一角にＩちゃんの居住スペースを整えた．

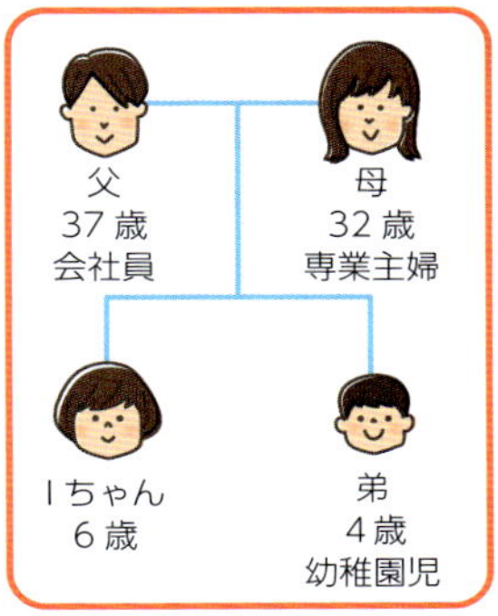

図7-11　Ｉちゃんの家族

6 社会資源の活用状況

❶医療

- 近所の小児科医の往診：月２回

- 大学病院の小児科外来の受診：月１回
- 訪問看護：週３回．１回当たり120分．健康観察，入浴，呼吸ケア，リハビリテーション

❷福祉

- 身体障害者手帳：１種１級，重度障害医療費助成制度
- 障害児通所受給者証：重症心身障害児で医療的ケア区分３
  - 居宅介護：月２回（受診介助）
  - 日常生活用具の給付：車椅子，吸引器，吸入器，エアマット，ベッドなど

❸その他

- 地域療育センター：地域療育等支援事業，訪問・通園による療育や訓練
- 保健所ならびに市町村保健センターの保健師の訪問指導

用語解説＊

重症心身障害児・者

重度の肢体不自由と重度の知的障害とが重複した状態を重症心身障害といい，その状態にある子どもを重症心身障害児という．さらに成人した重症心身障害児を含めて重症心身障害児・者という．重症心身障害児とは，医学的診断名ではなく，児童福祉での行政上の措置を行うための定義（呼び方）である．その判定基準を国は明確に示していないが，現在では，大島分類（➡p.283用語解説参照）．により判定するのが一般的である．重症心身障害児(者)の数は，日本では約４万3,000人いると推定されている[6]．

設問

問９－１　小児の在宅療養において，どのような場合に訪問看護の導入が必要となるか，述べなさい．

問９－２　重症心身障害児＊であるＩちゃんに対する訪問看護の役割を述べなさい．

問９－３　Ｉちゃんの在宅における呼吸ケアの留意点，管理や指導のポイントを述べなさい．

（１）気管切開

（２）人工呼吸器管理

問９－４　Ｉちゃんの在宅における経管栄養の留意点，管理や指導のポイントを述べなさい．

設問の解答・解説はこちら⬇

2 退院後１カ月の状況

Ｉちゃんが退院して１カ月が経過した．Ｉちゃんの体調は安定しており，家族も生活のペースができてきた．このまま安定していれば，特別支援学校の訪問学級＊を開始する予定である．

本日の訪問看護時の様子は次の通りである．

用語解説＊

訪問学級

重度の障害や疾病により，通学することが困難な児童・生徒のために，教師が定期的に子どもの居場所である家庭あるいは病院に出向き，教育活動を行うものである．

1 身体状況

呼吸状態は，両肺へのエア入りは良好で，時として肺に若干の副雑音はあるが，うつぶせによる体位ドレナージとスクイージング，吸引で改善できている．痰は，睡眠時は少なく，覚醒すると多くなる．定時の吸引とともに，夜間は低圧持続吸引を併用している．

排泄には，終日おむつを使用している．なかなか尿・便が出ないときがあり，膀胱を上から軽くなでたり，浣腸したりして排泄を促している．

けいれんは定時の抗けいれん薬の内服で落ち着いている．

褥瘡や殿部，耳介の発赤などの皮膚トラブルはない．

2 生活状況

食事は，胃瘻からのミキサー食で600 kcal/日，水分 1,000 mL/日を目安として，1日3回に分けて注入している．

入浴は，自宅浴槽にふたをし，すのことバスマットを敷いた上にビニールプールを置き，これを浴槽として使用している．入浴時は，母親と看護師の2人で介助している．入浴中も，人工呼吸器本体は脱衣所に置いて使用している．

褥瘡予防のため，日中は4時間おきのおむつ交換の都度，夜間はエアマットで体位変換を行っている．

3 家族の状況

訪問すると，母親が疲れた顔をしている．状況を尋ねると，Iちゃんの介護のため，弟を幼稚園から保育園に転園させたところ，弟が赤ちゃん返りをしたようになり，母親から離れようとせず，駄々をこねて手に負えないと話す．さらに，ここ数週間，Iちゃんが夜間に起きるリズムになってしまったようで，夜中に分泌物が貯留し，人工呼吸器のアラームが頻回に鳴り，母親は眠れていないと言う．父親は，帰宅後や休日はIちゃんの介護や，弟と遊ぶなど，非常に協力的である．母親は，そんな父親に気を遣い，「仕事で疲れて帰ってくる父親を起こしてはいけないと思い，急いで起きるのですが，眠れない日が続くとつらいです」「弱音を吐くなんて情けないんですけど…」と話しながら涙ぐんでいる．

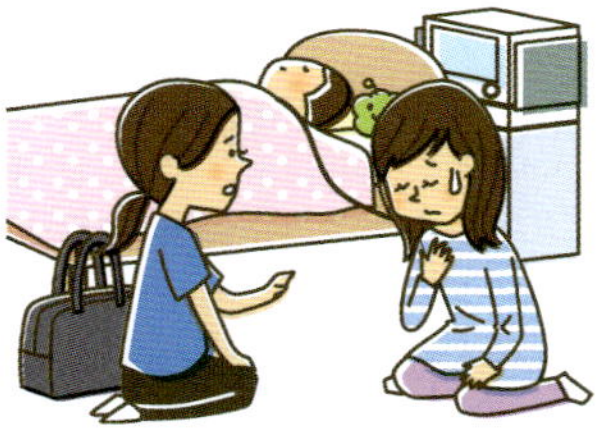

用語解説＊

大島分類

重症心身障害児の判定方法の一つで，身体能力と知的能力をそれぞれ5段階で評価する．身体能力は，寝たきり・座れる・歩けない・歩ける・走れるの5段階，知的能力は，IQが20未満・20〜35・35〜50・50〜70・70〜80の5段階で分類されている．これらを組み合わせた評価が障害度の評価となり，数字が小さいほど障害が重くなる．これに基づくと，重症心身障害児はIQ35以下，寝たきりまたは座位までの状態に該当する．

設問

問9－5　Iちゃんの母親の介護負担を軽減するための支援を検討しなさい．

設問の解答・解説はこちら⬇

3 放課後等デイサービスの利用

家庭の状況を医療的ケア児等コーディネーターでもある相談支援専門員に相談し，母親のレスパイトやIちゃんの生活の場の拡大とリハビリテーションを目的に，放課後等デイサービス＊の通所が提案された．主として重症心身障害児が利用する放課後等デイサービスで医療処置に対応してくれる事業所を探し，利用のための受給者証を福祉事務所に発行してもらい通所することとなった．

放課後等デイサービス通所の日は，朝9時半に迎えが来て，夕方16時に送ってくれることとなった．放課後等デイサービスは，本来は学校の放課後に利用する通所サービスであるが，Iちゃんは訪問学級であり，毎日学校の先生の訪問があるわけではなかったので，訪問学級のない日に長時間で利用できることとなった．

この放課後等デイサービスでは，看護師が人工呼吸器の操作や吸引，注入な

用語解説＊

児童発達支援・放課後等デイサービス

児童発達支援・放課後等デイサービスとは，障害者総合支援法，児童福祉法に基づく障害児の通所支援事業である．障害児の通所支援事業には，未就学児を対象とする児童発達支援事業と，小学生から高校生までの就学児を対象とした放課後等デイサービス（旧称：児童デイサービス）がある．

どの医療的ケアを行うほか，理学療法士や作業療法士によるリハビリテーションを受けることができ，季節ごとの行事も多く，Ｉちゃんにとってよい刺激となった．母親も休息や家事の時間が確保できるようになり，ゆとりをもって弟に対応できるようになった結果，弟の精神状態も落ち着いてきた．

重症心身障害児への対応

● ケア

重症心身障害児は自ら症状を訴えることができないため，観察が非常に重要となる．バイタルサインはもとより，皮膚の状態，呼吸音や心音，グル音（腸蠕動音）や鼓音など，身体所見をしっかり把握して，身体の中で何が起こっているか推測する．

● 栄養

体重や検査データを見ながら食事量を調整したり，栄養摂取が経腸栄養剤のみの児では，微量元素や食物繊維など，不足が予想されるものをどう補うかを検討する．また逆流がある場合などは，半固形化栄養剤や，より自然の食事に近いミキサー食の導入が必要である．

● エネルギー必要量

人工呼吸器を装着している児では呼吸に必要なエネルギーが少ないため，総エネルギー必要量も少なくなる．反対に，常に筋緊張が生じている児では，筋肉の消費エネルギー量が大きくなり，エネルギー必要量も増える．

● 適切な体位

自分で身体を動かすことができないため，適切なポジショニングが非常に重要である．不適切な姿勢での長期生活は，身体の変形の進行につながる．児の状況に合ったポジショニングと，器具が必要となるが，多職種と連携をとって，適切にポジショニングを行う．

10 誤嚥性肺炎を生じた超高齢者

事 例

Ｊさん，93 歳，女性．

私は，訪問看護ステーションの看護師です．

月曜日の昼過ぎ，Ｊさんの長男から訪問看護ステーションに電話がありました．「救急車を呼ぶほどでもないと思うのですが，先週末から 37℃程度の微熱があり，軽い咳が出始め，かぜだと思って様子をみていましたが，元気がなく食事も進んでいません．うとうとと眠ってばかりでしたが，今朝は熱も上がり，ベッドでおもらしをしていました．こんなことは初めてなので，病院に連れて行ったほうがいいでしょうか？」とのこと．

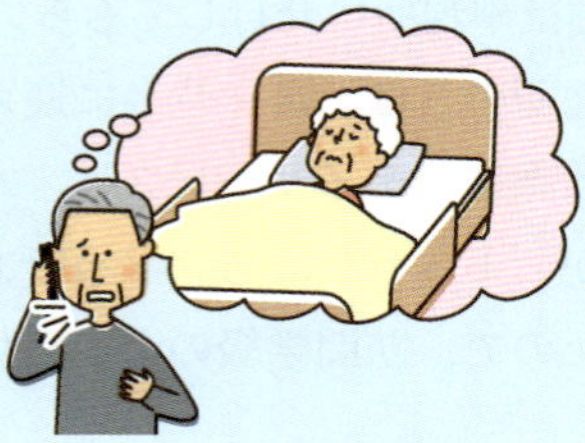

そこで，Ｊさん宅に定期外で訪問することにしました．

訪問時に把握した情報は，次の通りです．

1 Jさんの状況

1 現病歴

脳梗塞の後遺症（軽度の歩行障害程度）がある．

2 身体状況

- 主訴：「身体がだるくて眠い」「咳をしても，痰が切れにくい」
- バイタルサイン：体温36.8℃（平熱35.8℃），脈拍88回/分（平常60～70回），呼吸25回/分，リズムは一定だが浅め，呼吸苦の訴えはない，SpO_2 89%，チアノーゼなし．
- 肺野の聴診：S_6とS_{10}のエリアで呼気開始時に「プツッ」とした低音，吸気終了時に「パリパリ」という断続性ラ音を認める．
- 意識状態：傾眠がち．呼び掛けには呼応するが，すぐにうとうととしてしまう．
- その他：全身はやや熱感，末梢は冷感あり．皮膚はやや乾燥気味．

長男の話では，失禁した尿量は下着と着衣をぬらす程度で寝具までは汚さなかった．食欲はなく，この２日間は少し水分をとる程度である．気道分泌物の貯留があり，湿性咳嗽が続いている．

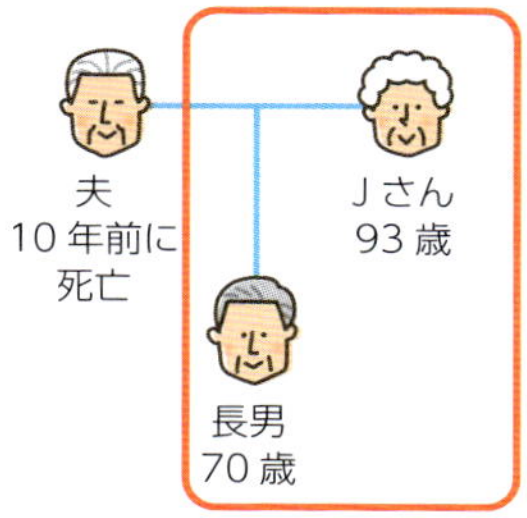

図7-12　Jさんの家族

3 家族構成

長男（70歳，独身，無職）と２人暮らし（図7-12）．

4 生活状況

要介護１の認定を受けている．介護保険を利用し毎週水曜日に，健康観察と生活リハビリテーションを目的に訪問看護（60分未満）を利用している．自宅内での生活は自立しているが，１人での外出は難しい．

訪問看護師は，その場で主治医に電話を入れJさんの状態を報告したところ，口頭で採血の指示があったため対応した．

設問

問10－1　Jさんが示す症状とそのバイタルサインの変化から，誤嚥性肺炎の徴候を説明しなさい．その上で，Jさんの緊急性と重症度を検討しなさい．

設問の解答・解説はこちら⬇

2 誤嚥性肺炎の診断後

主治医が往診した結果，Jさんは肺炎と軽度の脱水症と診断された．原因は，不顕性誤嚥の可能性が高いとの見解である．服薬と輸液で７日間経過をみることとなり，主治医から訪問看護ステーションに服薬管理と１日１回の輸液，病状観察を指示する「特別訪問看護指示書」が交付された．

➡特別訪問看護指示書については，1章3節2項p.33参照．

設問

問10－2　急性症状を呈している超高齢者であるＪさんについて，看護上留意しなければならない点は何か，説明しなさい．

設問の解答・解説はこちら

11 回復期にある高次脳機能障害療養者

事 例

Kさん，52歳，女性．

私は，病棟看護師です．

Kさんは，脳梗塞，および後遺症による高次脳機能障害と診断されました．ADLは機能的に問題なく，２カ月間のリハビリテーション期間を経て，間もなく退院予定です．

Kさんの退院に向けて，病院の退院支援看護師の声掛けにより，退院前合同カンファレンスを行うことになりました．出席者はKさん，Kさんの夫，病棟主治医，病棟看護師，理学療法士，退院支援看護師，在宅主治医（かかりつけ医），介護支援専門員，訪問看護師です．この合同カンファレンスで，病棟主治医から２泊３日の試験外泊の提案があり，訪問看護師は試験外泊中に一度訪問することが決定しました．

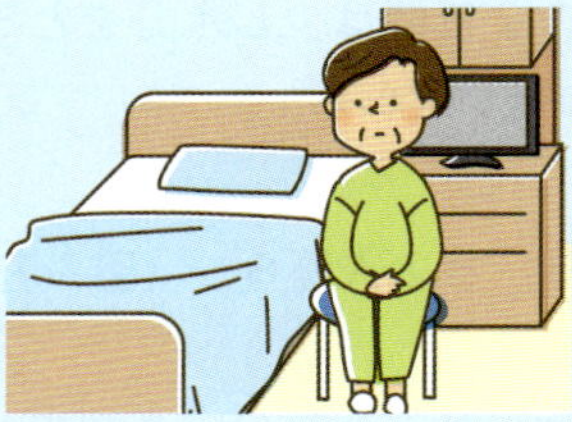

➡ 高次脳機能障害については，2章1節6項，p.52参照．

1 退院前合同カンファレンスの実施

1 現病歴

□月，Ｋさんは脳梗塞を発症した．その後，同じことを何度も聞き返したり，集中力が続かない，ぼんやりとしている時間が長くなり，気に入らないことがあると突然大声を上げるなどの状態がみられ，脳梗塞の後遺症による高次脳機能障害と診断された．認知症などの既往歴はない．

設問

問11－1　高次脳機能障害をもつ患者の退院準備の一環として，Ｋさんの試験外泊の意義と目的を説明しなさい．

設問の解答・解説はこちら

2 合同カンファレンス後

合同カンファレンス後，Ｋさんの夫が「脳梗塞で命を取り留めたことはよかったと心からほっとしています．でも，料理好きで，明るくたくさん友達がいた妻が，無気力になって…．そうかと思うと突然興奮したりして，全く人が変わってしまいました．家に帰ってきて，本当に生活を続けられるのでしょうか．私は仕事を辞めて，介護に専念したほうがいいのでしょうか？」と不安を訴えている．

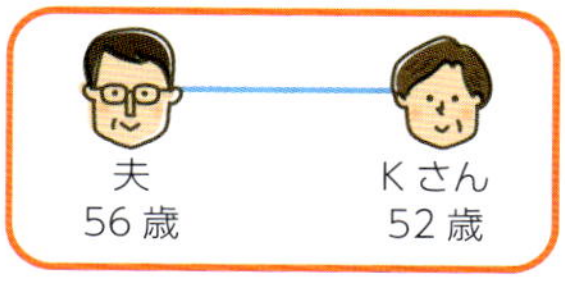

図7-13　Kさんの家族

1 退院後の受診と薬物療法

退院後は在宅主治医（かかりつけ医）が，２週間に１回の訪問診療を行う予定である．脳梗塞の再発予防のため，降圧薬と抗血栓薬の内服を継続する．

2 家族構成

会社員の夫（56歳）と２人暮らしである．子どもはいない（図7-13）．

3 生活状況

自宅は，２階建ての戸建て（持ち家）である．

入院中に要介護認定を申請し，要介護２の認定を受けている．

設問

問11－2　Kさんの状態を踏まえ，在宅での新たな生活を構築するために優先度の高い支援とは何か，説明しなさい．

問11－3　Kさんの夫が表明している不安に対して，どのような心理的支援と情報提供が必要か，説明しなさい．

設問の解答・解説はこちら⬇

12 独居で終末期を迎える療養者

事　例

Lさん，69歳，女性．

私は，訪問看護ステーションの看護師です．

Lさんは，３年前に左乳癌（ステージⅡ）で，乳房切除術と抗がん薬・放射線治療を行い，その後は定期的な受診で経過をフォローしていました．半年前の定期受診で，がんの再発（ステージⅣ）と遠隔臓器への転移が認められ，すぐに入院し全身治療を行いましたが，十分な治療効果は得られませんでした．

主治医から，Lさんに対し，「既存の治療法で根治することは不可能で，１年以内の生存率は10％と見込まれます」との説明があり，現在では，苦痛症状を緩和する治療に切り替え，自宅で療養しています．

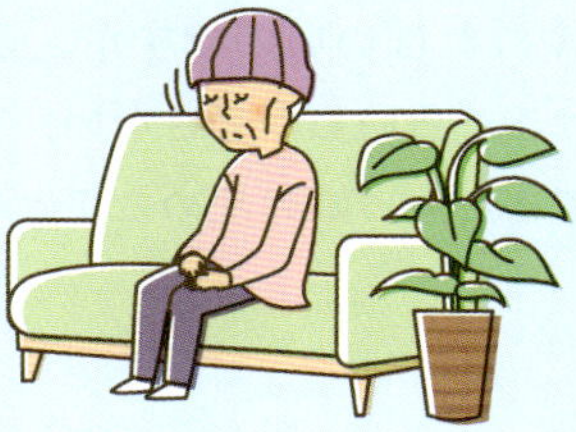

➡ 終末期のケアについては，2章2節3項p.64参照．

1 Lさんの状況

1 既往歴

特になし.

2 医療の状況

訪問診療では，疼痛コントロールに加え，頸椎への骨転移による疼痛，肺転移による咳嗽や呼吸困難などの不快症状に対する対症療法が行われている.

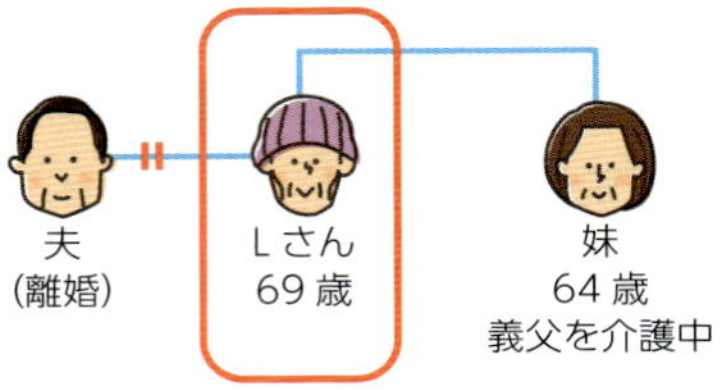

図7-14　Lさんの家族

3 身体状況

身長160cm，体重45kg．ADLはゆっくりだが，現在のところ自立している．最近では，食欲低下により経口摂取量が減少しており，全身にるいそうが進んでいる．倦怠感も強く，少し動くと息切れが生じる.

4 家族構成

夫とは30年前に離婚し，現在は１人暮らし（図7-14）.

片道１時間程度の距離に妹が居住している．週に１～２回，電話で近況報告をし合うが，妹は義父の介護で家が空けられず，月１回来訪する程度である.

5 生活状況

大学教員として65歳まで勤務していた．退職後は，のんびりと家で本を読んだり，絵を描いたりして過ごしていた．月２回程度，近所の公民館の俳句の会に参加し，その仲間を時折自宅に招いてお茶を飲むような生活であった.

現在では，体力が低下してきたため，日中はリビングのソファで過ごし，うとうとすることが増えてきた．医療保険で，訪問看護３回（60分未満）/週を利用している．ネットスーパーで日用品や食品の宅配を利用している.

6 Lさんと家族の気持ち

Ｌさんは,「大好きな自宅で，自分のペースで暮らしたい．ただ，苦しいのは嫌だから，つらい症状はできるだけ取り除いてもらって，最期まで穏やかに過ごしたいわ．何があっても入院はしない．家で最期まで過ごしたい」と話す.

妹は「私が付き添ってやれればいいのですが，せいぜい週１回程度様子を見に行き，毎日電話をかけるくらいしかできない．でも，姉はなんでも自分で決め，その通りに頑張ってきた人．姉の決めたことを尊重したい」と話す.

設問

問12－1　Ｌさんが望む自宅での療養を始めるに当たり，Ｌさんが活用可能な在宅ケアのサービスとその目的を説明しなさい.

設問の解答・解説は
こちら⬇

2 終末期

1 身体状況

Lさんの全身の衰弱が徐々に進み，呼吸も努力様となり，意識レベルも低下してきた．傾眠がちになり，経口からの水分摂取も困難になってきた．

2 Lさんと家族の意向と状況

Lさんは，「時々誰かが様子を見に来てくれているので，1人で寂しいことはない．自分の家にいると思うと安心する．このまま家で最期を迎えたい気持ちに変わりはない」と話す．

妹は，「姉とも度々話をしてきました．このまま，静かにこの家で看取ってやりたい．姉は，具合が悪くなっても，救急車を呼ばないでほしい，誰もいないときに息を引き取ることも覚悟はできていると言っています」と話す．

3 医療の状況

現在は200mL/日の輸液を行っている．

主治医から，Lさんと妹に「Lさんが苦しくならないように，そろそろ点滴を中止し，自然な経過に任せましょう」と説明がされた．

4 社会資源の利用状況

Lさんの状況に応じ，介護保険の申請を行った．以降，定期的に介護支援専門員が関係者を招集し，本人とキーパーソンである妹を交え，サービス担当者会議*を開催した．サービス担当者会議では，Lさんにこのまま在宅療養を継続するかをその都度確認した上で，訪問看護を中心に，その意思を支えるためのチーム体制を検討した．結果，妹は週1回，お茶飲み友達や民生委員も加わり，毎日，短時間でも誰かが様子を見に来る体制を整えた（図7-15）．

Lさんを交え，ケアチームで取り決めた主なことは次の通りである．

- 毎日の様子や申し送り事項は，連絡帳を活用する．
- 本人の不快症状が出た場合，まずは訪問看護師に連絡する．
- 慌てて救急車を呼ばない．
- 訪問したときに，Lさんがすでに息を引き取っていたら，主治医と訪問看護

用語解説*

サービス担当者会議

サービス担当者会議とは，介護や福祉サービスの利用者に提供するケアプランを作成・調整するため，利用者，介護支援専門員，サービス提供者が集まり意見交換を行う会議である．利用者のニーズに合わせた適切な支援を検討するため，ケアプランの作成や変更時，または利用者の状態が変化した際に必要に応じて行われる．

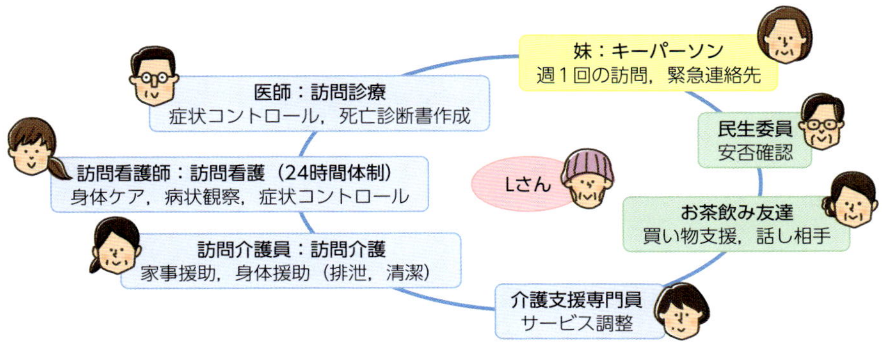

図7-15 Lさんを支えるチーム体制

師に連絡を入れる．ただし，夜間の場合は，朝まで待ってからの連絡でよい．

設問の解答・解説はこちら

設問

問12－2 Ｌさんの不快症状に対し，訪問看護師はどのように対応すべきか．特に，疼痛管理と呼吸苦への対処について，焦点を当てて説明しなさい．

3 Ｌさんの看取り

死亡数日前，夜間呼吸困難が出現し，居合わせた訪問介護員が救急車を呼ぼうとする場面があったが，訪問看護師が対応し，救急搬送にならずに済んだ．

ある日曜日の朝，妹が訪問すると，Ｌさんが穏やかな表情で息を引き取っているのを発見した．妹から連絡を受けた主治医，訪問看護師が訪問し，死亡を確認，死亡診断書の作成に至った．本人が望む通りの在宅看取りであった．

設問の解答・解説はこちら

設問

問12－3 医師法第20条を確認し，独居での在宅看取りの場合の死亡診断について，説明しなさい．

問12－4 在宅療養者の終末期における家族とのコミュニケーション，および看護師としてのケアで留意すべき点について述べなさい．

13 マルトリートメントが疑われる医療的ケア児

事例

Mちゃん，生後６カ月，男児．

私は，小児を専門とする訪問看護ステーションの訪問看護師です．

保健所保健師から，他市から転居してきた脳性麻痺のMちゃんについて，家族が訪問看護を希望しているので，同行訪問をとの連絡が入りました．そこで，保健所保健師，市の保健師，市の障害部門ケースワーカーと一緒に，Mちゃん宅を訪問することになりました．

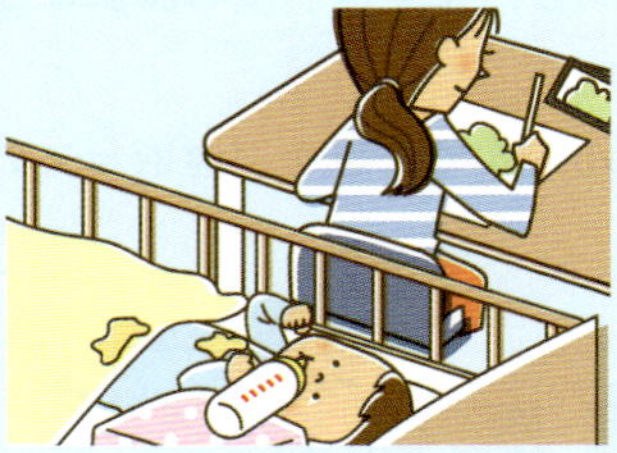

1 Mちゃんの状況

1 現病歴

在胎34週に前置胎盤により母体の大出血が生じ，緊急帝王切開術で娩出した．アプガースコア*２点の重症仮死状態であり，直ちに蘇生処置が施されたが，新生児低酸素性虚血性脳症の状況が改善されず，Ｍちゃんは，脳性麻痺

用語解説*

アプガースコア

新生児の健康状態を評価するための指標である．評価項目は，心拍数，呼吸，筋緊張，反射，皮膚色の５つで，それぞれ0～2点の範囲で採点し，合計スコアが０～10点となる．生後１分と５分で評価をし，７点以下は何らかの治療や観察が必要，４点以下は緊急の医療対応を要すると判断される．

と診断された．運動発達は月齢より遅く，未定頸，下肢の突っ張り，身体の反り返りがある．嚥下が悪く，むせこみやすいため，定期的な喀痰吸引を必要とする状態である．斜視のため視線が合いにくいが，機嫌の良いときは笑顔や声を上げるなど，人への反応は良い．

2 家族構成

父（40歳），母（39歳）との３人暮らしである（図7-16）．父親の会社の社宅マンションに暮らしている．遠方から転勤となり，近所に親戚などはいない．

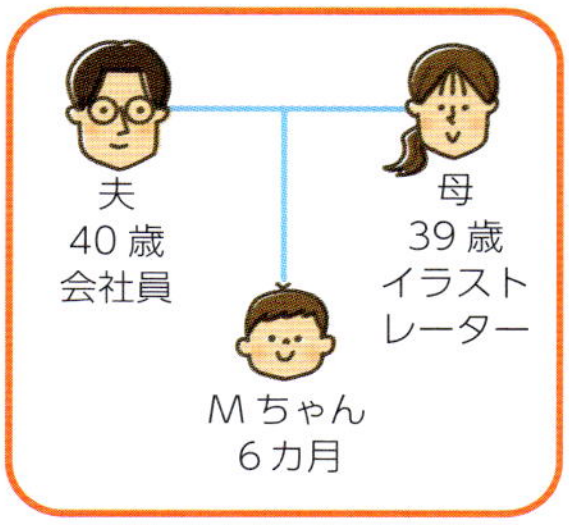

図7-16　Mちゃんの家族

3 Mちゃんと家族の生活状況

Mちゃんの主介護者は母親で，父親は夜勤のある交代勤務のため，育児や介護にはなかなか参加できそうにない．引っ越し前は，母親の実家に同居をしており，母親の両親や看護師の姉が，Mちゃんの世話を手伝ってくれていた．しかし，転勤となり，初めての土地での育児・介護になるので，母親の負担を減らそうと父親が訪問看護を希望した．

母親はイラストレーターで，在宅で雑誌などの挿絵を描く仕事をしている．妊娠中は，出産後も子どもを保育所に預けて仕事をするつもりであったが，Mちゃんが脳性麻痺であり，転勤も重なってしまったため，現在は気分転換程度に，セーブしながら仕事をしている．

設問

設問の解答・解説はこちら

問13－1　以下の点について，Mちゃんの状態を踏まえ，訪問看護で優先度の高いケアを検討しなさい．

（１）Mちゃんの成長と発達

（２）母親への支援

2 訪問看護開始後１カ月

Mちゃん宅への週３回の訪問看護を開始して１カ月が経過した．訪問すると，Mちゃんは仰臥位に寝かされ，クッションで角度を付けた哺乳瓶で，ミルクを飲んでいた．母親は，Mちゃんのベッドに背を向けた位置にある机で，仕事をしていた様子であった．

1 身体状況

バイタルサインは異常なく，身長・体重は発育・発達曲線の３パーセンタイル値に沿って伸びていた．首はまだ少しぐらぐらするが，初回訪問時に比べると据わりがよくなってきている．むせる頻度は減ってきているが，夜間の数時間おきの吸引は欠かせない．

仰臥位で寝具に当たる後頭部，背部，殿部にかけて，汗疹が認められた．特に殿部は汗疹が悪化し，赤くただれた状態になっていた．

2 Mちゃんと家族の生活状況

Mちゃんのベッドシーツや衣類は，汚れが付着したままであり，汗と排泄物が混じったような異臭がすることが目立ってきた．本日は，哺乳瓶を外すと，ぐずぐずと泣くなど，機嫌が悪い様子である．

母親は，訪問するごとに，疲れが増している様子に見えた．ケアの際に，母親に声を掛けると，「Mは，私のことが嫌いなんです．引っ越してきてから，泣いてばかりだし，ミルクを飲ませようとすると身体を反らして嫌がるのです．だから，ミルクは抱かないで，こうやって（クッションで支えて）飲ませているのです．お風呂だって，パパのときはご機嫌良く入るのに，私のときは突っ張って嫌がるんです．だから，お風呂はパパのいるときだけ」「この子がいるせいで，家事も仕事も何もできない」「Mのことがかわいいと思えない」といら立った様子で話した．

父親は転勤したばかりで忙しく，帰ってきても寝るだけの状態とのことであった．

台所の流しには，前日から洗っていない茶碗が残されているのが見えた．

設問

問13－2　Mちゃんの家庭環境において，マルトリートメントのリスクが高まる要因として，どのようなものが考えられるか，検討しなさい．

問13－3　問13－2で挙げたマルトリートメントのリスクを軽減するために，訪問看護師としてMちゃんとその家族に対して，どのような支援が考えられるか，説明しなさい．

設問の解答・解説は
こちら⬇

設問解答・解説

1 在宅での自己管理を続けている独居の糖尿病療養者

問1－1 視力低下のインスリン自己注射への影響

Aさんの視力低下によりインスリン自己注射の際に適切な量を正確に測定できない可能性が生じる．過剰または不足した量が投与され，血糖値の急激な変動や低血糖のリスクが増大する恐れがある．また，注射器の操作や針の刺入部位の確認も難しくなり，感染リスクも高まる．このように，視力の低下は自己管理の正確性に影響を及ぼす可能性がある．

問1－2 利用できる社会資源（サービス）

①訪問看護：全身状態の観察，疾病の経過観察（特に血糖値と服薬・インスリン自己注射の状況確認），生活や疾病管理上の指導，事故防止の指導など．

②訪問介護：家事（買い物，調理など）を補助し，Aさんの生活や疾病管理の継続を支援する．

③その他：視力障害に対する福祉用具や身体障害者手帳の申請も検討できる．

問1－3 自宅内で生じるリスクの高い事故

Aさんに，最も起こり得るリスクは転倒・転落，外傷である．糖尿病神経障害では足の感覚が鈍くなり，外傷や病変が生じても気付かないことがある．小さな異変を放置してしまうと，視力低下や下肢の血行不良が相まって，足潰瘍や壊疽など，糖尿病足病変に進行してしまう．したがって，訪問時には，足の観察を怠らないようにする．

防止・対応策としては，段差が目立つようマーキングをする，夜間は足元灯を点ける，Aさんの生活動線には物を置かない，カーペットなどの敷物は敷かない，ベッドや階段などには手すりを設置する，などの環境整備を行う．

また，Aさんには，けがをしても気付きにくいこと，一度けがをすると治りにくいことを十分に説明し，急な動作を避けるなど，無理なく動くよう伝える．

問1－4 在宅療養者への防災対策の指導

Aさんの防災対策のポイントは，身の安全を守ることに次いで，万が一の場合でも糖尿病の治療を中断しないこと，けがや感染症を防止することである．そこで，一般的な防災対策に加え，本人が自身の病状を理解し，行っている治療，ペン型インスリンの色やインスリンの種類などを説明できるように指導をしておく．さらに，日ごろから療養者を交え，災害時の対処方法や医療機関との連絡先を確認しておく．

①自宅で被災するとは限らないので，血糖コントロールを継続するために以下のものを日ごろから準備・携帯しておく．

予備のインスリン・注射器，インスリン保管用のクールバッグ・保冷剤，糖尿病患者用IDカード（緊急連絡用カード），糖尿病連携手帳，自己管理ノート，お薬手帳，保険証コピー，補食用の糖分，飲料水．

これらの物品は，1～2週間分用意し，自宅以外にも職場，親類宅など，複数の場所に保管しておくことを提案する．

②緊急連絡先をリスト化する．

③避難場所とそこまでの複数の経路について，平常時に確認しておく．

④避難時のサポーターを確保する．

（➡p.223 図5.17-1参照）

2～13節の設問解答・解説はこちら⬇

引用・参考文献

1) 警察庁生活安全局人身安全・少年課．令和５年における行方不明者の状況．2024．https://www.npa.go.jp/safetylife/seianki/fumei/R05yukuefumeisha.pdf，(参照2024-07-09)．
2) 厚生労働省．社会保障審議会介護保険部会（第47回）資料：認知症施策の推進について．2013．https://www.mhlw.go.jp/file/05-Shingikai-12601000-Seisakutoukatsukan-Sanjikanshitsu_ Shakaihoshoutantou/0000021004.pdf，(参照2024-07-09)．
3) 認知症サポーターキャラバンホームページ．http://www.caravanmate.com，(参照2024-07-09)．
4) 厚生労働省．仕事と介護の両立のための制度の概要．https://www.mhlw.go.jp/bunya/koyoukintou/ryouritsu04/dl/gaiyou.pdf，(参照2024-07-09)．
5) 厚生労働省インフルエンザ脳症研究班．インフルエンザ脳症ガイドライン改訂版．2009．https://www.mhlw.go.jp/kinkyu/kenkou/influenza/hourei/2009/09/dl/info0925-01.pdf，(参照2024-07-09)．
6) 全国重症心身障害児（者）を守る会ホームページ．https://www.mamorukai.jp/，(参照2024-08-29)
7) 厚生労働省．指定居宅介護支援等の事業の人員及び運営に関する基準．1999．https://www.mhlw.go.jp/web/t_doc?dataId=82999405&dataType=0&pageNo=1，(参照2024-07-09)．
8) 諏訪さゆりほか．認知症高齢者のADLとケア．理学療法ジャーナル．2011，45（10），p.837-843．
9) 厚生労働省老健局．認知症高齢者等にやさしい地域づくりに係る関係省庁連絡会議資料：厚生労働省の認知症施策等の概要について．2013．https://www.mhlw.go.jp/file/05-Shingikai-12301000-Roukenkyoku-Soumuka/0000031337.pdf，(参照2024-07-09)．
10) 小林敏子ほか．行動観察による痴呆患者の精神状態評価尺度（NMスケール）および日常生活動作能力評価尺度（N-ADL）の作成．臨床精神医学．1988，17（11），p.1653-1658．
11) 加藤伸司ほか．改訂長谷川式簡易知能評価スケール（HDS-R）の作成．老年精神医学雑誌．1991，2（11），p.1339-1347．
12) 厚生労働省「認知症予防・支援マニュアル」分担研究班．認知症予防・支援マニュアル（改訂版）2009．https://www.mhlw.go.jp/topics/2009/05/dl/tp0501-1h_0001.pdf，(参照2024-07-09)．
13) 東京都福祉保健局．高齢者虐待防止と権利擁護：いつまでも自分らしく安心して暮らし続けるために．2009．https://www.fukushi.metro.tokyo.lg.jp/zaishien/gyakutai/torikumi/doc/pamphlet_2009.pdf，(参照2024-07-09)．
14) 岩谷力編．車椅子ツインバスケットボール競技指導書：頸髄損傷者を対象に．リハビリテーションマニュアル16．国立身体障害者リハビリテーションセンター，2005．
15) M.C.ハモンドほか．YES, YOU CAN！　脊髄損傷者の自己管理ガイド．日本せきずい基金訳．増補改訂版，全国頸髄損傷者連絡会，2003．https://www.jscf.org/wp-content/uploads/2021/09/publish_2002.pdf，(参照2024-07-09)．
16) 厚生労働統計協会編．国民衛生の動向．厚生の指標．2022/2023，69（9）．増刊，一般財団法人厚生労働統計協会，2022．
17) 井上新．訪問看護師の初回訪問．面接の上達法：初診・インテーク時の面接．精神科臨床サービス．2006，6（3），p.315-318．
18) 日本肢体不自由児協会編．障害児の療育ハンドブック．社会福祉法人日本肢体不自由児協会，2004．
19) 川崎市障害者地域自立支援協議会．平成24年度川崎市障害者地域自立支援協議会くらし（短期入所）部会：障害のある方の短期入所利用に係る調査・検討報告書．2013．https://www.city.kawasaki.jp/350/cmsfiles/contents/0000093/93351/243siryo4-1.pdf，(参照2024-07-09)．
20) 全国訪問看護事業協会．平成22年度厚生労働省障害者総合福祉推進事業：医療ニーズの高い障害者等への支援策に関する調査報告書．2011．https://www.mhlw.go.jp/bunya/shougaihoken/cyousajigyou/dl/seikabutsu19-2.pdf，(参照2024-07-09)．
21) 日本小児在宅医療支援研究会編集．はじめよう　！　おうちでできる 子どものリハビリテーション&やさしいケア．田村正徳ほか監修．三輪書店，2019．
22) 事業推進検討委員会編．在宅人工呼吸器療法を実施する小児とその家族のためのケアマネジメントプログラム（第２版）．全国訪問看護事業協会，2002．https://www.zenhokan.or.jp/wp-content/uploads/guide08.pdf，(参照2024-07-09)．
23) 中原保裕．処方がわかる医療薬理学2022-2023．学研メディカル秀潤社，2022．
24) 田中総一郎ほか編．重症児者の防災ハンドブック：3.11を生きぬいた重い障がいのある子どもたち．クリエイツかもがわ，2012．
25) 障がい児の子育て支援ハンドブック．豊かな地域療養を考える連絡会，2015．
26) 道又元裕ほか監修．やってはいけない！人工呼吸管理50．第２版，日本看護協会出版会，2008．
27) 田中道子ほか編．Q&Aと事例でわかる訪問看護：小児・重症児者の訪問看護．公益財団法人日本訪問看護財団監修．中央法規出版，2015．

重要用語

インスリン自己注射
試験外泊
退院支援看護師
介護力
レスパイトケア
サービス付き高齢者向け住宅（サ高住）
地域包括支援センター
主任介護支援専門員
アルツハイマー型認知症
訪問介護員（ホームヘルパー）
訪問リハビリテーション
疼痛コントロール
ケアへの家族参加
療養危機的状況
グリーフケア
人工呼吸器
気管切開
家族会
脊髄損傷
頸髄損傷
障害者総合支援法
褥瘡
相談支援専門員
共同生活援助（グループホーム）
精神障害者保健福祉手帳
自立支援医療
自立訓練
就労移行支援
就労継続支援
地域活動支援センター
自助グループ
重症心身障害児
けいれん
インフルエンザ脳症
超重症児

◆ 学習参考文献

❶ **堀内ふきほか編．高齢者看護の実践．第７版，メディカ出版，2025，（ナーシング・グラフィカ：老年看護学２）．**
認知症ケアや終末期ケアなど在宅療養をする高齢者に多い疾患を丁寧に解説している．

❷ **河野あゆみ編．強みと弱みからみた 地域・在宅看護過程 第２版：＋総合的機能関連図．医学書院，2023．**
療養者と家族を４領域からアセスメントし，看護課題の発見から計画・実施・評価までのプロセスについて，具体的な事例を用いて看護過程を学ぶことができる．

❸ **清水奈穂美．在宅ケアのための判断力トレーニング．医学書院，2022．**
在宅医療の場面において，事例に対峙した際にどのように判断をしていくのか，シミュレーションを交えて学ぶことができる．本質的な考える力を修得するのに役立つ．

❹ **宮本雄気．在宅急変時の初期対応：医療・介護専門職のための在宅RESCUEコーステキスト．メディカ出版，2024．**
在宅療養者の予期せぬ急変時の対応を，シナリオ形式で学ぶことができる．

❺ **荒隆紀．在宅医療コアガイドブック．中外医学社，2021．**
在宅医療における診察から疾患管理，新型コロナウイルス感染症対策も含め，基本的な療養者の医学的な管理について学ぶことができる．

❻ **ウィル訪問看護ステーション編．在宅ケアナースポケットマニュアル．第２版，医学書院，2024．**
在宅の現場で頻繁に参照する情報や，ケア・指導のポイント，スケールやデータが掲載されており，事例の理解や実習に役立つ．

❼ **内田陽子編著．認知症対応力アップマニュアル：病院と在宅をつなぐ．照林社，2020．**
認知症の理解から対応の実際，地域連携の方法を学ぶことができる．

❽ **石原哲郎編著．図解でわかる認知症の知識と制度・サービス．中央法規出版，2023．**
診断からケア，生活を支える制度をわかりやすく図解で説明している．

❾ **中村伸一．自宅で大往生：「ええ人生やった」と言うために．中央公論新社，2010，（中公新書ラクレ）．**
総合医の立場から，地域コミュニティーを保健・医療・福祉の連携の下に行政とともに再建し，看取りの場を在宅へ多く移行した体験を紹介している．また，大往生を遂げた方々の事例から，その人らしさと，その人らしさを支えることについて，学ぶことができる．

❿ **川口有美子．逝かない身体：ALS的日常を生きる．医学書院，2009．**
「ロックトインシンドローム」という状態で生きたALSの実母を，娘である著者が介護した日々の体験録である．著者の表現力豊かで臨場感あふれる詳細な記述により，読み終えたときにはALSの家族として何年も生きていたような気持ちになる．

⑪ **上田敏．ICF（国際生活機能分類）の理解と活用：人が「生きること」「生きることの困難（障害）」をどうとらえるか．萌文社，2005，（KSブックレットNo.5［第２版入門編］）．**
ICFの入門書として適している．

⑫ **一般社団法人日本褥瘡学会編．褥瘡ガイドブック．第３版，照林社，2023．**
日本褥瘡学会による編集で，エビデンスに基づく褥瘡の予防や処置などが，豊富な写真や図表とともに解説されている．

⑬ **真田弘美編．進化を続ける！褥瘡・創傷　治療・ケアアップデート．照林社，2016．**
最新ガイドラインの方向性，褥瘡・創傷の最新コンセプト，アセスメントや治療・ケアにおける最新機器など，褥瘡・創傷管理についての知識が総合的に学べる．

⑭ **小瀬古伸幸．精神疾患をもつ人を，病院でない所で支援するときにまず読む本“横綱級”困難ケースにしないための技と型．医学書院，2019．**
精神疾患をもつ人の在宅支援に入る際に必ず知っておくべきイロハのイが解説されている．

⑮ **小瀬古伸幸ほか編著．しくじりから学ぶ 精神科訪問看護計画書，ソシム，2024．**
事例を用いて精神科訪問看護のワンポイントアドバイスが記載されている．

⑯ **あみうと一緒に歩いていこう．http://amikaimama.blog.fc2.com/，（参照2024-07-09）．**
急性脳症の子をもつ母親のブログ．人工呼吸器を装着したまま退院し，在宅での生活を送る様子を綴り，家族の思いなどがよく伝わってくる．

⑰ **高木憲司ほか．たんの吸引等第三号研修（特定の者）テキスト改訂版．NPO法人医療的ケアネット編．クリエイツかもがわ，2018．**
介護職員等による痰の吸引等の制度と看護師の役割を知ることができる．

⑱ **倉田慶子ほか編．ケアの基本がわかる 重症心身障害児の看護 改訂版：出生前の家族支援から緩和ケアまで．へるす出版，2023．**
個別性が高く，言葉で表現できない重症心身障害児の看護を根拠をもって実践できるよう，病態や症状，家族ケアなど基本を学ぶことができる．

⑲ **江川文誠責任編集．いのちが育まれるとき：障害のある子どもと歩みつづけるために．http://special.kanafuku.jp/#book-inochi，（参照2024-07-09）．**
子どもの発達に不安を感じる，また，障害があると告げられた子どもの両親からの質問に，医療や福祉の関係者が答えている．同名のタイトルの本のウェブページで，全文のダウンロードができる．

⑳ **一般社団法人全国訪問看護事業協会編．訪問看護が支える 在宅ターミナルケア．日本看護協会出版会，2021．**
がんに加えて，非がん疾患への支援や，意思決定支援（ACP），がん疼痛アセスメントの実践，看取りなどを学ぶことができる．

㉑ **臺有桂ほか監修．ナーシング・グラフィカDVDシリーズ　在宅看護技術①～⑤．メディカ出版，2018/2019．**
本書ナーシング・グラフィカ『地域・在宅看護論② 在宅療養を支える技術』の姉妹編．在宅看護に必要な技術を映像でわかりやすく具体的に解説している．

㉒ **宮田乃有編．カラービジュアルで見てわかる！はじめてみよう訪問看護．メディカ出版，2020．**
訪問看護の実際やアセスメントの視点，事例を通しての学習など，わかりやすく解説されている．

8 やってみよう！訪問看護演習

学習目標

- これまでの学習をもとに，訪問看護の初回訪問をロールプレイすることができる．
- 在宅療養者と家族の状況を理解し，訪問看護師との信頼関係を考えて，実践できる．
- 訪問看護師として，また社会人として，マナーを意識しながら振る舞うことができる．
- 事例をもとに医療保険と介護保険の調整を理解できる．
- 初回訪問から療養者と家族の状態をアセスメントし，支援計画を立案できる．
- その後の療養者の状況を踏まえて，サービスの調整を計画できる．
- サービス計画書を作成し，計画書をもとにロールプレイすることができる．

1 演習Ⅰ　テーマ：初回訪問

訪問看護ステーションの訪問看護師が以下の事例の初回訪問をすることになった．訪問看護計画および看護師の行動計画を立て，初回訪問の脚本を作成し，ロールプレイをしてみよう．

事例紹介

鈴木太郎さん（82 歳）は，6 カ月前に救急車で総合病院に入院し，脳梗塞と診断された．左半身麻痺があるため，4 カ月前にリハビリテーションの目的で温泉病院へ転院．3 日前に退院し，以前の住宅に居住している．

温泉病院入院中に，病院のメディカルソーシャルワーカーから介護保険の認定申請を市町村へするように言われ，1 カ月前に要介護 3 の認定を受けた．

妻と長女が温泉病院の紹介状を自宅近隣の開業医であるかかりつけ医に持参した．かかりつけ医から，次の三つの理由で訪問看護ステーションからの訪問看護を受けたほうがよいと言われた．①退院時は血圧が不安定になることがあるので週 1 回くらいは血圧測定し，医療的な管理を頻回にしたほうがよい．通院できないときは月 1 回くらい，往診可能である．②老夫婦 2 人暮らしなので，脳梗塞後遺症をもちながらの生活のしかたや心情を相談できる看護師の訪問があったほうがよい．③在宅になると，温泉病院でしていたリハビリテーションもしなくなり，動かせるようになった麻痺の足も動かさずにいると動かなくなることもある．訪問看護師に依頼して，医師や理学療法士と連携をとってリハビリテーションの支援をしてもらうほうがよい．

介護認定の通知を受けて，介護支援専門員（ケアマネジャー〈Xとする〉）に依頼した．Xは，主治医の意見と鈴木太郎さんとその家族の申し出により，ケアプランに訪問看護ステーションによる週 1 回の訪問看護を組み入れた．

温泉病院の退院前に病院で行われたケア会議に，訪問看護ステーションの所長と担当の訪問看護師であるあなたは出席し，鈴木太郎さん，妻，長女，温泉病院の主治医，近隣のかかりつけ医，介護支援専門員Xとともに，退院後の生活とケアについて話し合った．そこで，退院3日目に初回訪問の約束をした．なお介護認定の意見書は，温泉病院の医師が記載したが，かかりつけ医が主治医となる．

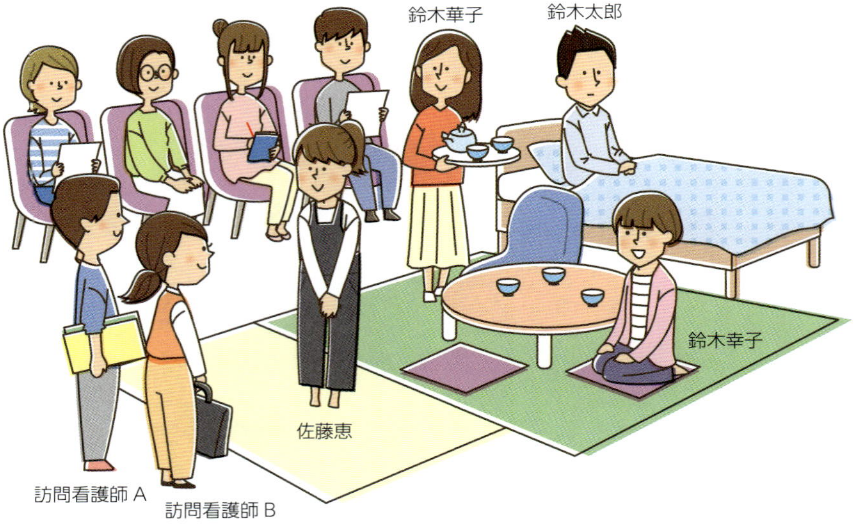

コンテンツが視聴できます
(p.2参照)

動画でチェック

やってみよう！
訪問看護演習

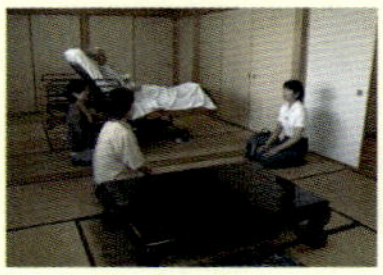

療養者と家族の状態

療養者

鈴木太郎（82 歳）：定年前の職業は小学校教諭．75 歳まで町内会の役員をしていた．妻と 2 人暮らし．既往歴は高血圧，脂質異常症．脳梗塞発症前は近隣のかかりつけ医において服薬治療していた．趣味は囲碁である．公民館で行われている囲碁クラブに参加していた．

家族の状況

鈴木幸子（76 歳）：妻．主婦．特に基礎疾患はないが，丈夫なほうではない．

佐藤　恵（48 歳）：長女．会社員．太郎夫婦宅から車で 2 時間弱の所に居住．夫 50 歳，長男 18 歳，長女 14 歳の 4 人で暮らす．

鈴木華子（50 歳）：長男の妻．主婦．太郎さんの長男である夫（52 歳）と 2 人で海外で暮らす．義父の入院を聞き，一時帰国した．

訪問時の状況

あなたが訪れると，佐藤恵さんが玄関に出てきて，室内へ案内された．和室の居間には，中央に和室用のテーブルと座布団がある．障子で仕切られている隣の部屋に鈴木太郎さんのベッドが置かれている．太郎さんは，パジャマを着たままでベッド上に座って，やや緊張して看護師を待っていた．屋内での生活はおおむね自立しているが，入浴や排泄時に介助を行っている．退院以降，昨日かかりつけ医に挨拶に行き，診察を受けてきたのみで，それ以外は外出していない．日中はパジャマで過ごしている．

鈴木幸子さんは，今日まで恵さんが，今週末まで鈴木華子さんがいて家事やお風呂の介助をしてもらえるのでよいが，来週から夫と 2 人でやっていけるか心配であると話す．

太郎さんのバイタルサインを測定した結果，脈拍数 64 回/分，血圧 165/92 mmHg であった．

1 学習目標

訪問看護導入のプロセスと在宅療養者および家族との信頼関係成立の方法を，グループによるロールプレイを通して理解する．

2 行動目標

訪問看護師としてのマナー（社会人としてのマナーを含む）に留意しながら，訪問看護師の「訪問看護」導入のプロセス行動を理解できる（表8-1）．

①家を確認し，玄関先で挨拶する．

②居室に入る．

③自己紹介をし，在室者を確認する．

④訪問目的を伝える．

⑤初回訪問時には，訪問看護の必要性と役割を話し，看護内容の確認をする．

⑥療養者のバイタルサインの測定を進め，身体・心理の健康状態や地域環境と社会参加・活動状況を確認する．

⑦主介護者および家族の身体・心理の健康状態を確認しながら，家族関係，家庭環境などを観察する．

⑧療養者と家族の相談を受けながら，人生における大切な思いや療養に関わる期待を引き出す．

動画でチェック

訪問看護時（家）でのマナー

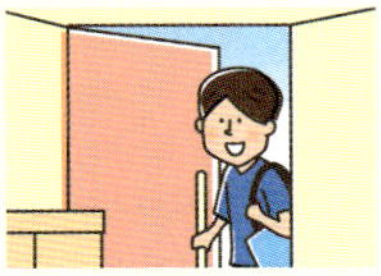

表8-1　訪問看護職としてのマナー（社会人としてのマナーを含む）リスト

□ コート類は，大雨や大雪時以外は玄関の外で脱ぐ（ただし，拒否的な対象者・療養者や精神疾患の場合は，あえて脱がないこともある）．
□ 療養者の家か確認した後に，簡単な自己紹介をする．
□ 靴を脱ぐときは，部屋のほうに背を向けずに脱ぎ，玄関の上がり口にしゃがみ，靴の向きを変える．靴は邪魔にならないところ（端）に置く．
□ 療養者の部屋に入ったらすぐに（和室の場合は入ってすぐのところで座って）挨拶する．
□ 療養者や家族から勧められたら，テーブルに着く．家族の定位置を避けて療養者の様子がわかる位置に座る．
□ 客ではなく仕事として伺っているので，座布団には原則として座らない（勧められたら座ってもよい）．
□ 家族だけでなく，療養者にもきちんと自己紹介し，訪問の目的を伝える．看護師は，療養者の視界に入るところに自らの顔が入るように語り掛け，目線は療養者の目の高さ以下にする．
□ 部屋の中をきょろきょろ見ない．しかし，療養者の趣味を表すものや孫の写真や絵など家族関係を示すものがないかを失礼にならない程度に観察し，あったら話題にする．
□ 移動するとき，座布団や療養者の布団，敷居を踏まない．
□ 療養者が寝ている頭の上は，原則として通らない．
□ 訪問かばんの上をまたがない．
□ お茶やお菓子は辞退する．茶菓のもてなしは，原則として受けない．
□ 手帳などに記載するときは，療養者や家族に断って記載する．学生が看護師と同行訪問する場合は，療養者宅で記載するときも同様である．基本的には，血圧などのデータ類のみとする．
□ 洗面所などで手を洗うときに，家の中（トイレや風呂場など）を覗き見したりしない．必要なら，その理由を述べ了解を得てから見る．
□ 洗面所などに取り付けてあるタオルは使用せず，持参したものを使用する．
□ 部屋を退出するときには，挨拶してから退出する．
□ コート類は，原則として玄関を出てから着る．雨や雪のため玄関内でコートを着る場合は，断ってから着る．
□「ご苦労さま」は，目上や上位の人が目下や下位の人へ使う言葉なので使用しない．
□「お疲れさま」は，ねぎらいの言葉であり挨拶の言葉ではない．仕事をした後に使用する言葉であるため，朝の挨拶としては不適切である．「おはようございます」と挨拶する．
□ 療養者および家族から，個人的に金品を受け取ってはならない（学生は，金品を断った場合も，そのことを実習先の看護師および指導教員へ報告する）．

⑨療養者と家族の思いや期待を妨げる看護問題をアセスメントし，解決のための行動計画を療養者と家族に確認する．
⑩次回の訪問看護までの訪問看護ステーションとの連絡方法（保健・医療・福祉サービスの利用方法）を確認する．
⑪療養者・家族が聞き残している問題はないか確認する．
⑫挨拶して退出する．

3 学習方法

1 事前課題

学生が個別に紙上事例をアセスメントする．

2 1講時

①個別のアセスメントを持ち寄りグループ内で検討し，ロールプレイの事例イメージづくりを行う．
②事例の初回訪問看護計画，および看護師の行動計画を検討する．
③ロールプレイの脚本を作成する．
④配役を決める．訪問看護師Ａ，訪問看護師Ｂ，鈴木太郎さん，鈴木幸子さん，鈴木華子さん，佐藤恵さんを配役する．
⑤脚本は，訪問看護師が療養者宅を訪問し，玄関のチャイムを鳴らすところから開始し，訪問看護を終了して玄関を出るところまでとする．
⑥役を割り当てられた学生はそれぞれの役づくりをし，配役のない学生も，

脚本づくりの担当やロールプレイの演出担当など役割を決めて，全員がロールプレイに参加する．

3 2～3講時

①グループで脚本に従ってリハーサルし，不適切な部分を修正し，レベルアップに向けて意見交換しながら完成度を高める（畳，テーブル，訪問かばんなどを使用して実施する）．

②スマートに清潔・不潔を念頭に置いた訪問かばんのバッグテクニックを実施できるように各人が交代で演習する．

③演習に必要な聴診器，エプロンは各自持参する．

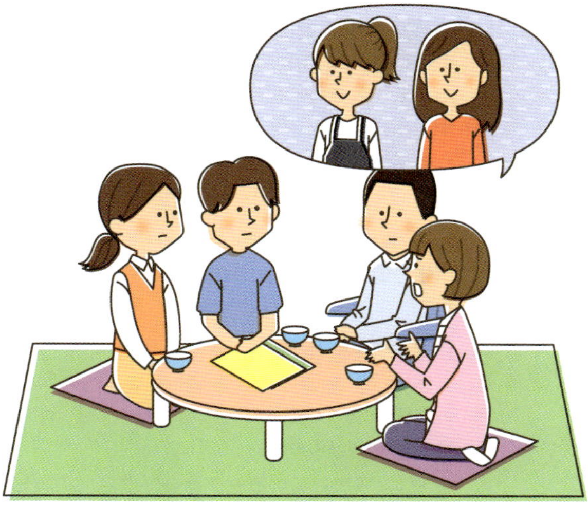

4 4講時

①ロールプレイは，訪問看護師2名が，療養者宅を訪問するという設定で行う．

②ロールプレイ終了後に配役者とギャラリーの学生で意見交換し，評価する．

③グループ発表の所要時間は，30分とする．ロールプレイを20分とし，時間がきた時点までとする．その後意見交換10分とする．

5 5講時

訪問看護演習のまとめを行う．

2 演習Ⅱ　訪問看護における医療保険と介護保険の調整

図8-1を用いながら，次の事例1～3が利用できる保険制度を確認しよう．

事例で確認してみよう

事例1 75歳，脳梗塞による半身麻痺，障害高齢者の日常生活自立度「ランクB」相当

ステップ1：**75歳**であり，年齢は介護保険法の**「第1号被保険者」**に該当する．

ステップ2：**半身麻痺で日常生活自立度「ランクB」**相当であり，介護保険法における**「要介護状態」**とみなされる．

→訪問看護サービスは「**介護保険**」による利用となる．

事例2 45歳，脳梗塞による半身麻痺，障害高齢者の日常生活自立度「ランクB」相当

ステップ1：**45歳**であり，年齢は介護保険法の**「第2号被保険者」**に該当する．

ステップ2：**脳血管疾患**（事例の場合は脳梗塞）は，第2号被保険者が介護保険法を利用できる条件である16の**「特定疾病」**に該当する．

ステップ3：**半身麻痺で日常生活自立度「ランクB」**相当であり，介護保険法における**「要介護状態」**とみなされる．

→訪問看護サービスは「**介護保険**」による利用となる．

➡ 介護保険法で定める特定疾病については，ナーシング・グラフィカ『地域療養を支えるケア』7章5節も参照．

事例3 45歳，筋萎縮性側索硬化症（ALS），障害高齢者の日常生活自立度「ランクB」相当

ステップ1：**45歳**であり，年齢は介護保険法の**「第2号被保険者」**に該当する．

ステップ2：ALSは，第2号被保険者が介護保険法を利用できる条件である16の「特定疾病」に該当する．

ステップ3：**日常生活自立度「ランクB」**相当であり，介護保険法における**「要介護状態」**とみなされる．

→**「介護保険」**の対象となる．

ステップ4：**厚生労働大臣の定める疾病等**

ALSは，「厚生労働大臣の定める疾病等」に該当する．この場合は，介護保険の認定を受けていても，訪問看護サービスは「医療保険」での利用となる（福祉系のサービスは，介護保険による利用が可能）．

→訪問看護サービスは**「医療保険」**による利用となる．

ステップ5：**難病医療費助成制度**

ALSは，難病対策の難病医療費助成制度の該当疾患であるため，申請して「特定医療費（指定難病）受給者証」を受ければ，**公費負担医療**の対象となり，医療保険による自己負担が軽減される場合がある．

※事例1～3は，介護保険を申請している介護保険適用者であることを前提としている．しかし，介護保険の申請は任意であることから，対象者が申請をしない場合は，訪問看護に関する費用は医療保険での対応となる．

➡ 厚生労働大臣の定める疾病等については，ナーシング・グラフィカ『地域療養を支えるケア』7章5節も参照．

➡ 難病医療費助成制度については，ナーシング・グラフィカ『地域療養を支えるケア』7章8節も参照．

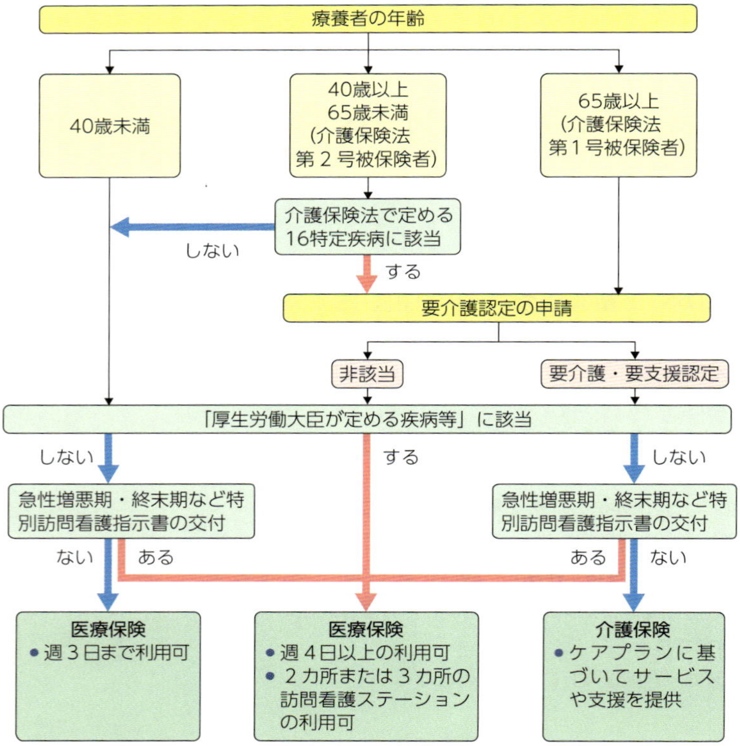

図8-1　訪問看護における医療保険と介護保険の調整

plus α

精神科訪問看護

2014（平成26）年の診療報酬制度改定で，精神科訪問看護指示書で実施する訪問看護は，65歳以上の高齢者・介護保険対象者であっても，医療保険での対応となった．精神科訪問看護指示書は，精神科を標榜する保険医療機関における精神科医師のみが発行できる．訪問看護の対象は，認知症を除く入院中以外の精神疾患の療養者と家族である．

3 演習Ⅲ　テーマ：在宅看護過程

1 学習目標

在宅看護における看護過程のプロセスを，演習を通して理解する．

2 行動目標

①事例の情報を系統的に整理することができる．

②療養者および家族の在宅療養生活上の看護問題をアセスメントすることができる．

③療養者および家族のニーズ，状況を踏まえ，抽出した看護問題の解決・軽減のための看護上の方針・目標を明確化できる．

④設定した在宅看護の方針・目標に応じた支援計画を立案することができる．

⑤評価計画を立案することができる．

3 学習方法

初回訪問で得られた情報

1　療養者の状況

1）概要

鈴木太郎さん（82歳），定年前の職業は小学校教諭．75歳まで町内会の役員をしていた．妻と2人暮らし．既往歴は，65歳ごろから高血圧，脂質異常症．脳梗塞になる前から近所のかかりつけ医で内服治療を受けていた．趣味は囲碁である．公民館で行われる囲碁クラブに参加していた．身の回りのことはできるだけ自分でできるようになりたい，家でずっと暮らしたいとの希望がある．

2）主要な日常生活自立度

移動・移乗：妻の介助で，ベッドと車椅子間の移乗をする．移動は基本，車椅子である．つかまり立ちは可能．支えれば2，3歩，歩ける程度である．

食事：座位で摂取．右手で自力摂取．

排泄：トイレまで車椅子で移動し，妻の介助で便座に移動する．

清潔：2日に1回，妻が介助をし，シャワー浴をしている．それ以外の日は妻が清拭をしている．

睡眠：夜にトイレに2回ほど起きるため，本人も妻も朝起きたときに不眠感がある．

2　家族の状況・思い

鈴木幸子（妻）：本人の在宅療養に対しては，家で在宅サービスを受けながら，できる限り，自宅での暮らしを続けさせてあげたい．病院で一通り介護の技術や方法は習ったが，自宅でもできるかどうか不安がある．

佐藤恵（長女）：両親には，住み慣れた自宅での生活を続けさせてあげたい．しかし，介護に当たる母の健康を心配しており，自分も休みの日には顔を出して介護の手伝いをしたいと思っている．

3　経済状況：年金の受給と貯蓄があり，生活に困ることはない．

1　1～2講時

①グループで，事例に関する当初および追加の情報を熟読し，情報の整理をする．この際，療養者だけでなく，家族にも目を向けるように留意する．

②整理した情報をアセスメントし，療養者および家族の看護問題を抽出し，優先順位を検討する．

2　3～4講時

①抽出した看護問題に対し，支援の方針，目標（長期，短期）を検討し，設

定する．

②設定した方針，目標に沿って，以下の視点を踏まえ，支援計画を立案する．

- 療養者と家族の 1 日（24 時間），週，月単位での生活を尊重する．
- 支援策は，療養者および家族のセルフケアを促す内容とする．
- 社会資源の活用を検討する．
- 誰が，いつ，何のケアを実施するのか，療養者本人，家族も含め，関係者・関係機関の役割を明確にする．

③方針・目標，支援計画に応じた評価計画（評価時期，評価指標，評価方法）を立案する．

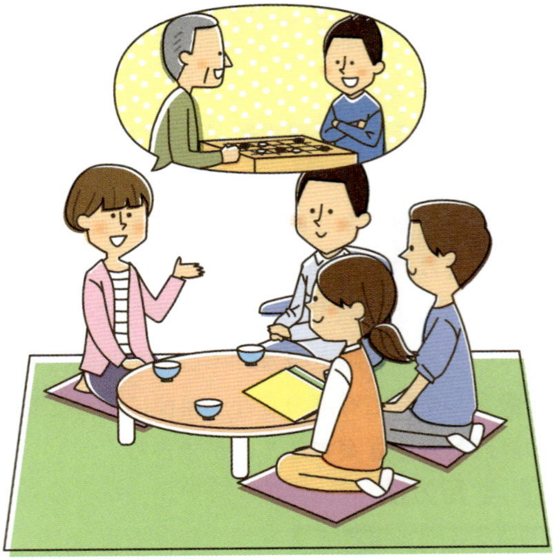

3 5 講時

①グループで検討した在宅看護過程について，各グループの発表（支援方針・目標，支援計画，評価計画）により，内容を共有し，意見交換を行う．各グループの発表時間は，10分程度とする．

②全体で演習のまとめを行う．

4 演習Ⅳ　テーマ：ケアマネジメント（サービスの調整）

1 学習目標

療養者と家族が望む暮らしの確保や継続のためのケアマネジメントについて，演習を通して理解する．

2 行動目標

①療養者と家族の思いや身体・心理・社会状況，地域の状況などから，療養者と家族の強み・弱み，顕在的ニーズと潜在的ニーズを導き出すことができる．

②サービス担当者会議の参加者，使用可能なサービス，費用の目安をすべて提示した後，介護支援専門員の立場でケアプランの見直し案を提示することができる．

3 学習方法

在宅療養開始 3 カ月の追加情報

鈴木太郎さん（82 歳）が在宅で過ごし始めて 3 カ月が経過した．

太郎さんは，服薬をきちんと継続し，血圧は安定している．訪問看護師の訪問時以外にも，自宅内で積極的にリハビリテーションに取り組んでいる．「最近では，妻が疲れ気味なのが気になる．トイレや風呂など，厄介をかけているからなぁ…妻の負担を減らせるように，自分でできることを増やしたいので，リハビリを頑張っているんだ」「最近はトイレまでゆっくり伝い歩きができるようになった．でも夜中は，冷たくて暗い廊下を歩いてトイレまで行くので，2 人で転ばないか，寒さで血圧が上がらないかと毎晩はらはらしているよ」と語った．

主介護者である妻は，在宅でのケアを3カ月やってみて，「本人がこのままの安定した状態ならば，なんとかやっていけるかなと最近ようやく思えるようになってきた」「本人がリハビリに積極的なのはよいが，張り切りすぎて転ばないか心配です．何しろ，私1人では，転んだ主人を助け起こせそうにないですから」「夜中に何回かトイレに行くのは，寒いし，変に目が覚めてしまってね．寝不足になっちゃうのよね．腰痛がひどくて歩くのがやっとのときも….ちょっと先行きが心配なの」と語った．

これらの状況を踏まえ，担当介護支援専門員であるあなたは，ケアプランの見直しをすることにした．

現在使用しているサービスは，訪問看護ステーションからの訪問看護が週1回（30分以上60分未満，毎水曜日14：00～15：00）と，3wayモーター付き電動ベッド貸与（月1,200単位）である．

1 1講時

①グループで追加情報を熟読し，状況を理解する．

②介護支援専門員の視点で，「居宅サービス計画書（1）」（p.306 **図8-2**）を参考に，情報の整理をする．

情報の整理では，「居宅サービス計画書（2）」（p.306 **図8-2**）「週間サービス計画表」（p.307 **図8-3**）を用いてもよい．

太郎さんに関わる人々との関係性についての情報を，エコマップを用いてまとめる．

➡ 居宅サービス計画書，週間サービス計画表，サービス利用（提供）票・利用（提供）票別表については，ナーシング・グラフィカ『地域療養を支えるケア』6章1節も参照．

2 2～3講時

①太郎さんと妻の思い・希望を再確認し，希望をかなえるために活用できる強みをアセスメントするとともに，希望をかなえることが難しくなる顕在的問題と潜在的問題を，身体・心理・社会状況と地域の状況などからアセスメントする．

②太郎さんと妻の思い・希望をかなえるために使用可能な社会資源（フォーマル，インフォーマル）をすべて抽出する．このとき，地域特性を生かした視点を入れる．

③太郎さんと妻の経済的状況と価値観などから，どのようなサービスの選択がふさわしいか，検討する．

④太郎さんと妻の希望がかない，自分たちらしい暮らしを確保し継続するために必要な，新たなケアプラン案を検討する．この時，「週間サービス計画表」（p.307 **図8-3**）を準備する．「サービス担当者会議の要点」（p.307 **図8-3**）をまとめておくとよい．

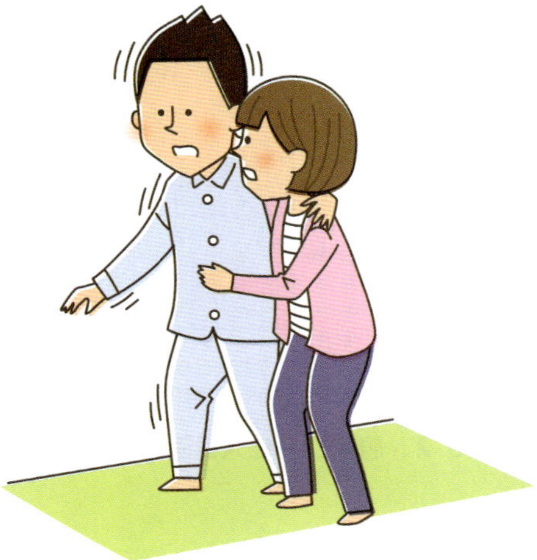

3 4講時

①3グループごとに集まり，順番でサービス担当者会議のロールプレイを行う．サービス担当者会議では，グループメンバーが太郎さん，妻，介護支援専門員，訪問看護師ほか，参加メンバーの役割を担う．1グループの発表は15分程度とする．

② ロールプレイの終了後は，意見交換をする．
③ 演習Ⅲの見直しをグループごとに行う．
④ 全体で演習のまとめを行う．

居宅サービス計画書（1）　　　　作成年月日　　年　　月　　日

第1表　　　　初回・紹介・（継続）　　（認定済み）・申請中

利用者名　鈴木太郎様　　生年月日　　年　　月　　日　　住所

居宅サービス計画作成者氏名

居宅介護支援事業者・事業所名及び所在地　東日本訪問看護ステーション

居宅サービス計画作成（変更）日　　年　月　日　　初回居宅サービス計画作成日　　年　月　日

認定日　　年　月　日　　認定の有効期間　　年　月　日～　　年　月　日

要介護状態区分	要介護1　要介護2　（要介護3）　要介護4　要介護5
利用者及び家族の生活に対する意向を踏まえた課題分析の結果	
介護認定審査会の意見及びサービスの種類の指定	サービスの種類の指定：訪問看護（病状観察，服薬管理，リハビリテーション） その他（療養者，家族の状況に応じ検討すること）
総合的な援助の方針	
生活援助中心型の算定理由	1．一人暮らし　2．家族等が障害，疾病等　3．その他（　　　）

第2表

利用者名　鈴木太郎様　　居宅サービス計画書（2）　　作成年月日　　年　　月　　日

生活全般の解決すべき課題（ニーズ）	目標				援助内容					
	長期目標	（期間）	短期目標	（期間）	サービス内容	※1	サービス種別	※2	頻度	期間
例）ベッド上から車椅子への移乗が不安でベッド上での寝たきりの時間が多くなっている．	寝たきりの生活から，座位中心の生活に戻れる．	6カ月後	日中車椅子で過ごすことができる．	3カ月後	・移動介助を安全に行う．		訪問介護 朝・昼・夜 巡回型　身体1		毎日	
例）寝たきりの生活で楽しみが見いだせないので，何か楽しみを見つけたい．	生活の中に楽しみを見つけることができる．	6カ月後	以前の趣味であった写真撮影が行えるようにする．	2カ月後	・金沢八景・金沢文庫周辺まで写真撮影を含めた外出を促す．		ボランティアサークル「サポートネット」の利用		月2回	
ニーズ1． 本人の残存機能の維持，ADLの自立を目指し，生活の場を広げたい．										
ニーズ2． 主介護者の介護による疲れが蓄積してきており，腰痛など健康障害が悪化しないようにしたい．										

週間サービス計画表，サービス提供票・別表の様式を活用し計画を立案する．

※1「保険給付の対象となるかどうかの区分」について，保険給付対象内サービスについては○印を付す．
※2「当該サービス提供を行う事業所」について記入する．

図8-2　居宅サービス計画書（第1表・第2表：演習用）

第３表

週間サービス計画表

作成年月日　　年　　月　　日

利用者名　　　　　　　殿

		月	火	水	木	金	土	日	主な日常生活上の活動
深夜	0：00								
	2：00								
	4：00								
早朝	6：00								
	8：00								
午前	10：00								
	12：00								
午後	14：00								
	16：00								
	18：00								
夜間	20：00								
	22：00								
深夜	24：00								

週単位以外のサービス	

第４表

サービス担当者会議の要点

作成年月日　　年　　月　　日

利用者名　　　　　　　殿　　居宅サービス計画作成者（担当者）氏名

開催日　　年　月　日　開催場所　　開催時間　　開催回数

会議出席者	所　属（職種）	氏　名	所　属（職種）	氏　名	所　属（職種）	氏　名
利用者・家族の出席 本人：【　】 家族：【　】 （続柄：　　） ※備考						
検討した項目						
検討内容						
結論						
残された課題 （次回の開催時期）						

図8-3　居宅サービス計画書（第３表・第４表）

5 演習Ⅴ　地域特性の把握（地域診断）

1 学習目標

療養者と家族が営む日々の生活について，周囲の環境が暮らしに与える影響と活用可能な資源等について，演習を通して学ぶ．

2 行動目標

①演習Ⅲ・Ⅳやその他の事例の療養者と家族が住んでいると仮定した地域を自由に選択し，コミュニティー・アズ・パートナーモデルを参考に地域特性の概要を導き出す．

②演習Ⅲ・Ⅳやその他の事例の療養者と家族にとって，地域特性が暮らしに与える影響や活用可能な資源について考察できる．

➡ コミュニティー・アズ・パートナーモデルについては，ナーシング・グラフィカ『地域療養を支えるケア』1章3節も参照.

3 学習方法

1 1講時

①５名前後のグループ（３～５グループ）で事例の療養者と家族の居住地を選択する．

②コミュニティー・アズ・パートナーモデルを用いた地域診断の方法を学ぶ（復習する）．

2 2～6講時

①選択した地域を実際に歩き，地域を質的に把握する（地区踏査）．

②選択した地域のHP上の統計データを用いて，地域を量的に把握する．

③事例の療養者と家族にとって，どのような強みや弱みがあるか明らかにする（質的データと量的データを統合させて地域特性を導き出す）．

3 7講時

①グループごとに事例および地域診断の発表を行い，意見交換する．１グループの発表時間は15分程度とする．評価は，地域における強み・弱みの明確性，プレゼンの一貫性等とする．

②全体で演習のまとめを行う．

地域・在宅看護論② 在宅療養を支える技術
看護師国家試験出題基準（令和５年版）対照表

※以下に掲載のない出題基準項目は，他巻にて対応しています．

＊該当ページの①は『地域療養を支えるケア』，②は『在宅療養を支える技術』のページを示しています．

必修問題

目標Ⅰ．健康および看護における社会的・倫理的側面について基本的な知識を問う．

大項目	中項目（出題範囲）	小項目（キーワード）	本書該当ページ
3．看護で活用する社会保障	A．医療保険制度の基本	医療保険の種類	①-p.186
		国民医療費	①-p.186
		高齢者医療制度	①-p.187
		給付の内容	①-p.189
	B．介護保険制度の基本	保険者	①-p.191
		被保険者	①-p.191
		給付の内容	①-p.194
		要介護・要支援の認定	①-p.193
		地域支援事業	①-p.26，196
4．看護における倫理	B．倫理原則	自律尊重	①-p.75
		善行	①-p.75
		公正，正義	①-p.75
		誠実，忠誠	①-p.75
		無危害	①-p.75

目標Ⅱ．看護の対象および看護活動の場と看護の機能について基本的な知識を問う．

大項目	中項目（出題範囲）	小項目（キーワード）	本書該当ページ
8．看護の対象としての患者と家族	A．家族の機能	家族関係	①-p.118
		家族構成員	①-p.118
	B．家族形態の変化	構成員の変化	①-p.118
9．主な看護活動の場と看護の機能	A．看護活動の場と機能・役割	訪問看護ステーション	①-p.140，145
		介護保険施設	①-p.272
		地域包括支援センター	①-p.60，100，196
		市町村，保健所	①-p.62，138

目標Ⅳ．看護技術に関する基本的な知識を問う．

大項目	中項目（出題範囲）	小項目（キーワード）	本書該当ページ
14．日常生活援助技術	A．食事	食事の環境整備，食事介助	②-p.107
	B．排泄	摘便	②-p.118
	D．清潔	入浴，シャワー浴	②-p.125
		清拭	②-p.125
		口腔ケア	②-p.127
		洗髪	②-p.126
		手浴，足浴	②-p.126
15．患者の安全・安楽を守る看護技術	B．医療安全対策	誤嚥・窒息の防止	②-p.108，246
	C．感染防止対策	標準予防策＜スタンダードプリコーション＞	②-p.95
16．診療に伴う看護技術	A．栄養法	経管・経腸栄養法	②-p.197
		経静脈栄養法	②-p.203
	G．皮膚・創傷の管理	褥瘡の予防・処置	②-p.208

在宅看護論／地域・在宅看護論

目標Ⅰ．地域・在宅看護における対象と基盤となる概念，安全と健康危機管理について基本的な理解を問う．

大項目	中項目（出題範囲）	小項目（キーワード）	本書該当ページ
1．地域・在宅看護の対象	A．在宅療養者の特徴と健康課題	子どもの在宅療養者	①-p.28，109，115，220 ②-p.42，279，290
		成人の在宅療養者	①-p.109 ②-p.252，267，271，276，286，293
		高齢の在宅療養者	①-p.26，109，200 ②-p.254-267，284，287
		疾病や障害をもつ在宅療養者	①-p.28，112，114 ②-p.252-293
	B．在宅療養者のいる家族の理解と健康課題	家族の定義	①-p.118
		家族の機能	①-p.119
		キーパーソン	①-p.120
		家族発達論	①-p.121
		家族システム論	①-p.120
		生活様式	①-p.119，127
2．地域・在宅看護における基盤となる概念	A．在宅療養者を取り巻く環境の理解と健康課題	在宅療養者を取り巻く地域の特徴と健康課題	①-p.24，33，39
		暮らしの場で看護する基本姿勢	①-p.22，41，48，59，69，75，141，143 ②-p.20-32
	B．在宅療養者の権利の保障	在宅療養者の権利擁護＜アドボカシー＞	①-p.180，184，265
		虐待の防止	①-p.204 ②-p.243，290
		個人情報の保護と管理	①-p.77，180
		サービス提供者の権利の保護	①-p.78
	C．在宅療養者の自立支援	価値観の尊重と意思決定支援	①-p.77
		QOLの維持・向上	①-p.48，68 ②-p.26
		セルフケア	①-p.69
		社会参加への援助	①-p.73
		閉じこもりの予防	②-p.248
	D．地域・在宅看護の目的と特徴	パートナーシップ	①-p.69，266
		多職種・多機関の連携によるアプローチ	①-p.68，79 ②-p.29，112，119，127，133，138，143
		意思決定支援	①-p.77，116
		自立支援	①-p.69，73，116 ②-p.150
		ケアマネジメント	①-p.158 ②-p.304
3．地域・在宅看護における安全と健康危機管理	A．在宅療養者の日常生活における安全管理	家屋環境の整備	②-p.87
		転倒・転落の防止	②-p.88，245
		誤嚥・窒息の防止	②-p.108，246
		熱傷・凍傷の防止	②-p.246
		熱中症の予防	②-p.247
	B．災害による暮らしへの影響	在宅療養者・家族が行う災害時の備え	①-p.239 ②-p.243，293
		発災時の対応と環境の変化	①-p.229，232，234，239
4．地域・在宅看護実践をめぐる制度の概要	A．訪問看護制度の理解	訪問看護の対象と提供方法	①-p.138
	B．地域・在宅看護におけるサービス体系の理解	訪問系サービス	①-p.138，270，272，273
		通所系サービス	①-p.270，272
		施設系サービス（入所，短期入所）	①-p.270，272
		複合型サービス（看護小規模多機能型居宅介護）	①-p.73，88，151，272
		在宅看護に関連する法令	①-p.186，191，200，207，217，220，221 ②-p.90

目標Ⅱ．在宅療養者の病期や症状，暮らし方に応じて展開する在宅看護実践について基本的な理解を問う．

大項目	中項目（出題範囲）	小項目（キーワード）	本書該当ページ
5．療養の場に応じた地域・在宅看護	A．病期に応じた在宅療養者への看護	慢性期にある在宅療養者と家族の看護	①-p.110，114　②-p.252，254，261，293
		急性増悪した在宅療養者と家族の看護	②-p.61，284
		終末期にある在宅療養者と家族の看護	①-p.110 ②-p.64，264，287
	B．療養の場の移行に伴う看護	入退院支援	①-p.79　②-p.20，261
		退院前カンファレンス	①-p.84　②-p.286
		意思決定支援	①-p.81
		地域連携クリニカルパス	①-p.79
6．症状・疾患・治療に応じた地域・在宅看護	A．主な症状に応じた在宅看護	発熱	②-p.153
		消化器症状	②-p.156
		疼痛	②-p.230，266
		呼吸困難感	②-p.54，134
	B．主な疾患等に応じた在宅看護	医療的ケア児	②-p.42，279，290
		認知症	①-p.114，201　②-p.44，258
		精神疾患	①-p.115，213　②-p.46，276
		難病	①-p.114，217　②-p.47，267
		がん	①-p.115　②-p.50，68，165、264，287
		脳血管疾患	①-p.114　②-p.52，261，286
		呼吸器疾患	②-p.53，133，170，180，284
		心不全	②-p.55
		糖尿病	②-p.57，219，252，293
	C．主な治療等に応じた在宅看護	薬物療法	②-p.160
		化学療法，放射線療法	②-p.166-167
		酸素療法	②-p.180
		人工呼吸療法	②-p.183，185
		人工的水分·栄養補給法＜AHN＞	②-p.195，201
		褥瘡予防・管理	②-p.207，275
		感染予防対策	②-p.95
7．在宅療養生活を支える看護	A．在宅療養者の生活機能のアセスメント	日常生活動作＜ADL＞	①-p.162　②-p.27，86
		手段的日常生活動作＜IADL＞	①-p.162　②-p.27，86
	B．在宅療養者の食事・栄養を支えるケア	食事摂取能力のアセスメント	①-p.162　②-p.104
		食事内容の選択	②-p.107，108
		栄養を補う食品の種類と選択方法	②-p.107，108
		嚥下を促すケア	②-p.104
		口腔ケア	②-p.127
	C．在宅療養者の排泄を支えるケア	排尿・排便のアセスメント	②-p.114
		排泄ケア計画の立案	②-p.116
		排泄補助用具の種類の選択と使用	②-p.121
		ストーマケア用品の種類と使用	②-p.193
		尿道カテーテル管理	②-p.187

	D．在宅療養者の清潔を支えるケア	清潔のアセスメント	②-p.123
		清潔ケア計画の立案	②-p.124
		清潔保持のためのケア	②-p.125
	E．在宅療養者の移動を支えるケア	移動能力のアセスメント	②-p.128
		ノーリフトケア	②-p.146
		移動補助用具の種類の選択と使用	②-p.132
		移動時の安全確保	②-p.132
	F．在宅療養者のコミュニケーションを支えるケア	コミュニケーション能力のアセスメント	②-p.75
		対象のコミュニケーション能力に応じた対応	②-p.76
		補助機器の種類の選択と使用	②-p.77

目標Ⅲ．地域包括ケアシステムにおける在宅看護の位置づけと看護の役割について基本的な理解を問う．

大項目	中項目（出題範囲）	小項目（キーワード）	本書該当ページ
8．地域ケアシステムにおける多職種連携	A．行政との連携	機関・職種の役割と機能	①-p.90
		双方向で行う連携の目的	①-p.90
		ケアマネジメント	①-p.159，160
		看護の役割	①-p.90
	B．地域包括支援センターとの連携	機関・職種の役割と機能	①-p.90
		双方向で行う連携の目的	①-p.90
		ケアマネジメント	①-p.100，159，160
		看護の役割	①-p.90，100
	C．居宅介護支援事業所との連携	機関・職種の役割と機能	①-p.93
		双方向で行う連携の目的	①-p.93
		ケアマネジメント	①-p.159，160
		看護の役割	①-p.93
	D．介護サービス事業所との連携	機関・職種の役割と機能	①-p.93
		双方向で行う連携の目的	①-p.93
		ケアマネジメント	①-p.159，160
		看護の役割	①-p.93
	E．医療機関との連携	機関・職種の役割と機能	①-p.79，87
		双方向で行う連携の目的	①-p.79，87
		ケアマネジメント	①-p.159，160
		看護の役割	①-p.79，87
	F．その他の機関や住民との連携	機関・職種の役割と機能	①-p.93
		双方向で行う連携の目的	①-p.93
		ケアマネジメント	①-p.159，160，168
		看護の役割	①-p.93
9．地域包括ケアシステムにおける在宅看護	A．地域包括ケアシステムの概要	目的と考え方	①-p.25，56，60
		構成要素	①-p.25
		介護予防	①-p.25，58，202，273
		生活支援	①-p.25，58，60，273
		社会参加	①-p.25，273
	B．地域包括ケアシステムにおける看護職の役割	地域の多様な場における看護職の役割	①-p.59，97
		訪問看護の役割	①-p.68，141

INDEX

在宅療養を支える技術

数字，A—Z

あ

い

う

え

お

▶さ

▶し

▶す

▶ま

▶み

▶め

▶も

▶や

▶ゆ

▶よ

▶ら

▶り

▶れ

▶ろ

表紙デザイン：株式会社金木犀舎

本文デザイン：クニメディア株式会社

図版・イラスト：有限会社デザインスタジオEX
清水みどり，ホンマヨウヘイ，八代映子

ナーシング・グラフィカの内容に関する「更新情報・正誤表」「看護師国家試験出題基準対照表」は下記のウェブページでご覧いただくことができます．

更新情報・正誤表
https://store.medica.co.jp/n-graphicus.html
教科書のタイトルをクリックするとご覧いただけます．

看護師国家試験出題基準対照表
https://ml.medica.co.jp/rapport/#tests

ナーシング・グラフィカ 地域《ちいき》・在宅看護論《ざいたくかんごろん》②
在宅療養《ざいたくりょうよう》を支《ささ》える技術《ぎじゅつ》

2018年１月５日発行　第１版第１刷
2022年１月20日発行　第２版第１刷
2025年１月20日発行　第３版第１刷©

編　者　石田《いしだ》 千絵《ちえ》　臺《だい》 有桂《ゆか》　山下《やました》 留理子《るりこ》
発行者　長谷川 翔
発行所　株式会社メディカ出版
〒532-8588
大阪市淀川区宮原３－４－30
ニッセイ新大阪ビル16F
電話　06-6398-5045（編集）
0120-276-115（お客様センター）
https://store.medica.co.jp/n-graphicus.html
印刷·製本　株式会社広済堂ネクスト

落丁・乱丁はお取り替えいたします．
Printed and bound in Japan
ISBN978-4-8404-8472-5